国家执业药师资格考试辅导用书

药学专业知识（一）

YAOXUE ZHUANYE ZHISHI（YI）

主编　费小凡

中国科学技术出版社
·北　京·

图书在版编目（CIP）数据

药学专业知识（一）/ 费小凡主编. —北京：中国科学技术出版社，2020.12
ISBN 978 - 7 - 5046 - 8706 - 7

Ⅰ. ①药… Ⅱ. ①费… Ⅲ. ①药物学—资格考试—自学参考资料 Ⅳ. ①R9

中国版本图书馆 CIP 数据核字（2020）第 111940 号

策划编辑	于晓红　崔晓荣
责任编辑	张晶晶　陈娟
装帧设计	创意弘图
责任校对	焦　宁
责任印制	马宇晨

出　　版	中国科学技术出版社
发　　行	中国科学技术出版社有限公司发行部
地　　址	北京市海淀区中关村南大街 16 号
邮　　编	100081
发行电话	010 - 62173865
传　　真	010 - 62173081
网　　址	http://www.cspbooks.com.cn

开　　本	787mm×1092mm　1/16
字　　数	542 千字
印　　张	24.5
版　　次	2020 年 12 月第 1 版
印　　次	2020 年 12 月第 1 次印刷
印　　刷	北京京丰印刷厂
书　　号	ISBN 978 - 7 - 5046 - 8706 - 7/R · 2579
定　　价	89.00 元

编者名单

主　编　费小凡

副主编　宋　毅　金朝辉

编　者　（以姓氏笔画为序）

王　婷　乔馨瑶　杜晓艳

李　里　李　静　李雅琴

宋　毅　张　培　陈晓双

金朝辉　费小凡　胥瑞婷

蒙　婷

内容提要

　　本书是国家执业药师资格考试药学专业知识（一）的复习参考用书，由具有丰富考试辅导经验的专家按照最新考试大纲的要求，在认真总结历年考试的命题规律后精心编写而成。本书在编写结构上分为复习指导及正文两部分，复习指导对各部分知识点进行了分析，提示考生在复习时需要掌握的重点内容，正文部分知识点全面，重点突出，对常考和可能会考的重要知识点以波浪线的形式加以标注，关键词以黑体字的形式加以强调。本书准确把握了考试的命题方向，是复习应考的必备参考用书。

前　言

　　本套考试辅导丛书包括了国家执业药师资格考试的所有科目，分为药学和中药学两类，除了"药事管理与法规"是药学和中药学类的共同考试科目外，药学类还包括"药学专业知识（一）""药学专业知识（二）""药学综合知识与技能"3个科目，中药学类还包括"中药学专业知识（一）""中药学专业知识（二）""中药学综合知识与技能"3个科目，因此共7个分册。

　　为了帮助广大参加执业药师资格考试的人员准确、全面地理解和掌握应试内容，顺利通过考试，本套丛书的内容紧扣考试大纲，对教材内容进行了高度概括、浓缩，重点突出考试内容，帮助考生减少复习的盲目性。在复习章节内容的基础上，辅以针对性的同步练习，可以帮助考生掌握考点，加深记忆。每个科目另有相应的模拟试卷作为实战训练，使考生能熟悉考试题型、明确要点和考点，适用于临考前的实战训练。

　　本年度除共同考试科目"药事管理与法规"外，其他科目考试仍然继续使用2015年国家食品药品监督管理总局制定的《国家执业药师资格考试大纲》。2019年，"药事管理与法规"科目由国家药品监督管理局执业药师资格认证中心根据《国家执业药师资格考试大纲（第七版）》（以下简称《大纲》）相关规定及国家新印发或修订的药事管理法律法规进行相应的调整。其中在第一章第一小单元中增加第五细目"执业药师执业活动的监督管理"及要点"监督检查的内容""违法违规参加资格考试，不按规定配备、注册及'挂证'行为的处理"。在第二章第一小单元中增加第五细目"改革完善仿制药的供应保障及使用政策"及要点"《改革完善仿制药供应保障及使用政策的意见》的主要内容"。在第三章第一小单元第二细目对应要点中，将"卫生计生部门职责"变更为"卫生健康部门职责"，"工商行政管理部门职责"变更为"市场监管部门职责"，增加"医疗保障部门的职责"。在第五章第二小单元中增加要点"药物临床应用管理"。在第六章第四小单元中增加细目"古代经典名方中药复方制剂的管理"和要点"古代经典名方目录""古代经典名方的中药复方制剂的管理要求"。

　　希望本套辅导丛书能帮助参加执业药师考试的应试者节省复习时间，提高考试通过率。若有疏漏或不当之处，敬请广大读者予以斧正。

四川大学华西医院　费小凡

前　言

出版说明

我国执业药师资格考试工作实行全国统一大纲、统一考试、统一注册、统一管理、分类执业。为帮助广大考生在繁忙的工作之余做好考前复习，我们组织了四川大学华西医院的药学专家对近年考试的命题规律及考试特点进行了精心分析及研究，并按照最新的考试大纲及科学、严谨的命题要求编写了这套《国家执业药师资格考试辅导用书》。本辅导丛书包括两个系列：应试指导系列和模拟试卷系列。

应试指导系列共7个分册，即：《药事管理与法规》《药学专业知识（一）》《药学专业知识（二）》《药学综合知识与技能》《中药学专业知识（一）》《中药学专业知识（二）》《中药学综合知识与技能》。均根据应试需求，由权威药学专家倾力打造，紧扣新大纲和考点，内容精练，重点突出，对重要的知识点及考点予以提示并加以强调，是一套契合大纲、真题的考试辅导用书，便于考生在有限的时间内进行有针对性的复习。

模拟试卷系列共7个分册，每个分册共包含5套试卷，即：《药事管理与法规模拟试卷》《药学专业知识（一）模拟试卷》《药学专业知识（二）模拟试卷》《药学综合知识与技能模拟试卷》《中药学专业知识（一）模拟试卷》《中药学专业知识（二）模拟试卷》《中药学综合知识与技能模拟试卷》。这个系列的突出特点是贴近真实考试的出题思路及出题方向，试题质量高，题型全面，题量丰富。题后附有答案及解析，可使考生通过做题强化对重要知识点的理解及记忆。

本套考试辅导用书对考点的把握准确，试题的仿真度非常高。在编写过程中，编者进行了大量的研究和总结工作，并广泛查阅文献资料，付出了大量心血和努力，感谢专家们的辛勤工作！由于编写及出版的时间紧、任务重，书中的不足之处，请读者批评指正。

中国科学技术出版社

目　录

第1章 药物与药学专业知识

一、药物与药物命名

【复习指导】本部分内容较简单，历年偶考。熟悉药物的来源与分类依据。掌握药物的基本结构和命名依据及应用。

（一）药物的来源与分类

药物是指可以用于预防、治疗和诊断人类和动物疾病以及对机体生理功能和病理状态有影响的物质。**药品**一般是指药物经一定的处方和工艺制备而成的制剂产品，是可供临床使用的商品。药物一般分为3类，分别为化学合成药物、来源于天然产物的药物以及生物技术药物。而药品一般包括化学类药物（化学原料、化学制剂等）、中药类药物（中药材、中药饮片、中成药等）、生化类药物（血清、疫苗、血液制品等）、放射性药品和抗生素等。

1. 化学合成药物 一般指通过化学合成方法得到的小分子的有机药物或无机药物。

2. 来源于天然产物的化学药物 包括从天然的植物，如根、茎、草、叶等中采用不同的提取方法得到的天然活性物质、有效单体；采用发酵技术提取的抗生素类；以及以天然活性物质或抗生素为原料通过合成得到的半合成天然药物或半合成抗生素。

3. 生物技术药物 系指通过基因重组、发酵、核酸合成等生物技术手段获得的药物，主要包括重组激素类药物、重组细胞因子药物、重组蛋白药物、重组溶栓药物、抗体、核酸疫苗、反义核酸、单克隆抗体等，临床上可用于防治肿瘤、心血管疾病等多种疾病。

（二）药物的结构与命名

1. 药物的常见化学结构命名 化学药物通常存在基本骨架和化学官能团，其基本骨架中若只含有碳、氢原子，这类骨架环称为脂肪烃环、芳烃环，如苯、环己烷等；若其基本骨架中不仅含有碳、氢原子，还含有氧、氮、硫等杂原子，称为杂环。根据基本骨架中原子数量，还可分为五元环、六元环等，以及具有特定骨架结构的稠杂环、非杂环等。药物结构中常见的化学骨架及名称见表1-1。

表1-1　药物结构中常见的化学骨架及名称

分类	化学结构及名称	
五元环	环戊烷 呋喃 吡唑 噁唑	吡咯 噻吩 咪唑 噻唑

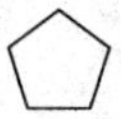

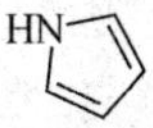

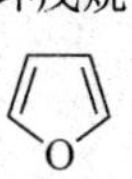

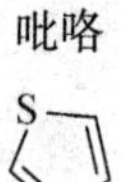

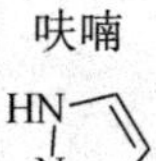

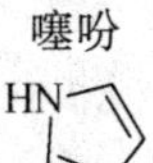

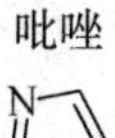

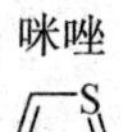

续表

分类	化学结构及名称

六元环

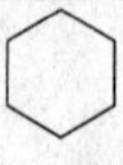

环己烷 　　　苯

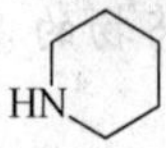

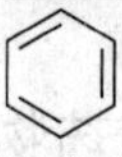

哌啶 　　　吡啶

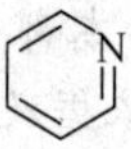

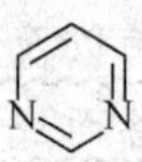

嘧啶 　　　哌嗪

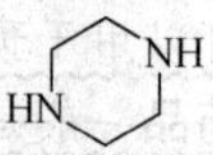

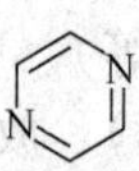

吡嗪 　　　哒嗪

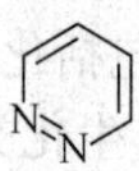

稠杂环

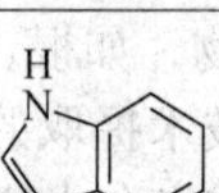

吲哚 　　　苯二氮䓬

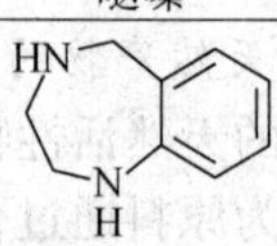

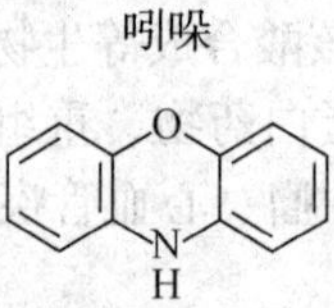

吩嗪 　　　吩噻嗪

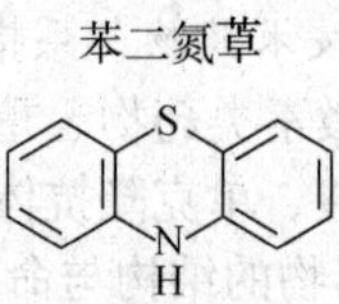

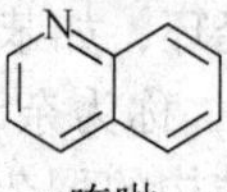

喹啉 　　　异喹啉

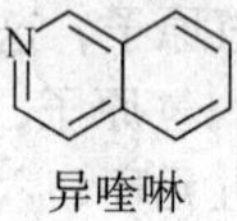

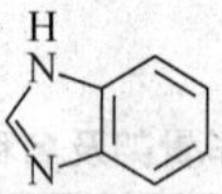

苯并咪唑 　　　苯并嘧啶

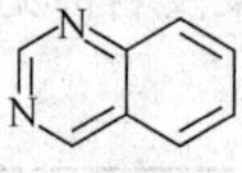

非杂环

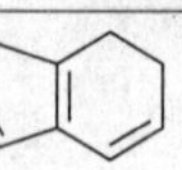

茚 　　　萘

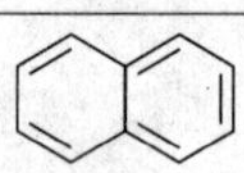

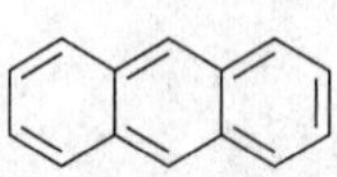

蒽 　　　菲

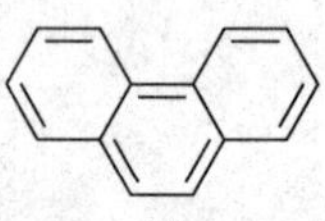

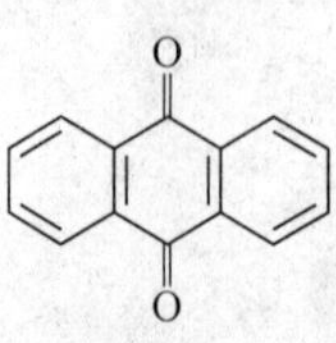

蒽醌

2. 常见的药物命名（通用名、商品名和化学名）　每一种药物通常都有一个特定名称，包括通用名、商品名和化学名。

（1）药品的通用名：通用名又称国际非专有名（INN），通常是由国家或国际命名委员会命名的；通常指有活性的物质，而不是最终的药品，一个药品只有一个通用名。

通用名可在世界范围内使用且通用，通常文献资料、教材、药品说明书中的药品有效成分及其在复方制剂中组成成分等均用通用名表示。自 1953 年 WHO 的国际非专有名方案实施以来已公布了 10 000 多个 INN，现每年大约要公布 150 个新的 INN，目前 INN 已被世界各国采用，任何该药品的生产者都可使用，INN 在药典、科技文献、教材、标签、广告等被广泛使用。

中国药品命名，主要是在 WHO 的 INN 的基础上，依据由中华人民共和国国家药典委员会编写的《中国药品通用名称（CADN）》而进行命名。该书收载的药品共有 11 600 多个，每个药品包括 INN 英文名和中文译名、化学中文和英文名称、化学结构及临床用途。药品名称应科学、明确、简短，在 INN 中，词干已确定的译名应尽量采用，使同类药物能体现系统性。药品的命名应避免采用可能给患者暗示的名称，并不得用代号命名，这种命名方法给医生及药学工作者记忆使用带来了方便。

（2）药品的商品名：药品的商品名一般针对药物的上市产品而言，通常是由国家药品监督管理部门批准的特定企业使用的该药品专用的商品名称。商品名为不同的药品制造企业为自己的药品所选定的名称，具有商品标识作用，在国家商标或专利局注册，具有法律效力，不同厂家、规格的同类药品可用不同的商品名，以示区别。

商品名，针对药物的最终产品，包括主要活性成分、其他成分和辅料。商品名可因辅料剂量、剂型等不同而异。含有相同活性成分的药品，只有一个通用名和化学名，但可以多个不同的商品名在市场销售。同一成分，相同辅料制成的仿制品，也会因不同厂家、不同国家生产而具有多个商品名。所以，商品名的数目比通用名的数目要多得多。

商品名是全世界各国都认可的上市药品的名称，代表着制造药品企业的形象和产品的声誉。每个企业应有自己的商品名，不得冒用、顶替。

（3）药品的化学名：药品的化学名是以药物的化学结构为基本点，根据化学结构式，以母体名称作为主体名，再连上取代基或官能团的名称来进行命名的，对确定特定的化学物质具有独特的优点，反映药物的本质。一种化学物质只有一个化学名，应用于新药报批和药品说明中。

化学名是由国际纯粹和应用化学联合会（IUPAC）和国际生物化学联合会（IUB）等国际机构整理出来的系统化学名。英文化学名所采用的系统命名以美国化学文摘（CA）为依据。中文化学名以《中华人民共和国药典》收载药品化学名为依据，在申请新药时，中文化学名必须尽可能与药典命名原则一致。

化学命名的基本原则为：①选择母体，通常为化合物中的某一个特定部分；②编排位次，首先规定母体的，要特别注意母体结构是否含有杂原子，母体以外其他部分为取代基，如有立体化学的化合物须注明其立体构型或几何构型；③根据取代基在母体的位次序号及母体本身的结构，对化合物进行命名。

【同步练习】

一、A 型题（最佳选择题）

1. 下列关于药物命名叙述不正确的是
A. 每一种药物都有一个特定名称，为通用名、商品名和化学名
B. 药品与药品通用名通常一一对应
C. 化学名代表一个化学物质名
D. 相同活性成分的药品可有多个商品名
E. 在新药和药品说明中都要用商品名
本题考点： 药物的命名原则。每一种药物通常都有一个特定名称，包括通用名、商品名和化学名。商品名可因辅料剂量、剂型等不同而异。含有相同活性成分的药品，只有一个通用名和化学名，但可以多个不同的商品名在市场销售。一种化学物质只有一个化学名，应用于新药报批和药品说明中。

2. 以下药物化学结构骨架的名称为

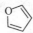

A. 吡咯   B. 噻吩   C. 噁唑   D. 呋喃
E. 吡唑
本题考点： 药物结构中常见的化学骨架及名称。

3. 下列化学结构骨架代表异喹啉的是

A.    B.    C.    D.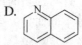

E.

本题考点： 药物结构中常见的化学骨架及名称。

二、X 型题（多项选择题）

4. 生物技术类药物包括
A. 重组细胞因子药物   B. 单克隆抗体
C. 反义核酸   D. 重组蛋白药物
E. 重组溶栓药物
本题考点： 药物的来源与分类。生物技术药物系指通过基因重组、发酵、核酸合成等生物技术手段获得的药物，主要包括重组激素类药物、重组细胞因子药物、重组蛋白药物、重组溶栓药物、抗体、核酸疫苗、反义核酸、单克隆抗体等。

5. 下列药物结构为六元环的包括
A. 哌啶   B. 哌嗪   C. 嘧啶   D. 噻吩
E. 哒嗪
本题考点： 药物结构中常见的化学骨架及名称。

参考答案： 1. E   2. D   3. C   4. ABCDE   5. ABCE

二、药物剂型与制剂

【复习指导】本部分内容为历年高频考点。了解药物剂型的分类方法和区别，熟悉药物剂型的特点及药物制剂辅料的种类，重点掌握制剂的配伍变化及相互作用，稳定化影响因素与稳定化方法。

（一）药物剂型与辅料

1. 剂型的分类

药物剂型简称剂型，是根据医疗需要设计的，根据药物原料药的理化性质制成适合治疗或预防应用的，与一定给药途径相适应的给药形式，如片剂、丸剂、胶囊剂、注射剂、气雾剂等。中药剂型包括丸、丹、散等传统剂型。药物在体内药理作用的强弱、作用快慢和作用时间受不同剂型的影响，如治疗心绞痛药物硝酸甘油的各种剂型具有不同的强度和持续时间，适应不同的治疗和预防要求，舌下片剂常用剂量为 0.3 ~ 0.8 mg，可持续作用时间至 30 分钟，常适用于急性心绞痛患者，而透皮贴剂作用开始时间为 30 ~ 60 分钟，可持续作用时间至 24 小时，则不适用于急性患者。

药物制剂简称制剂，是指具体药物按照某种剂型，根据药典或国家标准制成的供临床应用的药品。制剂是剂型中的品种，具有不同的规格和质量标准。包括中药制剂、化学合成药制剂、生物技术药物制剂等。根据制剂命名原则，制剂名＝药物通用名＋剂型名，如罗红霉素片、甲硝唑栓、盐酸异丙肾上腺素气雾剂等。从制剂的处方设计到配制理论，制剂的生产理论到生产工艺，以及制剂的质量控制和合理应用均属于药剂学学科研究的整体范畴。其中，研究药物制剂生产工艺理论的科学称为制剂学，研究方剂的配制技术和理论的科学称为调剂学。制剂学和调剂学总称为药剂学。

（1）按形态分类：按剂型的物理外观形态，可分为：①固体剂型，药物制剂以固态形式存在，如散剂、丸剂、片剂、胶囊剂等；②半固体剂型，药物制剂以半固态形式存在，如软膏剂、糊剂等；③液体制剂，药物制剂以液态形式存在，如溶液剂、洗剂、滴剂、注射剂等；④气体剂型，药物制剂以气态形式存在，如气雾剂、气体吸入剂等。

剂型的形态相同，制备特点类似。例如，溶液剂、注射剂等液体制剂制备时对药物的溶解性要求较高，需要尽可能溶解甚至完全澄清；而片剂、胶囊剂等固体制剂则对药物的粒度要求较高，需经粉碎、混合、成型等工艺保证固体制剂的崩解性能；半固体制剂则大多需要熔化和研匀以保证药物的均匀性。根据各剂型的制备特点，液体制剂中药物在机体的作用起效时间最快。

（2）按分散系统分类：一种或几种物质（分散相）分散于另一种物质（分散介质）之中形成的系统称为分散系统。根据制剂的分散特性，即根据分散介质中存在状态的不同以及分散相在分散介质中存在的状态特征不同进行分类，主要有：

①真溶液类

药物状态：分子或离子状态。

分散系统状态：均匀的分散系统。

种类：溶液剂、糖浆剂、甘油剂及注射剂等。

②胶体溶液类

药物状态：固体药物或大分子药物。

分散系统状态：不均匀的分散系统（溶胶）或均匀的分散系统（高分子溶液）。

种类：胶浆剂、溶胶剂、涂膜剂等。

③乳剂类

药物状态：液体分子。

分散系统状态：不均匀的分散系统。

种类：口服乳剂、静脉乳剂、乳膏剂等。

④混悬液类

药物状态：固体药物。

分散系统状态：不均匀的分散系统。

种类：混悬注射剂、混悬乳膏剂、混悬滴剂等。

⑤气体分散类

药物状态：液体或固体药物。

分散系统状态：不均匀的分散系统。

种类：气雾剂、喷雾剂等。

⑥固体分散类

药物状态：固体药物。

种类：散剂、丸剂、片剂、胶囊剂等普通剂型。

⑦微粒类

药物状态：药物与辅料经处理后形成微米级或纳米级微粒。

种类：微囊、微球、纳米脂质体、纳米粒等。

根据不同药物分子状态在分散系统中的分散情况，该类分类方法基本可以反映出制剂的均匀性、稳定性以及对制法的要求。

（3）按给药途径分类：将同一给药途径的剂型归为一类，按照这一分类方法，药物剂型可以分为以下两类。

①经胃肠道给药剂型：该类剂型多为口服给药，在胃肠道吸收。口服给药最为简单方便，患者依从性较高，但口服药物需经过胃肠进行代谢，而某些药物易受胃酸破坏或被肝代谢，导致生物利用度降低。为避免胃酸对药物的破坏，可进行剂型改良，经肠溶衣包衣后口服；某些药物直肠给药较口服给药吸收好，且剂量小，少受或不受肝代谢的破坏，可制成直肠给药剂型。该种类剂型较多，常用的经胃肠给药的剂型有片剂、胶囊剂、溶液剂、糖浆剂等。其中口服片剂可再分为普通片、分散片、咀嚼片、口腔崩解片和溶解片等。

②非经胃肠道给药剂型：主要类型如下。

a. 注射给药：一般较胃肠道给药起效快，生物利用度高，根据给药部位再分为静脉注射剂、肌内注射剂、皮下注射剂、皮内注射剂、腔内注射剂等。输液剂根据药液性质分为营养输液、电解质输液、胶体输液等。植入注射剂包括用微球或原位凝胶制备的注射剂。缓释注射剂包括微球注射剂等。

b. 皮肤给药：可以起局部治疗作用，也可起全身治疗作用，如洗剂、搽剂、软膏剂、凝胶剂、乳膏剂、贴剂和外用气雾剂、喷雾剂等。

c. 口腔内给药：主要在口腔内发挥作用的制剂，包括口腔用片、含片、舌下片、口腔粘贴片；口腔喷雾剂；含漱剂；喷雾剂；气雾剂；粉雾剂；吸入剂等。

d. 鼻腔给药：滴鼻剂、鼻用软膏剂、鼻用散剂、鼻腔喷雾剂、鼻腔粉雾剂等。

e. 耳部给药：滴耳剂、耳用凝胶剂、耳用丸剂等。

　　f. 肺部给药：通过气管或肺部给药的制剂。主要以吸入或喷雾方式给药，如气雾剂、吸入粉雾剂、吸入剂等。

　　g. 眼部给药：通过眼部给药的制剂，如滴眼剂、眼膏剂、眼膜剂、眼用凝胶剂等。

　　h. 直肠给药：如直肠栓、灌肠剂等。

　　i. 阴道、尿道给药：阴道剂、阴道片、阴道泡腾片等。

　　j. 透析用制剂：主要有腹膜透析用制剂和血液透析用制剂。

　　这种分类方法与临床应用关系比较密切，并能反映给药途径对于剂型制备的特殊要求，缺点是同一种剂型由于给药途径不同而出现于不同类别。如氯化钠溶液，可以在注射剂、含漱剂、灌肠剂等多种剂型中出现，贴剂可以有口腔用贴剂、皮肤用贴剂等。所以，该分类方法无法体现具体剂型的内在特点。

　　（4）按制法分类：一般是与制剂生产技术相关的剂型分类，按浸出方法制备的汤剂、合剂、酊剂、酒剂、流浸膏剂与浸膏剂统称为浸出制剂；将采用灭菌方法或无菌操作法制成的注射剂、滴眼剂等统称为无菌制剂。

　　（5）按作用时间分类：根据剂型作用时间的快慢，分为速释、普通和缓释控释制剂等。该分类方法可直接反映用药后药物起效快慢和作用持续时间长短，更加利于临床指导合理用药。但该类剂型制备工艺较复杂，且无法区分剂型之间的固有属性，如注射剂和片剂均可以制备成速释和缓释产品。

　　2. 剂型的作用和重要性　剂型是药物适合临床的应用形式，对药物发挥药效极为重要，药物的剂型选择取决于药物的性质及临床应用的需要、运输、储存等因素。适宜的药物剂型和制剂不仅可以最大限度地发挥出药效，而且可以最大限度地减少药物不良反应。剂型和制剂技术的重要性主要包括以下几个方面。

　　（1）可以改变药物的作用性质：有些药物改变剂型后能够改变作用性质，如 5% 硫酸镁静脉注射时，能够抑制大脑中枢神经系统，有镇静、解痉作用，而其口服剂型具有导泻作用。

　　（2）可降低药物的不良反应：如红霉素等大环内酯类抗生素对胃黏膜有较大刺激，若制成肠溶制剂可减轻胃黏膜刺激；如治疗哮喘药物氨茶碱，制成栓剂可消除心搏加快等不良反应，制成缓、控释制剂能保持血药浓度平稳。

　　（3）可改变药物的作用速率：注射剂、速释剂型等起效快，常用于急救或用作需快速起效药物（如解热镇痛药、抗生素等）；而缓释制剂、植入剂、透皮制剂等由于释药速率缓慢，常用于慢性疾病或需要长期用药疾病的治疗。

　　（4）可提高药物稳定性：通常固体制剂的稳定性高于液体制剂，包衣制剂的稳定性高于普通制剂。

　　（5）可产生靶向作用：人体免疫系统会对进入人体内的异物进行识别并吞噬，脂质体、纳米球等静脉注射制剂，注射进入血液循环系统后，可被巨噬细胞吞噬，使药物浓集于肝、脾等器官，起到肝、脾的被动靶向作用。以二棕榈酰磷脂酰胆碱（DPPC）和从大豆中提取的甾醇葡糖苷（SG）制成的钙黄绿素多室脂质体，经小鼠静脉注射后，脂质体对肝实质细胞具有明显的靶向分布作用。

　　（6）可影响疗效：不同剂型的药物会因制备工艺不同而对药效产生显著的影响，药物的晶型、粒子大小的不同，也可直接影响药物的释放，从而影响药物的治疗效果。

　　（7）可改善患者依从性：一些普通的口服片剂对于老年人、儿童和有吞咽困难的患者不宜吞服，可考虑制成咀嚼片或泡腾片，提高患者依从性。

3. 药用辅料的分类、功能与一般质量要求　　**药用辅料**是构成药物制剂的基本成分。是在制剂处方设计时，为解决制剂成型性、有效性、稳定性及安全性而加入处方中的除主药之外的一切药用物料的统称。药用辅料应为"惰性"物质，性质稳定，不与主药发生反应，在作为非活性物质时，药用辅料根据目的的不同可分为赋形剂和附加剂两大类。辅料对于各类药物制剂成型与稳定性、保证药品质量、开发新剂型和新品种等都起着关键性的作用。

（1）药用辅料的分类：药用辅料根据在不同剂型中的作用不同，主要按照辅料本身性质和给药途径进行分类。

①按照辅料本身性质分类：包括溶剂、药用高分子材料、表面活性剂、增溶剂、防腐剂、助悬剂、pH 调节剂、着色剂、乳化剂、润滑剂、黏合剂、渗透压调节剂、包衣材料、螯合剂、增塑剂等。

②按照给药途径分类：可分为注射用辅料、口服用辅料和外用辅料。其中，注射用辅料包括注射用水、注射用油等注射用溶液以及增溶剂、pH 调节剂等其他附加剂。口服用辅料包括口服制剂片剂、颗粒剂、胶囊剂等常用填充剂、黏合剂、崩解剂、润滑剂、吸附剂等。外用辅料选择范围较广，一般为药用高分子材料，包括甘油明胶、纤维素衍生物、聚乙二醇等。

（2）药用辅料的功能：药用辅料是制剂生产中必不可少的重要组成部分，是决定制剂治疗疗效的关键性因素。药用辅料具有以下几方面的功能。

①赋型：辅料可将药物制成符合临床用药需要的制剂形态，如片剂中加入稀释剂、黏合剂等。

②提高药物稳定性：在制剂中加入适量的抗氧化剂可提高药物的抗氧化能力，提高药物的稳定性。包括生物稳定剂（防腐剂）、化学稳定剂、物理稳定剂（助悬剂、乳化剂等）。

③降低药物毒副作用：以硬脂酸钠和虫蜡为基质制成的滴丸，既可掩盖药物的不良臭味，也可避免对胃的刺激。

④提高药物疗效：将胰酶制成肠溶片，不仅可以保护其免受胃酸破坏，还可保证其在肠中充分发挥作用。

⑤调节药物作用：选用不同的辅料，可使制剂具有速释性、缓释性、靶向性、肠溶性、热敏性、体内可降解等功能，还有生理需求的 pH 调节剂、等渗剂、止痛剂等。

⑥增加患者用药顺应性：在口服液体制剂中加入矫味剂，可改善药物不良口味，提高患者用药的顺应性。

（3）药用辅料的一般质量要求：2015 版《中华人民共和国药典》中关于药用辅料的质量要求如下。

①生产药品所用的药用辅料必须符合药用要求。

②药用辅料应在使用途径和使用量下经合理评估后，对人体无毒害作用；辅料应为"惰性"物质，化学性质稳定，与主药无配伍禁忌，一般不影响主药的剂量、疗效和制剂主成分的检验，尤其不影响安全性；且应选择功能性符合要求的辅料，经筛选尽可能用较小的用量发挥较大的作用。

③药用辅料可用于多种制剂的不同给药途径，需根据临床用药要求制定相应的质量控制项目。

④药用辅料用于不同的给药途径或用于不同用途时，对质量的要求不同。在制定辅料标

准时既要考虑辅料自身的安全性，也要考虑辅料对制剂生产、质量、安全性和有效性的影响。

⑤根据不同的生产工艺与途径，药用辅料的残留溶剂、微生物限度、热源、细菌内毒素或无菌等应符合相应制剂项下的具体要求。

（二）药物稳定性及有效期

1. 药物制剂稳定性及其变化　**药物制剂的稳定性**是贯穿于药物制剂的研制、生产、储运、使用全过程的一项重要内容。制备稳定的药物制剂是药物更好地发挥疗效、降低副作用的保证，也是保证药品使用说明书中药品使用期限（或有效期）标志的客观、准确的重要依据。

药物制剂稳定性是指原料药及其制剂保持其物理、化学、生物学和微生物学性质的能力，是指体外的稳定性。一般从物理稳定性、化学稳定性、生物学稳定性、药效学稳定性和毒理学稳定性这几个方面进行考察。我国对于药品稳定性的考察具有一定的强制性，我国新药注册管理中，必须呈报药品相关稳定性资料，尤其是与药品生产、包装、有效期、储存条件制定相关的数据，不同温度、不同湿度、不同光线下的稳定性考察，根据药品特性随时间变化的规律，为制定药品标准提供科学依据，保证制剂安全有效。

①药物制剂物理稳定性：研究主要考察制剂，包括药物颗粒结块、结晶生长、乳剂分层、破裂、胶剂老化、片剂崩解等在内的物理性能发生变化的现象及其机制。制剂物理性能的改变大大降低了制剂的质量，影响药物的疗效。对制剂的要求为外观（溶解、混悬、乳化状态）、均匀性等指标应均无变化。

②药物制剂化学稳定性：研究主要目的是根据原料药的化学性质，考察辅料及其质量对原料药的水解、氧化等化学降解反应的影响，寻找减少或避免这些化学反应的方法。化学不稳定性一般指药物水解、氧化、还原、光解、聚合、脱羧以及药物相互作用产生的化学反应，使药物含量（或效价）、色泽发生变化。对制剂的要求为制剂中主药含量（或效价），在所示规格范围内不变。

③药物制剂生物稳定性：研究主要考察药物制剂滋生微生物的情况，如细菌或真菌等微生物使产品变质、腐败，甚至分解而引起的稳定性变化，以及中药汤剂的变质、水丸等的霉变等，导致疗效降低或增加毒副作用，危害极大。对制剂的要求为保持无菌或微生物学检查不超标。

④药效学稳定性：主要指药效的改变，对制剂的要求为保持其疗效不变。

⑤毒理学稳定性：主要指毒副作用的改变，对制剂的要求为保持制剂的毒性不增大。

药物制剂不稳定会导致药物分解、药效被破坏，甚至有些会产生毒副反应，危及患者的身体健康和生命安全，所以，药物制剂的稳定性对保证药物临床安全、合理用药十分重要。同时，药物若发生变质反应，不仅会影响患者生命及生存质量，还会给药物生产企业带来巨大的经济和名誉损失。因此，在研发药物制剂阶段，必须从多方面对制剂稳定性进行考察和权衡，如湿度、温度、光线、辅料等，全面评价制剂安全性、稳定性和有效性。

2. 制剂稳定化影响因素与稳定化方法

（1）制剂稳定化影响因素

①**非处方因素（外界因素）**对制剂稳定性的影响

a. 温度：温度对制剂水解、氧化反应影响较大，通常，反应速率随温度的升高而增加。温度每升高10 ℃，反应速率增加2～4倍。Arrhenius 指数方程定律是预测药物稳定性的主要理论依据，降解速率与温度密切相关。药物制剂在制备过程中需要根据药物对温度的灵敏度，制订合适的制备工艺和储存条件。有些品种可以通过降低灭菌温度，缩短灭菌时间，采用冷冻干燥、无菌操作等工艺制备。储存时保证产品低温储存，以保证产品质量。

升高温度可加速药物降解，但冷冻条件也有可能使药物在非冰区域的浓度增加，发生双分子反应导致药物降解。如阿莫西林钠在零下 6 ℃的降解速度大于零下 4 ℃。

b. 光线：光具有辐射能量，光线波长越短，能量越大，故紫外线更易激发氧化反应，加速药物降解。光解反应：是指像二氢吡啶类钙拮抗药等光敏感药物，因光照而发生降解，而被光降解的物质叫光敏感物质，如硝普钠、异丙嗪、叶酸、维生素 A、维生素 B、辅酶 Q₁₀、核黄素、氢化可的松、泼尼松、硝苯地平等。光线对光敏感物质影响较大，应采取避光操作，若制剂为固体，可在制剂处方中加入避光剂或在制备工艺中采用包衣等；若制剂为液体，主要针对制剂包装进行改善，如采用棕色玻璃瓶或加入内衬垫黑纸。

光线影响药物降解的原理为：光线能够激发药物的自氧化反应，进而促使自由基的形成，促使自由基链反应产物过氧化物的分解，如氯丙嗪溶液遇光易自氧化分解，导致药效下降，应避光储存。

c. 空气（氧）：大气中的氧气是引起药物氧化变质的重要因素。大多数药物的氧化反应往往是含有自由基的自氧化反应，因此易氧化的药物在开始配制制剂时，应控制含氧量。控制含氧量应通过容器内空气中氧和溶剂中溶解氧来进行控制。因此，对于易氧化的品种，除去氧气是防止氧化的根本措施。可采取在溶液中和容器空间通入惰性气体如二氧化碳或氮气等措施，还可加入抗氧剂，采取真空包装等方法实现。

d. 湿度和水分：水作为反应媒介，其含量在制剂制备及药品保存中特别重要，尤其对于固体制剂的稳定性。如固体制剂阿司匹林、青霉素 G 钠盐、氨苄西林钠、对氨基水杨酸钠、硫酸亚铁等药物，微量的水均能进入制剂内，加速其分解。临界相对湿度（CRH）决定药物是否容易吸潮，例如氨苄西林钠在较高的湿度环境中吸收水分比例大大增加，导致粉末易溶解。原料药物水分含量一般在 1% 左右比较稳定，含量越高分解越快，对于固体剂型需要控制制剂中水分的含量。必要时应对加工环境中相对湿度进行控制。选用密封性好的包装材料也可增加药物的稳定性。

e. 金属离子：微量金属离子对药物的自氧化反应有明显的催化作用。常见的金属离子如铜、铁、钴、镍、锌、铅等，其催化药物氧化的原理为：缩短氧化诱导期，加速游离基的生成，进而导致药物分解。解决措施：使用高纯度（减少金属离子混入）原辅料，处方中加入螯合剂（枸橼酸、酒石酸或磷酸等），避免金属离子的影响。

f. 包装材料：药物的储存除受环境因素影响外，包装材料，特别是直接接触药品的包装材料，与制剂的稳定性密切相关。故不仅要考虑外界环境因素的影响，也要考虑包装材料的影响。

玻璃为目前应用最为广泛的一类容器，其性质稳定。光敏感药物可用棕色瓶包装。塑料是聚氧乙烯、聚乙烯等一类高分子聚合物的总称，塑料轻便，运输携带方便。但由于塑料有透湿性、吸附性、透气性等缺点，因此在制剂包装使用中，应综合考虑药物性质和塑料的兼容性。橡胶广泛用于瓶塞、垫圈、滴头等，但橡胶因成型工艺中加入硫化剂等附加剂，当其与药液接触时存在泄漏和吸附问题，进入药剂中污染药液。橡胶可吸附药液中的主药和抑菌剂，为避免上述情况，可在橡胶上涂聚四氟乙烯或使用隔离膜。金属在固体制剂或半固体制剂中应用较多，如锡管、铝管等作为软膏剂、乳膏剂等的包装材料。铝箔具有良好的防湿、遮光、隔气等保护作用，适合包装对光、湿、热敏感的药物制剂的片剂、胶囊剂或分装颗粒剂等。现在使用的铝塑复合膜可取长补短，属于较理想的包装材料。

②**处方因素**（pH、缓冲液盐浓度、溶剂、表面活性剂、赋形剂、附加剂等）对药物制剂稳定性的影响

a. pH：pH 是处方因素中影响制剂稳定性的重要因素。酯类、酰胺类及苷类药物易发生水解。药物易受水分子、酸、碱等催化水解，因此，处方的 pH 环境包括缓冲液种类与药物水解速率密切相关。药物水解速率随 pH 变化而变化。所有药物均有最适 pH 范围，无论易水解药物还是易氧化药物，必须调整 pH 至一定范围内，以确保药物稳定性，这也是溶液型制剂处方设计中首先要解决的问题。一些药物最稳定的 pH 见表 1 - 2。

表 1 - 2　一些药物最稳定的 pH

药物	最稳定 pH	药物	最稳定 pH
盐酸可卡因	3.5～4.0	阿司匹林	4.0～5.0
盐酸丁卡因	3.8	甲氧西林	3.0～8.0
三磷腺苷	3.3	毛果芸香碱	5.12
头孢噻吩钠	2.5	地西泮	5.0
对乙酰氨基酚	5.0～7.0	氢氯噻嗪	2.5
维生素 C	6.0～6.5	维生素 B_1	2.0
羟苯甲酯	9.0	吗啡	4.0

b. 广义酸碱催化：根据酸碱质子理论，给出质子的物质叫作广义的酸，接受质子的物质叫作广义的碱。被广义酸碱催化的反应叫作广义的酸碱催化或一般酸碱催化。许多处方中，为维持药液 pH 稳定，往往需要加入缓冲剂（HAc、NaAc、枸橼酸盐等），催化药物水解。在实际生产处方中，缓冲剂应用尽可能低的浓度或选用没有催化作用的缓冲系统。

c. 溶剂：溶剂对于水解的药物的机制目前尚不清楚，目前习用过渡态理论来解释，即反应速度取决于过渡态的浓度，而溶剂极性也可影响过渡态，并用溶剂介电常数来说明这种影响。溶剂的介电常数对离子与带电荷的药物间反应的影响可用下式表示：

$$\lg K = \lg K_\infty - \frac{K' Z_A Z_B}{\varepsilon}$$

式中，K' 为速率常数，ε 为介电常数，K_∞ 为溶剂 ε 趋向 ∞ 时的速率常数，$Z_A Z_B$ 为离子或药物所带的电荷。此式表示溶剂介电常数对药物稳定性的影响，适用于离子与所带电荷药物之间的反应。对于一个给定系统在固定温度下 K 是常数，因此，以 $\lg K$ 对 $1/\varepsilon$ 作图得一直线。在处方中采用介电常数低的溶剂将降低药物分解的速率，有时采用非水溶剂，如乙醇、丙二醇、甘油等，如苯巴比妥加入 60% 丙二醇延缓药物水解。

d. 离子强度：金属离子对自由基的形成具有催化作用，进而促进药物的自氧化反应。制剂处方中的电解质或盐、抗氧剂等附加剂，其中存在的离子，其强度对降解速率存在影响，表现为：

$$\lg K = \lg K_0 + 1.02\, Z_A Z_B \sqrt{\mu}$$

式中，K 为降解速率常数；K_0 为溶液无限稀释（$\mu = 0$）时的速率常数；μ 为离子强度；$Z_A Z_B$ 为溶液中药物所带的电荷数。若药物离子带负电，并受 OH^- 的催化，则溶液的离子强度增加，分解反应速率增加；若受 H^+ 的催化，则溶液离子强度减弱，分解反应速率降低；如果药物是中性分子，分解反应速率不受离子强度影响。

e. 处方中辅料：处方中基质和赋形剂等辅料对处方稳定性具有一定影响。其作用机制主要包括起表面催化作用、改变液层 pH 和直接与药物发生相互作用。而这些作用机制又与药物及辅料性质、结晶性和水分有关。润滑剂硬脂酸镁与阿司匹林反应形成相应的乙酰水杨酸镁，使阿司匹林溶解度增加，分解速率加快，故须改用影响较小的滑石粉或硬脂酸。如卡托普利本身对热和湿度都很稳定，而一些辅料会使之迅速氧化。用不同含水量的微晶纤维素对维生素 B_1 的稳定性进行研究，发现含水量达到一定值后，可加速维生素 B_1 的降解。

（2）制剂稳定化方法

①控制温度：温度在药物制剂的制备过程中对药物稳定性的影响较大。对热不稳定的药物一般采用高温短时间灭菌，灭菌后迅速冷却，最大程度减少影响。目前，市场上生物制品类药物越来越多，对于生物制品热敏类的工艺及保存方法应当采取特殊手段，如采取冷冻干燥、无菌操作等工艺，并采用低温保存的方法，以避免储存过程中温度造成的药物制剂质量下降。在药品储存过程中，选择适宜的温度环境条件，提高药物的稳定性。

②调节 pH：pH 对药物的水解有较大影响。对于液体药物，可根据实验得到药物的 pH_m，选用适当的酸、碱或缓冲剂调节 pH 至 pH_m 范围。若存在广义酸碱催化作用，还应选择适宜的缓冲剂。固体制剂和半固体制剂中的药物若对 pH 较敏感，应选择合适的赋形剂或基质。

③改变溶剂：使用乙醇、丙二醇、甘油等极性溶剂改善药物在水中的不稳定性，或在水溶液中加入适量的非水溶剂延缓药物的水解，减少药物的降解速度。

④控制水分及温度：固体制剂应控制水分含量，生产时应控制空气相对湿度，还可通过改进工艺，采用干法制粒、硫化喷雾制粒代替湿法制粒，减少与水分的接触时间，提高易水解药物片剂的稳定性。

⑤遮光：光敏感药物在制备过程和储存过程中均要进行遮光，如采用棕色玻璃瓶包装或在包装容器内衬垫黑纸等。

⑥驱逐氧气：对于液体制剂，可将蒸馏水煮沸 5 分钟，完全除去溶解的氧，并立即使用，或储存于密闭的容器中，也可在溶液中和容器空间通入二氧化碳或氮气等惰性气体，减少氧对药物的氧化作用。对于固体制剂，通常采用充氮气或真空包装等措施。

⑦加入抗氧剂或金属离子络合物：抗氧剂本身是强还原剂，抗氧剂的原理主要是先于药物消耗环境中的氧气，从而保护药物免受氧化，也可加入协同剂，如枸橼酸、酒石酸、磷酸等，可显著增强抗氧剂的效果，最终提高药物对氧的稳定性。

常用抗氧剂有水溶性（焦/亚硫酸钠、亚硫酸钠、硫代硫酸钠、维生素 C 等）和油溶性［叔丁基对羟基茴香醚（BHA）、2，6-二叔丁基对甲酚（BHT）、维生素 E 等］两种。焦亚硫酸钠和亚硫酸氢钠适用于弱酸性溶液；亚硫酸钠常用于偏碱性药物溶液。油溶性抗氧剂适用于维生素 A、维生素 D 油溶性制剂。通常，抗氧剂与金属离子络合剂联合使用效果更佳。

⑧稳定化的其他方法

改进药物制剂或生产工艺：a. 制成固体制剂。为提高水溶液中不稳定药物的稳定性，可制成固体剂型。b. 改进工艺。在制备过程中应注意水分的影响，如片剂的制备，宜采用粉末直接压片、结晶药物压片、干法制粒压片或包衣等工艺等，如氯丙嗪包衣片、异丙嗪包衣片、对氨基水杨酸钠等。采用微囊化和包合技术制成微囊或包合物，防止药物因受环境中的氧气、湿度、水分、光线的影响而降解，或因挥发性药物挥发而造成损失，如维生素 A、维生素 C、硫酸亚铁。采用环糊精包合物可增加稳定性，如 β-环糊精包合盐酸异丙嗪。

制备难溶性盐：制备成难溶性的盐或难溶性的酯类衍生物，降低药物水溶性，药物水溶性越低，稳定性越好，进而提高其稳定性。也可将有效成分制成前体药物，也是提高其稳定性的一种方法。

加入干燥剂及改善包装：加入干燥剂，吸收药物所吸附的水分，可以减少药物降解率，故提高了药物的稳定性。

3. 药物稳定性的试验方法　稳定性试验自始至终贯穿制剂研究、生产和应用全过程。其研究常用方法依据为 Arrhenius 定律，旨在考察制剂随温度、湿度和光线影响下的变化规律，提供药品有效期等参数的依据。各国药品审评机构和药典均制定了药物稳定性研究指导原则，但需灵活应用，对药品规范性具有重要意义。

(1) 影响因素试验

①定义：影响因素试验亦称强化试验，考察制剂处方合理性与生产工艺及包装条件，为药物的固有稳定性。

②分类：影响因素试验包括高温、高湿、强光照射试验。分别考察制剂风化程度、吸湿潮解性能及外观破坏程度。

③周期：一般为期 10 天，于 5 天、10 天取样，与 0 天含量比较。

④条件

高温条件：60 ℃温度，若含量发生显著变化，则在 40 ℃下同法再次测定。

高湿条件：恒湿密闭容器（采用恒温/湿箱或放置饱和盐溶液），保持 25% ±5%，75% ±5% 及 90% ±5% 湿度条件。

强光照射条件：强度为（4500 ±500）lx，于光照箱或光照容器。

⑤稳定性研究：对研究样本有一定规模要求，一般要求药物制剂，每批放大规模，片剂应为至少 10 000 片，胶囊剂至少为 10 000 粒等。大体积包装如静脉输液剂等，每批放大规模至少为各项试验所需总量的 10 倍。

⑥特点：该试验样品批号可能不同于加速和长期试验，因为包装储存条件要在影响因素试验完成后才能确定。

(2) 加速试验

①定义：加速试验在加速条件下进行，通过加速药物的化学或物理变化，预测药物的稳定性。

②周期：一般为期 6 个月，1、2、3、6 个月分别取样 1 次。

③条件：供试品 3 批，温度（40 ±2）℃，相对湿度 75% ±5%。要求设备能对真实温度和湿度进行监测。

乳剂、混悬剂、软膏剂、糊剂、气雾剂、泡腾片/颗粒等宜直接采用温度（30 ±2）℃，相对湿度 65% ±5% 的条件进行试验。

对温度敏感药物，只能在冰箱内（4～8℃）保存使用。可在温度（25 ±2）℃，相对湿度 60% ±10% 的条件下同法进行。

④考察药物分解速度：速度越快，成分含量下降越多，可用来推算该成分降解所需时间。

⑤需要冷冻保存的药品可不进行加速试验。

（3）长期试验

①定义：接近药品实际存储条件下进行的试验。是确定有效期和储存条件的最终依据。

②周期：至少为期 12 个月，每 3 个月取样 1 次，于 3、6、9、12 月取样。12 个月之后，也可继续考察至 18 个月、24 个月，甚至 36 个月。

③条件：样品 3 批，考虑南北气候差异，温度（25±2）℃，相对湿度60%±10%，或温度（30±2）℃，相对湿度65%±10%。

④对温度敏感药物，在（6±2）℃放置 12 个月。

4. 药品有效期和 $t_{0.9}$ 药品有效期指药品被批准使用的期限，表示该药品在期限内、规定的储存条件下能够保证质量，它是控制药品质量的指标之一。有效期一般是指药物降解10%所需的时间，记作 $t_{0.9}$，恒温时，$t_{0.9} = 0.1054/k$。

有效期的标示方法较为固定，一般按照年、月、日的顺序标注。可标注至"月"，也可标注至"日"。举例说明，若某药品有效期至 2019 年 12 月 30 日，则标注格式为"有效期至2019 年 12 月 30 日"；若只标注至月份，则为"有效期至 2019 年 12 月"；还可标示为"有效期至 2019. 12"或者"有效期至 2019/12/30"等。

药品失效日期应当为起算日期对应年、月、日的**前 1 天**，若标注到月，应当为起算月份对应年月的**前 1 个月**，为了保证患者能在有效期内使用药品，建议标注时，将有效期的年、月、日均标注出来。例如，若某药品的有效期是 24 个月，生产日期为 2016 年 8 月 9 日，则该药品的有效期可表达为"有效期至 2018 年 8 月 8 日"；若某药品的生产日期为 2016 年 8月，则该药品的有效期为"2018 年 7 月"。

（三）药物制剂配伍变化和相互作用

1. 配伍使用与配伍变化 **药物制剂配伍**是指在药品生产或临床用药过程中，将两种或两种以上药物混合在一起使用。

药物的配伍变化一般指在配伍过程中出现的物理、化学和药理学方面各种各样的变化。

药物配伍恰当可以改善药物性能，增强疗效。①利用协同作用，以增强疗效，如复方阿司匹林片；复方制剂枸橼酸铋-雷尼替丁，其中雷尼替丁为抑酸药，铋盐为胃黏膜保护剂，两药协同提高消化性溃疡的治愈率；血管紧张素受体拮抗药厄贝沙坦和小剂量噻嗪类利尿剂氢氯噻嗪组成的复方制剂，降压效果明显，不良反应小。②利用拮抗作用，以克服某些药物的不良反应，如吗啡作为镇痛药使用时易产生呼吸抑制、腺体分泌等作用，而阿托品作为 M受体阻断药，可以拮抗吗啡的不良反应，故吗啡镇痛时常与阿托品配伍；左旋多巴与卡比多巴合用，可减少左旋多巴用量，明显减轻或防止左旋多巴对心脏等的毒副作用。③提高疗效，延缓或减少耐药性，如某些抗生素的联用，头孢哌酮钠联用舒巴坦钠，舒巴坦钠可抑制β 内酰胺酶对头孢哌酮的破坏，使其最小抑菌浓度下降，两药合用抗菌效果增强；亚胺培南与西司他丁联用，可减少亚胺培南引起的近端肾小管坏死。④预防或治疗合并症或多种疾病，如长期使用糖皮质激素，为预防骨质疏松，需要补充维生素 D 及钙剂。

2. 配伍禁忌及其类型 **配伍禁忌**指药物在配伍使用时，发生不利于质量或治疗的变化的总称。**配伍禁忌分为物理性、化学性和药理性 3 类**。可能导致配伍禁忌的药物不能联合使用。

（1）物理性的配伍变化：是指药物配伍时发生了分散状态或其他物理性质的改变，造成药物制剂不符合质量和医疗要求。物理性的配伍变化包括溶解度改变、吸湿、潮解、液化、结块和粒径变化等。

①溶解度改变：某些药物混合后溶液中易析出沉淀，其原因为溶剂性质不同导致溶解体系变小。尤其在制剂制备的提取过程中易发生溶解度改变，出现吸附、盐析、增溶等现象。

②吸湿、潮解、液化与结块：外界条件（温度、湿度）的变动可能影响固体药物的理化性质及含量，从而改变原有的聚集状态，引起潮解、液化和结块。如含糖胃蛋白酶遇热不稳定，70℃以上即失效。中药干浸膏、颗粒以及某些酶、无机盐类等含结晶水的药物，吸湿性很强，易发生吸湿潮解，配伍时易形成低共熔混合物的药物，易发生液化现象，但樟脑、冰片与薄荷脑混合时产生的液化不影响疗效，散剂吸湿后又干燥会引起结块。

③粒径或分散状态的改变：乳剂、混悬剂中分散相的粒径变粗，或聚结或凝聚而分层或析出，可直接影响制剂的内在质量。

（2）化学性的配伍变化：化学的配伍变化，其产生的根本原因是药物之间发生了化学反应，而其导致的结果表现为制剂产生浑浊、变色、产气等现象，该结果产生的后果较为严重，不仅影响制剂外观、质量和疗效，甚至产生毒副作用。

①浑浊或沉淀：一般发生在制剂配制和贮藏过程中。

a. pH 改变：由难溶性碱或难溶性酸制成的可溶性盐，常因 pH 的改变而析出沉淀。如水杨酸钠水溶液遇酸或酸性药物后，会析出水杨酸；酸性药物同碱性药物混合，能发生沉淀反应，如盐酸氯丙嗪与异戊巴比妥钠合用。

b. 水解反应：如苯巴比妥钠水溶液，巴比妥类具有易水解的酰脲结构，水解后会降低药效。

c. 沉淀反应：大多数生物碱盐可与鞣酸、碘、碘化钾、乌洛托品等产生沉淀。小檗碱与黄芩苷可产生难溶性沉淀。某些金属盐在碱性环境中易产生沉淀。

②变色：药物间发生化学反应时，有时会产生有色化合物或发生颜色变化，高温、高湿、光照射可加速此过程。变色反应在含有酚羟基结构的药物中较为常见，如维生素 C 与烟酰胺，干燥粉末混合会变色；多巴胺与小苏打配伍后，溶液逐渐由粉红色变至紫色。

③产气：碳酸盐、碳酸氢钠与酸类药物配伍产生二氧化碳；铵盐与碱性药物配伍产生氨气；乌托洛品与酸性药物配伍产生甲醛；头孢噻肟钠与甲硝唑配伍也可产生气体。

④发生爆炸：强氧化剂与强还原剂配伍而引起爆炸。高锰酸钾与甘油，氯化钾与硫，强氧化剂与蔗糖或葡萄糖等混合研磨时，可能发生爆炸。一般应避免配伍。

⑤产生有毒物质：含朱砂的中药制剂不宜与还原性药物如溴化钠、碘化钾、硫酸亚铁等配伍。

⑥分解破坏、疗效下降：维生素 B_{12} 和维生素 C 合用，维生素 B_{12} 的效价显著降低；胰岛素是一个双链肽，有一定的等电点，与高价电解质等药物合用容易发生变性，降低疗效。

（3）药理性的配伍变化：指多种药物合并使用后，机体内的一种药物对另一种药物产生影响，表现在体内过程或受体作用，而使其药理作用的性质和强度、副作用、毒性、药效等有所改变。

①协同作用：系指两种以上药物合并使用后，使药物作用增加。协同作用又可分为相加作用和增强作用。有些有利于治疗，如磺胺类药物与甲氧苄啶合并使用，疗效显著加强。

②拮抗作用：系指两种以上药物合并使用后，使作用减弱或消失。

③增加毒副作用：系指药物配伍后，增加毒性或副作用。有些不利于治疗，如异烟肼与麻黄碱或阿托品合并应用，使副作用加强。

一般葡萄糖为偏酸性溶液，不能加入下列药物：氨茶碱、氢化可的松、卡那霉素、新生霉素、可溶性磺胺药、华法林等；有的药物只有在滴注不超过规定时间的情况下方可加入，例如氨苄西林滴注在 4 小时以内，甲氧西林滴注不超过 8 小时；生理盐水中不能加入两性霉素 B。复方氯化钠注射液（林格注射液）中不能加入促皮质素、两性霉素 B、间羟胺、去加肾上腺素、四环素类抗生素等。

3. **注射液的配伍变化** 输液作为一种特殊注射剂，在临床上联合使用较多，其既要保证各种药物作用的有效性，又要防止出现浑浊、沉淀、结晶、变色、水解、效价下降等变化。

（1）**溶剂组成改变**：该类反应主要发生在含有非水溶剂的制剂中，当非同种溶剂搭配使用时，溶剂组成会发生改变，药物易被析出。如地西泮注射液与 5% 葡萄糖、0.167 mol/L 乳酸钠注射液配伍时，易析出沉淀。

（2）**pH 改变**：pH 的改变可引起沉淀析出与变色。各种输液本身都有 pH，也具有其最适使用范围，配伍后，会改变溶液最终的 pH，发生配伍变化。葡萄糖注射液 pH 范围为 3.2～5.5，若青霉素 G 与其配伍后 pH 为 4.5 时，其效价 4 小时损失 10%；而 pH 为 3.6 时，1 小时即损失 10%，4 小时损失 40%。

（3）**缓冲容量**：缓冲溶液中因含有酸/碱及其盐类，可保持溶液 pH 在一定范围内恒定，但由于其缓冲离子对的存在，会对某些药物产生析出作用。5% 硫喷妥钠在生理盐水或林格液中没有变化，但在含乳酸盐的葡萄糖注射液中会析出沉淀。

（4）**离子作用**：某些离子会加速药物的水解反应。

（5）**盐析作用**：胶体分散体系加到含有电解质的输液中，会因盐析作用产生凝聚。产生该类反应主要原因为大量电解质的加入破坏分子水化膜，稳定性降低后产生沉淀。两性霉素 B 注射液若用电解质输液剂输液，会产生沉淀，应用 5% 葡萄糖进行替代。

（6）**混合顺序**：某两种药物配伍使用时，通过改变混合顺序，可减少沉淀发生。将两种药物预先混合再进行输注的顺序，改为先将一种药物稀释后再加入另一种药物，可避免沉淀物生产，如氨茶碱与烟酸的使用。

（7）**反应时间**：有些药物注射液由于其特殊的理化性质或配伍反应，混合后需要在规定时间内输注完毕，否则会出现沉淀，影响药效，甚至危及生命。如磺胺嘧啶钠注射液与葡萄糖输液混合后，应在 2 小时内输完。

（8）**氧与二氧化碳的影响**：为防止药物氧化，可在药物安瓿瓶里注入惰性气体，如氮气，以排出氧气。

（9）**光敏感性**：两性霉素 B、磺胺嘧啶钠、维生素、雌激素等对光敏感药物应进行避光。

注射剂配伍变化的影响因素，不仅要考虑其本身的理化性质，还应考虑注射剂中附加剂的影响，防止出现配伍变化。

4. **配伍禁忌的预防与处理**

（1）**配伍禁忌的预防**：首先应根据药物的理化性质、药理性质；药物制剂的处方、工艺及附加剂等；临床用药的对象、剂量、浓度、用药意图；配伍变化规律等因素进行初步判断，然后通过实验研究加以确认。

常用判断配伍变化的试验方法：用肉眼观察有无产生浑浊、沉淀、结晶、变色、产气等现象；测定注射液的 pH；通过稳定性试验方法判断药物效价和含量降低范围是否在合理范围内；采用紫外光谱、薄层层析、气相色谱（GC）、高效液相色谱（HPLC）等方法分析是否产生药理学和药效学上的变化。

（2）配伍禁忌的处理

①首先了解用药意图，了解用药目的，前提是保证发挥制剂应有疗效，保证用药安全。

②明确基本信息（年龄、性别、病情程度等）及有无过敏反应、遗传史等。

③结合给药途径、药物剂型、药物理化性质和药理学特性等，对处方用法用量、成分组成及配伍禁忌等进行审核。

④若出现不合理处方时，应及时与处方医生联系，修改处方，使药物能在具体条件下较好地发挥疗效并提高患者的顺应性。

（3）配伍禁忌的处理方法

①改变储存条件：药物的分解、沉淀等现象多因药物本身稳定性改变而导致，影响药效，此时，需保证药物质量安全，储存适宜，减少环境因素带来的影响，故应密闭及避光，并储存于棕色瓶中，剂量不宜多。

②改变调配次序：可避免一些不良反应的产生。例如肠外营养液的配制，应先将含微量元素和电解质的氨基酸和含磷酸盐的葡萄糖液分别转移至三升袋中，最后将含有维生素的脂肪乳混入。这样的调配方式可避免因 pH 改变和电解质的存在破坏乳剂，保证了氨基酸在乳剂中的作用。

③改变溶剂或添加助溶剂：防止或延缓溶剂析出沉淀或分层。如芳香水剂的盐类溶液往往容易析出挥发油，但将芳香水稀释后可消除，此外可适当加入表面活性剂可得到澄明溶液。

④调节溶液 pH：很多微溶性药物因 pH 的改变稳定性也发生改变。

⑤改变有效成分或改变剂型：发生药物或剂型选用不适宜时，首先应与医生协商，征得医生同意后，可改变有效成分或改变剂型，但成分与用法、用量应尽量与原方一致。

（四）药品包装与储存

1. 药品包装及其作用

（1）药品包装的含义：指选用适当的材料或容器，利用包装技术对药物制剂的半成品或成品进行分、封、装、贴签等操作，为药品提供质量保护，签定商标与说明的一种加工过程的总称。随着对药品质量要求的提高，以及大众对药品使用要求的提高，药品包装分为单剂量包装、内包装和外包装 3 大类。

①单剂量包装：即分剂量包装，按照用途和给药方法进行。将片剂或胶囊剂装入泡罩式铝塑材料中，此类称为分剂量包装。

②内包装：指直接与药品接触的包装。从药品的理化性质、选用材料的性质及材料与药品相容性等几个方面进行综合考虑，保证包装材料或容器对药品具有保护性能。

③外包装：是内包装以外的包装，包括中包装和大包装。外包装的选择主要根据内包装的包装形式、材料特性筛选种类，选择不易破损的材料，保证药品质量。

（2）药品包装的作用

①保护作用：包装可提高药品稳定性，保证其有限期。药品在生产、储存、运输和使用过程中，由于包装不当，易导致药物的物理性质或化学性质发生改变，使药品减效、失效、发生不良反应。主要通过阻隔作用保证容器内药物不穿透、不泄漏以及阻隔外界空气、水分、光、热及微生物等；通过缓冲作用保护药品在运输、储存过程中免受各种外力的震动、冲击和挤压。

②方便应用：药品包装应能方便患者及临床应用，能帮助医生、患者科学、安全用药。

标签、说明书与包装标志向公众科学而准确地介绍具体药品的基本内容和商品特性。药品包装材料因呈多样化而具有分剂量的作用，方便患者使用，亦适于药房发售药品等。

③商品宣传：药品属于特殊商品，包装的科学化、现代化程度在一定程度上有助于显示药品的质量、生产水平，能给患者以信任感、安全感，有助于营销宣传。

2. 常用包装材料的种类和质量要求

（1）常用药品包装材料的分类：药品的包装材料可分别按使用方式、材料组成及形状进行分类。

①按使用方式分类：可分为Ⅰ、Ⅱ、Ⅲ 3类。Ⅰ类药包材指直接接触药品且直接使用的药品包装用材料、容器（如塑料输液瓶或袋、固体或液体药用塑料瓶等）。Ⅱ类药包材指直接接触药品，但需清洗并可以消毒灭菌的药品包装材料、容器（如玻璃输液瓶、输液瓶胶塞、玻璃口服液瓶等）。Ⅲ类药包材指除Ⅰ、Ⅱ类外，可能直接影响药品质量的药品包装用材料、容器（如输液瓶铝盖、铝塑组合盖等）。

②按形状分类：可分为容器（如塑料滴眼剂瓶）、片剂（如药用聚氯乙烯硬片）、袋（如药用复合膜袋）、塞（如丁基橡胶输液瓶塞等）、盖（如口服液瓶撕拉铝盖）等。

③按材料组成分类：可分为金属、玻璃、塑料（热塑料、热固性高分子化合物）、橡胶（热固性高分子化合物）及上述成分的组合（如铝塑组合盖、药品包装用复合膜）等。

（2）常用药品包装材料的质量要求

①保护药品在储藏、使用过程中不受环境的影响，保持药品原有属性。

②与所包装的药品不能有化学、生物意义上的反应。

③药品包装材料自身在储藏、使用过程中稳定、安全；对一些包装材料还需进行检查和控制，如聚氯乙烯硬片中单体聚氯乙烯；聚丙烯输液瓶中催化剂、抗氧剂等附加剂以及有机溶剂残留等。此外，对有些包材还需要进行异常毒性、眼刺激性、细菌内毒素、溶血细胞毒性、微生物等检查。

④在药品包装时不受生产环境污染。

⑤包材不得带有在使用过程中不能消除的对所包装药物有影响的药物。

3. 药品储存和养护的基本要求

（1）药品储存是药品流通中的重要一环，是在药品从生产到消费流通过程中，药品在停留中形成的储备，不同种类的药品形成的储备条件不同。根据《中华人民共和国药典》规定的贮藏要求进行储存。

①严格按照药品包装上标示的温度来储存药品。2015 版《中华人民共和国药典》规定中阴凉处指不超过 20 ℃处，凉暗处指避光并不超过 20 ℃处，冷处指 2～10 ℃处。

②储存药品的相对湿度为 35%～75%。

③对热敏、光敏等药品应采取避光、遮光、低温、通风等措施，即采用棕色瓶或黑色纸等不透光包装容器。

④实行色标管理，合格药品为绿色，不合格药品为红色，待确定药品为黄色。

⑤药品按批号堆码，不得混垛，垛与垛间距≥5 cm，与库房内墙、顶等设备间距≥30 cm，与地面间距≥10 cm；堆码高度符合包装图示要求，避免损坏药品包装。

⑥分区放置。药品与非药品、外用药品与其他药品分开存放，中药材和中药饮片分库存放。

（2）药品养护

①养护目的：防止药品变质，保证药品质量，保证患者用药安全。

②养护手段：采用科学的技术与方法，如温、湿度监控，特征分类管理，定期检查并记录，定期除虫等。

③养护内容：a. 首先，具有资质的养护人员才可进行；b. 定期检查温、湿度及对库房采取卫生环境管理；c. 对不同种类药品制定养护计划，并进行检查，发现问题应当及时登记并通知质量管理部门进行处理；d. 部分特殊药品，如中药饮片和中药材类，应采用具有针对性的有效方法进行养护；e. 贵重、有毒性、有效期短或需要特殊环境储存的药品应重点养护；f. 定期汇总分析养护信息。

【同步练习】

一、A 型题（最佳选择题）

1. 下列关于药物剂型与制剂叙述不正确的是

A. 药物剂型指为适合疾病的诊断、治疗或预防的需要而制备的不同给药形式

B. 制剂是剂型中的具体品种

C. 同一药物可以制成多种剂型

D. 剂型可以改变药物的作用性质，决定药物的治疗作用

E. 软膏剂、糊剂等属于半固体制剂

本题考点：药物制剂及剂型的分类和作用特点。药物剂型是根据医疗上的需要设计的，为适合疾病的诊断、治疗或预防的需要而制备的不同给药形式。药物制剂是指原料药物按照某种剂型制成一定规格并具有一定质量标准的具体品种。剂型可以改变药物的作用性质，但不能决定药物的治疗作用。半固体剂型即药物制剂以半固态形式存在，如软膏剂、糊剂等。

2. 以下分别为影响药物制剂稳定性的环境因素和处方因素的是

A. 表面活性剂、光线　　　　　　　B. 广义酸碱催化、辅料

C. 金属离子、离子强度　　　　　　D. 温度、水分

E. pH、溶剂

本题考点：制剂稳定化影响因素。环境因素包括温度、光线、空气、湿度和水分等；处方因素包括 pH、广义酸碱催化、离子强度、溶剂、表面活性剂等。

3. 测得某一级降解的药物在 25 ℃时，k 为 0.021 08/h，其有效期为

A. 5 小时　　　　　B. 50 小时　　　　　C. 2 小时　　　　　D. 20 小时

E. 0.5 小时

本题考点：有效期的计算方法。$t_{0.9} = 0.1054/k$。

4. 下列不属于药物制剂化学性配伍变化的是

A. 盐酸氯丙嗪注射液同碱性药物异戊巴比妥钠注射液混合，能发生沉淀反应

B. 氨茶碱与乳糖混合变成黄色

C. 维生素 B_{12} 和维生素 C 合用，维生素 B_{12} 的效价显著降低

D. 乳剂中分散相的粒径变粗，凝聚分层而析出

E. 维生素 C 泡腾片放入水中产生大量气泡

本题考点：药物制剂配伍变化和相互作用。化学性配伍变化系指药物之间发生了化学反

应而导致药物产生浑浊、沉淀、变色、产气、爆炸、分解破坏、疗效下降等现象。其中乳剂中分散相的粒径变粗，凝聚分层而析出属于物理性配伍变化，不属于化学性配伍变化。

二、B 型题（配伍选择题）

（5—8 题共用备选答案）

A. 协同作用   B. 溶解度改变   C. 产生有毒物质   D. 产气反应

E. 拮抗作用

与下列配伍变化相对应的为

5. 氯霉素注射液加入 5% 葡萄糖注射液中往往析出氯霉素

6. 乌托洛品与酸类或酸性药物配伍，产生甲醛

7. 磺胺类药物与甲氧苄啶合并使用

8. 吗啡与阿托品联合使用

本题考点： 配伍变化要点。利用协同作用，以增强疗效，如复方制剂枸橼酸铋－雷尼替丁，其中雷尼替丁抑制胃酸分泌，铋盐抑制胃蛋白酶及保护胃黏膜，两药协同作用可提高消化性溃疡的治愈率；利用拮抗作用，以克服某些药物的不良反应，如用吗啡镇痛时常与阿托品配伍。提高疗效，延缓或减少耐药性，如阿莫西林与克拉维酸配伍、磺胺与甲氧苄啶联用；亚胺培南与西司他丁联用，可减少亚胺培南引起的近端肾小管坏死。预防或治疗合并症或多种疾病，如长期使用糖皮质激素，为预防骨质疏松，需要补充维生素 D 及钙剂。

三、X 型题（多项选择题）

9. 在水溶液中不稳定的药物一般可采用的稳定化方法有

A. 制成固体制剂   B. 制备成微囊或包合物

C. 制备成难溶性的盐   D. 采用粉末直接压片

E. 制成乳剂

本题考点： 制剂稳定化方法。制剂稳定化方法包括控制温度、调节 pH、改变溶剂等，水溶液中不稳定的药物需要控制其水分，一般通过改进工艺、控制参数等实现，可通过制成难溶性的盐、制成固体制剂、制备成微囊或包合物，或采用粉末直接压片、结晶药物压片、干法制粒压片或包衣等工艺，尽量避免与水分接触。

10. 下列关于药品包装及养护表述正确的是

A. 药品包装分为内包装和外包装两大类

B. Ⅰ类药包材指直接接触药品且直接使用的包装用材料、容器

C. 玻璃输液瓶、输液瓶胶塞、玻璃口服液瓶为Ⅰ类药包材

D. 实行色标管理，分为绿色、红色和黄色

E. 储存药品应避光、遮光、通风、防潮、防虫、防鼠等

本题考点： 药品包装及养护。Ⅰ类药包材指直接接触药品且直接使用的药品包装用材料、容器（如塑料输液瓶或袋、固体或液体药用塑料瓶等）。Ⅱ类药包材指直接接触药品，但需要清洗并可以消毒灭菌的药品包装材料、容器（如玻璃输液瓶、输液瓶胶塞、玻璃口服液瓶等）。

参考答案： 1. D 2. C 3. A 4. D 5. B 6. D 7. A 8. E 9. ABCD 10. ABDE

三、药学专业知识

【复习指导】了解药学专业分支学科，包括药剂学、药物化学、药理学、药物分析学等的研究内容。

（一）药学专业分支学科和研究内容

1. 药剂学专业知识

（1）药剂学的定义：药剂学系指研究药物剂型和制剂的配制理论、生产技术、质量控制与合理应用等内容的一门综合性技术科学。药剂学的研究内容有基本理论、处方设计、制备工艺、质量控制和合理应用等 5 个方面。

（2）研究内容：随着科学技术的发展和生活水平的提高，普通的片剂、注射剂、丸剂等已很难满足高效、长效、低毒、缓释、控释、定位、靶向等用药要求。因此，积极创制新剂型是当前药剂学的一个重要任务，开创具有"三效"（高效、速效、长效）、"三定"（定时、定位、定量）特征的新剂型和新制剂，提高药物的临床疗效和用药依从性，降低药物不良反应。药物制剂中除主药外，还有各种辅料，药物剂型的创新和改进、产品质量的提高、制剂新技术的应用等，都依赖于优良的药用辅料。

（3）生物药剂学：主要研究内容包括药物在体内的吸收、分布、代谢、排泄。主要目的是阐明机体生物因素、药物的剂型因素与药物效应之间的关系。因此，该学科是联系药剂学、药理学、药效学和生理学等学科的一门边缘学科，为药物新剂型、新制剂的设计和临床合理用药提供科学依据，保证用药的有效性和安全性，对药物发挥最佳的治疗作用具有指导意义。

2. 药物化学专业知识

（1）药物化学的定义：药物化学是一门综合性的学科，包括发现与发明新药、合成化学药物、阐明药物的化学性质、研究药物分子与机体细胞或生物分子间的作用规律。药物化学是在基础学科有机化学、生物化学的基础上开展起来的，具有悠久的历史和坚实的发展基础，积累了丰富的内容，为人类健康做出了重要的贡献，为一门经典的学科。

（2）研究内容：包括药物的发现及鉴定，药物的发明及合成，药物在体内的作用、结构变化、理化性质变化、稳定性改变等。如在新药研究中，深入了解药物的结构，发现药物作用靶点，才能够更好地阐明药物发挥药效的作用机制，更好地完善新药研究的内容。为了让这些研究成果付诸现实，让公众能够使用疗效确切、质量优良、价格便宜的药物，药物合成也是药物化学的重要内容。

3. 药理学专业知识

（1）药理学的定义：药理学是研究药物与机体（含病原体）相互作用及作用规律的学科。药物效应动力学（药效学）是药理学的主要内容，涉及研究药物对机体的作用及作用机制。药物动力学（药动学）通过构建数学模型，来解释药物及其代谢物在人体或动物体内的量时过程，为指导合理安全用药和剂量设计等提供量化指标。

（2）研究内容：药理学是一门阐明药物作用、作用机制及药物在体内的动态变化规律的学科。为了达到合理用药的目的，必须充分了解药物的作用规律，才能提高药物疗效，减轻不良反应；只有阐明药物在体内的药效、药动机制，才能为研究开发安全有效的新药提供有益的线索。

药效学包括药物的作用、作用机制、适应证、不良反应、药物的相互作用和禁忌证等内容，是执业药师在执业活动中应用最多的知识。

（3）临床前药理研究

①主要药效学研究：一般包括体内、体外两种方法进行药效评价，必须采用正常或疾病动物模型，分为低、中、高剂量给药组，推荐临床给药途径，并设置阳性对照和空白对照。其疗效是评价药物能否上市应用的首要指标。

②一般药理学研究：除主要药效外进行的广泛药理作用研究。仅限于安全药理学研究，主要研究受试药潜在的、不期望出现的对生理功能的不良影响。

③药动学研究：考察药物在体内的变化规律，通过动物实验，分别从药物吸收、体内分布、体内代谢和排泄四个方面获得相关参数，为临床设计和优化给药方案提供数据参考。

④毒理学研究：主要包括单次给药毒性试验、重复给药毒性试验、特殊毒性试验、生殖毒性试验（一般生殖毒性试验、致畸试验、围生期毒性试验）、致突变试验、致癌试验、药物依赖性试验等。重复给药毒性试验一般选用大鼠、犬两种动物模型，至少设置3个给药剂量组：低剂量组（相当于人的有效剂量，应不产生毒性反应）；中剂量组（高剂量的适当分数和低剂量的适当倍数）；高剂量组（动物出现毒性反应，甚至出现死亡）。

（4）临床药理学的研究内容：受试药的临床研究应当符合《药品临床试验质量管理规范（GCP）》的有关规定，试验依次分Ⅰ、Ⅱ、Ⅲ、Ⅳ期，临床试验的受试者数应符合统计学要求。其临床评价是新药研究中的重要步骤，决定受试药能否批准生产、上市和应用。表1－3为药品临床试验的分类及意义。

表1－3　药品临床试验的分类及意义

分类	范畴	例数	意义
Ⅰ期临床试验	人体安全性评价试验	20～30例	观察人体对于受试药的耐受程度和人体药动学特征
Ⅱ期临床试验	初步药效学评价试验	＞100例	进行有效性和安全性初步评价，推荐临床给药剂量
Ⅲ期临床试验	药效、安评试验	＞300例	进一步评价受试药的有效性、安全性和风险
Ⅳ期临床试验	上市后疗效和不良反应考察	大范围的社会人群	社会人群大范围内继续进行的安全性和有效性评价，确定新药的临床价值

4. 药物分析学专业知识

（1）药物分析学的定义：药物分析学是建立在药物结构与性质以及现代分析技术的基础上，研究和发现药物质量控制规律的应用学科，其基本内涵是药品质量研究与评价。药物分析学以生物化学、有机化学等学科为基础，利用分析化学与计算机科学，为药品质量评价与保障提供基本理论与基本方法，并为新药研发与临床合理用药提供依据。

（2）研究内容：采用先进的科学技术手段，贯穿于整个药物化学研究中，包括以下几个研究方面：确定化学药物的结构，评价药物的质量体系和进行稳定性研究，同时制定体内药物检测与浓度监测方法，提升药品的质量标准等。

在评价药品质量体系中，制定各阶段的质量标准是新药研究中必不可少的部分，是新药进入临床前药品质量保障的基础。而制定体内药物检测与浓度监测方法时，该学科主要基于药动学参数，建立样品采集、处理和分析方法等，其与生物药剂学科等多学科紧密结合。

为保障临床用药质量的稳定与可控，在药品生产与市场流通期间，必须依据药品标准对药品质量进行严格的分析检验，尤其是药品生产企业，应严格依据企业药品标准或操作规范，对药品整个生产过程中的工艺、中间品、成品等进行在线监测及全面的质量监控，以确保药品的质量安全。

（二）药学专业知识与执业药师专业知识结构的关系

执业药师是指经过国家执业资格认证的具有确定专业素质、法律素质、职业道德的优秀药学技术人员。其核心价值是其在执业过程中应用所掌握的知识来维护公众和患者的健康和安全。执业药师在执业过程中必须具备基本的药学专业知识，从药物的化学结构出发掌握药物的结构和理化性质对药物活性、药物的毒性作用和药物的体内代谢的影响；掌握药物各种剂型的特点、原理、应用及临床应用；掌握药物作用的基本原理、作用靶点、量-效关系，掌握药物作用的因素和体内药物-药物相互作用，掌握药物的不良反应、药源性疾病和药物警戒等；掌握药物的生物药剂学相关知识、药物体内动力学过程、药物动力学对药效学的影响、药物动力学参数的临床意义。

执业药师涉及多类学科，包括药物化学、药理学/临床药理学、药剂学、药物分析学、药动学、药效学、药物毒理学、临床医学等，主要涉及与药物相关的药学、治疗学、药物的体内过程，药物的剂型和稳定性等专业知识。

执业药师的业务包括：了解药物的性质和药效；药品的成分及药品防治疾病、减轻症状或协助诊断的依据和原理；保障患者使用质量合格、安全、有效的药品；确保患者正确用药及告知注意事项；为患者提供正确药物信息及使用方法及咨询。

【同步练习】

一、A 型题（最佳选择题）

1. 下列关于药学专业的叙述不正确的是

A. 药剂学所研究的对象是药物制剂

B. 药物化学研究对象是化学药物

C. 药理学研究包括药效学研究和药动学研究

D. 临床前毒理学研究包括急性和长期毒理学研究

E. 药物分析是主要研究药物质量控制规律的学科

本题考点：药学专业分支学科。

2. 执业药师的核心价值是

A. 维护公众和患者的健康和安全　　　　B. 了解药物的性质和药效

C. 提供正确药物信息及使用方法　　　　D. 掌握体内药物-药物相互作用

E. 掌握药物的不良反应

本题考点：执业药师的核心价值。执业药师是指经过国家执业资格认证的具有确定专业素质、法律素质、职业道德的优秀药学技术人员。其核心价值是其在执业过程中应用所掌握的知识来维护公众和患者的健康和安全。

3. 根据药典等标准，为适应治疗或预防的需要而制备的药物的应用形式和其具体品种分别称为

A. 药物构型，药物品种   B. 药物品种，药物构型
C. 药物剂型，药物制剂   D. 药物制剂，药物剂型
E. 药物剂型，药物品种

本题考点：药剂学概念。

二、X型题（多项选择题）

4. 药剂学研究的内容包括

A. 基本理论   B. 处方设计   C. 制备工艺   D. 质量控制
E. 合理应用

本题考点：药剂学专业知识。研究内容有基本理论、处方设计、制备工艺、质量控制和合理应用等5个方面。

5. 临床药理学的研究包括

A. Ⅰ期临床试验   B. Ⅱ期临床试验   C. Ⅲ期临床试验   D. Ⅳ期临床试验
E. 一般药理学研究

本题考点：临床药理学研究包括Ⅰ、Ⅱ、Ⅲ、Ⅳ期临床试验。

参考答案：1. D   2. A   3. C   4. ABCDE   5. ABCD

第2章　药物的结构与药物作用

药物都具有一定的化学结构。药物的化学结构决定了其理化性质，并直接影响药物分子在体内的吸收、分布、代谢、排泄。理化性质是指一个分子所包含的官能团对其酸碱性、水溶性、分配系数、晶体结构和立体化学等的影响。药物的转运与理化性质有关。药物的作用部位与受体的相互作用则是产生药效的另一个重要因素。所以，药物产生药效的两个主要的决定因素是药物的理化性质及药物与受体的相互作用。为了更好地设计药物分子，通过药物的化学结构了解药物的构效关系，掌握药物在体内相互作用就显得尤为重要。

一、药物理化性质与药物活性

【复习指导】本部分内容历年常考，应重点复习。应着重掌握药物的脂水分配系数、溶解度、解离常数（pK_a）及药物的酸碱性。

药物在体内的基本过程是给药、吸收、转运、分布并到达用药部位、产生药理作用和排泄。药物在体内的作用结合位点包括基因位点、受体、酶、离子通道、核酸等生物大分子。受体成为最主要作用靶点。药物口服后，经胃肠道吸收后进入血液。药物在运转过程中，必须通过各种生物膜，才能到达作用部位和受体部位。药物分布到作用部位并且在作用部位达到有效浓度，是药物与受体结合的基本条件。但是，能与受体良好结合的药物并不一定具有适合转运过程的最适宜理化性质参数。由此，可综合考虑药物的理化性质对活性的影响。

（一）药物的溶解度、分配系数和渗透性对药效的影响

药物的水溶性对药物的给药剂型、吸收部位、分布的靶点以及活性的大小均有直接的影响。与水溶性相对应的是脂溶性，**药物的溶解度**是指在一定温度（气体一定压力）下，在一定量溶剂中达到饱和时溶解的药物最大量。一般来说，药物如果在水中溶解度较大，则称为**亲水性**；反之，在水中溶解度较小，则称为**亲脂性**。大部分药物是有机化合物，多为亲脂性。从药物溶解不难看出：适当的水溶性可使药物溶解快速，而适宜的脂溶性可以顺利穿过细胞膜屏障。所以，药物一旦出现水溶性和脂溶性偏高或偏低，会直接影响药物的药效。因此，药物的溶解性与渗透性既对立又统一，药物化学结构的改变对药物的脂水分配系数有着很重要的影响。

1. 药物的脂水分配系数及其影响因素　药物的溶解度用脂水分配系数 P 表示，P 是化合物在有机相（O）中和水相（W）中分配达到平衡时的物质的量浓度 C_O 和 C_W 之比，在药物构效关系研究中一般用**正辛醇**为有机相测定脂水分配系数。因为正辛醇有一个极性基团和一个长的碳链，与构成脂质膜的脂肪酸相似。药物转运扩散至血液或体液，需要一定的亲水性，而药物通过脂质的生物膜转运，需要一定的亲脂性或疏水性。常用 $\lg P$ 表示，即

$$P = \frac{C_O}{C_W} \quad \lg P = \lg \frac{C_O}{C_W}$$

$\lg P$ 是构成整个分子所有官能团的亲水性和亲脂性的总和。分子中的每个取代基都会造成亲水性和亲脂性的影响。当药物结构中含有氢键的接受体官能团以及氢键的给予体官能团时，可增加药物的亲水性。这种官能团越多，亲水性越强，主要有羟基、氨基和羧基；增加

药物的脂溶性一般是分子中如含有亲脂性的烷基、卤素和芳环等。P 值越大，药物的亲脂性越高，一般而言，脂水分配系数在一个适当的范围才能显示最好的疗效。如巴比妥药物作用于中枢神经系统，生物活性好的分配系数 $\lg P$ 在 2.0 左右。

2. 药物的溶解性、渗透性及生物药剂学分类　适当的水溶性可使药物快速溶解，而适宜的脂溶性可以顺利穿过细胞膜屏障。由此，根据药物的溶解性和肠壁的渗透性的不同，按生物药剂学分类系统分类，见表 2－1。

表 2－1　药物分类及其特点

分类	药物特点		体内吸收决定因素	举例
Ⅰ类	两亲性 高水溶解性	高渗透性	取决于胃排空速率	普萘洛尔、马来酸依那普利、盐酸地尔硫草等
Ⅱ类	亲脂性 低水溶解性	高渗透性	取决于溶解速率	双氯芬酸、卡马西平、吡罗昔康等
Ⅲ类	亲水性 高水溶解性	低渗透性	受渗透效率影响	雷尼替丁、纳多洛尔、阿替洛尔等
Ⅳ类	疏水性 低水溶解性	低渗透性	体内难以吸收	特非那定、酮洛芬、呋塞米等

3. 药物活性与药物的脂水分配系数关系　药物的活性通常与其亲脂性有密切关系。药物作用在不同部位时，对其亲脂性的要求不同。如作用于中枢神经系统的药物需要透过血脑屏障，适当增加药物的亲脂性可增强其活性，降低亲脂性可使其活性降低。因此，脂水分配系数应该有一个合适的范围，才能显现出最好的药物疗效。如吸入性麻醉药，透过血脑屏障适宜的分配系数 $\lg P$ 为 2 左右。当亲脂性过高时，不利于药物的体内转运，往往引起惊厥。

作用于其他部位的药物，脂水分配系数应有一个适当的范围，才能显示最好的药效。有时同系物的活性随碳链长度的增加而增强。但碳链过长，活性反而越低，也与其对脂溶性的影响有关。

（二）药物的酸碱性、解离度、pK_a 对药效的影响

1. 药物的解离常数（pK_a）、体液介质 pH 与药物在胃和肠道中的吸收关系　药物的解离度是反映药物在水中分子离子化的重要指标，用解离常数 pK_a 表示。在体内药物的解离度取决于药物的 pK_a 和周围介质 pH 的大小。多数药物是弱酸性或弱碱性的，药物的酸碱性对药效有很重要的影响，同时还影响药物的吸收、转运、分布和排泄。有机药物多数为弱酸性和弱碱性，在体液中只能部分解离，以解离的形式（离子型）或非解离形式（分子型）同时存在于体液中。解离型和非解离型药物浓度的比值公式如下。

$$酸性药物：\lg \frac{[HA]}{[A^-]} = pK_a - pH$$

$$碱性药物：\lg \frac{[B]}{[HB^+]} = pH - pK_a$$

［HA］和［B］分别表示非解离型酸性药物和碱性药物的浓度，［A$^-$］和［HB$^+$］

分别表示离子型酸性药物和碱性药物的浓度。当酸性药物的 pK_a 值大于消化道体液 pH 时（$pK_a > pH$），分子型药物所占比例高；当 $pK_a = pH$ 时，未解离型和解离型药物各占一半；pH 变动一个单位时，未解离型和解离型药物的比例变动 10 倍。通常酸性药物在 pH 低的胃中、碱性药物在 pH 高的小肠中的未解离型药物量增加，吸收也增加，反之都减少。

2. 药物的酸碱性、解离度与中枢作用　人体大部分由水组成。人服药后可按稀溶液理论解释和预测药物的酸碱性。多数的药物为弱酸性或弱碱性，具有不同的 pK_a，在体液中可部分解离。从化学原理分析，弱酸性药物在胃液中几乎不解离，呈分子型，易在胃中被吸收，如阿司匹林（$pK_a = 3.5$）；弱碱性药物在胃中几乎全部呈解离形式，很难吸收，如可待因（$pK_a = 8$）；碱性极弱的药物在酸性介质中解离少，易在胃中被吸收；强碱性药物在胃肠道多呈离子化状态以及完全离子化的季铵盐类，胃肠道吸收极差。因此，具有适宜的解离度，才能显示最好的疗效。

改变药物的化学结构，可能会对弱酸性或弱碱性药物的解离常数产生较大的影响，药物的解离度对生物活性影响如巴比妥类药物，因巴比妥酸在其 5 位没有取代基，pK_a 值为 4.12，生理 pH = 7.4 时，药物在胃中几乎全部呈解离形式，无法被中枢神经系统吸收；将双键取代后，pK_a 值为 $7.0 \sim 8.5$，如苯巴比妥未解离的分子为 50%，易被中枢神经系统吸收。因此，在体内不同的 pK_a 值，透过血脑屏障的浓度和药物的临床表现也就有明显的差异（表 2-2）。

表 2-2　常用的巴比妥药物的 pK_a 与未解离的百分率

种类	巴比妥酸	苯巴比妥酸	苯巴比妥	丙烯巴比妥	戊巴比妥	海索巴比妥
pK_a	4.12	3.75	7.4	7.7	8.0	8.4
未解离的百分率（%）	0.05	0.02	50	66.61	79.92	90.91

【同步练习】

一、A 型题（最佳选择题）

1. 各类药物作用在不同部位时，对其亲脂性的要求不同。如作用于中枢神经系统的药物需要透过血脑屏障，含

　　A. 较大的水溶性　　　　　　　　　B. 较小的脂溶性

　　C. 较大的脂溶性　　　　　　　　　D. 较小的解离度

　　E. 较大的解离度

本题考点： 药物的活性往往与其亲脂性有密切关系。药物作用在不同部位时，对其亲脂性的要求不同。如作用于中枢神经系统的药物需要透过血脑屏障，应适当增加药物的亲脂性。脂溶性大、分子量小的药物容易通过血脑屏障进入中枢神经系统。

2. 有机药物多数为弱酸性或弱碱性，在体液中只能部分解离，以解离的形式（离子型）或非解离的形式（分子型）同时存在于体液中。当 $pK_a = pH$ 时，分子型药物和离子型药物所占的比例分别为

　　A. 45% 和 55%　　　　　　　　　　B. 55% 和 45%

C. 33.3% 和 66.7%　　　　　　　　D. 66.7% 和 33.3%

E. 50% 和 50%

本题考点： 药物解离常数（pK_a）、体液介质 pH 与药物在胃肠道的吸收关系。弱酸或弱碱类药物在体液中解离后，酸性药物的 pK_a 值大于消化道体液 pH 时（pK_a ＞ pH），分子型药物所占比例高；当 pK_a = pH 时，未解离型药物和解离型药物各占一半；pH 变动一个单位时，未解离型药物和解离型药物的比例变动 10 倍。

3. 影响结构非特异性全身麻醉药活性的因素是

A. 分配系数　　　　　　　　　　　B. 解离度

C. 电子云密度分布　　　　　　　　D. 立体构型

E. 空间构象

本题考点： 药物活性与药物的脂水分配系数关系。影响结构非特异性全身麻醉药活性的因素是分配系数。

二、B 型题（配伍选择题）

(4—7 题共用备选答案)

A. 普萘洛尔　　　B. 阿替洛尔　　　C. 卡马西平　　　D. 氯化钠注射液

E. 呋塞米

4. 体内吸收取决于胃排空速率的是

5. 体内吸收取决于溶解速率的是

6. 体内吸收受渗透效率影响的是

7. 体内吸收比较困难的是

本题考点： 生物药剂学分类。生物药剂学分类系统根据药物溶解性和过膜性的不同组合将药物分为 4 类，见表 2-1。

三、X 型题（多项选择题）

8. 以下药物易在胃中吸收的是

A. 奎宁　　　　　B. 麻黄碱　　　　　C. 水杨酸　　　　　D. 苯巴比妥

E. 氨苯砜

本题考点： 药物的酸碱性与药物在胃肠中的吸收关系。弱酸性药物在酸性胃液中解离度低，易在胃中吸收，如水杨酸和巴比妥类药物；弱碱性药物在肠道中容易吸收，如奎宁、麻黄碱、地西泮等。

参考答案： 1. C　2. E　3. A　4. A　5. C　6. B　7. E　8. CD

二、药物结构与药物活性

【复习指导】本部分内容属于高频考点，历年常考，应重点复习。掌握药物的典型官能团对生物活性的影响；共价键键合和非共价键键合类型；药物的手性特征及其对药物作用的影响；对映体、异构体之间生物活性的变化等。

（一）药物结构与官能团

1. <u>化学结构的主要骨架与典型官能团</u>　化学合成药物是由一个核心的主要骨架结构

（又称母核）和与之相连接的基团或片段（又称为药效团）组成的。母核和各种基团或结构片段的改变不仅可以影响药效动力学和产生毒副作用，而且使整个分子的理化性质、电荷密度等发生改变。因此，在药物的优化设计方面，一般需要保留药效的基本结构。如一些特定（酸性和碱性基团、酰基、烃基、卤素、羟基、巯基、醚和硫醚等）基团引入可使药物分子结构发生变化，从而改变药物的理化性质，影响药物在体内的吸收、转运、分布与代谢，影响药物与受体或酶的结合、药物的活性，甚至由激动剂变为拮抗剂等。

2. 药物的母核结构和必需结构（药效团）　药物的母核主要有脂环（含萜类和甾体）、芳环和芳杂环等。以 HMG－CoA 类降血脂药物为例，洛伐他汀的母核是六氢萘、氟伐他汀的母核是吲哚环、阿托伐他汀的母核是吡咯环、瑞舒伐他汀的母核是嘧啶环。其中，这些药物结构的必需结构（药效团）是 3,5-二羟基羧酸，该类药物结构中均含有 3,5-二羟基羧酸的结构片段，其可通过水解等方式，在药效、溶解度与结合强度、药物动力学等方面得到改善。结构如下：

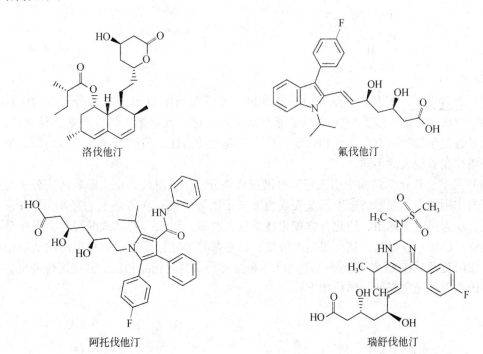

洛伐他汀　　　　　　氟伐他汀

阿托伐他汀　　　　　瑞舒伐他汀

3. 药物的典型官能团对生物活性的影响　药物的结构中不同官能团的改变可使整个分子的结构和性质发生改变，从而影响药物与受体的结合及药理活性。如诺氟沙星，在基本母体上至少含有 6 种功能基，每种对应的药物性质不同，其产生的影响也不同。

（1）卤素：卤素的引入多增大脂溶性，但氟原子除外。引入的芳香族化合物，增大脂溶性，引入脂肪族化合物，却降低脂溶性。卤素取代氢原子形成 C—X 键，由于 X 原子大于 C 原子而显示出吸电子的诱导反应。如吩噻嗪类药物，2 位没有取代基时，几乎没有抗精神病作用；2 位引入氯原子或三氟甲基，如得到氟奋乃静，活性增强。结构如下：

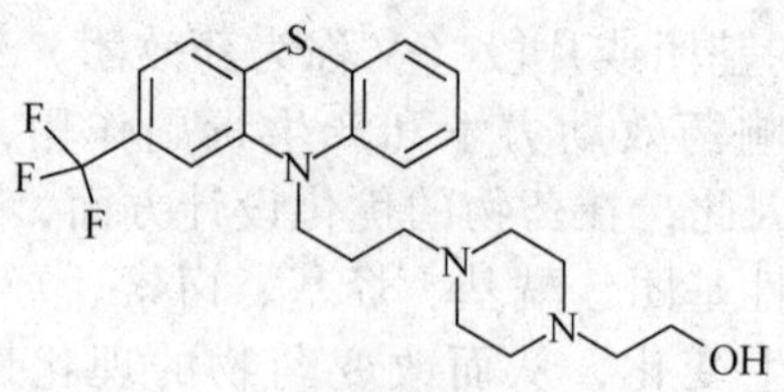

氟奋乃静

（2）烃基：由于受到烃基给电子效应的影响，将其引入化合物中，因而改变其解离度，进而影响生物活性。如在药物结构式中引入给电子基团，由于给电子效应，可增大立体位阻，进而增加了药物对代谢的稳定性，从而延长作用时间。如苯巴比妥属于长时效巴比妥类药物，而当巴比妥结构的 1 位上引入甲基后，则得到甲苯比妥，使其亲脂性增加，药物作用时间比苯巴比妥更长。结构如下：

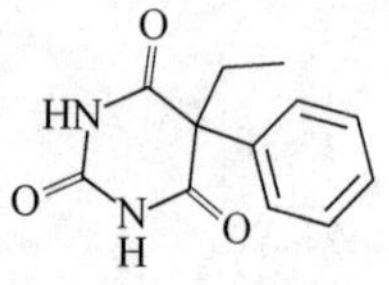

苯巴比妥 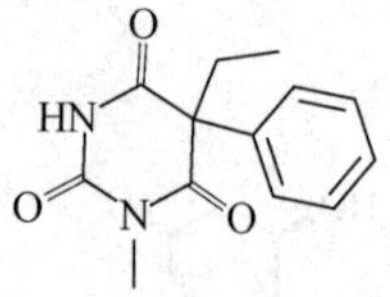　　　　　　　　　　　　甲苯比妥

（3）醚和硫醚：氧和亚甲基为电子等排体。醚可以当作 O 原子取代分子结构中烃基链的 $-CH_2$ 形成化合物。醚类中含 O 原子能与水形成氢键，具有亲水性，烃基链具有亲脂性。化合物易透过生物膜，有利于药物转运，从而提高生物活性。所以，同一受体的结合能力及作用强弱存在着很大的不同。

（4）羟基：在化学结构中引入羟基可增加药物分子的水溶性，也会影响药物分子与生物大分子的作用能力。在脂肪链上羟基表现为吸电子诱导效应；在芳环上的羟基由于 $P-\pi$ 共轭效应表现为供电子基团，使化合物理化性质发生改变。引入醇羟基或酚羟基会发生分配系数的改变，使亲水性增加，从而提高水溶性。用羟基替换氢原子会很大程度影响药物的生物活性。如山莨菪碱在 C-6 位的羟基，与 C-6 位无羟基的阿托品相比，其脂溶性降低，对中枢神经的作用也随之降低。结构如下：

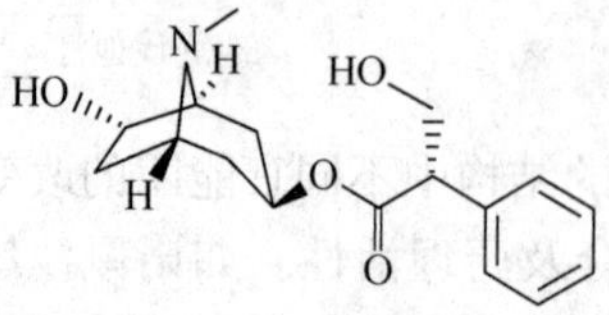

山莨菪碱 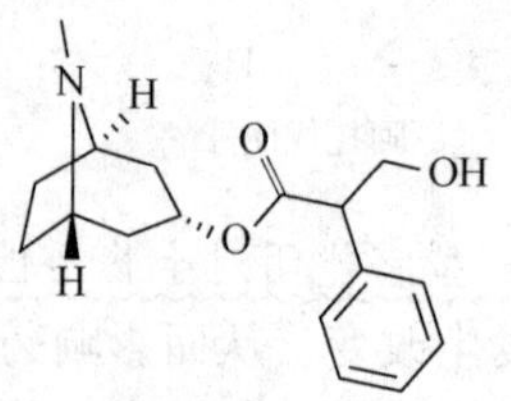　　　　　　　　　　　　阿托品

（5）巯基：巯基有较强的亲和力，能与金属形成巯基络合物。如卡托普利分子中的巯基与酶分子中的锌离子络合，抑制血管紧张素转化酶，而发挥抗高血压作用；也能与重金属络合生成不溶性的硫醇盐，如二巯基丙醇，可作为解毒药。

（6）磺酸基、羧基及酯：磺酸基的化合物和羧基的化合物的引入都可增加药物的亲水性和使解离度增大，不易透过生物膜，生物活性减弱。羧酸成酯可使其脂溶性增大，易被吸收和转运，生物活性也增大。酯类药物常常是为延长作用时间而设计的前药；羧酸成盐可以增加亲水性，解离度小的羧酸可与受体的碱性基团结合，因而对增加生物活性有利。

（7）氨基和酰胺基：分子中含氨基的化合物一方面可与受体蛋白的羧酸形成离子键，另一方面易与生物大分子形成氢键，能与多种受体结合，显示出多种特有的生物活性。芳香氨基与脂肪氨基的碱性不同，芳胺的活性和毒性强于脂肪胺。如多巴胺、乙酰胆碱、咖啡、山莨菪碱等都是具有生物活性的胺类。一般如 β - 内酰胺类和多肽类的胰岛素等含有大量的酰胺基，易与生物大分子形成氢键，显示特有活性。氨基酰化可提高化合物的脂溶性，有利于吸收和转运，酰胺在体内易被水解，分解出氨基，故可做成前药。

（二）药物化学结构与生物活性

1. 药物化学结构对药物转运、转运体的影响　各种物质通过生物膜（或细胞膜）的现象称为**跨膜转运**。跨膜转运分 **3** 种：被动转运、载体介导转运和膜动转运。转运体是存在于许多组织生物膜上的特殊转运蛋白，系统介导药物跨膜转运。许多药物已被证明是转运体的底物或抑制剂，如多种抗肿瘤药、抗生素类、强心苷类、钙拮抗药、HIV 蛋白酶抑制药、免疫抑制药等药物的体内转运均涉及特异的或非特异的转运体。如小肠上皮细胞的寡肽药物转运体（$PEPT_1$）是介导药物吸收的摄取性转运体。$PEPT_1$ 典型的底物为二肽、三肽类药物，如抗肿瘤药乌苯美司（二肽）。由于 β - 内酰胺类抗生素、血管紧张素转化酶抑制药（ACEI）、伐昔洛韦等药物有类似于二肽的化学结构，因此也是 $PEPT_1$ 的典型底物。头孢氨苄的化学结构类似苯丙氨酸 - 半胱氨酸 - 缬氨酸组成的三肽，为 $PEPT_1$ 的底物。

需要注意的是，同为 $PEPT_1$ 底物的头孢氨苄和 ACEI 口服合用后，由于竞争小肠上的 $PEPT_1$ 而导致血液浓度均降低。因此，在临床上不建议将两种及以上的 β - 内酰胺类抗生素和 ACEI 类药物口服合用。对于吸收较差的药物，可通过结构修饰的方法促进药物吸收。例如，将阿昔洛韦用 L - 缬氨酸酯化得到伐昔洛韦，而 D - 缬氨酸不被 $PEPT_1$ 识别和转运。伐昔洛韦进入体内后经酶水解得到阿昔洛韦，再经磷酸化为三磷酸阿昔洛韦发挥抗病毒作用。

2. 药物化学结构对药物不良反应的影响　当药物进入人体后除与作用靶点作用产生生物活性外，还与体内的其他生物大分子作用，从而产生治疗以外的作用或干预体内的代谢过程，产生药物之间的相互作用，该作用则为药物的毒副作用。

（1）对心脏快速延迟整流钾离子通道（hERG）的影响：*hERG* 基因定位于人 7 号染色体（7q35236），编码 1159 个氨基酸残基，分子量约为 127kD。*hERG* 基因所编码的快速延迟整流钾电流 I_{kr} 的 α 亚基，产生快速延迟整流钾电流在心肌动作电位复极化过程中发挥着重要作用。

快速延迟整流钾电流是动作电位复极期的主要外向钾电流，*hERG* 基因普遍认为编码 I_{Kr} 的 α 亚单位，其表达形成的 hERG K^+ 通道与 I_{Kr} 性质相似。很多试验证实凡是能够诱导 Q - T 间期延长，引发 TdP 的药物，均能够在不同程度上阻断 I_{Kr}/hERG 通道。hERG K^+ 通道被抑制引起的副作用是近年来药物撤出市场的重要原因。

近来发现，hERG K^+ 通道对许多化学结构多样、药理作用各异的药物具有抑制作用，常用的为心脏疾病用药物，如抗心律失常药、抗心绞痛药和强心药。另外，非心脏疾病用药物中也有许多可抑制 hERG K^+ 通道的，如一些抗高血压药、抗精神失常药、抗抑郁药、抗过敏药、抗菌药、局部麻醉药、麻醉性镇痛药、抗震颤麻痹药、抗肿瘤药、止吐药和胃肠动力药等。表 2-3 整理了一些目前经生物实验验证的具有 hERG K$^+$ 通道抑制作用的药物。

表 2-3 典型的具有 hERG K$^+$ 通道抑制作用的药物

药理作用	常见代表药物
抗心律失常药	奎尼丁、胺碘酮、阿齐利特、维拉帕米
抗心绞痛药	苄普地尔、普尼拉明
强心药	卡维地洛、毒毛花苷 G、地高辛
抗高血压药	地尔硫䓬、氟桂利嗪、哌唑嗪、普萘洛尔
抗精神失常药	奥氮平、氟哌啶醇、奋乃静
抗抑郁药	米安色林、氟伏沙明、曲唑酮
抗过敏药	氯雷他定、特非拉定、阿司咪唑
抗菌药	莫西沙星、小檗碱
局部麻醉药	布比卡因、可卡因
麻醉性镇痛药	丁丙诺啡、芬太尼、丙氧酚
抗震颤麻痹药	阿扑吗啡、布地品
抗肿瘤药	他莫昔芬
止吐药	格拉司琼、昂丹司琼
胃肠动力药	西沙比利

（2）对细胞色素 P450 的作用：细胞色素 P450 酶系（CYP450）是一组酶的总称，由许多同工酶和亚型酶组成。CYP450 存在于肝及其他肝外组织的内质网中，是一组血红素偶联单加氧酶，需辅酶 NADPH（烟酰胺腺嘌呤二核苷酸磷酸酯的还原态）和分子氧共同参与，主要进行药物生物转化中的氧化反应（包括失去电子、脱氢反应和氧化反应）。

①对细胞色素 P450 的抑制作用：CYP 抑制药可分为 3 种类型，可逆性抑制药（咪唑环、吡啶环等）、不可逆性抑制药（烯烃、炔烃、呋喃或噻吩、肼类等）及类不可逆性抑制药（苯并环二噁烷、胺类化合物）。如抗菌药物酮康唑对 CYP3A4 可产生可逆性抑制作用。

②对细胞色素 P450 的诱导作用：化学结构与 P450 相互作用的机制较为复杂，大多数 CYP 的代谢都会产生具有亲电性的活性代谢物，而这些活性代谢物与 CYP 以共价结合而相互作用，也可以与体内的富电子化合物发生共价结合，如与谷胱甘肽发生共价结合后，产生

毒性，对人体造成不同程度的伤害。当增加 CYP 的活性诱导后，会增加生成的亲电性的活性代谢物，从而会使引起的毒性增加。如对乙酰氨基酚，在体内经 CYP2E1 酶代谢后，产生氢醌类物质，一般情况下会与谷胱甘肽作用，再排出体外。

若患者在服用对乙酰氨基酚或含有对乙酰氨基酚成分的药品时，同时大量的饮酒，则会诱导 CYP2E1 酶的活性，使氢醌的量增加，其一，使体内的谷胱甘肽大量消耗，从而造成谷胱甘肽耗尽；其二，与体内的蛋白等生物大分子作用，从而产生毒副作用。

3. 药物与作用靶标结合的化学本质　药物和受体间相互作用，形成药物－受体复合物的键合方式包括：疏水键、范德华力、氢键、电荷转移复合物、离子－偶极键及偶极－偶极键以及共价键。一般来说，作用部位越多，作用力越强，因而药物活性就越好。这些键合形式可以分为共价键和非共价键。

4. 共价键键合和非共价键键合类型

（1）共价键键合类型：共价键是药物与受体相互作用键合方式中最强的键，是不可逆的。抗感染药多为此类，如青霉素，可发挥高效和持久的抗菌药物作用。抗肿瘤药烷化剂类与 DNA 分子形成共价键，使癌细胞丧失活性。共价键的键能越大，药物的作用强度和时间就越持久。

（2）非共价键键合类型：非共价键键合能导致药物和受体作用发生可逆的结合，包括疏水键、范德华力、氢键、电荷转移复合物、离子－偶极键及偶极－偶极键等。

①疏水键：当药物分子中含有烷基链等非极性结构时，水分子在非极性结构外周有序排列，当药物亲脂性与受体亲脂性部分接近，两个非极性区之间水分子有序减少，导致体系的自由能降低，稳定了两个非极性部分之间的结合，称为疏水键或疏水作用。

②范德华力：是指两个原子核之间的距离为 0.4～0.6 nm 时，一个原子的原子核对另一个原子的外围电子的吸引作用。范德华力是非共价键键合最弱的，其随分子间的距离缩短而增强。

③氢键：是药物与受体结合时最常见的键型，药物分子中含有孤对电子的 N、S、F、Cl 等原子，可与受体的电负性原子上的 C、N、O、F 等以共价结合的 H 形成氢键。氢键是最常见的存在形式，对理化性质也有较大作用。如药物与水形成氢键，可增加药物的溶解性。如果分子内形成氢键，一方面水中的溶解度会减小，另一方面药物的活性也会受影响。如水杨酸甲酯。

④电荷转移复合物：又称电荷迁移络合物，发生在富电子供给体和相对缺乏电子接受体之间。一些含多个杂原子的药物分子电子云密度分布不均匀，所以这些分子既是电子给予体，又是电子接受体。电荷转移复合物的形成往往可增大药物的溶解度及稳定性，并有利于药物与受体的结合。

⑤离子－偶极键及偶极－偶极键：药物和受体分子中，由于电负性较强原子（N、O、S、卤素等）诱导作用，使电荷分布不均匀，引起电子的分布不对称，产生电偶极。该偶极与另一个带电离子相互吸引的作用称为离子－偶极键。如果与另一个偶极产生相互静电作用，称为偶极－偶极键。离子－偶极、偶极－偶极相互作用通常见于羰基化合物。

具体分类见表 2-4。

表 2-4　几种键合的类型

键合形式	特点	举例
疏水键	药物分子结构中含烷基链等非极性结构和生物大分子中非极性链部分的相互作用	
范德华力	范德华力由于分子间的外围电子所产生的吸引作用	局部麻醉药物普鲁卡因与受体的相互作用
氢键	与电负性较强的原子（如 C、N、O、S）共价结合的氢与另一带有相对负电荷的原子形成氢键	水杨酸甲酯形成的分子内氢键
电荷转移复合物	电子丰富的分子与电子相对缺乏的分子间通过电荷的转移而形成的化合物	抗疟药物氯喹可以插入疟原虫的 DNA 碱基对之间形成电荷转移复合物
离子-偶极键及偶极-偶极键	药物分子中存在电负性的 O、S、N 等原子时，由于原子的诱导作用，使分子间电荷分布不均，形成偶极，再与另一个带电离子形成相互吸引的作用	乙酰胆碱和受体的作用

上表中的键合方式是药物与生物大分子相互作用的主要形式，通过这些键合作用，降低了药物与生物大分子复合物的能量，增加了复合物的稳定性，有利于发挥药物的药理活性。结构如下：

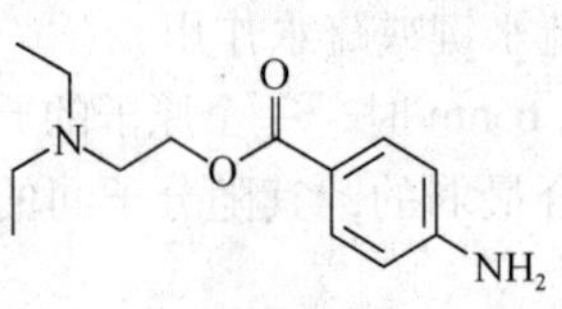

普鲁卡因 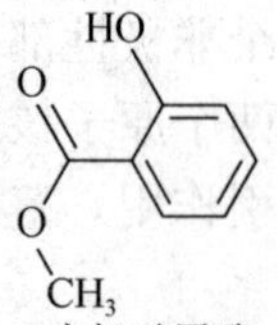　　　　　　　　　　　　水杨酸甲酯

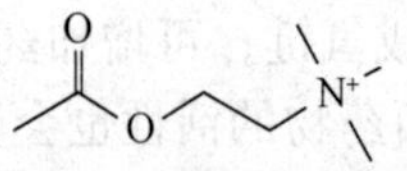

乙酰胆碱 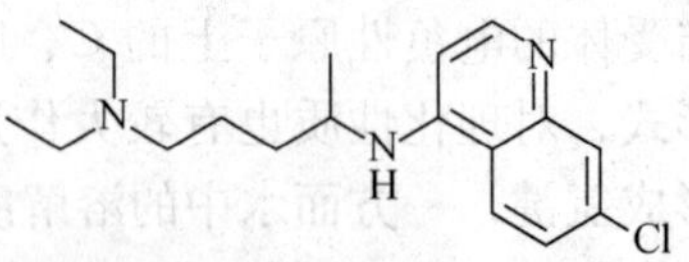　　　　　　　　　　　　氯喹

5. 药物的手性特征及其对药物作用的影响　手性分子指药物分子一般在一个碳原子（C）体方式连接上 4 个互为不相同的基团形成手性分子。一切具有螺旋结构的都是手性分子。当药物分子存在手性中心时，在和具有立体结构的蛋白质，如酶、受体、离子通道等相互作用时，存在立体识别和选择性。含有手性中心的药物称为手性药物，手性药物的对映体之间在药理活性及在体内的吸收、转运、分布、代谢和排泄等方面常有明显的差异。

6. 对映体、异构体之间生物活性的变化　当药物的分子结构中引入手性中心后，得到两个互为实物与镜像的对映体，称为对映异构体。对映异构体有着相同的物理性质和化学性质，但它们能使偏振光等量地向相反的方向旋转。受体与两个对映异构体形成的复合物为非对映异构体，而不是对映异构体，因此具有不同的化学性质，这意味着对映异构体之间在生物活性上存在一定的差别，也可能它们有不同的结合部位。在生物学效应方面，对映异构体可能出现下列 6 种不同情况。

（1）对映异构体之间具有等同的药理活性和强度：如抗组胺药异丙嗪产生这种结果的原因据认为是药物的手性中心不在与受体结合的部位，则手性中心对与受体作用时的影响就很小。结构如下：

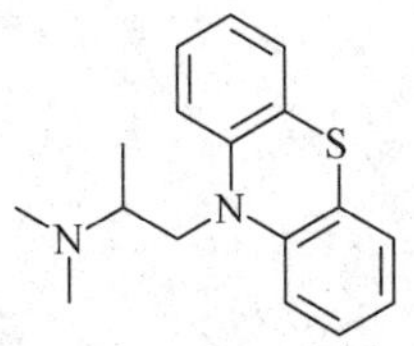

异丙嗪

（2）一种对映体有活性，而另一种对映异构体没有活性：如氯霉素含有两个手性碳，存在 4 个异构体，但只有 $1R,2R-$（$-$）$-$异构体具有抗菌活性；抗高血压药物 $L-$甲基多巴仅有 $L-$构型的化合物具有药物活性，有些是来自受体对药物的空间结构要求较严。结构如下：

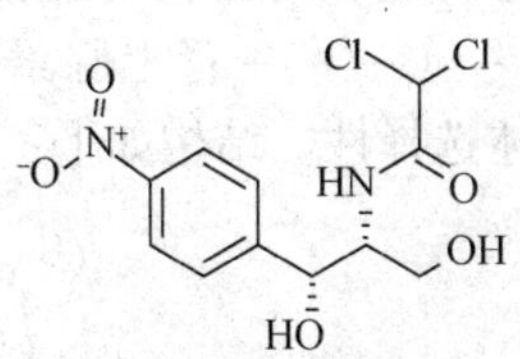

1R,2R-(-)-氯霉素 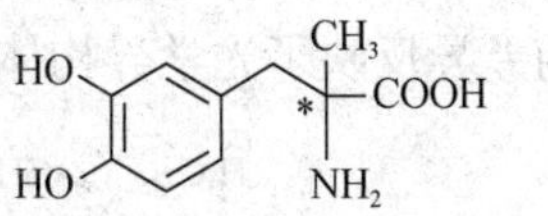　　　　　　　　　　L-甲基多巴

（3）两种对映异构体之间产生相反的活性：如抗精神病药扎考必利，其作用机制是通过 $5-HT$ 受体而起作用的，是一类新型的镇吐药，（R）$-$异构体为 $5-HT_3$ 受体的拮抗药，而（S）$-$异构体则为 $5-HT$ 受体的激动药；如多巴酚丁胺的左旋体可以激动 α_1 受体，产生血管收缩的副作用，而其右旋体却拮抗 α_1 受体，所以临床上用消旋体。表 2-5 列举了几种作用相反的对映体药物。

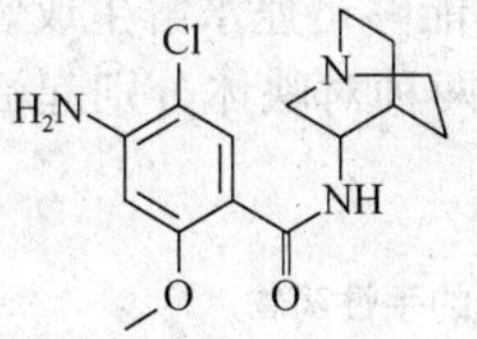

(R)-(+)-扎考必利 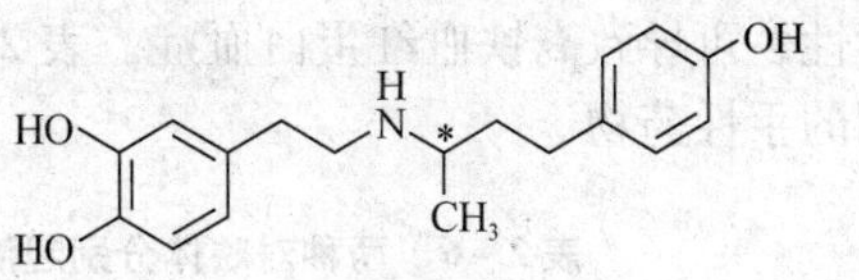　　　　　　　　　　多巴酚丁胺

表 2-5　几种作用相反的对映体药物

药物	对映体/药理作用	对映体/相反的作用
扎考必利	（R）/$5-HT_3$ 受体拮抗药，抗精神病	（S）/$5-HT_3$ 受体激动药
哌西那朵	（$+$）/阿片受体激动药，镇痛作用	（$-$）/阿片受体拮抗作用
依托唑啉	（$-$）/利尿	（$+$）/抗利尿
异丙肾上腺素	（R）/β 受体激动作用	（S）/β 受体拮抗作用
多巴酚丁胺	（S）/$-\alpha_1$ 受体激动作用 血管收缩副作用	（R）/$-\alpha_1$ 受体拮抗作用

（4）不同的对映异构体之间可显示出不同类型的生物活性：如丙氧酚存在左旋与右旋，其药物的生物活性不一样，右旋异构体的生物活性主要起镇痛作用，而左旋异构体的生物活性则主要起镇咳作用，这两种对映异构体在临床上具有不同的生物活性。结构如下：

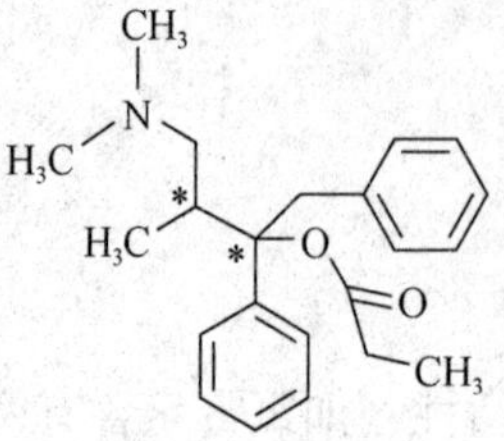

右旋丙氧酚 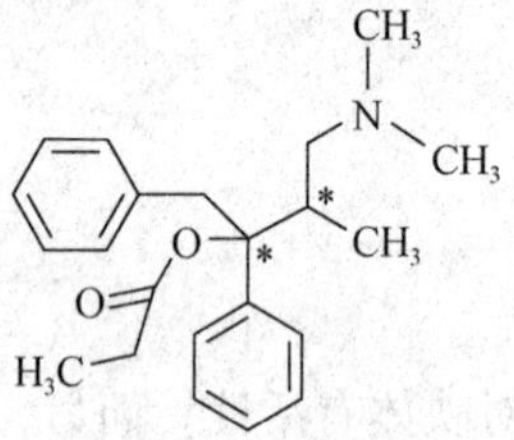　　　　　　　　　　　　　　　左旋丙氧酚

（5）对映异构体之间产生相同的药理活性，但活性强弱不同：如氯苯那敏，其右旋体活性远高于左旋体，产生原因是分子之间的手性碳原子离芳环近，对药物受到相互作用产生空间选择性。$D-(-)-$肾上腺素的血管收缩作用为 $L-(-)-$ 肾上腺素的 $12\sim20$ 倍，其生物活性的差异反映了光学异构体与受体结合时的立体选择性。结构如下：

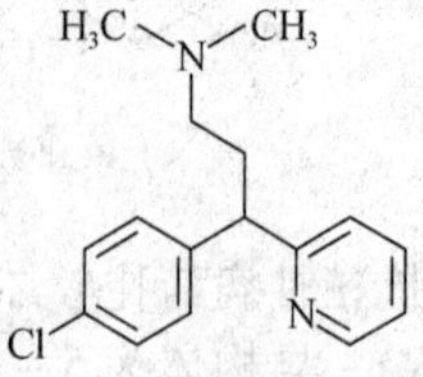

氯苯那敏 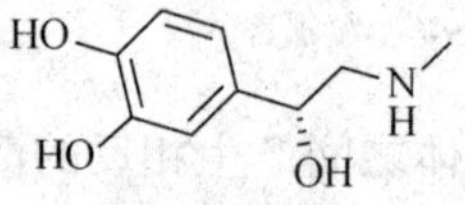　　　　　　　　　　　　　　肾上腺素

（6）两种对映异构体，一种具有药理活性，另一种具有毒性作用：抗结核药乙胺丁醇，$D-$对映体活性比 $L-$对映体强 200 多倍，而毒性也较 $L-$型小得多。如丙胺卡因为局部麻醉药，两种对映体的作用相近，但 $(R)-(-)$ 对映体在体内能够迅速水解生成邻甲苯胺具有血液毒性，可导致高铁血红蛋白血症。表 2-6 具体列出了两种对映体分别起治疗作用和毒副作用的手性药物。

表 2-6　两种对映体分别起治疗作用和毒副作用的手性药物

药物	治疗作用的对映体	产生毒副作用的对映体
左旋多巴	(S) – 对映体，抗震颤麻痹	(R) – 对映体，竞争性拮抗
氯胺酮	(S) – 对映体，安眠镇痛	(R) – 对映体，术后幻觉
四咪唑	(S) – 对映体，广谱驱虫药	(R) – 对映体，呕吐
青霉胺	$(-)$ – 对映体，免疫抑制，抗风湿	$(+)$ – 对映体，致癌
米安色林	(S) – 对映体，抗忧郁	(R) – 对映体，细胞毒作用

【同步练习】

一、A 型题（最佳选择题）

1. 在药物分子中使亲水性增加的基团是

A. 卤素　　　　　B. 苯基　　　　　C. 酯基　　　　　D. 羧基

E. 烃基

本题考点：药物的典型官能团对生物活性的影响。属于亲水性基团的有羟基、氨基、巯基、羧基和磺酸基等；属于亲脂性基团的有烃基、酯基、卤素、苯基、硝基等。

2. 为增加药物吸收，减少对胃肠道刺激，可将羧酸类药物制成

A. 盐类药物　　　B. 酯类药物　　　C. 醇类药物　　　D. 酰胺类药物

E. 烃类药物

本题考点：将含羧基的药物制成酯后，可增大脂溶性，易被吸收和转运，生物活性也增大。酯类药物常常是为延长作用时间而设计的前药；羧酸成盐可增加其水溶性，大大增大药物的活性。

3. 盐酸普鲁卡因与生物大分子的键合形式不包括

A. 共价键　　　　　　　　　　　B. 离子 – 偶极和偶极相互作用

C. 疏水性相互作用　　　　　　　D. 范德华力作用

E. 氢键

本题考点：药物与作用靶标结构的化学本质。共价键键合是一种不可逆的结合形式，多发生在化学治疗药物的作用机制上，如烷化剂抗肿瘤药物与 DNA 中鸟嘌呤碱基形成的共价结合键，产生细胞毒性；非共价键键合是可逆结合形式，键合形式有范德华力、氢键、疏水键、静电引力、电荷转移复合物、偶极相互作用力等。

4. 多巴酚丁胺的左旋体可以激动 α_1 受体，产生血管收缩副作用，而其右旋体却拮抗 α_1 受体的是

A. 产生不同类型的药理活性　　　　B. 产生相同的药理活性，但强弱不同

C. 一个有活性，一个没有活性　　　D. 产生相反的活性

E. 具有等同的药理活性和强度

本题考点：药物的手性特征及其对药物作用的影响。手性药物的对映体之间药物活性的差异有几个方面，其中对映体之间产生相反作用的有多巴酚丁胺、扎考比利、哌西那朵、依托唑啉、异丙肾上腺素。

二、B 型题（配伍选择题）

（5—7 题共用备选答案）

A. 普罗帕酮　　　B. 肾上腺素　　　C. L – 甲基多巴　　　D. 丙胺卡因

E. 丙氧酚

5. 对映异构体之间具有等同的药理活性和强度

6. 对映异构体之间一种对映异构体具有药理活性，另一种对映体具有毒性作用

7. 对映异构体之间产生相同的药理活性，但强弱不同

本题考点：手性药物的对映体之间药物活性的差异。对于普罗帕酮抗心律失常的作用而言，其两个对映体的作用是一致的；D –（–）– 肾上腺素的血管收缩作用为 L –（–）–

肾上腺素的 12～20 倍，其生物活性的差异反映了光学异构体与受体结合时的立体选择性。抗高血压药物 L - 甲基多巴，仅 L - 构型的化合物有效；右丙氧酚是镇痛药，而左丙氧酚则为镇咳药，这两种对映体在临床上用于不同的目的；丙胺卡因为局麻药，两种对映体的作用相近，但 (R) - $(-)$ 对映体在体内能够迅速水解生成邻甲苯胺具有血液毒性，可导致高铁血红蛋白血症。

三、X 型题（多项选择题）

8. 在药物分子中加入基团可使亲脂性增加的是

A. 烃基   B. 羟基   C. 卤素   D. 酯基

E. 苯基

本题考点：药物的典型官能团（亲脂性基团）对生物活性的影响。属于亲脂性基团的是烃基（包括脂烃基、芳烃基、卤素和酯基等）。

9. 下列药物属于 $PEPT_1$ 底物的是

A. 乌苯美司   B. 伐昔洛韦   C. 头孢氨苄   D. 卡托普利

E. 羧苄西林

本题考点：小肠上皮细胞的寡肽药物转运体（$PEPT_1$）是介导药物吸收的摄取性转运体。$PEPT_1$ 典型的底物为二肽、三肽类药物，如抗肿瘤药乌苯美司（二肽）。由于 β - 内酰胺类抗生素、血管紧张素转化酶抑制剂（ACEI）、伐昔洛韦等药物有类似于二肽的化学结构，因此也是 $PEPT_1$ 的典型底物。头孢氨苄的化学结构类似苯丙氨酸 - 半胱氨酸 - 缬氨酸组成的三肽，为 $PEPT_1$ 的底物。D 选项属于血管紧张素转化酶抑制剂（ACEI），E 选项属于 β - 内酰胺类抗生素。

10. 手性药物的对映异构体之间可能

A. 具有等同的药理活性和强度   B. 产生相反的活性

C. 产生不同类型的药理活性   D. 产生相同的药理活性，但强弱不同

E. 一个有活性，一个没有活性

本题考点：药物的对映异构体之间在生物活性上有时存在很大的差别，会带来代谢途径的不同和代谢产物毒副作用的不同。手性药物的对映异构体之间具有题中所列举的所有可能的活性状态：具有等同的药理活性和强度；产生相同的药理活性，但强弱不同；一个有活性，一个没有活性；产生不同类型的药理活性；产生相反的活性。

参考答案：1.D 2.B 3.A 4.D 5.A 6.D 7.B 8.ACDE 9.ABCDE 10.ABCDE

三、药物结构与药物代谢

【复习指导】本部分内容属于高频考点，历年必考，应重点复习。熟练掌握药物结构与第 I 相生物转化的规律，以及在第 II 相生物转化的规律上着重复习与葡萄糖醛酸、硫酸和氨基酸的结合反应。

药物在我们体内的过程是比较复杂的，简单来说，是经口服或静脉给药，经吸收、转运、分布到达作用部位，产生的药理作用包括副作用，最后一部分药物通过胆汁、粪便排泄，大部分经肾排出体外。在这一系列的过程中，药物发生生物转化，又称药物代谢。**药物代谢**是通过生物转化将药物（通常是非极性分子）转化为极性分子，再通过人体的正常系

排泄至体外的过程。药物代谢多使有效药物转化为低效或无效的代谢物，也可通过无效结构经代谢活化转变为有效结构如前药，当然，也有可能将药物转化为毒副作用更高的产物。因此，药物代谢对药物的作用、副作用、毒性以及药物作用时间和药物的相互作用等，都有较大甚至决定性的影响。由于药物体内的代谢所涉及的酶系很复杂，故药物代谢的化学反应呈纷繁的状态。药物代谢所涉及的反应分为两大类型：一类为官能团反应，又称 I 相生物转化反应；另一类是结合反应，又称 II 相生物转化反应。官能团化反应是指包括对药物分子的氧化、水解、还原和羟化等，结果使药物分子中引入或转化成某些极性较大的基团，如羟基、羧基、巯基和氨基等；结合反应是指药物原型或经官能团化反应后的代谢产物在体内酶的作用下，一些极性基团与内源性的水溶性的小分子（如葡萄糖醛酸、硫酸盐、某些氨基酸等）经共价键结合，所产生的结合物无活性，但大都有极好的水溶性，可通过肾经尿排出体外。当然，I 相生物转化反应和 II 相生物转化反应不是截然分开的，一些药物可直接发生 II 相生物转化反应而排出体外，另外也有一些药物经第 I 相生物转化反应后，无需进行第 II 相的结合反应，即可排出体外。

（一）药物结构与第 I 相生物转化的规律

I 相生物转化是药物分子发生官能团变化的反应，主要的反应类型为氧化反应、还原反应和水解反应。

1. 含芳烃、烯烃、炔烃类、饱和烃类药物第 I 相生物转化的规律

（1）含芳环的药物的氧化代谢：主要是在酶催化下进行的。先被催化成环氧合物，由于环氧合物比较活泼，在质子催化下重排成酚或被酶水解为二羟基化合物，这一过程又叫羟基化反应。环氧化合物在酶的作用下和谷胱甘肽反应生成硫醚，促进代谢产物的排泄。这一过程又叫羟基化反应。环氧化合物在谷胱甘肽 S - 转移酶的作用下和谷胱甘肽反应生成硫醚，促进排泄。这些反应物都增强了原型药物的极性和水溶性。由于环氧化物的代谢中间体的亲电反应非常活泼，可能与生物大分子如 DNA 或者 RNA 中的亲核基团反应，以共价键结合，生成共价键结合物，就会使生物大分子失去活性而产生毒性。

芳环氧化代谢的一般规律是符合芳环亲电取代反应的原理，按亲电反应的机制和位阻原理，芳环上如有给电子取代基，羟基化发生在邻、对位，如抗高血压药普萘洛尔，反应易进行。而芳环上如有吸电子取代基，羟基化发生在间位，如抗痛风药丙磺舒，由于苯环上有磺酰基和羧基的吸电子基存在，不能发生芳环上的羟基化氧化代谢。

如果药物分子中含有两个芳环，且两个芳环的取代基不同时，一般羟基化只在电子云丰富的一个苯环上进行，如苯妥英在体内代谢后生成羟基苯妥英，从而失去生物活性。流程如下：

苯妥英　　　　　　　　　　　　羟基苯妥英

含芳杂环的药物也容易在环上发生羟基化，如 6 - 巯基嘌呤的代谢产物是 2，8 - 二羟基 - 6 - 巯基嘌呤。流程如下：

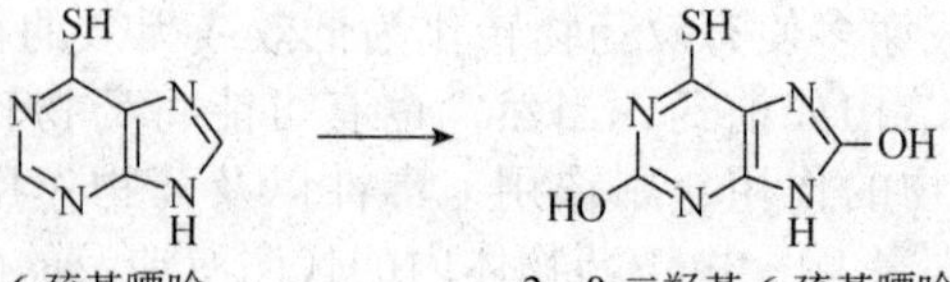

6-巯基嘌呤 → 2，8-二羟基-6-巯基嘌呤

（2）含烯烃、炔烃的药物的氧化代谢：含烯烃类药物，由于烯烃化合物比芳香烃的 π 键活性大，这类药物可被代谢生成环氧化物后，转化为二羟基化合物，而不与生物大分子结合。如己烯雌酚的代谢物中就有环氧化物，比较稳定，常可以被分离出及确定其性质。如抗惊厥药卡马西平，被代谢成 10，11 - 环氧化合物，该环氧化合物是卡马西平产生惊厥作用的代谢活化产物，进一步被酶水解产生 10S，11S - 二羟基化合物，并随尿排出。流程如下：

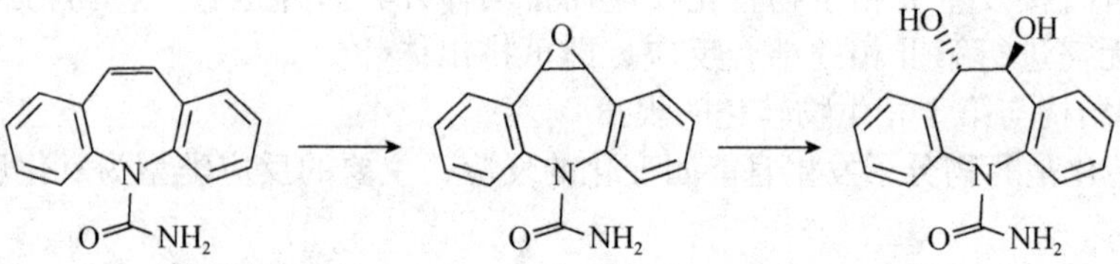

卡马西平 → 10，11-环氧化合物 → 10S，11S-二羟基化合物

例如黄曲霉菌 B_1，经代谢生成环氧合物，该环氧合物会与 DNA 作用生成共价键化合物，该化合物是致癌的分子机制。

炔烃类的反应活性、被酶催化的反应速度都比烯烃快，所得代谢物取决于被 CYP450 酶攻击的炔碳原子是否为端基炔原子，而由此产生的产物是不相同的。如甾体药物炔雌醇发生这种炔烃非端基碳的氧化和烷基化反应后会导致不可逆的失活。

（3）含饱和碳原子药物的氧化代谢：药物分子结构中如含有芳环或脂环结构，烃基作为侧链可发生氧化。氧化可在侧链上引入羟基，羟基引入后还可进一步氧化成醛、酮和羧酸。长碳链的烷烃常在碳链末端甲基上氧化生成羟基，羟基化合物进一步氧化生成羧基，称为 ω - 氧化，氧化还会发生在碳链末端倒数第 2 位碳原子上，称 ω - 1 氧化，以及发生在叔碳原子上。如非甾体抗炎药布洛芬的异丁基上可发生 ω 氧化、ω - 1 氧化和苄位氧化。流程如下：

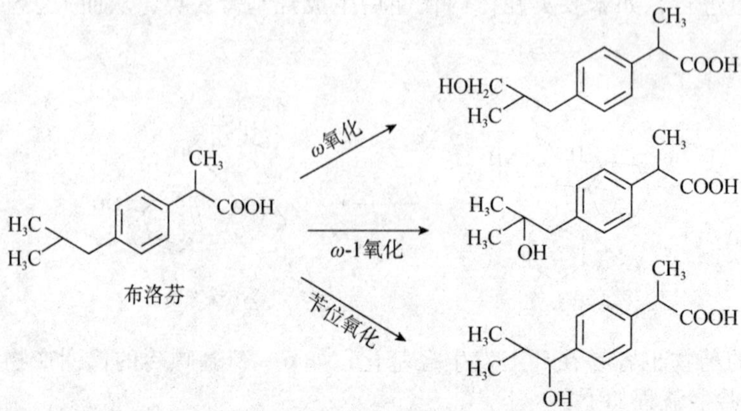

布洛芬 → ω氧化 / ω-1氧化 / 苄位氧化

　　当烷基碳原子和 sp^2 碳原子相连时，受到该碳原子的电性作用易发生氧化，在烷基碳上氧化生成羟基化合物。如镇静催眠药地西泮的 2 位是羰基，在羰基的 α 位氧化生成羟基的化合物，即奥沙西泮，依然保持催眠活性，且毒性降低，适合老年人及儿童使用。流程如下：

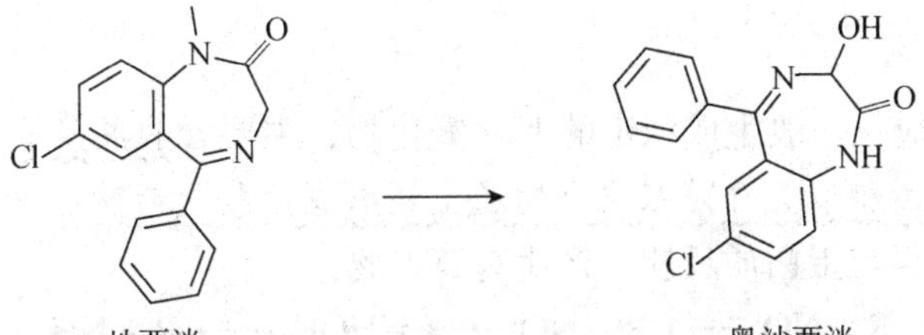

地西泮　　　　　　　　　　　　　　　　　　奥沙西泮

　　2. 含卤素的药物第 I 相生物转化的规律　　在体内一部分卤代烃和谷胱甘肽形成硫醚氨酸结合物代谢排出体外，余下的在体内经氧化脱卤素反应和还原脱卤素反应进行代谢。氧化脱卤素反应是常见的代谢途径。CYP450 酶系催化氧化卤代烃生成过渡态的偕卤醇，然后再消除卤氢酸得到羰基化合物（醛、酮、酰卤和羰酰卤化物）；或与组织中蛋白质分子反应产生毒性。如抗生素氯霉素侧链氧化成酰氯，再与蛋白质反应，产生有毒产物。流程如下：

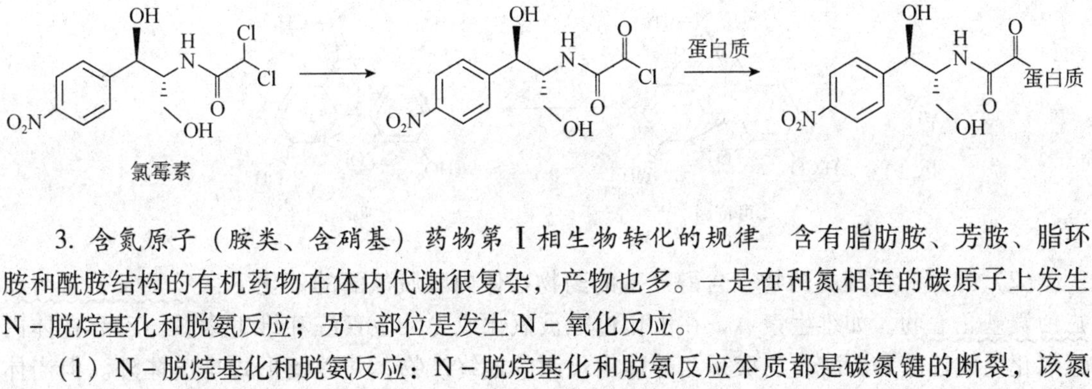

氯霉素

　　3. 含氮原子（胺类、含硝基）药物第 I 相生物转化的规律　　含有脂肪胺、芳胺、脂环胺和酰胺结构的有机药物在体内代谢很复杂，产物也多。一是在和氮相连的碳原子上发生 N - 脱烷基化和脱氨反应；另一部位是发生 N - 氧化反应。

　　（1）N - 脱烷基化和脱氨反应：N - 脱烷基化和脱氨反应本质都是碳氮键的断裂，该氮α 位的氢原子被氧化成羟基，生成的 α - 羟基胺是不稳定的化合物，在 CYP450 酶的作用下自动裂解成脱烷基胺和羰基化合物。叔胺、仲胺氧化代谢后会产生 2 种以上产物。如 β 受体阻滞剂普萘洛尔的代谢，有两种不同途径；而伯胺代谢后，则只有一种产物。如苯丙胺，因属于伯胺类，所以代谢后只有一个脱氨产物。流程如下：

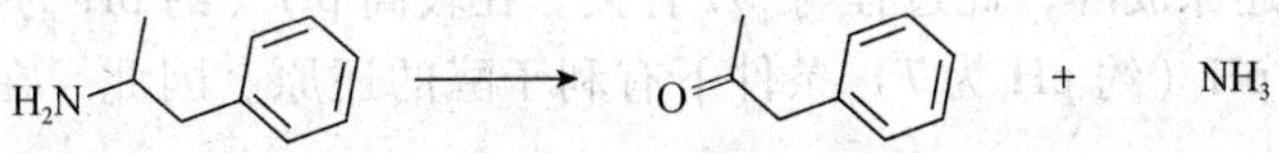

苯丙胺　　　　　　　　　　　　苯基丙酮　　　　　　 + 　　NH₃

　　胺类药物的 N - 脱烷基化代谢是这类药物的主要和重要的代谢途径之一。N - 脱烷基化的基团原则为取代基体积越小，脱掉基团更容易。通常基团有甲基、乙基、丙基以及其他含α - H 原子等。在脱烷基反应过程中，反应速度与脂溶性大小有关。叔胺类的脱烷基化反应速度就比仲胺类快。如利多卡因的代谢。流程如下：

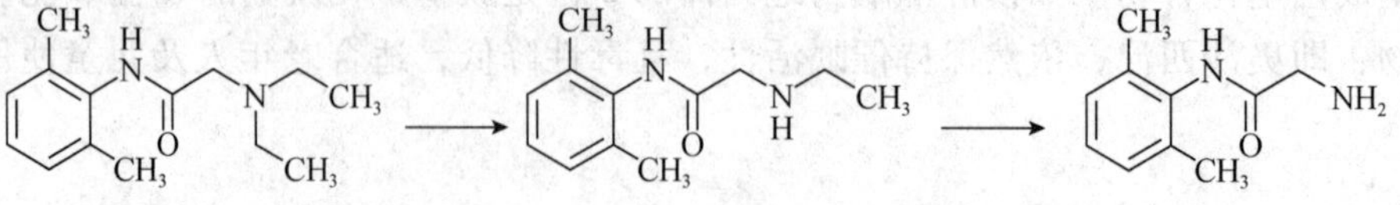

利多卡因

（2）N－氧化反应：一般生成稳定的 N－氧化物，主要含叔胺及含氮芳杂环。酰胺化合物代谢和此类药物代谢相似。含硝基化合物通常还原成伯胺代谢物。如抗生素氯霉素苯环的硝基代谢成芳伯胺，再与蛋白质反应，产生有毒产物。

$$R - NO_2 \longrightarrow R - NO \longrightarrow NHOH \longrightarrow R - NH_2$$

4. 含氧原子（醚类、醇类和羧酸类、酮类）药物第 I 相生物转化的规律　含氧化合物的氧化主要有醚类、醇类和羧酸类、酮类药物。

（1）醚类药物：在酶的催化下，进行氧化 O－脱烷基化反应，生成醇或酚，以及羰基化合物。药物分子中醚的基团大部分是芳香醚。一般过程是含 α－氢的碳上羟基化后，碳氧键断裂得到酚。甲基醚最易被脱去，烷基较大时，α－碳氧化较慢，常发生 ω 或 ω－1 氧化。如镇咳药可待因在体内有一部分经 O－脱烷基后生成吗啡，长期和大量服用可待因也会产生成瘾性。流程如下：

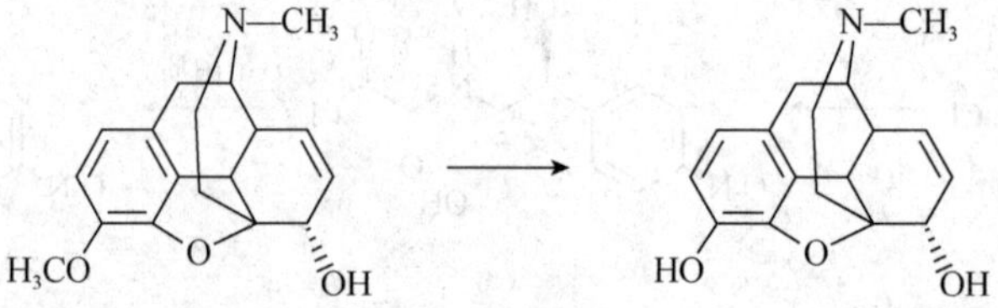

可待因　　　　　　　　　吗啡

（2）醇类和羧酸类药物：含醇羟基的药物在体内醇脱氢酶的催化下，脱氢氧化得到相应的羰基化合物。如维生素 A，在氧化过程被氧化成为维生素醛和维生素酸。乙醇在体内经氧化生成乙醛和乙酸，乙酸是乙醇体内代谢的最终产物，并以此形式排出体外。但当体内代谢乙醛大量积集时，引起细胞毒性，还会引起肝毒性及细胞膜的脂质过氧化。大量接触甲醇会通过皮肤及呼吸道进入体内，使其在体内滞留时间过长，被代谢成甲酸，几乎检测不到血中甲醛的存在。甲酸的大量聚集，因肝内的酶系统难以使其很快分解成 CO_2，而导致酸中毒及视神经损伤，使眼睛失明。催化伯醇氧化生成醛的醇脱氢酶是双功能酶。既能氧化成醛，又能还原成醇，此过程与 pH 有关。在较高 pH（约 pH 为 10）条件下有利于醇的氧化；在较低 pH（约 pH 为 7）条件下有利于醛的还原。因此，在生理 pH 的条件应有利于醛的还原。

（3）酮类药物：酮类化合物在酶的催化下经代谢生成相应的仲醇。常见的药物结构中大部分的酮又具有不对称性，羰基还原后有时可产生新的手性中心。如镇痛药美沙酮，活性较小的 S－（+）异构体还原代谢后生成 3S, 6S－α－（－）－美沙醇。流程如下：

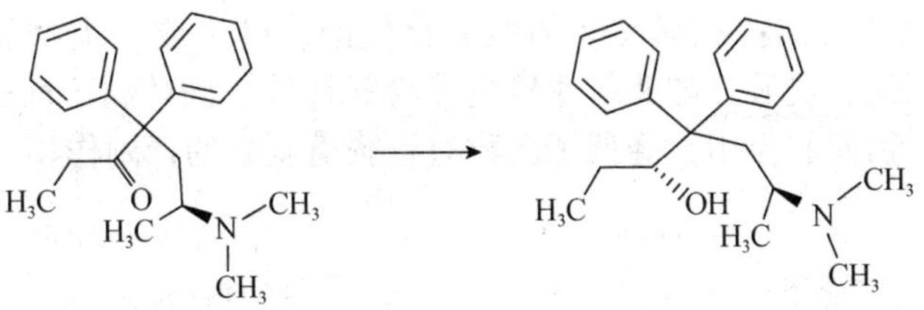

6S-美沙酮   3S, 6S-α-(-)-美沙醇

5. 含硫原子的硫醚 S-脱烷基、硫醚 S-氧化反应、硫羰基化合物的氧化脱硫代谢、亚砜类药物代谢的规律　在含硫原子的药物中，硫醚类药物主要经历 S-脱烷基和 S-氧化，含硫的羰基化合物会发生氧化脱硫代谢，亚砜类药物则可能经氧化成砜或还原成硫醚。这类药物主要通过如下途径反应。

（1）硫醚 S-脱烷基：芳香或脂肪族的硫醚在酶作用下，经氧化 S-脱烷基生成硫醚和羰基化合物。如抗肿瘤活性药物 6-甲基巯嘌呤，经过氧化代谢反应，脱去 S-CH_3 得到新的生成物 6-巯基嘌呤。流程如下：

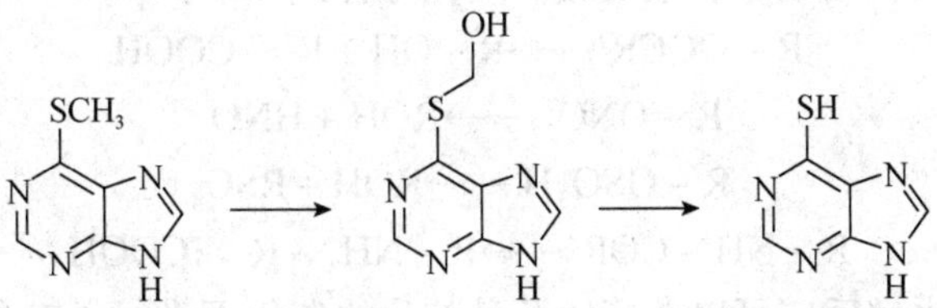

6-甲基巯嘌呤   巯基嘌呤

（2）硫醚 S-氧化反应：硫醚类药物在酶作用下还会氧化成亚砜，进一步氧化成砜。如驱虫药阿苯达唑经氧化代谢成亚砜化合物，活性均比氧化代谢前提高。如硫利达嗪氧化成美索达嗪，抗精神失常的生物活性提高 1 倍。流程如下：

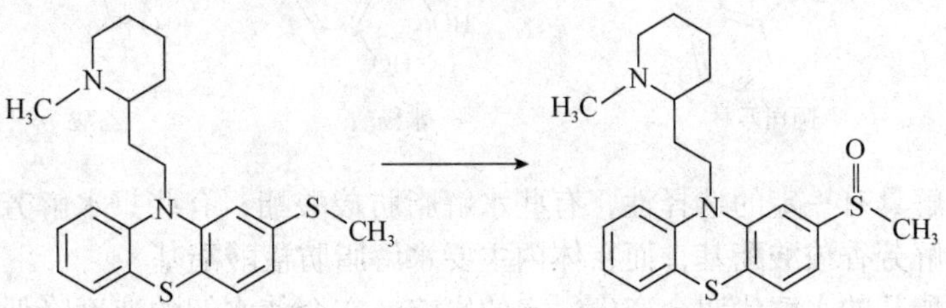

硫利达嗪   美索达嗪

（3）含硫羰基类化合物的氧化脱硫代谢：该类反应主要是含 P=S、C=S 双键的化合物生成 P=O、C=O 双键而发生的氧化反应过程。如抗肿瘤药塞替派在体内被脱硫代谢后生成另一种抗肿瘤药替派。硫喷妥经氧化脱硫生成异戊巴比妥，使脂溶性下降，作用强度降低。流程如下：

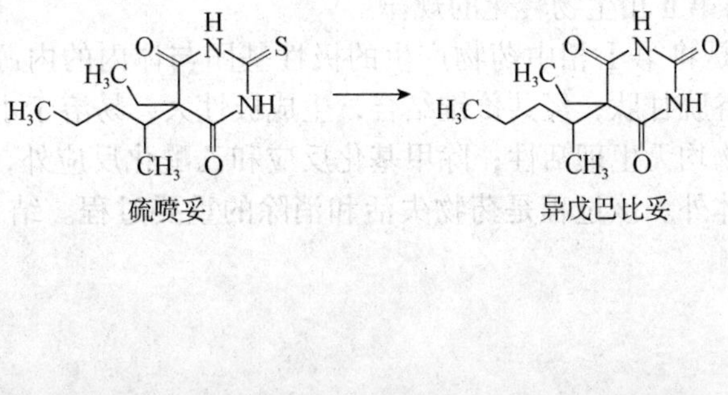

硫喷妥   异戊巴比妥

（4）亚砜类药物的代谢：亚砜类药物经氧化代谢，可生成两类物质：一种是氧化生成**砜**，另一种则被还原生成**硫醚**。如非甾体抗炎药物舒林酸，该药属于前药，被还原代谢生成硫醚类具有活性代谢物而起作用，降低了药物对胃肠道刺激的毒副作用。

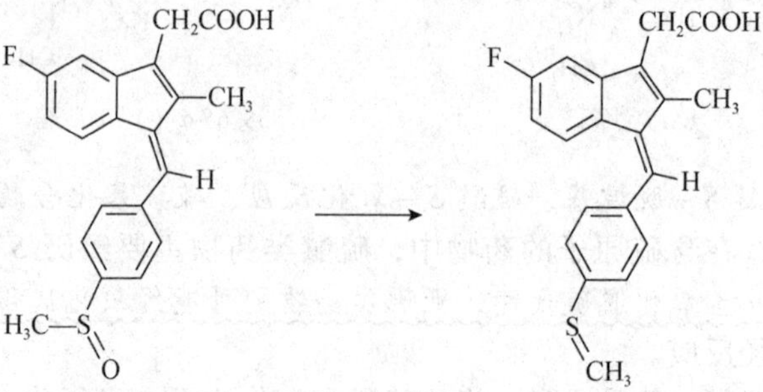

舒林酸　　　　　　　　　　　　　　　　　活性代谢物

6. 酯和酰胺类药物第Ⅰ相生物转化的规律　酯和酰胺类药物在体内主要途径为**水解代谢**，在下列方程最终被代谢成醇、酸及胺。变化方程式如下：

$$R-OOCR' \longrightarrow R-OH + R'-COOH$$
$$R-ONO_2 \longrightarrow ROH + HNO_3$$
$$R-OSO_3H \longrightarrow ROH + RSO_4$$
$$R-NH-COR' \longrightarrow R-NH_2 + R'-COOH$$

酯和酰胺药物的水解反应可以在酯酶及酰胺酶的催化下进行，有些药物也可在体内酸或碱的催化下进行非酶的水解。如解热镇痛药阿司匹林，该药可在体内所有的组织中水解生成水杨酸和乙酸。

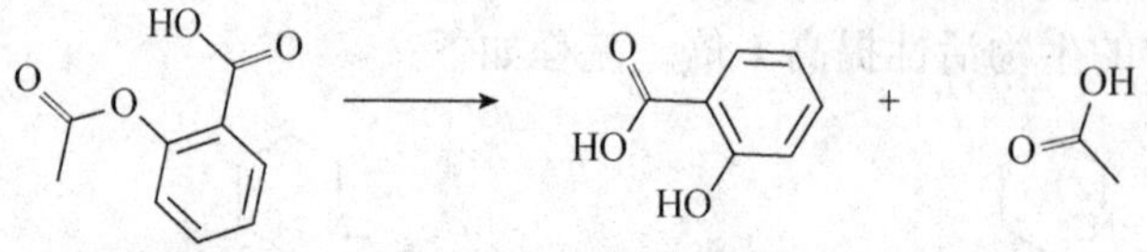

阿司匹林　　　　　　　　　水杨酸　　　　　　乙酸

体内酯酶水解具有一定的选择性，有些水解脂肪羧酸酯，有些只水解芳香羧酸酯。如可卡因在体外只水解芳香羧酸酯基，而在体内主要水解脂肪羧酸酯基。

立体位阻对酯基的水解代谢会产生一定的影响，它会使水解的速度降低，还不能发生水解。酰胺与酯相比，酰胺的性质比酯更稳定，从而水解性很差。如局部麻醉药普鲁卡因与抗心律失常药普鲁卡因胺，前者的稳定性较差，在体内水解速度很快，而后者稳定性较好，因此在体内水解速度较慢，约有60%的药物以原形的方式从尿液中排出。

酰胺也会被N-氧化为羟胺，致癌毒性较高，已淘汰的药物非那西汀的毒性就是由于产生N-羟基化代谢产物引起的。

（二）药物结构与第Ⅱ相生物转化的规律

第Ⅱ相生物结合是将第Ⅰ相中药物产生的极性基团与体内的内源性成分，如葡萄糖醛酸、硫酸、甘氨酸、谷胱甘肽，经共价键结合，生成极性大、易溶于水和易排出体外的结合物。经结合后的代谢物均无生理活性；除甲基化反应和乙酰化反应外，大都极易溶于水，易从尿中或胆汁中排出体外。该过程是药物失活和消除的重要过程。结合反应分为两步进行，首先是内源性的小分子物质先被活化，变成活性形式，然后经转移酶的催化与药物或药物在第Ⅰ相的代谢产物结合，而形成代谢结合物。药物和其他代谢物中被结合的基团通常是羟基、氨基、羧基、杂环氮原子及巯基。对于有多个可结合基团的化合物，可进行多种不同的结合反应。

1. **与葡萄糖醛酸的结合反应**　药物与葡萄糖醛酸结合是人体内最常见的结合途径。葡萄糖醛酸具有离解的羧基（$pK_a = 3.2$）及多个羟基，通常呈半缩醛环状形式，无生物活性且易溶于水。葡萄糖醛酸能与含羟基、羧基、氨基、巯基的小分子结合，该类结合反应共有 4 种类型：O−、N−、S−和 C−的葡萄糖醛苷化。药物或其代谢产物与葡萄糖醛酸的结合是药物代谢中最常见的反应。在这 4 种类型中，含羧酸的药物吲哚美辛可生成酯型葡萄糖醛酸苷结合物；如吗啡、氯霉素含有羟基的药物可形成醚型的 O−葡萄糖醛酸苷结合物。新生儿由于体内 UDPG 转移酶活性不健全，这两类药物在体内易造成蓄积产生毒性或引起"灰婴综合征"；含氨基、巯基的药物也可与葡萄糖醛酸结合形成 N−葡萄糖醛酸苷和 S−葡萄糖醛酸苷，如磺胺和丙硫氧嘧啶；C−葡萄糖醛酸苷化反应通常是在含有 1, 3−二羰基结构的活性碳原子上进行的，如保泰松。

吗啡

保泰松

2. **与硫酸的结合反应**　与硫酸结合是一些酚羟基的内源性化合物如甾体激素、儿茶酚胺（肾上腺素）、甲状腺素等的一种重要的代谢途径。参与硫酸结合过程的基团主要有氨基、羟基、羟氨基。由于硫酸源很少，且硫酸酯酶的活性强，形成的硫酸结合物易分解，故与硫酸结合的药物就不普遍。硫酸酯化后的产物水溶性增加，毒性降低，易排出体外。但一些结构类似甾体激素和儿茶酚胺类的药物，与硫酸结合是其代谢的主要途径，如异丙肾上腺素，如含酚羟基的沙丁胺醇可与硫酸形成结合物。结构如下：

异丙肾上腺素硫酸酯

沙丁胺醇硫酸酯

因此，在形成硫酸酯的结合反应中，只有酚羟基化合物和胺类化合物能生成稳定的硫酸化结合产物。

3. **与氨基酸的结合反应**　人体内存在大量的氨基酸，许多含羧基的药物，包括芳香羧酸、芳乙酸和脂肪羧酸以及氧化代谢生成羧酸的药物，常与体内的氨基酸如甘氨酸、谷氨酰胺等形成结合代谢物，羧酸先在乙酰合成酶的作用下与三磷酸腺苷（ATP）及辅酶 A（CoA）形成活性的酰基辅酶 A（RCO−S−CoA），再经 N−酰基转移酶催化将活性酰基转移到氨基酸的氨基上，生成结合物。以**甘氨酸**（Glycine）的结合反应最为常见。

$$RCOOH + ATP + CoA \longrightarrow RCO-S-CoA + AMP$$

$$RCO-S-CoA + R'NH_2 \xrightarrow{N-酰基转移酶} RCO-NHR' + CoASH$$

$$R' = -CH_2COOH \qquad\qquad 甘氨酸$$

$$R' = -CH(CH_2CH_2CONH_2)COOH$$

谷氨酰胺

结合反应是在酶的作用下进行的，经过一系列的反应后，最后形成氨基酸结合物。如抗惊厥药苯乙酰脲，经过Ⅰ相生物转化后，形成羧酸化合物，再与甘氨酸结合后从肾排出。

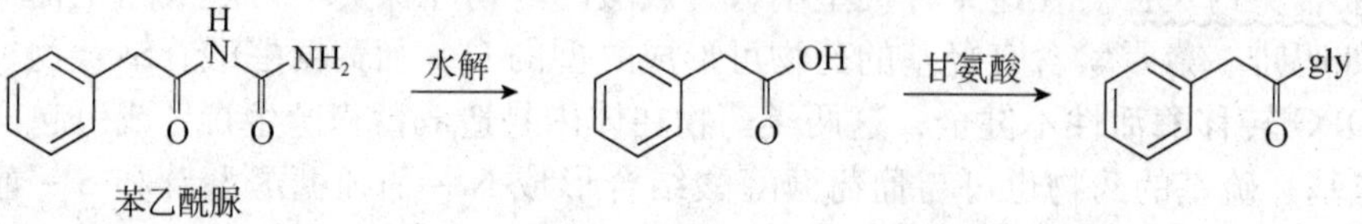

苯乙酰脲

4. 与谷胱甘肽的结合反应　谷胱甘肽（GSH）是由谷氨酸、半胱氨酸和甘氨酸组成的三肽，含有巯基和氨基等亲核基团，故含亲电基团，含亲电基团的药物可与谷胱甘肽结合。谷胱甘肽结合物不是最终的代谢形式，在谷胱甘肽-S-转移酶的催化下，进一步降解，脱去谷氨酸和甘氨酸，最后形成硫醚氨酸而排出体外。谷胱甘肽的结合对正常细胞中的亲核基团的物质如蛋白质、核酸等起保护作用。

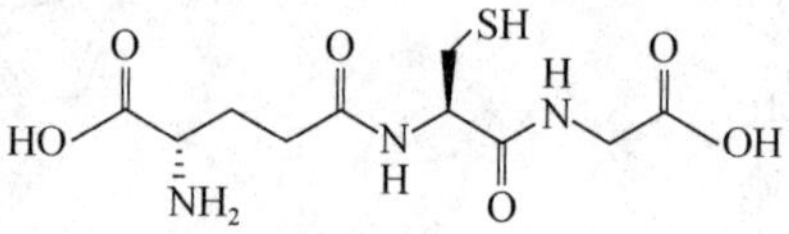

谷胱甘肽

谷胱甘肽的结合反应主要包括 Michael 加成反应及还原反应、亲核取代反应、芳香环的亲核取代反应及酰化反应。体内有较丰富的谷胱甘肽，一般认为这种结合代谢具有重要的解毒作用。结合反应需要消耗内源性小分子，如葡萄糖醛酸、硫酸盐、氨基酸等。在较大剂量服用药物（误服）时，意味着药物代谢中需要比正常量多的内源性小分子化合物。当超过了机体对这些小分子的供给能力，就会产生药物中毒。如对乙酰氨基酚的服用剂量过大会导致肝中毒。针对这种情况，应及时服用 N-乙酰半胱氨酸来除去体内蓄积的 N-乙酰对苯醌亚胺，避免中毒的发生。

5. 乙酰化结合反应　乙酰化结合反应是含伯氨基（包括脂肪胺和芳香胺）、氨基酸、磺酰胺、肼、酰肼等基团药物结合后极性减小、去活化的反应。对碱性较强的脂肪伯胺和仲胺，乙酰化结合反应进行较少，但对于芳香伯胺，碱性相等，易进行乙酰化结合反应。对于羟基化合物，也可进行乙酰化结合反应，芳香羟胺化合物乙酰化时，主要得到 O-乙酰化物。如抗结核药对氨基水杨酸。流程如下：

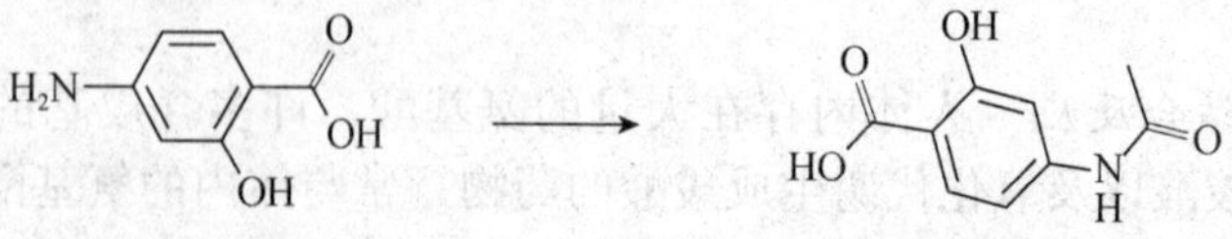

对氨基水杨酸　　　　　　　　　　　对乙酰氨基水杨酸

乙酰化结合反应在体内酰基转移酶的催化下进行，以乙酰辅酶 A 作辅酶，进行乙酰基的转移。N－乙酰化转移酶的活性受遗传因素的影响较大，故有些药物的疗效、毒性和作用时间在种族间存在差异。

6. 甲基化结合反应　药物代谢中甲基化结合反应是较为少见的代谢途径，主要是针对一些含酚羟基的药物，如一些内源性的活性物质儿茶酚胺类的肾上腺素、去甲肾上腺素等的代谢灭活起着重大的作用。非儿茶酚结构一般不发生酚羟基甲基化，如支气管扩张药特布他林；肾上腺素在镁离子和儿茶酚－3－O－甲基转移酶（COMT）的催化下，可使儿茶酚结构甲基化，反应仅仅发生在 3－位酚羟基上，因此，儿茶酚结构甲基化反应具有选择性。

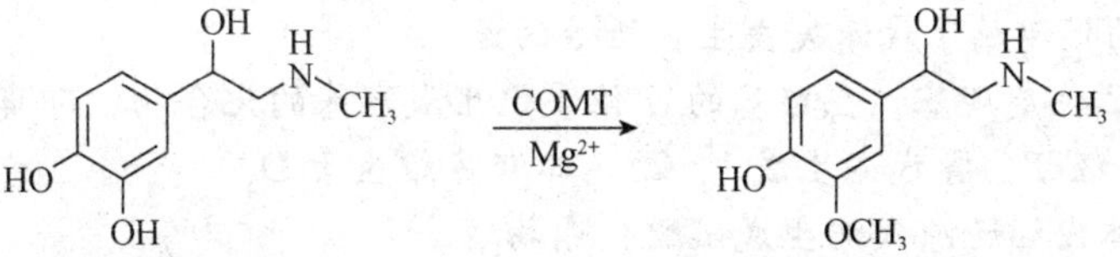

肾上腺素

除对叔胺生成季铵盐的代谢物增大其水溶性外，甲基化结合代谢物的极性都很小，不能促进药物的排泄作用。甲基化结合反应一般不是用于体内外来物的结构排泄，而是降低这些物质的生物活性。

药物分子中含氮、氧、硫的基团都能进行甲基化结合反应，反应大多需要在特异性或非特异性的甲基化转移酶催化下进行。苯乙醇胺－N－甲基转移酶（PNMT）可催化内源性和外源性的苯乙醇胺如麻黄碱甲基化。

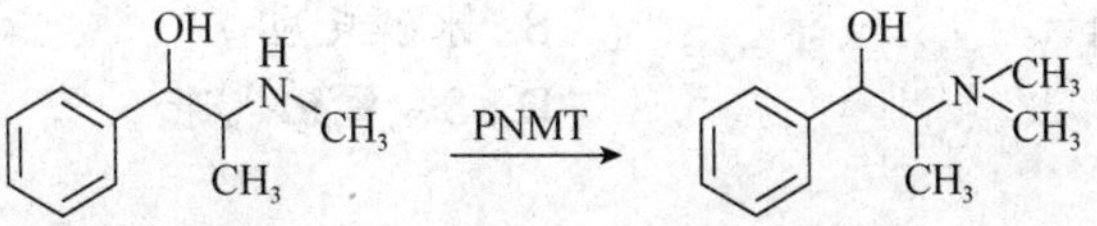

麻黄碱

药物的Ⅱ相代谢反应中与葡萄糖醛酸的结合、与硫酸的结合、与氨基酸的结合、与谷胱甘肽的结合均可以增加药物的亲水性，使结合产物易排出体外。而乙酰化结合反应、甲基化结合反应是将亲水性的基团经结合反应生成亲脂性的基团，降低了药物的亲水性。

【同步练习】

一、A 型题（最佳选择题）

1. 以下不属于药物的官能团化反应的是

A. 醚类的 O－脱烷基化反应　　　　　　B. 醇类的脱氢氧化反应

C. 胺类的 N－脱烷基化　　　　　　　　D. 芳环的氧化取代

E. 氨基的乙酰化反应

本题考点：药物代谢反应的类型。氨基的乙酰化反应属于第Ⅱ相生物结合代谢反应，第Ⅱ相的结合反应包括与葡萄糖醛酸的结合反应、与硫酸的结合反应、与氨基酸的结合反应、与谷胱甘肽的结合反应、乙酰化结合反应、甲基化反应。除此之外都属于的官能团化反应（第Ⅰ相生物转化代谢反应）。

2. 下列反应会使体内的亲水性减小的是
A. 白消安与谷胱甘肽的结合反应
B. 沙丁胺醇与硫酸的结合反应
C. 对乙酰氨基酚与葡萄糖醛酸的结合反应
D. 苯乙酰脲与氨基酸的结合反应
E. 对氨基水杨酸的乙酰化反应

本题考点： A、B、C、D 4个选项的结合反应，都是使亲水性增加的，极性增加，而乙酰化反应是将体内的亲水性的氨基结合形成水溶性小的酰胺。乙酰化反应一般都是体内外来物的去活性反应。

3. 以下药物的代谢属于代谢失去生物活性的是
A. 地西泮的2位是羰基，在羰基的α位氧化生成羟基的化合物，即奥沙西泮
B. 维生素D_3经肝、肾代谢生成1，25-二羟基维生素D_3
C. 舒林酸在体内经还原代谢生成硫醚代谢物
D. 卡马西平在体内代谢生成卡马西平10，11-环氧化物
E. 苯妥英在体内代谢生成羟基苯妥英

本题考点： 药物的代谢影响生物活性，A、B、C、D 4个选项都是根据本身的药物结构特点通过体内代谢获得生物活性成分，而苯妥英在体内代谢后生成羟基苯妥英，丧失了生物活性。

二、B型题（配伍选择题）
（4—5 题共用备选答案）
A. N-脱乙基代谢
B. 水解反应
C. 还原代谢
D. S-氧化代谢
E. 羟基化代谢
4. 氯霉素可发生
5. 利多卡因主要发生

本题考点： 药物第Ⅰ相生物转化反应的规律。根据化学结构，氯霉素含有硝基可发生还原代谢；利多卡因主要发生 N-脱乙基代谢；解热镇痛药阿司匹林，该药可在体内所有的组织中水解生成水杨酸和乙酸；硫醚类药物可发生氧化脱 S-烷基代谢，如抗精神失常药硫利达嗪，经氧化代谢后，生成亚砜类化合物美索达嗪；含芳杂环的药物也容易在环上发生羟基化，如6-巯基嘌呤。

（6—8 题共用备选答案）
A. 与葡萄糖醛酸的结合反应
B. 与硫酸的结合反应
C. 与氨基酸的结合反应
D. 与谷胱甘肽的反应
E. 甲基化结合反应
6. 水杨酸在体内主要发生的Ⅱ相结合反应是
7. 吗啡在体内主要发生的Ⅱ相结合反应是
8. 沙丁胺醇在体内主要发生的Ⅱ相结合反应是

本题考点： 药物第Ⅱ相生物转化反应的规律。水杨酸可以与氨基酸结合反应生成水杨酰甘氨酸；吗啡和葡萄糖醛酸反应生成3-O-葡萄糖醛苷物；沙丁胺醇含羟基基团，可与硫

酸发生结合反应；白消安去一个磺酸基后与谷胱甘肽的巯基生成硫醚；儿茶酚胺结构的肾上腺素发生酚羟基的甲基化反应。

三、X 型题 （多项选择题）

9. 以下关于药物代谢第Ⅰ相生物转化中表述正确的是
A. 利多卡因可发生 N – 脱烷基化反应
B. 对氨基水杨酸可发生氨基的乙酰化反应
C. 氧化反应是第Ⅰ相生物转化代谢中发生的反应
D. 第Ⅰ相生物转化反应对药物在体内的活性影响最大
E. 有些药物经第Ⅰ相反应后，无需进行第Ⅱ相的结合反应

本题考点： Ⅰ相生物转化反应和Ⅱ相生物转化反应的概念。官能团反应又称Ⅰ相生物转化反应；另一类是结合反应，又称Ⅱ相生物转化反应。官能团化反应是指包括对药物分子的氧化、水解、还原和羟化等，结果使药物分子中引入或转化成某些极性较大的基团，如羟基、羧基、巯基和氨基等；结合反应是指药物原型或经官能团化反应后的代谢产物在体内酶的作用下，一些极性基团与内源性的水溶性的小分子（如葡萄糖醛酸、硫酸盐、某些氨基酸等）经共价键结合，所产生的结合物无活性，但大都有极好的水溶性，可通过肾经尿排出体外。当然，Ⅰ相生物转化反应和Ⅱ相生物转化反应不是截然分开的，一些药物可直接发生Ⅱ相生物转化反应而排出体外，另外也有一些药物经Ⅰ相生物转化反应后，无须进行Ⅱ相生物转化反应的结合反应，即可排出体外。因此，对氨基水杨酸与乙酰化的结合反应时间属于Ⅱ相生物转化反应的结合反应。

10. 胺类药物的代谢途径包括
A. N – 脱烷基反应 　　　　　　　　B. N – 氧化反应
C. N – 乙酰化反应 　　　　　　　　D. 加成反应
E. 氧化脱氨反应

本题考点： 胺类药物第Ⅰ相生物转化反应的规律和第Ⅱ相生物转化反应的规律。胺类药物发生第Ⅰ相生物转化反应有叔胺的 N – 氧化反应和 N – 脱烷基反应；伯胺可反生氧化脱氨反应；芳伯胺可反生 N – 乙酰化反应。代谢反应中无加成反应。

参考答案： 1.E　2.E　3.E　4.C　5.A　6.C　7.A　8.B　9.ACDE　10.ABCE

第3章 药物固体制剂、液体制剂与临床应用

一、固体制剂

【复习指导】本部分内容为历年高考高频考点。掌握固体制剂的分类和特点，重点掌握片剂、胶囊剂分类及特点，常见问题、原因及解决方法；熟悉片剂常用辅料种类，包衣种类等。

（一）固体制剂的分类和基本要求

1. 固体制剂的分类　固体制剂指散剂、颗粒剂、片剂、胶囊剂等以固体形式给药的药物制剂，可供口服或外用。

（1）按不同剂型分类：固体制剂可分为散剂、颗粒剂、片剂、胶囊剂等。

（2）按照药物释放速度快慢分类：可以将固体制剂分为速释、缓释、控释和普通固体制剂。速释制剂包括崩解片、固体分散剂等，缓控释制剂如渗透泵片、缓释片等。

2. 固体制剂的特点　具有以下特点：

（1）与液体制剂相比，具有生产成本较低，理化性质稳定，生产工艺成熟。

（2）制备工艺前处理操作成熟且相同，以保证药物的均匀混合和剂量准确。剂量可控、易控。

（3）药物口服后在体内溶解，并透过生理膜，被吸收进入血液循环中。

（4）储存、运输、使用和携带更加方便。

3. 固体制剂的一般质量要求　固体制剂包括多种剂型，如散剂、片剂、胶囊剂等，不同剂型根据2015版《中华人民共和国药典》相关项下规定，应满足的质量要求如下。

（1）散剂的质量要求：包括外观均匀度、粒度、水分、干燥失重、装量差异、无菌和微生物限度检查。供制散剂的原料药物均应粉碎，除另有规定外，口服用散剂为细粉，儿科用和局部用散剂应为最细粉。化学药散剂通过七号筛（中药通过六号筛）的粉末重量，不得少于95%。散剂105℃干燥失重减失重量不得超过2.0%；水分含量不得超过9.0%；多剂量包装的装量以及装量差异限度应符合药典要求；用于烧伤（除程度较轻的烧伤一度或浅二度外）、严重烧伤、创伤或临床必需无菌的局部用散剂应该符合无菌要求；微生物限度检查应符合药典相关要求。

（2）颗粒剂的质量检查项目：包括粒度、水分、干燥失重、溶化性、装量差异、装量、微生物限度。除另有规定外，颗粒剂的粒度不能通过一号筛与能通过五号筛的总和不得超过15%；颗粒剂于105℃干燥失重的减失重量不得超过2.0%；可溶性颗粒和泡腾颗粒需检查其溶化性；多剂量包装的装量及装量差异限度；微生物限度等均应该符合药典相关规定和要求。

（3）片剂的质量检查项目：包括外观均匀度、硬度、重量差异、崩解时限、发泡量、分散均匀性、微生物限度等。片剂外观应完整光洁，色泽均匀；片剂原料药和辅料应混合均匀，采取适宜方法混匀含药量小或含毒的原料药物。片剂硬度适宜并具有一定耐磨性；阴道泡腾片应符合药典项下关于发泡量的规定；含量限度、重量差异、崩解时限、微生物限度等需符合药典相关要求。

（4）胶囊剂的质量检查项目：主要包括水分、装量差异、崩解时限、微生物限度等。胶

囊剂外观应整洁，胶囊壳不得变形、渗漏或破裂等，制剂应无异臭。除来源于动、植物多组分且难以建立测定方法的胶囊剂外，其他胶囊制剂均应检查其溶出度、释放度、含量均匀度、微生物限度等检测项，且均应符合药典要求。

（二）散剂与颗粒剂

1. 散剂的分类、特点与质量要求

（1）散剂的分类：**散剂**指一种或多种药物与适宜的辅料经粉碎、均匀混合制成的干燥粉末状制剂。分为内服散剂和外用散剂。散剂在中医中为常用剂型。

①按药物组成数量分类：由一种药物组成的散剂为单散剂，如蒙脱石散；由两种或两种以上药物组成的散剂为复散剂，如四石散等。

②按使用方法分类：将药物溶于水/稀释液或分散于水/稀释液中，称为口服散剂，如乌贝散等。将药物应用于皮肤、口腔、腔道及咽喉等局部用的散剂称为局部散剂，如冰花散等。

③按剂量分类：分为分剂量散剂与不分剂量散剂。分剂量散剂指将散剂分装成单独剂量后再由患者按包服用，常用于内服散剂；不分剂量散剂指患者按医嘱要求自行分取剂量的散剂，常用于外敷散剂。

（2）散剂的特点

①粒径小、比表面积大、易分散、起效迅速。

②制法简单，剂量可随意调整，便于老人、小孩服用。

③外用时覆盖面积大，具保护和收敛作用。

④包装、贮存、运输和携带方便。

因散剂分散度较大的特性，其稳定性不如其他制剂，其臭味、刺激性及化学活性也相应增加，且某些挥发性成分易散失，故一些腐蚀性较强，对光、湿、热敏感的药物一般不宜制成散剂。

（3）散剂的质量要求：散剂在生产和贮藏期间应符合下列要求。

①供制散剂的原料药物均应粉碎，除另外有规定外，口服散剂应为细粉，局部用散剂应为最细粉。

②散剂应干燥、疏松、色泽一致、混合均匀。制备含有毒性药、贵重药或药物剂量小的散剂时，应采用配研法混匀并过筛。

③散剂中可含或不含辅料。口服散剂可根据需要加入适当的矫味剂、芳香剂或着色剂等。

④散剂可单剂量包装，多剂量包装应附分剂量用具。含有毒性药的口服散剂应单剂量包装。

⑤除另有规定外，散剂应密闭储存。含挥发性药物或易吸潮药物的散剂应密封储存。

⑥为防止胃酸对生物制品散剂中活性成分的破坏，散剂稀释剂中可调配中和胃酸的成分。

⑦散剂用于烧伤治疗如为非无菌制剂的，应在标签上表明"非无菌制剂"；产品说明书中应注明"本品为非无菌制剂"，同时在适应证下应明确"用于程度较轻的烧伤一度或浅二度外"。

（4）临床应用与注意事项

①临床应用：外用或局部外用散剂适用于溃疡、外伤的治疗；内服散剂一般为细粉，便

于老人和儿童服用，服用时不宜过急，服药后不宜过多饮水，以免药物过度稀释而影响药效。

②注意事项：散剂可撒敷法或调敷法，将外用散剂直接撒布于患处，为撒敷法；用茶、黄酒、香油等液体将散剂调成糊状敷于患处，为调敷法。除外用散剂外，内服散剂应用温水直接送服，且服用后半小时内不可进食。剂量大的散剂应采用分次送服。

（5）典型处方分析

例：**硫酸阿托品散**

【处方】硫酸阿托品　　　　1.0 g
　　　　1%胭脂红乳糖　　0.05 g
　　　　乳糖　　　　　　　99.85 g

【注解】该处方中硫酸阿托品作为主药，乳糖为稀释剂，采用等量递加混合法进行散剂制备，先将硫酸阿托品和1%胭脂红乳糖置研钵中研合均匀，再逐渐加入乳糖，于研钵中充分研合，待色泽均匀即制得硫酸阿托品散。

【临床适应证】抗胆碱药，临床上常用于胃肠痉挛疼痛等。

2. 颗粒剂的分类、特点与质量要求

（1）颗粒剂的分类：**颗粒剂**系指药物与适宜的辅料混合制成的具有一定粒度的干燥颗粒状制剂。其粒径范围在 $105 \sim 500 \, \mu m$ 的颗粒又称细颗粒剂。供内服用，既可吞服，又可混悬或溶解在水中服用。颗粒剂分为以下几类。

①混悬颗粒

药物：难溶性的原料药物。

特点：临用前加水或其他适宜的液体振摇混匀，即可分散成混悬液。

②肠溶颗粒

药物：肠溶材料包裹的颗粒。

特点：肠溶颗粒耐胃酸，防止药物在胃内分解失效，可在肠液中释放活性成分或控制药物在肠道内定位释放。

③泡腾颗粒

药物：可溶性药物，遇水或溶剂后应能溶解。

特点：含有碳酸氢钠和枸橼酸、酒石酸等有机酸，遇水可放出大量气体。

④缓释/控释颗粒

药物：可溶/难溶性药物。

特点：缓释颗粒指在规定的释放介质中缓慢地非恒速释放药物的颗粒剂；控释制剂指在规定释放介质中缓慢地恒速释放药物的颗粒剂。

（2）颗粒剂的特点

①性质较散剂稳定，分散性、引湿性等较小。

②服用方便，便于老人、小孩服用。

③颗粒剂可溶解或混悬于水中，有利于药物在体内吸收，奏效快。

④可通过对颗粒进行包衣使其具有缓释、控释性、肠溶性等。

⑤颗粒剂性质稳定，运输、携带、储存方便。

（3）颗粒剂的质量要求：颗粒剂在生产和贮藏期间应符合下列要求。

①原料药物与辅料应混合均匀。含药量小或含毒、剧药的颗粒剂，应根据原料药物的性

质采用适宜方法使药物分散均匀。除另有规定外，中药饮片应按各项下规定的方法进行提取、纯化、浓缩成规定的清膏，采用适宜的方法干燥并制成细粉。

②凡属挥发性药物或遇热不稳定药物在制备过程中应注意控制适宜的温度条件，凡遇光不稳定的药物应遮光操作。

③除另有规定外，挥发油应均匀喷入干燥颗粒中，密闭至规定时间或用包合等技术处理后加入。

④根据需要颗粒剂可加入适宜的辅料，如稀释剂、黏合剂、分散剂、着色剂和矫味剂等。

⑤为了防潮、掩盖药物不良气味等，可对颗粒进行薄膜包衣。必要时，包衣颗粒应检查残留溶剂。

⑥颗粒剂应干燥、颗粒均匀、色泽一致、无吸潮、软化、结块、潮解等现象。一般化学药品和生物制品颗粒剂照干燥失重测定法测定于 105 ℃干燥至恒重，含糖颗粒应在 80 ℃减压干燥，减失重量不得超过 2.0% 。

⑦颗粒的微生物限度，颗粒的溶出度、释放度、含量均匀度等均应符合药典要求。

⑧除另有规定外，颗粒剂应密封，置干燥处储存，防止受潮。

（4）临床应用与注意事项

①临床应用：适宜于老人和小孩用药以及有吞咽困难的患者使用。普通颗粒剂冲服时应使药物完全溶解，充分发挥药效成分的治疗作用。

②注意事项：具有缓释、控释和肠溶性能的颗粒剂，由于具有包衣结构或特殊制备工艺，故在服用该类颗粒剂时，应保证其释药结构的完整性，若结构被破坏，则无法发挥相应功效。可溶性、泡腾性颗粒剂应加温开水，至颗粒全部溶解或气体完全释放后再进行服用，切忌放入口中直接用水送服；混悬型颗粒剂若有不溶物为正常现象，也应一并服用，以免影响疗效。

（5）典型处方分析

例：**阿奇霉素颗粒剂**

【处方】阿奇霉素　　　　　250 g

氧化镁　　　　　　　50 g

黄原胶　　　　　　　40 g

蔗糖　　　　　　　　33.75 g

淀粉　　　　　　　　210 g

糖精钠　　　　　　　60 g

阿斯巴甜　　　　　（按干燥颗粒重 1.0%）

制成　　　　　　　　1000 袋

【注解】将主药阿奇霉素及其他物料分别粉碎过 80 目筛，氧化镁过 100 目筛，按处方比例混合均匀，将处方量的糖精钠用适量 70% 乙醇溶解，分次加入混匀的药物与辅料粉末中制成软材，制粒，于 65 ℃干燥 4 小时，干燥颗粒再加矫味剂阿斯巴甜混匀即得。

【临床适应证】阿奇霉素颗粒剂临床上主要用于化脓性链球菌引起的急性咽炎、急性扁桃体炎；敏感细菌引起的鼻窦炎、中耳炎、急性支气管炎、慢性支气管炎急性发作；肺炎链球菌、流感嗜血杆菌以及肺炎支原体所致的肺炎；沙眼衣原体及非多种耐药淋病奈瑟菌所致的尿道炎和宫颈炎；敏感细菌引起的皮肤软组织感染等。

（三）片剂

1. 片剂的分类、特点与质量要求

（1）片剂的概述和特点：**片剂系指原料药物与适宜的辅料制成的圆形或异形的片状固体制剂**。根据应用目的和制备方法，可改变其大小、形状、片重、硬度、厚度等特性。片剂是被广泛应用的一种剂型，绝大部分制剂可采用口服给药，根据临床需要，不断有不同剂型的片剂被应用，如舌下片、口腔贴片或阴道泡腾片等。片剂的特点如下。

①片剂品种繁多，能适应医疗预防用药的多种要求。

②片剂为干燥固体，可通过包衣等技术增加某些易氧化或潮解的药物稳定性，延长有效期。

③片剂密度高、体积小、携带方便、运输储存方便。

④可进行含量、药名标示和颜色区别，便于识别。

⑤片剂生产机械化、自动化程度高，成本较低。

⑥婴幼儿或昏迷患者服用困难。

⑦产品质量稳定、剂量准确、应用方便。

⑧但是，某些含挥发性成分的片剂，储存期内含量会下降。

（2）片剂的分类：片剂按用途和用法不同可分为口服片剂、口腔用片剂和其他途径应用片剂，包括咀嚼片、分散片、可溶片、泡腾片等，具体分类如下。

①咀嚼片

定义：片剂在口腔中咀嚼或吮吸，而最终在胃肠道中发挥功效。

特点：硬度应适宜。适合于儿童或有吞咽困难的患者，常加入糖类及适宜的香料以改善口感。

辅料：选用水溶性辅料，如甘露醇、蔗糖等。

②分散片

定义：指在水中能迅速崩解并均匀分散的片剂。

特点：加水分散后口服，也可含于口中吮吸或吞服。如阿司匹林分散片。

③可溶片

定义：指临用前能溶解于水的非包衣片或薄膜包衣片剂。

特点：可溶片应溶解于水中，口服可达到速效目的，如阿司匹林可溶片。

④泡腾片

定义：指含有碳酸氢钠和枸橼酸、酒石酸、富马酸等有机酸，遇水可产生气体（如二氧化碳）而呈泡腾状的片剂。

特点：药物易溶水。

⑤口含片

定义：指含在口腔内，药物缓慢溶解而产生局部或全身作用的片剂。

特点：含片中的药物因是易溶性的，一般硬度较大，不应在口中快速崩解。多用于口腔黏膜，局部应用。

⑥舌下片

定义：指置于舌下，能快速溶化并通过舌下黏膜快速吸收的片剂。

特点：舌下黏膜吸收，并快速发挥全身作用，可避免肝的首关效应，主要用于急性症状。如硝酸甘油舌下片。

⑦口腔贴片：类似舌下片，主要区别为该片剂主要粘贴于口腔，从而发挥局部或全身

作用。

⑧阴道用片

定义：指置于阴道内应用的片剂。多用于阴道的局部疾患，起消炎、杀菌、收敛等作用。

特点：常制成泡腾片，以增大铺展面积，延长滞留时间。阴道片在阴道内应易溶化、溶散或融化、崩解并释放药物。

⑨植入片

定义：指植入（埋入）体内慢慢溶解并吸收，产生持久药效（长达数月至数年）的片剂。

特点：适用于剂量小并需长期应用的药物。

（3）片剂的质量要求

①原料药物与辅料应混合均匀。含量小或含毒、剧药的片剂，应根据原料药物的性质采用适宜的方法使其分散均匀。

②凡属于挥发性或对光、热不稳定的药物，在制片过程中应采取遮光、避热等适宜方法，以避免成分损失或失效。

③压片前的物料、颗粒或半成品应控制水分，以适应制片工艺的需要，防止片剂在储存期间发霉、变质。

④根据依从性需要片剂中加入矫味剂、芳香剂和着色剂等。

⑤为增加稳定性、掩盖药物不良味道、改善片剂外观等，可对制成的药片包糖衣或薄膜衣。对一些遇胃酸易破坏、刺激胃黏膜或需要在肠道内释放的口服药片，可包肠溶衣。必要时，薄膜包衣片剂应检查残留溶剂。

⑥片剂应色泽均匀，外观光洁，有适宜的硬度和耐磨性。一般认为普通片剂的硬度在 50 N 以上为宜。脆碎度反映片剂的抗磨损和抗震动能力，应符合脆碎度要求，小于 1% 为合格片剂。

⑦含量准确，质量差异小。片剂的平均重量为 < 0.30 g 时，片重差异限度为 ±7.5% ；片剂的平均重量为 ≥0.30 g 时，片重差异限度为 ±5.0% 。

⑧片剂的微生物限度应符合要求。在规定储存期内不得变质。

2. 片剂常用辅料与作用　片剂通常由药物和辅料两部分组成。辅料，亦称赋形剂，为片剂中除主药外一切物质的总称。且制片所用辅料应满足《中华人民共和国药典》中对药用辅料的质量要求。片剂常用辅料一般包括以下几类。

（1）稀释剂（填充剂）：**稀释剂**是片剂中重要的辅料，它主要指用于增加片剂的重量与体积，以利于成型和分剂量从而便于压片。片剂的直径一般不小于 5 mm，片重一般不少于 50 mg，而不少药物的剂量小于 50 mg，必须加入稀释剂，方能成型。

理想的稀释剂应具有化学惰性和生理学惰性，且不影响药物有效成分的生物利用度。常用的稀释剂分为天然和半合成填充剂。

①天然来源的稀释剂：主要包括以下几种。

a. 淀粉：如玉米淀粉、小麦淀粉、马铃薯淀粉，其中药用淀粉以玉米淀粉最为常用。为白色细腻粉末，性质稳定，淀粉不溶于冷水及醇中，但在水中加热至 72 ℃时可糊化。吸湿性小，可与大多数药物配伍，但可压性较差。

b. 乳糖：性能优良，由等分子的葡萄糖及半乳糖组成，易溶于水，无吸湿性，具有良好的流动性和可压性。乳糖无吸湿性，可压性好，压成的药片光洁美观，性质稳定，可与大多数药物配伍，较少影响主药含量测定，尤其适用于吸湿性药物。

c. 糖粉：是结晶性蔗糖经过低温干燥粉碎后而形成的白色粉末，为片剂优良的稀释剂，具有矫味作用。黏合力强，可增加片剂硬度，但具有吸湿性，一般不单独使用。

d. 甘露醇：白色结晶性粉末，易溶于水，常用于咀嚼片中，兼有矫味作用，但是价格较贵。

e. 无机盐类：常用硫酸钙，性质稳定，与大多数药物配伍，无吸湿性。除硫酸钙，还有磷酸氢钙、硫酸钙、碳酸钙等无机盐类。

②半合成稀释剂：主要包括以下几种。

a. 预胶化淀粉：又称可压性淀粉，适用于粉末直接压片。具有良好的可压性和干黏合性。

b. 微晶纤维性（MCC）：由纤维素部分水解而制得的白色、无臭、无味、多孔微粒组成的结晶性粉末。具有较强的结合力与良好的可压性，**可作为粉末直接压片的"干黏合剂"使用**。片剂中含有20%以上的微晶纤维素时崩解良好，因此可作为稀释剂、黏合剂、崩解剂使用，是一种多功能辅料。

c. 糊精：具有较强的黏结性，较少单独使用，多与淀粉、蔗糖等合用。

（2）润湿剂和黏合剂：润湿剂系指通过润湿物料，使物料产生足够强度的黏性，利于制粒。润湿剂的特点：**润湿剂本身无黏性**，但可**诱发物料本身的黏性**，使其聚结成软材并制成颗粒。常用的润湿剂有蒸馏水和乙醇，其中蒸馏水是首选的润湿剂。

黏合剂主要作用是通过聚集无黏性或黏性较小的物料，使其黏合成颗粒，或压缩成型的具黏性的固体粉末或黏稠液体。常用的黏合剂如下。

①淀粉浆：最常用黏合剂之一，一般常用浓度8%～15%，10%最为常用。包括煮浆和冲浆两种方法，均利用了淀粉糊化的性质，糊化后，淀粉的黏度急剧增大，从而可作为片剂的黏合剂使用。淀粉浆适用于大多数药物和常用的填充剂如硫酸钙、磷酸氢钙、乳糖和淀粉等，若淀粉浆本身的黏性不足时，可与糖浆或阿拉伯胶等混合使用。

②糖浆：适用于纤维性强、弹性大以及质地疏松的药物；不宜用于酸、碱性较强的药物。

③明胶：溶于水形成胶浆，一般浓度为10%～20%，制粒时应保持较高温度，以防止胶凝。适宜于松散且不易制粒的药物以及在水中不需崩解或延长作用时间的口含片。如抗坏血酸片、盐酸麻黄碱片、乳酸铁片、酒石酸铁片、枸橼酸片等，用明胶的醇溶液作黏合剂也较为适宜。

④甲基纤维素（MC）：水溶性较好，可形成黏稠的胶体溶液而作为黏合剂使用。1%～5%的水溶液可作为可溶性粉末或不溶性粉末的黏合剂，其黏合作用随着黏度规格不同而有所差异。低黏度的溶液浓度应比高黏度的溶液浓度高。对于可溶性填充剂如乳糖、甘露醇及其他糖类物质等，是一种较好的黏合剂。

⑤羟丙基纤维素（HPC）：既可作湿法制粒的黏合剂，也可作粉末直接压片黏合剂。

⑥羧甲基纤维素钠（CMC－Na）：适用于可压性较差的药物，一般浓度为1%～2%。

⑦乙基纤维素（EC）：不溶于水，但溶于乙醇。可作为制粒用的黏合剂，一般用2%～10%的水溶液，制得的颗粒比PVP制粒者软，但压制的片剂有逐渐变硬的趋势，相应的延长了崩解时间。

⑧聚维酮（PVP）：最常用的是 K30，吸湿性强，聚维酮最大的优点是既溶于水，又溶于乙醇，因此可用于水溶性或水不溶性物料以及水敏感性药物的制粒，还可用作直接压片的干黏合剂。常用于泡腾片及咀嚼片的制粒中，同时也是固体分散物制备时常用的载体。最大的缺点是吸湿性强。

⑨聚乙二醇：其中 PEG4000、PEG6000 为常用黏合剂。常用于水溶性与水不溶性物料的制粒，制得片剂不变硬，颗粒成型性好。

⑩其他黏合剂：50%～70% 的蔗糖溶液、聚乙烯醇溶液等。

（3）崩解剂：**崩解剂**主要作用是促进片剂在胃肠液中迅速崩解成细小粒子的辅料。其崩解机制因辅料的性质不同而不同，崩解剂的作用机制包括：①毛细管作用，如淀粉和微晶纤维素等；②膨胀作用，如羧甲基淀粉钠等；③产气作用，如泡腾片；④酶解作用等。

大多数片剂为促进在体内崩解，均需加入适宜的崩解剂。常用的崩解剂如下。

①干淀粉：经典崩解剂，用前需要 100 ℃干燥 1 小时，适用于水不溶性或微溶性药物。干淀粉含水量在 8% 以下，经 100～105 ℃干燥 1 小时而得。作为经典的崩解剂，干淀粉的吸水性较强，适用于水不溶性或微溶性的片剂，水易溶性的药物的崩解作用较差。

②羧甲淀粉钠（CMS－Na）：一种高效崩解剂，白色无定形粉末，一般用量为 1%～6%，用量过大，会形成黏层胶而阻碍片剂崩解。

③低取代羟丙基纤维素（L－HPC）：具有很大的表面积和孔隙度，有很好的吸水速度和吸水量，崩解后的颗粒也较小，有利于药物的溶出，是目前国内外制备口崩片最广泛的一种辅料。其可与药粉镶嵌的结构特点，可增加片剂的硬度和增大片剂的黏度，产生双重作用。

④交联羧甲基纤维素钠（CCNa）：不溶于水，一般用量为 1%～2%，CCNa 与羧甲淀粉钠合用时，崩解效果更好，与干淀粉合用时效果降低。

⑤表面活性剂：为崩解辅助剂，常用的表面活性剂，如吐温 80、十二烷基硫酸钠等。用量一般为 0.1%～0.2%。表面活性剂作为崩解剂的原理为：通过降低水分和药物之间的表面张力，促进水分透入，使片剂容易崩解。必须与干淀粉等混合使用，单独使用效果不好。

⑥交联聚维酮（PVPP）：白色或类白色粉末，有引湿性；吸水性强，吸水膨胀后体积增加 150%～200%，无黏性。PVPP 作为片剂高效崩解剂，因其具有很高的毛细血管活性和优异的水化能力，能迅速将水吸收到片芯中，被称作超级崩解剂。颗粒大的交联聚维酮比较小的能发挥更快的崩解作用。

（4）润滑剂：**润滑剂**的主要作用为顺利出片和加料；保持片面光滑，减少黏冲及摩擦力。

根据其在片剂中发挥的作用不同，可分为助流剂、抗黏剂和润滑剂 3 类。

①助流剂：主要用于纠正表面不规则，减少颗粒间的摩擦和电荷，降低休止角，改善颗粒流动性。

②抗黏剂：防止原料药及辅料自身聚合，同时也减轻与其他接触物粘连。

③润滑剂：颗粒间及物料与模具间降阻并减轻摩擦力，同时还可改善力的传递和分布。

常用润滑剂有以下几种。

a. 硬脂酸镁：为疏水性润滑剂，易与颗粒混匀，减少颗粒与冲模之间的摩擦力，一般用量为 0.1%～1%。硬脂酸镁为金属盐，其可与大多数的有机碱类、生物碱类发生反应，影响片剂药物有效含量，故不宜合用。除此外，乙酰水杨酸类、某些抗生素药物和一些维生素类药物也不适合用。

b. 滑石粉：天然含水硅酸镁，不溶于水、冷酸及碱液。常用作助流剂使用，一般用量为 0.1%～3%，最多不要超过 5%。与硬脂酸镁合用时具有良好的助流及抗黏作用，对填充颗粒凹面具有很好的改善作用。

c. 氢化植物油：人工油脂，比普通植物油硬度增加，可塑性、融合性、乳化性较好，是一种良好的润滑剂。

d. 微粉硅胶：白色无机粉末，化学性质稳定，不与酸碱反应。孔隙度大，常用量为 0.1%～0.3%，用于粉末直接压片。

e. 聚乙二醇类：为水溶性润滑剂，适用于能完全溶解的片剂，如维生素 C 泡腾片等。

（5）其他辅料

①着色剂：主要用于改善片剂的外观，使其便于识别。常用色素应符合 2015 版《中华人民共和国药典》中对于辅料着色剂的要求。

②芳香剂和矫味剂：主要用于改善片剂的气味和口味，常用的芳香剂包括各种芳香油、香精等；矫味剂包括阿司帕坦、蔗糖等。

3. 片剂常见问题及原因

（1）松片：松片是指片剂压成后，硬度不够，表面有麻孔，松散易碎，用手指轻压即碎裂的现象。有的药物初压成时有一定硬度，但放置不久即变松散。主要原因有压力太小；受压时间太短或转速太快；原料与辅料的压缩含水量太少，成型性不好，黏合剂或润滑剂选择不适宜或用量不足，压缩条件不合适等。

（2）裂片：裂片是片剂制备过程中常出现的现象，主要是由于片剂与孔膜在压片过程中压力不均而导致面向上冲的一薄层裂开并脱落。根据裂片位置不同，分为两种形式，若裂层从片剂腰间裂开的则称为腰裂，若裂层发生在片剂的上或下部称为顶裂。

导致裂片的原因有许多，主要分为以下几点。

①压力分布不均匀及弹性复原率不同是造成裂片的主要原因。压力过大，颗粒受压力增大，膨胀程度亦增加，黏合剂的结合力不能抑制其膨胀而造成裂片。

②物料成分不适宜，细粉过多，压缩时易膨胀，最终导致裂片。

③可塑性较差，黏性不足或原料过干。

针对常见出现的裂片问题，有如下解决方案：

①选择适宜的辅料，最好选用塑性较大、弹性较小的种类。

②选择合适的制备方法和工艺，整体上提高物料的压缩成型性，降低弹性回复率。

③选择合适的操作仪器，如压片机，降低裂片比例。

（3）崩解迟缓：崩解迟缓也称崩解超限，指片剂不能在药典规定的时限内完全崩解或溶解。

导致崩解迟缓的原因有以下几点。

①辅料选择不适宜，包括崩解剂、黏合剂、润滑剂等选择不当，崩解剂用量不足，黏合剂的浓度或用量不当，润滑剂用量过多。

②压力过大和片剂硬度过大。

③制成的颗粒过硬过粗，滚压法制得的颗粒往往太硬。

④存储环境的温度和湿度因素，导致片剂缓慢吸潮吸湿，阻碍片剂崩解剂发挥崩解作用，导致崩解变得比较迟缓。

（4）黏冲：片剂表面的物料会黏结在冲头表面，以致片剂的表面有缺损，粗糙或凹凸不平，不能继续压片，即为黏冲。

产生黏冲的原因有冲头表面光洁度不够，表面已磨损或冲头表面刻有图案或其他标志易黏冲；原、辅料的熔点低，易压缩时产生热，发生熔融而黏冲；颗粒中含水量多或干湿不匀易黏冲；润湿剂用量不足或选型不当、细粉过多等。

（5）溶出超限：溶出超限主要是指片剂在规定的时间内未能溶解出规定的药量。

主要原因为片剂不发生崩解（黏合剂加入过多或黏性太强造成结合紧密，崩解剂加入不足或崩解能力不足以克服结合力），颗粒过硬（颗粒水分过少而过干，黏合剂黏结力过强），药物的溶解度差等。

（6）含量不均匀：含量不均匀是指片剂的片重差异超过了药典规定限度。

导致其发生的原因可能是：

①颗粒大小不均匀，导致物料混合不匀，从而导致可溶性成分在颗粒之间的迁移，是其不合格的一个重要原因。

②下冲升降不灵活、加料斗装量时多时少等因素所致。

③其中小剂量的药物由于剂量偏小，更易出现该类问题。

（7）片重差异超限：片剂的重量超出了药典规定的允许范围。

导致该现象的原因有以下几点：

①辅料选择不合适，导致颗粒流动性不好。

②物料粒度大小不均一，相差悬殊。

③选择仪器不适合，仪器的冲头与模孔不吻合；加料斗出料时多时少等。

4. 片剂包衣的目的、种类　片剂的包衣是指在片剂表面包上适宜的衣料。

（1）包衣的目的

①改善片剂的外观。

②增强片剂中药物稳定性。

③掩盖片剂中药物不良臭味。

④控制药物释放部位。

⑤可将两种有化学配伍禁忌的药物分别置于片心和衣层等。

（2）包衣的种类：片剂的包衣材料根据其材料特性及溶解性质不同，常被分为糖衣片、薄膜衣片及肠溶衣片等。

5. 常见包衣材料的分类与作用

（1）糖包衣材料：糖衣是指用蔗糖为主要包衣材料的包衣，主要包括隔离层、粉衣层、糖衣层（表3-1）。

表3-1　糖包衣材料的分类及特点

分类	作用	种类
隔离层	防止包衣溶液中的水分透入片心	玉米朊乙醇溶液、邻苯二甲酸醋酸纤维乙醇溶液以及明胶浆等
粉衣层	将片心边缘的棱角包圆	滑石粉、蔗糖粉、明胶、阿拉伯胶、蔗糖水溶液等
糖衣层	使片剂表面光滑、细腻、有色	适宜浓度的蔗糖水溶液

（2）薄膜包衣材料：薄膜包衣材料的组成包括高分子材料、增塑剂、速度调节剂、着色剂与遮光剂等。

①高分子材料：薄膜包衣可用高分子包衣材料，包括胃溶型（普通型）、肠溶型和水不溶型3大类。具体分类及特点、种类见表3-2。

表3-2　薄膜包衣材料的分类及特点、种类

分类	特点	种类
胃溶型	水或胃液中可溶	羟丙甲纤维素（HPMC）、羟丙纤维素（HPC）、丙烯酸树脂Ⅳ号、聚乙烯吡咯烷酮等
肠溶型	胃中不溶，pH较高的水及肠液中可溶	虫胶、醋酸纤维素钛酸酯（CAP）、丙烯酸树脂类（Ⅰ、Ⅱ、Ⅲ号）、羟丙甲纤维素钛酸酯（HPMCP）等
水不溶型	水中不溶解	乙基纤维素（EC）、醋酸纤维素等

②增塑剂：在包衣材料中常常加入增塑剂，增塑剂是指能增加成膜材料可塑性的物料。其可增加薄膜衣层的柔韧性。增塑剂的种类也较多，分为水溶型和水不溶型化合物，常用的水溶性增塑剂有甘油、聚乙二醇、甘油三醋酸酯；水不溶型有蓖麻油、乙酰单甘油酸酯、邻苯二甲酸酯类等。多为无定型的聚合物，具有较强的亲和力。

③速度调节剂：又称致孔剂，在薄膜包衣材料中需要加入一定量的致孔剂，使药物能够在特定环境中进行释放，保证药物发挥药效。但是不同的薄膜衣材料需要加入不同的致孔剂。如水溶性薄膜衣材料中加入蔗糖、氯化钠、表面活性剂、PEG等水溶性物质时，可遇水迅速溶解，释放药物。而吐温、司盘、HPMC作为乙基纤维素薄膜衣的致孔剂，黄原胶作为甲基丙烯酸酯薄膜衣的致孔剂。

④遮光剂：是为了提高片心内药物对光的稳定性，一般选散射率、折射率较大的无机染料，应用最多的是二氧化钛（钛白粉），避光的效果与其粒径有关。着色剂的目的是增加片剂的识别性，改善片剂外观，常用的材料有水溶性色素、水不溶性色素和色淀等。

6. 临床应用与注意事项

（1）片剂的临床应用

①口服片剂：片剂使用方便，剂量准确，适用于大多数患者，但临床上容易出现不合理用药的情况，需注意：只有裂痕片和分散片可分开使用，其他片剂均不适宜分开服用，尤其是糖衣片、包衣片和缓释、控释片。剂型对疗效的发挥在一定条件下有积极作用。片剂粉碎或联合其他药物外用是不正确的，不仅对治疗无益处，且会增加药物的相互作用，危险性增加。对于糖衣片、包衣片和缓释、控释片，不仅会影响药物的稳定性，也会影响药物疗效的发挥。

②口腔用片剂：舌下片适用于需要立即起效或避免肝首过效应的情况下使用，如心血管系统疾病。口含片适用于缓解咽干、咽痛等不适。但长期服用含片，不仅会抑制自身溶菌酶及抗体的产生，也有可能导致免疫功能低下、食欲缺乏等不良反应。应按照医嘱和药品使用说明书服用。

③阴道片及阴道泡腾片：适用于治疗阴道炎症及其相关疾病，应严格按照医嘱和药品使

用说明书服用。

（2）注意事项

①口服片剂：肠溶衣片、双层糖衣片需要整片服用，不可咀嚼和掰开服用。服药次数及时间必须严格按照医嘱或药品说明书上规定的服药次数和服用时间。慎用茶叶，避免茶叶中的鞣酸、咖啡因等成分与某些药物发生相互作用，影响药效，故最好是用白开水进行服药。最好采用坐位或站位服药，服药后，稍微活动一下再卧床休息。

②口腔用片剂：舌下片应置于舌下，缓慢溶解，不可掰开、吞服。服后不宜马上饮水或饮食。含片应置于舌底，使其自然溶化分解。

③阴道片及阴道泡腾片：使用前清洗双手及阴道内、外分泌物。一般临睡前使用且给药后1～2小时内尽量不排尿，以免影响药效。用药期间避免性生活，避免经期使用。

7. 典型处方分析

例1：**复方磺胺嘧啶片**

【处方】磺胺嘧啶　　　　　　　400 g
　　　　甲氧苄啶　　　　　　　50 g
　　　　淀粉　　　　　　　　　25 g
　　　　淀粉浆（8%～10%）　　适量
　　　　硬脂酸镁　　　　　　　适量
　　　　制成　　　　　　　　　1000 片

【注解】磺胺嘧啶、甲氧苄啶为主药，淀粉为稀释剂，将主药与淀粉混匀，用8%～10%淀粉浆作黏合剂，制成软材，过12～14目筛制粒，70～80 ℃干燥，整粒，加硬脂酸镁作为润滑剂，混匀后压片。

【临床适应证】临床上常用于抗菌消炎。

例2：**维生素 B_2 片**

【处方】核黄素　　　　　　　　5 g
　　　　乙醇（50%）　　　　　适量
　　　　淀粉　　　　　　　　　26 g
　　　　硬脂酸镁　　　　　　　0.7 g
　　　　糊精　　　　　　　　　42 g
　　　　制成　　　　　　　　　1000 片

【注解】核黄素为主药，淀粉和糊精为稀释剂，硬脂酸镁为润滑剂，采用等量递加法进行主药和淀粉混合，再与糊精混合。

【临床适应证】临床上用于预防和治疗维生素 B_2 缺乏症，如口角炎、唇干裂、舌炎、阴囊炎、结膜炎、脂溢性皮炎等。

（四）胶囊剂

1. 分类、特点与质量要求

（1）**胶囊剂的分类：胶囊剂**主要包括三要素，即药物、适宜的辅料和空心硬质胶囊或有弹性的软质空胶囊，由该三要素制成的固体制剂，供口服使用。

胶囊剂根据不同的临床使用需求可分为以下几类，见表3－3。

表 3 - 3　胶囊剂的分类及其特点

分类标准	分类	药物特点	囊材
药物溶解性	硬胶囊剂	固体或半固体药物	适宜的高分子材料
	软胶囊剂	液态药物和药物溶液；混悬液和乳浊液等（对胶囊壳无溶解）	明胶、甘油单独使用或混合使用
释放模式	缓释胶囊	缓慢非恒速释放药物	HPMC 高分子材料等
	控释胶囊	缓慢恒速释放药物	HPMC 高分子材料等
	肠溶胶囊	不溶于胃液，在肠液中崩解	肠溶材料
	充液胶囊	填充液态内容物，透明度高，耐热、耐湿、坚韧性好	明胶或 HPMC 高分子材料等

（2）胶囊剂的特点

①胶囊剂中的药物生物利用度高，在胃肠液中分散、吸收好，例如，吲哚美辛胶囊比片剂奏效快，血药浓度高，人体单剂量口服 100 mg，胶囊剂的峰浓度和出峰时间分别为 6 μg/ml 和 1.5 小时，而片剂的峰浓度和出峰时间为 3.5 μg/ml 和 2.5 小时。

②胶囊剂因其剂型特点，药物被包裹在胶囊壳中，可以掩盖药物不良气味，减少药物刺激，提高患者顺应性，市场调查统计发现，喜爱服用胶囊剂的患者占 44.2%，喜爱服用片剂的患者占 36.4%。

③装入空胶囊后，对光、湿、热等不稳定的药物，可提高药物稳定性，如维生素、抗生素等。

④弥补其他剂型的不足，适应临床不同需求，药物可以将粉末、颗粒装于胶囊中，液态药物或含油量高药物难以制成片剂、丸剂时可制成胶囊剂。

⑤缓释、控释、靶向释放作用，可延长药物释放或定位释放。

⑥使胶囊具有各种颜色或印字，便于识别且方便携带。

但即使胶囊剂有诸多优于其他剂型的特点，仍有部分药物不宜与制备成胶囊剂，具体内容如下。

①易溶性药物：易溶性药物，如常用氯化物、碘化物、水合氯醛等，因其具有较好的溶解性而易在胃中溶解后形成药物局部高浓度状态，而这种高浓度会对胃部的胃黏膜产生一定的刺激作用，导致胃黏膜损坏；小剂量的刺激性药物也会对胃黏膜产生刺激作用。

②易风化的药物：易风化药物具有快速散失水分的特点，药物风化后导致水分释放，胶囊壁会变软。

③吸湿性药物：吸湿性药物易吸收空气和囊壁中的水分，从而使囊壁干燥而变脆，为解决该类问题，通常在药物中混入少量的惰性油，预防或延缓囊壁变脆。

④以水或乙醇为介质：药液的水溶液、稀醇溶液和水包油型乳浊液可使胶囊壁溶胀或溶解。

（3）胶囊剂的质量要求：胶囊剂在生产和贮藏期间应符合下列要求。

①胶囊剂的内容物不论是原料药物还是辅料，均不应造成囊壳的变质。

②小剂量原料药物应用适宜的稀释剂稀释，并混合均匀。

③胶囊剂应整洁，不得有黏结、变形、渗漏或囊壳破裂等现象，并应无异臭。

④根据原料药物和制剂的特性，除来源于动、植物多组分且难以建立测定方法的胶囊剂外，溶出度、释放度、含量均匀度等应符合要求。必要时，内容物包衣的胶囊剂应检查残留溶剂。

⑤中药硬胶囊应做水分检查，除另有规定外，中药硬胶囊水分含量不得超过 9.0%。

⑥胶囊剂应进行装量差异检查，并根据装量差异检查法，求出每粒内容物的装量与平均装量。即平均装量或标示装量为 0.30 g 以下时，装量差异限度为 ±10%；平均装量或标示装量为 0.30 g 及其以上时，装量差异限度为 ±7.5%（中药 ±10%）。

⑦胶囊剂的微生物限度应符合要求。

⑧除另有规定外，胶囊剂应密封保存，其存放环境温度不高于 30 ℃，湿度应适宜，防止受潮、发霉、变质。肠溶或结肠溶明胶胶囊应在密闭，10 ～ 25 ℃，相对湿度为 35% ～ 65% 条件下保存。

2. 临床应用与注意事项

（1）临床应用：胶囊剂因其服用方便，具有良好的患者顺应性，在临床上使用较为广泛，且适用于大多数患者。胶囊剂的不同类型则根据患者的临床需求而进行选择。

（2）注意事项：服用胶囊剂时，送服水温度不宜过高，一般用不超过 40 ℃ 的温水，100 ml 左右，若温度过高，会软化甚至破坏明胶胶囊壳，影响药物的释放，甚至影响药物在体内的生物利用度。胶囊剂需整粒吞服，避免被掩盖的异味散发，确保服用剂量准确，在提高患者顺应性的同时，发挥最佳药效。尤其是具有缓释、控释作用的胶囊时，整粒服用才能够发挥最佳疗效，若剥去囊壳会造成突释等不良反应。服用时最好站姿吞服，低头咽，避免胶囊因悬浮于会厌上部，而引起呛咳。

3. 典型处方分析

例 1：**吲哚美辛胶囊剂**

【处方】吲哚美辛　　　　250 g

　　　　淀粉　　　　　　250 g

　　　　制成　　　　　　10000 粒

【注解】将淀粉先进行干燥，过 120 目筛，作为稀释剂。将吲哚美辛粉与干淀粉混合均匀，过 120 目筛两次，充分混匀。

【临床适应证】临床适应证为关节炎，可缓解疼痛和肿胀；软组织损伤和炎症；解热；还可用于治疗偏头痛、痛经、手术后痛、创伤后痛等。

例 2：**硝苯地平软胶囊**

【处方】硝苯地平　　　　5 g

　　　　聚乙二醇 400　　220 g

　　　　共制成　　　　　1000 粒

【注解】硝苯地平为难溶性药物，不溶于植物油，采用 PEG4000 为溶剂通过球磨制成溶液，可增加药物的吸收。其见光易分解，故生产与储存时均应避光保存，亦可在胶液中加入适量的二氧化钛。

【临床适应证】硝苯地平为治疗预防心绞痛和高血压的常用药物。

【同步练习】

一、A 型题（最佳选择题）

1. 下列关于颗粒剂叙述不正确的是

A. 指药物与辅料混合制得干燥颗粒状制剂

B. 仅分为可溶性和混悬型两大类

C. 具有分散性、引湿性较小的特点

D. 性质稳定、服用方便

E. 可溶解或混悬于水中，有利于药物在体内吸收，奏效快

本题考点： 颗粒剂的特点和质量标准。与其他剂型相比，颗粒剂分为可溶性颗粒剂、混悬颗粒剂、肠溶颗粒剂、缓控释颗粒剂等。颗粒剂具有以下特点，其分散性小、引湿性较小；且服用方便，便于老人、小孩服用。此外颗粒剂性质稳定，运输、携带、储存方便；其可溶解或混悬于水中，有利于药物在体内吸收，奏效快。

2. 硝酸甘油是常用的心绞痛急救治疗药物，应制备的片剂种类是

A. 口含片　　　　B. 泡腾片　　　　C. 分散片　　　　D. 舌下片

E. 咀嚼片

本题考点： 片剂的分类和特点。舌下片的定义：置于舌下，能快速溶化的片剂。硝酸甘油药物通过舌下黏膜快速吸收而显现药效，从而发挥全身作用，并可避免肝脏的首过效应，主要用于急性症状的治疗。所以常属于心绞痛急救药物。

3. 下列各组辅料中同时可作稀释剂、干黏合剂的是

A. 乳糖、淀粉　　　　　　　　　B. 糊精、糖粉

C. 微晶纤维素、糊精　　　　　　D. 甲基纤维素、淀粉

E. 羧甲基纤维素钠、糖粉

本题考点： 片剂中辅料的分类和特点。淀粉、乳糖、糖粉、微晶纤维素、糊精均可作稀释剂，但微晶纤维素、糊精可作"干黏合剂"，其中微晶纤维素可用于粉末直接压片。甲基纤维素和羧甲基纤维素钠为黏合剂。

4. 下列药物中可以制成胶囊剂的是

A. 以水或稀乙醇溶液为介质　　　B. 可快速散失水分的特点

C. 高溶解性质　　　　　　　　　D. 吸收空气和壁上的水分

E. 油溶液

本题考点： 胶囊剂的特点。不可制成胶囊剂的药物包括：①易溶性药物：易溶性药物，如常用氯化物、碘化物、水合氯醛等，因其具有较好的溶解性而易在胃中溶解后形成药物局部高浓度状态，而这种高浓度会对胃部的胃黏膜产生一定的刺激作用，导致胃黏膜损坏；小剂量的刺激性药物也会对胃黏膜产生刺激作用；②易风化的药物：易风化药物具有快速散失水分的特点，药物风化后导致水分释放，胶囊壁会变软；③吸湿性药物：吸湿性药物易吸收空气和囊壁中的水分，从而使囊壁干燥而变脆，为解决该类问题，通常在药物中混入少量的惰性油，预防或延缓囊壁变脆；④以水或乙醇为介质：药液的水溶液、稀醇溶液和水包油型乳浊液可使胶囊壁溶胀或溶解。

二、B 型题（配伍选择题）

（5—8 题共用备选答案）

A. 二氧化钛　　　　　　　　　　B. 羟丙甲纤维素（HPMC）

C. 醋酸纤维素钛酸酯（CAP）　　D. 乙基纤维素（EC）

E. 聚乙二醇

5. 可作为肠溶衣材料的是

6. 可作为胃溶衣材料的是

7. 在包衣液处方中，可作为增塑剂的是

8. 在包衣液处方中，可作为遮光剂的是

本题考点：常见包衣的材料。

三、X 型题（多项选择题）

9. 下列有关散剂的描述，正确的是

A. 与片剂相比，比表面积大、易分散、吸收快、生物利用度高

B. 制备工艺简单，剂量小的毒剧药，应采用配研法制成倍散

C. 分散度大，较其他固体制剂更稳定

D. 难溶性药物制备散剂时，应使用最细粉

E. 剂量易于控制，便于婴幼儿服用

本题考点：散剂的特点和质量标准。散剂的特点包括：①粒径小、比表面积大、起效迅速；②制法简单，剂量可随意调整，便于老人、小孩服用；③外用时覆盖面积大，具保护和收敛作用；④包装、储存、运输和携带方便。但由于散剂分散度较大，稳定性不如其他制剂，其臭味、刺激性及化学活性也相应增加，且某些挥发性成分易散失，故一些腐蚀性较强，对光、湿、热敏感的药物一般不宜制成散剂。一些剂量较大的散剂，不如制成丸剂、片剂或胶囊剂更容易服用。

10. 产生裂片的原因包括

A. 压力分布不匀　　　　　　　　B. 物料中细粉过多

C. 物料弹性过大　　　　　　　　D. 黏合剂用量不足

E. 物料干燥过度

本题考点：片剂的常见问题及原因。产生裂片的原因有：压力分布不均匀及弹性复原率不同。①压力过大，颗粒受压力增大，膨胀程度亦增加，黏合剂的结合力不能抑制其膨胀而造成裂片；②物料中细粉太多；③物料干燥过度；④黏合剂用量不足。

参考答案：1. B　2. D　3. C　4. E　5. C　6. B　7. E　8. A　9. ABDE　10. ABCDE

二、液体制剂

【复习指导】本部分内容为历年高考难点重点。掌握液体制剂的分类和特点，常用辅料种类；重点掌握表面活性剂的分类及特点，混悬剂、乳剂等组成、分类及特点等。

（一）液体制剂的分类和基本要求

液体制剂系指药物分散在适宜的分散介质中制成的可供内服或外用的液体形态的制剂。其中，药物可以是固体、液体或气体，并在一定条件下以分子、离子、液滴、不溶性微粒、

胶粒等形式作为分散相，在不同的液体介质中形成分散系统。一般药物在分散介质中分散度越大，在体内吸收越快，疗效越好。液体制剂根据分散相和分散介质的特点具有不同的稳定性及药效活性甚至毒性。

1. 分类、特点与一般质量要求

（1）液体制剂的分类

①按分散系统分类，液体制剂可分为均相（单相）液体制剂、非均相（多相）液体制剂。单相分散系统，又称为溶液（真溶液），根据分子质量大小可分为低分子溶液剂和高分子溶液剂，且均属于稳定系统。药物以分子或离子的形式分散，没有相界面的存在，具体特征见表3-4。非均相分散系统根据药物以微粒、液滴、胶粒分散状态，可分为溶胶剂、乳剂、混悬剂，其均具有相界面，一定程度上都属于不稳定体系，具体见表3-4。

表3-4 液体制剂按分散系统分类

分类	类型	存在形式	分散相大小（nm）	特征
均相液体制剂	低分子溶液剂	分子或离子	<1	热力学稳定体系；扩散快，能透过滤纸和某些半透膜
	高分子溶液剂	分子或离子	1~100	热力学稳定体系；扩散慢，能透过滤纸，不能透过半透膜
非均相液体制剂	溶胶剂	胶粒	1~100	热力学稳定体系；扩散慢，能透过滤纸而不能透过半透膜
	混悬剂	微粒	>500	动力学和热力学均不稳定体系
	乳剂	液滴	>100	动力学和热力学均不稳定体系

②除了按照分散系统分类，液体制剂为方便临床用药，常常按给药途径进行分类给药，包括内服液体制剂，如溶液剂、混悬剂等；外用液体制剂：皮肤用液体制剂，如洗剂、搽剂等；五官用制剂，如滴耳剂、洗鼻剂、含漱剂等。具体见表3-5。

表3-5 液体制剂按给药途径分类

给药途径	应用方法
内服液体制剂	溶液剂、混悬剂、糖浆剂、合剂、芳香水剂、滴剂等
外用液体制剂	皮肤用制剂，如洗剂、搽剂等
	五官用制剂，如洗耳剂、滴鼻剂、含漱剂、滴牙剂等
	直肠、阴道、尿道用制剂，如灌肠剂、灌洗剂等

（2）液体制剂的特点。液体制剂与固体制剂相比，具有以下特点：①药物吸收快，能迅速发挥疗效，利于提高药物生物利用度；②能减少某些药物的刺激性，如调整液体制剂浓度而减少刺激性，避免口服后由于局部浓度过高而引起胃肠道刺激作用；③给药途径多，可用于内服，也可用于皮肤、黏膜和腔道给药；④液体制剂分取剂量方便，易于服用。

但是，除此特点外，液体制剂也存在一些弊端，如稳定性较差，易引起药物降解，影响药物疗效，且水剂易霉变，储存不便；非水溶剂的生理作用大，成本高；体积大，携带、运输也不方便。

（3）液体制剂的质量要求：①溶液型应保持透明澄清，乳浊液型或混悬液型制剂应保证分散相粒子小而均匀，振摇即散；②水为分散介质的首选，根据实际情况选择合适的分散介质，除水外，其次应选择乙醇、甘油和植物油等；③液体制剂应保证药物浓度准确、稳定，长期储存不变化；④由于液体制剂多为直接接触类给药，应保证其无刺激性；⑤水作为分散介质易发生霉变，因此液体制剂应加入适宜的防腐剂，保证一定的防腐能力，延长使用期限；⑥包装容器大小适宜，便于患者服用。

2. 包装、储存的注意事项及常用溶剂与要求

（1）液体制剂的包装：液体制剂具有体积大、稳定性差、易被微生物污染等特点，因此，为减少液体制剂因包装引起的药品质量问题，在选择液体制剂的包装时，应严格根据国家药品管理法中有关包装的规定进行选择，对包装材料、容器、形状、大小等细节进行严格把控，既要做到美观、经济、便携，又要保证不影响药物性质，不影响药物疗效。常用的包装材料见表 3 - 6。

表 3 - 6　常用包装材料分类

分类	材料
容器	玻璃瓶、塑料瓶等
瓶塞	软木塞、塑料塞、橡胶塞等
瓶盖	金属盖、塑料盖等
其他	硬纸盒、塑料盒、纸箱、木箱、标签、说明书等

口服液体制剂、乳剂、含醇制剂及含芳香挥发性成分制剂等，常采用琥珀色玻璃瓶包装；洗剂、滴眼剂等，较多使用塑料容器包装。标签在液体制剂使用中也是非常重要的一环。按照国家药品管理法中对标签的管理中规定，制剂包装瓶上应贴有标签，且可采用颜色标识，一般内服液体制剂的标签为白底蓝字或黑字，外用液体制剂为白底红字或黄字。某种大批量生产的液体制剂可特殊设计专用标签。

（2）液体制剂的储存：液体制剂因多采用水作为分散介质，故储存期间极易受外界温度、光线、空气、微生物等的影响，发生水解、沉淀和染菌等现象，导致药品变质，影响药效。因此，在其储存过程中，应注意控制储存室的温度光线及卫生条件等。

解决流通性的液体制剂储存问题的关键：①采取有效的防腐措施，减少霉变等发生。②注意环境控制阴凉干燥，保证密闭储存。一些量小、对热敏感的液体制剂可置于冰箱冷藏。对光敏感者，则应避光。③对于医院液体制剂，尽量减少生产批量，或缩短存放时间。

（3）液体制剂常用溶剂：在液体制剂中，溶剂对药物主要起溶解和分散作用，对液体制剂的药理效应、稳定性亦有重要影响。根据药物不同的理化性质和溶剂的极性，溶剂主要分为极性溶剂（水、二甲亚砜 DMSO、甘油等）、半极性溶剂（醇类，如乙醇、丙二醇等）和非极性溶剂（植物油、乙酸乙酯、石蜡等）。

（4）常用溶剂的要求：在液体制剂中常用溶剂中，对于理想的溶剂具有以下的要求。①溶剂在制剂中具有较好的分散性，对于药物充分溶解具有重要的重用；②溶剂作为介质，应具有稳定的化学性质，具有"惰性"，不应与药物或附加剂发生化学反应；③同时，溶剂作为溶解药物的载体，在测定药物含量时应不产生影响，影响药效；④无刺激性、毒性小、无臭味。

3. 增溶剂、助溶剂、潜溶剂、防腐剂、矫味剂、着色剂及作用　制备完整的液体制剂，通常需要加入各类附加剂，以满足各种类型液体制剂的需要。以下分别介绍各类附加剂及其作用。

（1）增溶剂

药物：难溶性药物。

增溶剂：表面活性剂。

作用：增加药物在溶剂中的溶解度。

具增溶能力的表面活性剂称为增溶剂，被增溶的药物称为增溶质。亲水亲油值为15～18的增溶剂最为常用，常用的增溶剂有聚山梨酯类、聚氧乙烯脂肪酸酯类等。

（2）助溶剂

药物：难溶性药物。

助溶剂：第三种物质。

形式：形成可溶性分子的络合物、缔合物或复盐。

作用：增加药物在溶剂中的溶解度。

可溶于水，多为低分子化合物。常用助溶剂包括：①有机酸及其盐类（苯甲酸、碘化钾等）；②酰胺或胺类化合物（乙二胺等）；③水溶高分子化合物（聚乙烯吡咯烷酮等）。

（3）潜溶剂

药物：难溶性药物。

形式：形成氢键。

作用：增加药物在溶剂中的溶解度。

加入潜溶剂后，增加药物在溶剂中的溶解度，最为常用的有乙醇，其次为甘油、丙二醇等。

（4）防腐剂：防腐剂（又称抑菌剂）系指具有抑菌作用，能抑制微生物生长繁殖的物质。以水为溶剂的制剂易被微生物污染而发霉变质，因此有必要在液体制剂中加入适量的防腐剂。

防腐剂应满足条件如下：①液体制剂为延长保存期，一般都会加入适量的防腐剂，因此，在选择防腐剂时，应选择抑菌范围内对人体无害，无过敏性、刺激性，不影响药物的药效的；②不影响制剂的物理化学性质和药理作用，不与制剂成分相互作用，不受制剂中药物的影响；③防腐剂本身理化性质稳定，不易受热和 pH 的影响；④具有较大溶解度，达到最小抑菌浓度；⑤抑菌谱广。

常用的防腐剂有以下几类。

①苯甲酸与苯甲酸钠：苯甲酸具有酸性，其在酸性介质中未解离或解离度少，此时苯甲酸的抑菌效果最好，而苯甲酸的抑菌效果随着溶液 pH 的增高而降低。适用于内服和外用制剂，特别适用于中药液体制剂作防腐剂。

②对羟基苯甲酸酯类：亦称尼泊金类，有甲、乙、丙、丁4种酯，该类防腐剂的抑菌作

用主要与化合物中烷基碳的数量有关，溶解度随之增加而减少，但抑菌作用确随之增强，故羟苯丁酯抑菌作用最强。尼泊金类防腐剂无毒、无味、无臭，不挥发，性质稳定，抑菌作用强，特别对大肠杆菌有很强的抑制作用。一般浓度为 0.01%～0.25%，在酸性溶液中作用较强，几种混合使用时产生协同作用，防腐效果更佳。本品适用于内服液体制剂作防腐剂。

③山梨酸与山梨酸钾：该类防腐剂同苯甲酸类防腐剂原理相似，抑菌作用主要跟未解离离子浓度呈正相关，故山梨酸在 pH 为 4 的水溶液中效果最好，常用浓度为 0.15%～0.25%，对细菌和真菌均有较强抑菌效力。

④苯扎溴铵：又称新洁尔灭，为阳离子型表面活性剂。特臭，无刺激性，易潮解。在酸性、碱性条件下稳定，耐热压，常用量为 0.02%～0.2%，多外用。

⑤醋酸氯己定：又称醋酸洗必泰，微溶于水，为广谱杀菌剂。

⑥其他防腐剂：乙醇、苯酚、甲酸、三氯叔丁醇、苯甲醇、硝酸苯汞、硫柳汞、甘油、桂皮油、薄荷油等均可作防腐剂使用。

（5）矫味剂：矫味剂系指为掩盖和矫正药物不良气味和味道而加入的物质。通常分为甜味剂、芳香剂、胶浆剂、泡腾剂等类型。

甜味剂： 常用甜味剂分为两类。①天然甜味剂：主要有蔗糖、单糖浆类；甘油、山梨醇、甘露醇类；甜菊苷，略带苦味，需与蔗糖等其他甜味剂合用。②合成甜味剂：糖精钠，甜度较高，但长期放置甜度会降低；阿司帕坦（蛋白糖），不致龋齿，糖尿病、肥胖症患者可以使用。

芳香剂： 主要用于改善制剂的气味和香味的，少量添加的香料和香精。常用芳香剂分为天然芳香剂、人工芳香剂。①天然芳香剂：来自天然植物，将植物中具有芳香性的挥发油提取并应用于制剂，如薄荷挥发油、柠檬、桂皮水等；②合成芳香剂：由天然香料与适量溶剂混合而成，如苹果香精、香蕉香精等。

胶浆剂： 由树胶、黏液质、淀粉及纤维素衍生物等水溶性高分子物质在水中分散而成的制剂。具有黏稠、缓和的性质。可掩盖臭味、减少刺激加入适量糖精钠或甜菊苷可干扰味觉而发挥矫味作用。胶浆剂分为天然的和半合成两大类。①天然胶浆剂：包括阿拉伯胶、琼脂、明胶等；②半合成胶浆剂，包括羧甲基纤维素钠、甲基纤维素、羟丙甲基纤维素等。

泡腾剂： 其原理主要为产生 CO_2 气体，未麻痹味觉从而减轻对苦味、涩味、咸味等的敏感度，起到矫味作用，其成分多为有机酸和碳酸氢钠混合。

（6）着色剂：通过改善制剂的外观颜色，用来识别制剂的浓度、品种、区分应用方法及减少患者厌恶感的一类附加剂。着色剂分天然色素和合成色素两大类。

①天然色素：来自天然物，主要来源于植物，也包括矿物、动物等。天然色素色泽鲜艳且种类较多，红色：甜菜红、苏木；黄色：胡萝卜素、姜黄等；蓝色：松叶兰、乌饭树叶；绿色：叶绿酸铜钠盐等；棕色：焦糖、氧化铁等。

②人工合成色素：人工化学合成方法制得的色素，包括有机色素和无机色素，有机色素主要以煤焦油中分离出的苯胺染料为原料制得。具有色泽鲜艳，着色力强，性质稳定且价格低廉等特点，但大多数毒性较大，用量不宜过多。在中国限制使用合成色素，目前，我国批准使用的食用合成色素有 6 种，分别为苋菜红、胭脂红、亮蓝、靛蓝、日落黄、柠檬黄等；外用色素有伊红、品红、亚甲蓝、苏丹黄 G 等。

（二）表面活性剂

表面活性剂系指通过降低液体的表面张力，而发挥表面活性的物质。通常分子中应同时具有亲水基团和亲油基团。其表面活性特性由其分子的结构特点决定。表面活性剂分子是一种两亲性物质，既亲水又亲油，其亲水基和疏水基分处两端，形成不对称结构。表面活性剂的这种结构特点使它溶于水后亲水基受到水分子吸引，而亲油基受到水分子排斥。克服该种不稳定状态，分子将亲油基伸向气相，亲水基伸入水中。亲水基团一般为解离离子，羧酸或磺酸盐类，或非解离离子，磷酸酯基、氨基或胺盐等；亲油基团一般是长度在8个碳原子以上的烃链，或者是含有杂环或芳香族基团的碳链。

表面活性剂的性质会对制剂表现出不同的作用，当表面活性剂分子定向排列于界面表面时，会发生吸附作用，该吸附作用会改变溶液/固体表面性质，降低表面张力，进而易于表现出湿润、乳化等性质。表面活性剂的浓度高低影响其表面张力，浓度越低，张力下降越显著，活性越强。因此，表面活性剂对于实际应用有着重要的意义。

1. 表面活性剂的分类特点及性质

表面活性剂的分类方法有：①根据来源可分为天然、合成两大类；②根据分子组成特点和极性集团的解离特点，可分为：离子型和非离子型表面活性剂。其中离子型又分为阴离子型、阳离子型和两性离子型3类。③根据溶解性可分为水溶性表面活性剂和油溶性表面活性剂。④根据分子量大小，可分为高分子表面活性剂和低分子表面活性剂。高分子表面活性剂具有较强的表面活性剂，增溶力、乳化能力较强，常用作保护胶体。常用的种类有海藻酸钠、羧甲基纤维素钠、甲基纤维素钠等。

以下主要是根据分子组成特点和极性集团的解离特点而进行的分类及代表材料。

（1）阴离子表面活性剂：阴离子为作用部分，带有负电荷，如肥皂类、长链烃类的硫酸化物、磺酸化物等。

①肥皂类：系高级脂肪酸盐，通式为（$RCOO$）$^{n-}M^{n+}$。肥皂类易被酸所破坏，但都具有良好的乳化能力和分散油的能力。常用的有硬脂酸、棕榈酸、油酸、月桂酸等。

根据M的不同，分为可溶性皂（碱金属皂）、不溶性皂（碱土金属皂）和有机胺皂等。其中，碱金属皂为可溶性皂，一般为钠盐或钾盐等。常用的碱金属皂有月桂酸、棕榈酸和硬脂酸等。这类表面活性剂的HLB值通常在15～18，降低水相的表面张力强于降低油相的表面张力，常用作O/W乳化剂。其还可被钙盐、镁盐等电解质破坏。碱土金属皂为不溶性皂，以钙、镁、锌、锂离子等为主，该类皂的亲油性强于亲水基，常用作W/O乳化剂。有机胺皂是脂肪酸和有机胺反应形成的皂类，主要以三乙胺为主，常用作O/W型乳膏剂的乳化剂，一般只用于外用制剂。

②硫酸化物：通式为$ROSO_3^-M^+$，主要包括两种化合物。第一种为硫酸化脂肪油类，代表化合物是硫酸蓖麻油（即土耳其红油），该类表面活性剂无刺激性，可用于挥发油的增溶剂，也可用作去污剂和润湿剂。第二种为高级脂肪醇硫酸酯类，常用的是十二烷基硫酸钠（SDS）或月桂醇硫酸钠等，乳化能力很强，能耐酸和钙盐、镁盐，性质更稳定，多用作外用软膏的乳化剂。

③磺酸化物：系指脂肪族磺酸化物和芳香族磺酸化物，经磺酸化后，用碱中和所得的化合物，通式为$RSO_3^-M^+$，常用品种有脂肪酸磺酸化物、烷基芳基磺酸化物等。磺酸化物有很好的保护胶体的性能，具有很强的渗透性，有渗透剂之称。此外，其黏度低，起泡性、去污力、油脂分散性很强，是优良的洗涤剂。

（2）阳离子表面活性剂：称为阳性皂或季铵化合物，阳离子为作用部分，含有五价氮离子。

该类化合物通常带正电荷，水溶性大，酸碱环境中均较稳定。该类表面活性剂常用的有：苯扎氯铵（商品名为洁尔灭）、苯扎溴铵（商品名为新洁尔灭），其毒性较大，主要用于器械或外用局部消毒。还可用于杀菌和防腐作用。与大分子的阴离子药物配伍使用会产生结合而失去活性，甚至产生沉淀。

（3）两性离子表面活性剂：具有可转化性，同时具有正、负电荷基团，随溶液 pH 的变化表现为不同的性质，pH 增大时（碱性环境）呈阴离子表面活性剂性质，pH 减小（酸性环境）呈阳离子型表面活性剂性质。根据来源不同，两性离子型表面活性剂有天然、人工合成之分。

①天然类：磷脂酰胆碱，亦称卵磷脂，是天然的两性离子表面活性剂，性状为透明或半透明或黄褐色的油脂状物质。包括阴离子型磷酸酯盐和阳离子型季铵盐。磷脂酰胆碱对热敏感，在酸性和碱性条件下以及酯酶作用下容易水解。磷脂酰胆碱分子不溶于水，但溶于氯仿、石油醚等有机溶剂。其乳化能力较强，尤其对油脂类，多用作乳化剂，制得乳剂的乳滴很稳定且无毒，在多种新型剂型中均有应用，如注射用乳剂、脂质体类制剂等。此外，磷脂酰胆碱含量高时，可作为 O/W 型乳化剂，而肌醇磷脂含量高时则作为 W/O 型乳化剂，各组分比例的变化在制备过程中会发挥不同的使用性能。

②人工合成类：氨基酸型和甜菜碱型，其阳离子部分是胺盐或季铵盐，阴离子部分主要为羧酸盐等。羧酸盐为阴离子，阳离子为胺盐者称为氨基酸型，阳离子为季铵盐者为甜菜碱型。后者的作用主要为酸碱稳定，易溶于水，不易沉淀，适用于任何 pH。

（4）非离子型表面活性剂：系指在水中不解离，以脂肪键或醚键将分子亲水基团（多元醇类，如甘油、聚乙二醇和山梨醇等）与亲油基团（长链脂肪酸或长链脂肪醇以及烷基或芳基等）相结合的物质。由于该类表面活性剂的毒性和溶血作用较小，化学性质稳定，不解离，能与大多数药物配伍，因而在制剂中应用较广，不仅可供外用，亦可供内服，个别品种还可用于注射剂。

①脱水山梨醇脂肪酸酯类：商品名又名为**司盘 Span 或阿拉索**。由于脱水山梨醇为一次脱水物和二次脱水物的混合物，则其酯类化合物也为混合物。本品亲油性较强，W/O 型乳剂的辅助乳化剂，多为外用搽剂和软膏剂的乳化剂。该类表面活性剂的产品是由脱水山梨醇与不同的脂肪酸反应而成的酯类化合物，因脂肪酸的种类和数量不同而区分，当脂肪酸为单月桂酸、单棕榈酸、单硬脂酸和单油酸时，所得到的产品分别命名为司盘 –20、司盘 –40、司盘 –60 和司盘 –80。

②聚氧乙烯脱水山梨醇脂肪酸酯类：商品名又名为**吐温（Tween）**，为亲水性醚类化合物。该化合物也同司盘一样，为一次脱水物和二次脱水物的混合物。本品为黏稠的黄色液体，对热稳定，酸、碱环境水解。聚山梨酯由于分子中增加了聚氧乙烯基，为亲水性表面活性剂，常用于 O/W 型乳剂的乳化剂、增溶剂、分散剂和润湿剂。该类表面活性剂的产品是环氧乙烯与不同的脱水山梨醇脂肪酸酯类发生反应而得，同吐温相似，当脂肪酸为单月桂酸、单棕榈酸、单硬脂酸和单油酸时，所得到的产品分别命名为吐温 –20、吐温 –40、吐温 –60 和吐温 –80。

③聚氧乙烯脂肪酸酯类：商品名又为**卖泽（Myrij）类**。系由聚乙烯二醇与长链脂肪酸缩合而成的酯。亲油基脂肪酸和亲水基聚乙二醇以不同比例结合，可合成疏水性和亲水性不

同的表面活性剂。该酯具有较强的乳化能力，为水溶性的，常用作增溶剂和 O/W 型乳化剂，常用的品种为卖泽 -45、卖泽 49、卖泽 -51 等。

④聚氧乙烯脂肪醇醚类：商品名又为**苄泽（Brij）类**。系由聚乙二醇与脂肪醇缩合而成的醚类。因聚氧乙醇的聚合度和脂肪醇的种类不同而有不同的品种，如苄泽 -30、苄泽 -35 等。药剂上常用作乳化剂或增溶剂。

⑤聚氧乙烯 - 聚氧丙烯共聚物：又名**泊洛沙姆类**，商品名为普朗尼克。该类由聚氧乙烯和聚氧丙烯聚合而成。聚氧乙烯具有亲水性，而聚氧丙烯则随着相对分子量的增加逐渐变得亲油，构成亲油基团。同时，随着分子量的增加，其聚合物由液体变为固体。该类表面活性剂对皮肤无刺激性和过敏性，对黏膜刺激性小，毒性小，可用作静脉注射用的乳化剂。

⑥蔗糖脂肪酸酯：根据其组成可知，该类表面活性剂由蔗糖和脂肪酸类反应而得。蔗糖脂肪酸酯既不溶于水，也不溶于油，可溶于丙二醇等有机溶剂，乳化能力强，主要用作 O/W 型乳膏基质的乳化剂。

（5）其他新型表面活性剂：近年来，在传统表面活性剂的基础上，不断研发并出现一些新型表面活性剂，如碳氟表面活性剂、硅表面活性剂等，其中碳氟表面活性剂根据原子特性，将 C - H 疏水链替代为 C - F 疏水疏油链，提高了表面活性剂的疏水疏油特性。

2. 表面活性剂的性质

（1）**表面活性**：液体表面上分布的分子受力不均匀，来自溶液内部的作用力远大于来自大气的作用力，这种力使表面有收缩的趋势，即表面张力。表面活性剂在较低浓度时，几乎完全吸附在溶液表面形成单分子层，可降低溶液的表面张力。除浓度外，表面活性剂的分子结构、碳链的长短、不饱和程度及亲水亲油平衡程度等均可影响其表面活性的大小。

（2）临界胶束浓度：表面活性剂分子缔合形成胶束的最低浓度称为**临界胶团浓度**。在一定范围内，单位体积内胶束数量和表面活性剂的总浓度几乎成正比。

影响临界胶束浓度的因素：影响临界胶束浓度的因素较多，如碳氢链的长度，临界胶束浓度随着碳原子数的增加而降低。一般在同系物中，每增加一个碳原子，临界胶束浓度下降约一半；碳氢链的分支，但疏水基团碳氢链带有分支时，比相同碳原子数的直链化合物的临界胶束浓度大很多；极性基团的位置，极性基团越靠近碳氢链的中间位置，临界胶束浓度越大；亲水基团的种类，离子型表面活性剂亲水基团的种类对其临界胶束浓度影响不大；温度也能影响表面活性剂的溶解度。

（3）亲水亲油值：表面活性剂分子中亲水亲油基团对油或水的综合亲和力称为亲水亲油平衡（HLB）值。HLB 值越高，亲水性越强，反之，亲油性越强。常规 HLB 值的适用范围和种类见表 3 - 7。

表 3 - 7　HLB 值的适用范围和种类

种类	HLB 值范围	种类	HLB 值范围
表面活性剂	0～40	W/O 型乳化剂	3～6
非离子型	0～20	O/W 型乳化剂	8～18
石蜡分子	0	增溶剂	13～18
聚氧乙烯	20	润湿剂	7～9

3. 表面活性剂的毒性　表面活性剂在制剂制备中虽然应用广泛，但不同类型的表面活性剂也存在不同的缺点，其中最大的缺点即均具有不同程度的毒性作用。毒性程度大小为：非离子型小于离子型；阴离子型小于阳离子型，两性离子型小于阳离子型。有以下几个特点：①阳离子型和阴离子型的表面活性一般认为毒性较大，且具有较强的溶血作用；②非离子型外用给药时，毒性较小，且其对皮肤的刺激性与浓度大小有关，随浓度增大而增大；③非离子型口服给药时，认为无毒性，溶血作用较轻微；④非离子型静脉给药时毒性略大于口服给药；⑤非离子型的溶血作用弱于离子型，其中常见物质的溶血作用顺序为：聚氧乙烯烷基醚＞聚氧乙烯芳基醚＞聚氧乙烯脂肪酸酯（卖泽）＞吐温 -20 ＞吐温 -60 ＞吐温 -40 ＞吐温 -80。

4. 表面活性剂的应用　不同表面活性剂在药剂中有着广泛的应用。除阳离子型表面活性剂直接用于消毒、防腐及杀菌外，其他种类表面活性剂还具有增溶、乳化、去污、杀菌、消泡或起泡等应用性质。广泛用于药物的增溶剂、乳化剂、润湿剂、助悬剂、稳定剂、吸收促进剂等，对提高药品质量起到一定作用。

（1）增溶剂：通过将难溶性药物包裹或吸附于表面活性剂在水中形成的胶团内而增大其溶解度，如一些难溶性维生素、甾体激素、挥发油等，使其达到治疗所需的浓度。

表面活性剂之所以能够起到增溶的作用，是由于胶束的作用。胶束是由亲油基团和亲水基团分别排列于内外而成的具有不同极性的空间结构。内部为非极性疏水空间，外部为极性区。根据胶束的粒径大小，属于胶体溶液范围，因此，加入增溶剂后药物溶液仍为澄清溶液。但是，增溶剂在加入一定量后，在一定温度条件下达到平衡时，被增溶药物会出现饱和浓度，此时为最大增溶浓度。若继续添加，稳定体系会被破坏，转变为热力学不稳定体系，变为浑浊溶液。

影响增溶的因素如下。

①增溶剂的性质：增溶剂的结构不同会影响其临界胶束浓度，而该浓度的大小直接影响其增溶量的大小，即临界胶束浓度越小，说明其增溶量越大，反之，则小。在离子表面活性的种类中，非离子型表面活性剂＞阳离子型表面活性剂＞阴离子表面活性剂。随着增溶剂用量增大，增溶质的溶解度也增大。此外，增溶剂结构，如碳氢链长度、碳链支链的空间构象均有能够影响临界胶束浓度值，进而影响增溶量，碳链越长，浓度越小，增溶量越大；有支链者临界胶束浓度高于无支链者。增溶剂的用量/配比得当时，药物中加入足够量的增溶剂会得到澄清溶液，若配比不当，澄清变得浑浊。

②增溶质的性质：包括剂型的影响、分子量的影响、理化性质的影响等其他成分的影响。表面活性剂所形成的胶团体积大体一致，药物的相对分子质量越大，摩尔体积也越大，在增溶剂浓度固定时，所能溶解的药物量必然越少。

③温度的影响：温度升高，分子热运动增强，使胶束产生增溶的空间增大，因而增溶量增大。但部分活性剂，如聚氧乙烯醚型，由于温度对聚氧乙烯基的性质影响其对药物的增溶量。对非极性有机化合物，当温度升高时，胶束聚集数增加，其增溶量随着温度升高而增加；而对极性有机物，则会随着温度增高，出现先增加后减少的现象，导致这种现象主要是由于温度的升高，高于昙点时，聚氧乙烯基因脱水而卷缩，增溶空间减少，致使增溶量减少。

（2）乳化剂：表面活性剂能使乳浊液易于形成并使之稳定，故可作为乳化剂应用。表面活性剂作为乳化剂的应用原理为，分子定向排列于油水界面，形成一层保护膜，防止液滴间相互吸引进而发生碰撞，而后产生合并和聚集，这样能够提高制剂的稳定性，改善制剂质量标准。通常其亲水亲油平衡值（HLB）决定乳剂的类型，常用作油包水乳化剂的 HLB 值在 3～8；而用作水包油乳化剂的活性剂的 HLB 值在 8～16，但这个范围仅供参考。药用乳化剂多应用阿拉伯胶、西黄蓍胶、琼脂、软肥皂等。

（3）润湿剂：液体在固体表面上的黏附作用称润湿，能起润湿作用的表面活性剂称润湿剂。润湿剂实际是利用表面活性剂的分子定向吸附于界面上，从而排出空气，降低接触角，达到润湿固体的目的。润湿剂的最适 HLB 值通常为 7～11，且要在合适的温度下才能够起到润湿作用。软膏基质中加入少量表面活性剂，能使药物与皮肤更加紧密地接触，增加基质的吸水性，并可乳化皮肤的分泌物，增加药物的分散性，有利于药物的释放和穿透，同时还可增加基质的可洗脱性。

（4）起泡剂和消泡剂：具有发生泡沫作用和稳定泡沫作用的物质称为起泡剂和稳泡剂。一般易产生泡沫的物质多为含有皂苷、蛋白等具有表面活性的物质，在剧烈搅拌或蒸发浓缩时产生，这种现象主要是由于表面活性物质可以降低液体的表面张力，增加液体黏度而使泡沫稳定，因而具有起泡剂和稳泡剂的作用，它们通常具有较高的 HLB 值以及较强的亲水性。起泡剂主要应用于腔道给药及皮肤用药。

与起泡剂相反，可以消除泡沫的物质叫作消泡剂。为了破坏泡沫，可加入少量的戊醇、辛醇、醚类、豆类等表面张力小而且水溶性也小的表面活性剂，其 HLB 值通常为 1～3，其可与起泡剂竞争膜表面，取代原来起泡剂，由于其本身碳链短（一般为 5～6 个碳原子），不能形成坚固的液膜，从而使泡沫破坏。

（5）去污剂：用于去除污垢的表面活性剂称为去污剂。去污是润湿、渗透、分散、乳化、发泡或增溶等综合作用的结果。去污剂的最适 HLB 值为 13～16，去污能力以非离子型最强，其次是阴离子型去污剂。常用的去污剂有钠肥皂、钾肥皂、十二烷基硫酸钠及其他烷基磺钠等。

（6）消毒剂和杀菌剂：发挥该类功效的化合物为大多数阳离子型和少数阴离子型表面活性剂。化合物通过与细菌生物膜的蛋白质发生相互作用，使蛋白质变性或破坏。不同浓度可发挥不同的功效，既可用于手术前的皮肤消毒、伤口消毒，也可用于手术器械消毒等。

（三）低分子溶液剂

1. 溶液剂、芳香水剂、糖浆剂、醑剂和甘油剂制剂特点与质量要求　**低分子溶液**，小分子药物以分子、离子状态分散在溶液中形成的均相液体制剂，可供内服也可外用。药物分散性越大，与患者接触面越大，疗效愈明显。低分子溶液剂包括溶液剂、芳香水剂、糖浆剂、醑剂和甘油剂等。

（1）溶液剂：指药物溶解于适宜溶剂中形成的澄明液体制剂。药物不挥发，水为溶剂。药物之所以制成溶剂的原因是为了以量取替代称取，剂量调整容易且准确。该剂型药物分散度大、口服吸收迅速，奏效快，但化学不稳定药物不宜制成溶液剂或不宜长期储存。溶液剂应保证溶液澄清，不得有霉败、异臭、变色、浑浊及沉淀等。为保证其在生产与贮藏期间的质量，可适当加入抗氧剂、防腐剂等附加剂。此外，为量取方便和防止长霉，有些较稳定药物往往制成高浓度溶液，如 50% 硫酸镁、50% 溴化钠等贮备液。

（2）芳香水剂：又称含药水剂，指芳香挥发性药物（多为挥发油）的澄明饱和或近饱和水溶液。溶媒还可为水与乙醇的混合溶剂。由于挥发性物质水中溶解度小，芳香水剂的浓度较低，一般只用作芳香溶媒。"浓水剂"并非水剂的浓缩品，而是水剂的代用品，其体积小，易于运输。一般浓剂含有适量的乙醇溶解挥发物，如浓桂皮水、浓薄荷水及浓氯仿水等。

　　芳香水剂的制法多种，主要跟原料药有关，纯净挥发油或化学药物多采用溶解法，含挥发性成分的药材适用蒸馏法，芳香性植物经蒸馏法获得的澄明液体称为露剂。

　　芳香水剂应为澄明水溶液，不得有异臭、沉淀和杂质。芳香水剂一般浓度低，大多易分解、变质甚至霉变，不宜大量配制和久贮。一般作矫味、矫臭剂使用。

　　（3）糖浆剂：指含有药物或芳香物质的浓蔗糖水溶液。中药糖浆含糖量降低，近 50%（g/ml），单纯糖浆含蔗糖量为 85%（g/ml）左右或 64.7%（g/g）。糖浆剂中含糖和芳香剂，这些都可掩盖苦、咸等异味，适合小儿服用。蔗糖溶液可配制为不同浓度的溶液，且随着糖浓度的增加，溶液渗透压逐渐增加，当浓度达到 65%（g/g）时，微生物的生长和繁殖也会受到大大抑制。当蔗糖溶液为低浓度时，易被真菌、酵母及其他微生物污染。此外，温度也会影响糖浆剂的药效，当温度过低时，浓糖浆会析出蔗糖结晶，使溶液浓度降低，故含药糖浆需选择合适的含糖量，必要时也加入适量防腐剂。

　　糖浆剂按药理作用可分为含药糖浆和矫味糖浆。制备糖浆剂的方法有溶解法和混合法。"热熔法"，蔗糖在水中溶解度随温度升高而增加，在配制过程中将蔗糖溶于一定量的沸水中，加热全溶，然后在适宜温度下加入药物，搅拌，滤过，并自滤器上添加适量新煮沸过的水至处方规定量。"混合法"，将药物与糖浆直接混合而成。同时，处方中可加入适宜的附加剂，如抑菌剂、防腐剂（≤0.3% 苯甲酸和苯甲酸钠，≤0.05% 羟苯甲酯类）、稳定剂（乙醇、甘油或其他多元醇）。糖浆剂应澄清，储存期间允许有少量摇之易散的沉淀。糖浆剂应密封，置阴凉干燥处储存。

　　（4）醑剂：指挥发性药物的乙醇或乙醇水溶液。其有效成分可为固体、液体或气体。醑剂中乙醇浓度为 60%～90%，挥发性药物浓度为 5%～10%。用于制备芳香水剂的药物一般都可以制成醑剂。亚硝酸乙酯醑剂、樟脑醑剂等均具有治疗目的。因药物具挥发性，醑剂应储存于密闭容器中，且不易久贮。

　　（5）甘油剂：系指药物溶于甘油中制成的专供外用的溶液剂。甘油剂用于口腔、耳鼻喉科疾病。甘油剂应具有黏稠性、防腐性、吸湿性，对皮肤、黏膜应有滋润作用，能使药物滞留于患处而延长药物局部疗效作用。甘油剂吸湿性较大，应密闭保存。

　　2. 搽剂、涂剂、涂膜剂、洗剂、灌肠剂的制剂特点

　　（1）搽剂：搽剂系指药物用乙醇、油或适宜的溶剂溶解制成的外用液体制剂，供无破损皮肤揉擦用。搽剂分为溶液型、混选型、乳液型等，具有收敛、保护、镇痛、杀菌、消炎等作用。多用水、乙醇、液状石蜡、甘油或植物油等作为分散介质，使用时用力揉搓，可增加药物的渗透性，同时具有润滑、降低刺激性等作用。

　　搽剂应无毒、无局部刺激性。在贮藏时，乳状液搽剂和混悬型搽剂易分别发生油水分离和沉淀，乳状液应经振摇易重新形成乳液，混悬型搽剂应经振摇易分散，保证剂量准确。搽剂应无酸败、变色等现象，根据需要可加入防腐剂或抗氧剂，易变质的搽剂应在临用前配制。搽剂应遮光，密闭储存，启用后最多可使用 4 周。在标签上应注明"不可口服"。与洗剂相似，搽剂的稳定性应重点考察性状、含量等有关物质，对乳液型搽剂应考察其分层现象，对混选型搽剂则应考察其分散性。

　　（2）涂剂：涂剂系指含原料药物的水性或油性溶液、乳状液、混悬液，供临用前用消毒纱布或棉球等柔软物料蘸取涂于皮肤或口腔与喉部黏膜的液体制剂。也可为临用前用无菌溶液制成溶液的无菌冻干制剂，供创伤面涂抹治疗用。

　　涂剂包括甘油溶液、乙醇液和植物油，其中甘油最为常用。其常用作消毒或消炎。以油

为溶剂的应无酸败等变质现象，并应检查折光率。涂剂在贮藏时，乳剂、混悬剂会发生反应，乳剂会出现油水分离，混悬剂会产生沉淀等。为提高该类涂剂的稳定性，应保证乳剂涂剂经振摇后能重新形成乳状液，混悬液应易分散，以保证剂量准确。易变质的涂剂应在临用前配制。可根据需要加入适量抑菌剂或抗氧剂。涂剂应遮光，密闭储存，对热敏感的品种，如生物制品，应置 $2 \sim 8$ ℃避光贮藏和运输，启用后最多可用4周。

（3）涂膜剂：涂膜剂系指原料药物溶解或分散于含成膜材料溶剂中，涂搽患处后形成薄膜的外用液体制剂。涂膜剂中多以有机溶剂作为分散相，当其涂布于患处时，随着其挥发，在患处形成薄膜，具有保护作用，同时保证药物缓慢、充分释放，发挥药效。一般用于无渗出液的损害性皮肤病、过敏性皮炎、银屑病和神经性皮炎等。

涂膜剂应稳定、无毒、无局部刺激性，根据需要加入抑菌剂或抗氧剂。涂膜剂制备工艺简单，且使用方便。制备时常用溶剂为乙醇、丙酮等，常用的成膜材料有聚乙烯醇、聚乙烯吡咯烷酮、乙基纤维素和聚乙烯醇缩甲乙醛和火棉胶等，成膜材料的选择除应考虑其具有良好的成膜性外，还应使所制备的涂膜剂在皮肤温度下能够较迅速地成膜；为增加其在皮肤表面的舒适性，可适当加入甘油、丙二醇、邻苯二甲酸二丁酯等作为增塑剂，为防止酸败、变色等，可加入防腐剂或抗氧剂，且所加入附加剂对皮肤或黏膜应无刺激性。涂膜剂应遮光，密闭储存，在启用后最多可使用4周。

（4）洗剂：洗剂系指含药物的溶液、乳液、混悬液，供清洗或涂抹无破损皮肤或腔道的外用液体制剂。洗剂按分散系统分为溶液型、乳液型和混悬型，其中以混悬型为多，如炉甘石洗剂、复方硫黄洗剂等。洗剂具有消毒、消炎、止痒、杀菌、收敛和保护等局部作用。洗剂消炎的原理为：通过蒸发掉洗剂中的水分和乙醇后，产生冷却与收缩血管的作用，从而减轻炎症症状。溶液型洗剂一般适用于糜烂型湿疹、渗出性溃疡及化脓性创面等。混悬剂通过在皮肤表面形成一层膜，保护皮肤免受刺激。混悬型洗剂忌用于糜烂面，以免结痂或引起继发病变。

洗剂应无毒、无局部刺激性。在生产与贮藏期间，若乳液和混悬剂出现油水分离或沉淀，应为振摇易散，保证使用前呈混匀状态，确保给药剂量准确和稳定。易变质的洗液应于临用前配制。洗剂应密闭储存，在启用后最多可使用4周。

（5）灌肠剂：灌肠剂系指灌注于直肠的液体制剂，以治疗、诊断或营养为目的的水性、油性溶液、乳状液和混悬液。灌肠剂应无毒、无局部刺激性；灌肠剂应密封储存。

3. 临床应用与注意事项

（1）临床应用：低分子溶液剂在药剂学中应用广泛，包括溶液剂、芳香水剂、糖浆剂、醑剂、甘油剂、涂剂、搽剂、洗剂等，在临床上内服和外用均有应用。一般药剂学中溶液剂、芳香水剂、糖浆剂的口服给药适用较多，涂剂、涂膜剂、搽剂、洗剂等的外用较多。

（2）注意事项

①常用溶剂为水，制剂外观应澄清透明。

②溶液剂均应密闭保存，搽剂、涂剂、涂膜剂、洗剂、灌肠剂等制剂开启后应在4周内使用。

4. 典型处方分析

例1：**复方碘溶液（卢戈溶液）**

【处方】碘　　　　　　50 g

　　　　碘化钾　　　　100 g

  纯化水　　　加至 1000 ml

【注解】取碘和碘化钾，加水 100 ml 溶解后，再加水至 1000 ml 搅拌即得。该处方中碘化钾为碘的助溶剂，少加水增加其单位浓度，促使碘形成络合物而更易溶解。

【临床适应证】为甲状腺激素合成的原料，用以预防和治疗地方性甲状腺肿。用于甲状腺功能亢进术前准备，使甲状腺变小变硬，血流减少。抑制甲状腺激素释放，治疗甲状腺危象。

例 2：**浓薄荷水**

【处方】　薄荷油　　　20 ml

   滑石粉　　　15 g

   蒸馏水　　　加至 1000 ml

【注解】取薄荷油加滑石粉混匀，倒入含有适量蒸馏水的瓶中，密塞振摇 10 分钟，以滤纸或纸浆反复过滤至澄明，加蒸馏水至足量。滑石粉作为分散剂，可将薄荷脑分散更细，有利于溶解；同时，其还具有吸附剂和助滤剂作用，过量薄荷脑和杂志可被吸附，滑石粉在滤器上形成滤饼而起助滤作用。本品易变质，易密闭、避光储存。

【临床适应证】本品为祛风矫味剂，可缓解胃的气胀和绞痛。

例 3：**橙皮糖浆**

【处方】　橙皮酊　　　50 ml

   蔗糖　　　　820 g

   滑石粉　　　15 g

   枸橼酸　　　5 g

   纯化水　　　加至 1000 ml

【注解】橙皮酊 50 ml、滑石粉 15 g、枸橼酸 5 g，加蒸馏水约 400 ml 搅拌，过滤至澄明，滤液中加入蔗糖，溶解后用纱布或精致棉过滤，自滤器上添加蒸馏水至全量。滑石粉作为分散剂和助滤剂。

【临床适应证】本品用于矫味剂，或用于制备其他含药糖浆。

例 4：**复方薄荷脑醑**

【处方】　薄荷脑　　　3 g

   苯酚　　　　5 g

   乙醇　　　　630 ml

   蒸馏水　　　加至 1000 ml

【注解】复方薄荷脑醑剂以薄荷脑和苯酚为主药，乙醇能促进薄荷脑的溶解，采用溶解法进行溶解。

【临床适应证】本品作用于皮肤或黏膜，有清凉止痒、消炎、止痛，促进血液循环，减轻水肿等作用。

例 5：**碘甘油**

【处方】　碘　　　　　1.0 g

   碘化钾　　　1.0 g

   纯化水　　　1.0 ml

   甘油　　　　加至 100 ml

【注解】碘作为主药，甘油作为溶解碘的溶剂，而碘在甘油中溶解度约为 1%（g/g），加入碘化钾可助溶，增加碘的溶解度和稳定性。本品不宜用水稀释，以免增加对黏膜刺激，必要时用甘油稀释，甘油附着于皮肤或黏膜上，减少对皮肤刺激性，同时使药物滞留患处，而起延效作用。

【临床适应证】适用于口腔黏膜溃疡、牙龈炎及冠周炎。

例6：**吡罗昔康搽剂**

【处方】

吡罗昔康	5.0 g
乙酰水杨酸	2.0 g
月桂氮䓬酮	8 ml
95% 乙醇	加至 500 ml

【注解】本搽剂采用95%乙醇为溶剂，加入月桂氮䓬酮，有助于使药物透过皮肤，提高吡罗昔康治疗关节炎的作用。

【临床适应证】适应证为用于缓解局部疼痛，如肌肉痛、关节痛以及拉伤、扭伤和运动损伤引起的疼痛和肿胀，也可用于骨关节炎的对症治疗。

例7：**石灰搽剂**

【处方】

花生油	10.0 ml
Ca（OH）₂ 饱和水溶液	10.0 ml

【注解】$Ca(OH)_2$ 与花生油中游离脂肪酸生成脂肪酸钙皂，为 W/O 型乳剂，本法为新生皂法制备乳剂。

【临床适应证】本品主要成分为氢氧化钙和花生油，具有收效、保护、润滑、止痛的作用。外用涂抹治疗轻度烧伤和烫伤。

例8：**复方酮康唑涂膜剂**

【处方】

酮康唑	20 g
水杨酸	30 g
薄荷脑	20 g
聚乙烯醇 124	40 g
月桂氮䓬酮	20 ml
无水亚硫酸钠	1.0 g
蒸馏水	200 ml
乙醇	加至 1000 ml

【注解】本处方中酮康唑、水杨酸、薄荷脑为主药，酮康唑易氧化变色，无水硫酸钠作为抗氧剂，可有效提高酮康唑稳定性。聚乙烯醇124具有良好的成膜性、柔韧性，薄荷脑具有清凉作用，与氮酮一起促进药物向皮下渗透，提高治疗效果。本品成膜速度快，涂用后很快在皮肤表面形成柔韧的药膜。由于酮康唑易氧化，本品应注意避光，密闭储存。

【临床适应证】用于皮炎、湿疹、手足体股癣等治疗。

例9：**炉甘石洗剂**

【处方】

炉甘石	30 g
氧化锌	50 g
樟脑醑	250 ml
甘油	100 ml
蒸馏水	加至 1000 ml

【注解】炉甘石与氧化锌均为亲水性物质，不溶于水但能被水和甘油润湿，故采用加液研磨法先与甘油和水研成糊状，使炉甘石与氧化锌分散细腻。该洗剂为混悬剂，可加入絮凝剂等稳定剂，使用时振摇易分散。

【临床适应证】本品具有收敛作用，用于红斑、丘疹表现的急性皮炎、湿疹、痱子等。

例 10：**甘油灌肠剂**

【处方】甘油　　　　　　　　　　42.7 g

　　　　纯化水　　　　　　　加至 100 ml

【注解】本品为无色溶液。

【临床适应证】润滑性通便药，用于清洁灌肠或便秘。

（四）高分子溶液与溶胶剂

高分子溶液与溶胶剂都属于胶体分散系统。高分子溶液为热力学稳定的均相体系，而胶体为热力学不稳定的非均相体系。但由于两者分散相质点大小均在 1～100 nm 范围，又存在某些相似之处。

1. 高分子溶液的特点与质量要求

高分子溶液：系指高分子化合物作为溶质，溶解于溶剂中形成的液体制剂，该溶液为均匀分散体系。高分子化合物在多行业多方面均应用广泛且效果显著，尤其在药剂学类。作为药物制剂的一部分，有些高分子本身就具有治疗作用，这类高分子直接发挥作用，如血浆代用品；有一些高分子通过聚合等化学方法与药物进行结合，进而发挥药效或延长药效，如聚乙烯比咯烷酮 – 碘络合物。高分子溶液大多为亲水性口服给药，患者用药方便也是高分子溶液被广泛应用的原因之一。

（1）高分子溶液剂的特点

①荷电性：带有正、负电荷是高分子溶液的一个重要特点，其溶液存在电泳现象，用电泳法可测得其所带电荷的种类，但是由于其荷电性也存在一些缺点，如其易受溶液 pH 的影响，受加入电解质的影响较大，常用带电荷的高分子有琼脂、血红蛋白、明胶等（带正电荷）和淀粉、阿拉伯胶、海藻酸钠等（带负电荷）。

②聚结特性：该特点主要表现为**盐析现象**，即高分子水化膜因加入**大量**电解质而被破坏，导致高分子凝结并沉淀的现象。而加入少量电解质则不会产生此反应，因为高分子溶液中本身存在正、负电荷，可以抵消少量电解质带来的电荷变化，故不会破坏水化膜，也不影响稳定性。发生盐析反应的核心是由于溶液水化膜被破坏，像脱水剂（乙醇、丙酮等）、絮凝剂、盐类物质等均可破坏水化膜，故该类化合物的加入均会导致聚集反应。另外，带相反电荷的两种高分子溶液混合会因电荷中和反应产生沉淀。

③稳定性：与聚集特性相似，溶液的稳定性的关键即与水存在牢固的水化膜，水化膜可阻止化合物之间的相互凝聚，避免沉淀发生。高分子溶液还具有一个特点，即溶液在放置过程会自发地聚集而沉淀，称为陈化现象。

④胶凝性：该性质特点主要与温度有关，亲水性的琼脂水溶液，随温度高低，物理性状会发生改变。胶凝过程即温度由高到低时，溶液性状由黏稠流动的液体转变为网状结构、不流动的半固体的过程，而最后形成的半固体称为凝胶。凝胶有脆性和弹性之分，干胶即凝胶失去水分所形成干燥固体，前者易变脆，易研磨成粉末，如硅胶；后者体积缩小有弹性，如琼脂和明胶。

⑤渗透压：溶液的渗透压大小与其高分子浓度有关。

⑥黏度：为黏稠性流体，黏稠度与分子量有关。

（2）高分子溶液剂的质量要求

①高分子溶液中的药物为可溶性的大分子物质。

②为提高高分子溶液的稳定性，减少盐析反应的发生，大量的电解质、脱水剂、盐类物质等化合物应避免加入，以免破坏溶液水化膜，影响制剂的质量。

③为避免或减轻高分子溶液的陈化现象，在溶液放置过程中，应控制外界因素（如光线、空气等）和处方因素（如盐类、絮凝剂等）的影响。同时也要控制温度对溶液的影响，尤其一些水性凝胶剂。

④有限溶胀和无限溶胀的制备工艺。有限溶胀一般不搅拌或加热，无限溶胀需要搅拌或加热，加速高分子溶液的形成。不同高分子物质形成高分子溶液的所需条件不同。

2. 溶胶剂的特点与质量要求　**溶胶剂**系指固体在液体或气体中分散的胶体溶液。包括疏水胶和亲水胶，还有一些可溶性低分子量物质具有两亲性分子，形成第三类，缔合胶体。疏水胶和亲水胶的分散相质点大小均在 $1 \sim 500$ nm，粒子扩散速度慢，且均不能透过半透膜。多数胶体溶液尤其是疏水性胶体属于热力学不稳定分散系统，但属于动力学稳定分散系统，临床应用较少。

（1）溶胶剂的特点

①稳定性：胶体溶液的粗化过程实为合并或聚集，胶粒间有相互聚结，从而降低其表面能的趋势，ζ 电位降低，胶粒结构具有不稳定性。由于胶体的热不稳定体系，故在足够长的时间后胶体分散体系终会自发粗化，小粒子变成大粒子。为了提高溶胶稳定性，可加入一定量的亲水性高分子溶液，使胶粒表面水化作用增强，可显著提高溶胶的稳定性。带相同表面电荷的胶粒之间的静电斥力使胶粒不易聚结，具有静电稳定性，反之，则与可能发生沉淀。

②光学性质：当一束光线通过溶胶时，从侧面可见到浑浊发亮的圆锥形光束，这是由于胶粒的光散射所致，称为 Tyndall 效应。根据 Tyndall 效应可以鉴别溶胶、溶液和混悬液，真溶液为透射光，混悬剂产生强的反射光。溶胶剂具有吸收特定波长和散射光的特性，使溶胶剂产生不同的颜色，氯化金溶胶呈深红色，碘化银溶胶呈黄色，蛋白银溶胶呈棕色。根据对光的散射程度不同，判断粒子大小范围，如金溶胶粒子随粒子大小增大，由红色变为蓝色。

③双电层结构：溶胶剂具有双电层结构，分为吸附层和扩散层，且带有相反的电荷。胶粒表面与中性溶液间存在电位差，称为 ζ 电位。ζ 电位越高，胶粒间斥力越大，扩散层越多，溶胶就越稳定。由于双电层离子有较强水化作用，胶粒的周围会产生水化膜，电荷越高，扩散层越厚，水化膜越厚，进一步增大了胶粒的稳定性。

④动力学性质：胶体溶液具有微粒动力学性质，一种化合物在过饱和溶液状态下可能析出或结晶。蔗糖、盐溶液过冷时或当化学反应生成盐浓度超过其溶解度时，过饱和溶液的固液缓慢分离形成晶核，晶核必须超出临界粒径，才能持续稳定的生长为胶体粒径的结晶。形成晶核与相对过饱和有关。

（2）溶胶剂的质量要求

①溶胶稳定性：溶胶是热力学不稳定体系，具有双电层结构和 ζ 电位。ζ 电位愈大，溶胶剂胶粒之的斥力越大，胶粒越不易聚结，溶胶剂越稳定。同时，胶粒外具有一层水化膜，水化膜越厚，扩散层越厚，溶胶越稳定。

②电解质的作用：电解质会对粒子层间的 ζ 电位产生很大变化，电解质会影响胶粒电荷

减少，进而使水化膜变薄，胶粒聚集或合并。

③高分子化合物的作用：加入高分子化合物，可提高溶胶表面水化作用，提高溶胶的稳定性，使其不易发生聚集，称为保护胶体，对溶胶具有保护作用。如果加入的高分子溶液的量太少，则反而降低了溶胶的稳定性，这种现象称为敏化作用。

（3）溶胶剂的制备：包括分散法和凝聚法。其中分散法包括机械分散法、胶溶法和超声分散法。常用设备为胶体磨。

3. 临床应用与注意事项

（1）临床应用：高分子化合物在多行业多方面均应用广泛，尤其在药剂学。一些高分子本身就具有治疗作用，如血浆代用品；有一些高分子通过聚合等化学方法与药物进行结合，进而发挥药效或延长药效，如聚乙烯比咯烷酮－碘络合物。一般药剂学中的亲水性高分子溶液剂口服给药适用较多。溶胶剂的药物为难溶性固体药物，并分散在水中形成非均相液体制剂，属于热力学不稳定系统，其分散度大，日前临床应用较少。

（2）注意事项：①溶液剂易出现陈化现象和盐析现象，应控制外界因素（如光线、空气等）和处方因素（如盐类、絮凝剂等）的影响。同时也要控制温度对溶液的影响。储存时应避光、密封储存。②溶胶剂应放在低温避光的环境中保存。

4. 典型处方分析

例 1：**胃蛋白酶合剂**

【处方】
胃蛋白酶	20 g
单糖浆	100 ml
5% 羟苯乙酯乙醇液	10 ml
橙皮酊	20 ml
稀盐酸	20 ml
纯化水	加至 1000 ml

【注解】本处方中胃蛋白酶为主药，单糖浆、橙皮酊为矫味剂，5% 羟苯乙酯为防腐剂，稀盐酸为 pH 调节剂，纯化水为溶剂。胃蛋白酶的制备方法为：将胃蛋白酶撒于单糖浆水液面，使其自然膨胀，溶解。本品一般不宜过滤，因为胃蛋白酶在盐酸酸性溶液中带正电荷，而润湿的滤纸或棉花带负电荷，有吸附作用。为了消除吸附作用，可在滤纸湿润后加稀盐酸少量冲洗，中和电荷。胃蛋白酶活性制剂，应纯化水配制，低温储存。

【临床适应证】本品为助消化药，消化蛋白质。用于缺乏胃蛋白酶或消化功能降低引起的消化不良。

例 2：**纳米银溶胶**

【处方】
1×10^{-3} mol/L $AgNO_3$ 溶液	500 ml
1% 柠檬酸钠溶液	13 ml

【注解】处方中 $AgNO_3$ 作为主药，柠檬酸钠作为还原剂，还原剂的量直接影响还原反应生成纳米银的量。一般反应温度为 50℃，反应时间为 60 分钟最宜。以纳米银溶胶为抗菌剂制得纳米银抗菌内墙涂料。

【临床适应证】本品为广谱抗菌、强效抗菌剂。

（五）混悬剂

1. 混悬剂的分类、特点与质量要求　**混悬剂**系指固体微粒分散于液体介质中的非均相制剂。固体微粒可为难溶性，也可为水溶性的。难溶性药物溶于水或水溶液中或水溶药物溶于油或油性溶剂中，均可制得混悬剂。此外，混悬剂还包括溶剂与药物分开制备的，即干混悬剂，临用前将药物颗粒或粉末加水振摇即可。混悬剂属于粗分散体系，微粒直径＜1 μm 为胶体混悬剂，直径＞1 μm 即为粗混悬剂，上限直至 50～75 μm。混悬剂中可加入少量矫味剂，改善口感，减少药物不良味道。混悬剂中药物不均匀分散，剂量不易准确，因此毒药或剂量小的药物，不适宜制成混悬剂。混悬剂属于热力学、动力学均不稳定体系，可内服、外用、注射、滴眼等。

（1）混悬剂的特点

①有些药物在剂量范围内不溶于水，应用复溶媒或增溶或助溶等方法存在安全性或稳定性问题时，可制成混悬剂。混悬剂中的药物以固体微粒的形式存在，可以提高药物的稳定性。

②相比于固体制剂更加便于服用。混悬液属于粗分散体，可以掩盖药物的不良气味。

③混悬剂可以达到长效作用，由于混悬剂中的难溶性药物的溶解度低，从而导致药物的溶出速度低。

④可掩盖药物不良气味。

⑤混悬剂分散不均匀，剂量不易准确，因此毒性或剂量小的药物不适宜制成混悬剂。

（2）混悬剂的质量要求

①微粒大小：混悬剂的粒子大小关系到制剂稳定性、药效和生物利用度。混悬的固体粒子应有一定的细度，下沉缓慢。根据 2015 版《中华人民共和国药典》中规定的测定方法，如显微镜法、库尔特计数法等测定混悬剂中微粒大小及分布情况，是评价混悬剂稳定性的重要指标。

②沉降体积比：为了保持混悬颗粒的分散均匀度，希望混悬微粒沉降缓慢甚至不沉降。但混悬剂中分散的固体颗粒与未分散的大颗粒均具有自发聚集趋势和粗化趋势作用，由于重力作用，悬浮在液体中的固体粒子最终还是要沉降。

沉降体积比是指沉降物的体积与沉降前混悬液的体积之比。计算式为 $F = H/H_0$，其中 H_0 为混悬剂倒入量筒中的起始高度，H 为静置后沉降面的稳定高度。其中，F 值在 0～1，F 值越大，混悬剂就越稳定。根据 H－t 作曲线，即得沉降曲线，曲线的起点最高点为 1，之后逐渐缓慢减低。根据沉降曲线，可以判断悬剂处方的优劣，沉降曲线比较平和降慢可以认为处方设计优良。

③重新分散性：在储存中应不结块或稍加振摇能重新均匀分散，保证服剂量的均匀性和准确性。

④絮凝度：混悬剂的絮凝程度用絮凝度表示，计算公式为：$\beta = F/F_\infty$，其中 F 为絮凝混悬剂的沉降体积比，F_∞ 为无絮凝混悬剂的沉降体积比，β 为由絮凝所引起的沉降体积比增加的倍数。如 $\beta = 3.0$，说明絮凝混悬剂的 F 值是无絮凝剂混悬剂 F 值的 3 倍。β 值越大，絮凝效果越好，混悬剂的稳定性越高。

⑤流变学：通过黏度计测定黏度，绘制黏度曲线，根据曲线评价混悬剂的流变学性质。实则判定溶液的塑性特性，若溶液为塑性或假塑性并兼具触变性流动，则能有效地减缓混悬剂微粒的沉降速率。

2. 常用稳定剂的性质、特点与应用　因混悬剂属于热力学、动力学均不稳定体系，为了保证混悬剂的药效和质量，常需要加入一定量的稳定剂，如润湿剂、助悬剂、絮凝剂等，以期提高制剂的稳定性，保证药品质量。

（1）润湿剂：常用于疏水性药物，其作用主要通过降低药物-溶剂间的表面张力，增加药物的亲水性，使其易被润湿与分散。常用疏水性药物包括阿司匹林类，为了促进漂浮于液体表面的药物分散进入体系内，常加入润湿剂，使其被水润湿，增加其溶解性。常用的润湿剂多为表面活性剂，其 HLB 值在 7～11，且有一定的溶解度；口服常用聚山梨酯类、脂肪酸山梨坦类等，甘油、果糖也具有一定的作用。

（2）助悬剂：根本意义上为应能增加液体分散介质的密度和黏度，从而减慢药物微粒的沉降速度。常用混悬剂的溶媒为水，需要添加适当的附加剂来增加介质的密度，如助悬剂。但事实上用增加分散媒介的密度和黏度的方法来减慢微粒的沉降速度是有限的，黏度太高会影响倾倒，剂量不易准确，而且还会增加不良味道在味蕾的残留时间。通常，助悬剂可选择一种单独使用，也可选择几种合用。合用时效果要比单用效果好。

混悬剂一般选择具有塑性或假塑性并兼具触变性的最为理想。塑性黏度低，临时用着宜选用，假塑性黏度高，久贮时宜选用。

助悬剂分为低分子和高分子助悬剂两大类，高分子化合物又分为天然与合成两类，以下为几种常用助悬剂。

①低分子助悬剂：如甘油、糖浆等。

②天然高分子助悬剂：天然胶无毒、价廉，多数溶于水成高黏度溶液。常用的有琼脂，用量为 0.2%～0.5%；西黄蓍胶，阿拉伯胶，海藻酸钠、淀粉浆等。合成胶，卡波姆由于其黏度高被广泛应用；聚乙烯吡咯烷酮通常与其他助悬剂合用，常用作保护胶。

③纤维素及其衍生物：除羧甲基纤维素钠外，其他均为非离子型，化学相容性好。微晶纤维素水不溶，常与羟丙甲纤维素（HPMC）、羧甲基纤维素钠及甲基纤维素合用。羟丙甲纤维素在冷水中和热水中均溶，常用于眼用制剂，也可用于保护胶，高黏度的作为助悬剂。羟乙基纤维素、羟丙基纤维素，助悬能力较差。水性纤维素衍生物易被微生物降解，故需要添加防腐剂。

④硅皂土是胶体水合硅酸铝，无臭，有泥味，在水中带负电荷，吸附大量的水形成高黏度的糊状物，能阻碍微粒聚集。通常在 pH 为 7 以上黏度更高助悬效果更佳，多用于外用制品。触变胶主要是利用其触变性提高助悬剂的稳定性。单硬脂酸铝在植物油中形成触变胶，常作注射液、滴眼剂的助悬剂。

⑤其他类：甘草酸具有很好的助悬性，其溶液呈假塑性。明胶可与多数成分相容，根据介质 pH 及本身类型不同而显示阴离子或阳离子。

（3）絮凝剂与反絮凝剂：**絮凝剂**的作用是适当**降低**混悬微粒的 ζ 电位，当电位降低到一定程度时，斥力与引力达到平衡，形成松散的絮状聚集，即发生絮凝，所加入的电解质称为絮凝剂。聚集体不结块，轻摇即散。**反絮凝剂**的作用主要是**升高**混悬微粒的 ζ 电位，防止微粒发生碰撞聚集，能起反絮凝作用的电解质称为反絮凝剂。

特点：①均为电解质。②不同用量、不同作用的电解质，对某些混悬剂有絮凝作用，而对另一些混悬剂则有反絮凝作用，应在试验基础上再应用，如枸橼酸盐、酒石酸盐、磷酸盐和一些氧化物（如三氧化铝）等，既可作絮凝剂亦可作反絮凝剂。③产生絮凝或反絮凝作用主要取决于混悬粒子表面所带电荷。絮凝程度与电解质的化合价有关，价数越高，作用越强，根据 Schulze - Hardy 规则，二价离子比单价离子强 60 倍，而三价离子作用比单价强 770 倍。④适宜的反絮状体系也有利于混悬剂的稳定性。

3. 临床应用与注意事项

（1）临床应用：混悬剂主要适用于难溶性药物制成液体制剂，属于粗分散体系，所用分散介质大多数为水，也可用植物油。在药剂学中应用广泛，多种制剂均可制备成混悬剂。

（2）注意事项：①使用前需要摇匀后才可使用；②混悬剂应放在低温避光的环境中保存，避免其发生不可逆的变化。

4. 典型处方分析

例：**棕榈氯霉素混悬剂**

【处方】 棕榈氯霉素　　　　　43.46 g

吐温 80　　　　　　　10.0 g

西黄蓍胶　　　　　　8.0 g

琼脂　　　　　　　　4.0 g

焦亚硫酸钠　　　　　1.0 g

苯甲酸　　　　　　　2.0 g

苯甲酸钠　　　　　　5.0 g

糖精钠　　　　　　　0.5 g

单糖浆　　　　　　　200 ml

香蕉香精　　　　　　3.0 ml

樱桃香精　　　　　　3.0 ml

蒸馏水　　　　　　　加至 1000 ml

【注解】棕榈氯霉素，无氯霉素苦味。棕榈氯霉素为多品型药物，有 A、B 两种晶型及无定形，其中 B 型及无定形有效而 A 型无效。处方中所用为 B 型。处方中吐温 80 的作用是作为棕榈氯霉素粉末的润湿剂，并能防止晶型转化，此外，还可促使药物在体内吸收。处方中的琼脂为助悬剂。

【临床适应证】本品主要用于伤寒、副伤寒以及其他沙门菌所引起的肠道感染、尿路感染、百日咳以及胆道感染等。

（六）乳剂

1. 乳剂的组成、分类、特点与质量要求　**乳浊液**系指两种**不相溶或极微溶**的液体，其中一种液体以细小的液滴形式分散于另一种液体连续相中所形成的相对稳定的两相体系。乳浊液中加入药物即形成**乳剂**。乳剂根据分散相液滴的大小、性状不同，$0.1 \sim 100$ μm 体系为不透明的乳白色粗分散体系，$0.01 \sim 1$ μm 体系为透明或半透明的微型乳剂。其通常供口服给药，也可注射给药。液体分散相分散于不相混溶介质中形成乳剂的过程称为"乳化"。

（1）乳剂的组成：乳剂中两种液体需要具有相反的性质，保证其不致混合或溶解，故乳剂一般由油相（O）、水相（W）和乳化剂 3 个基本成分组成，三者缺一不可。其中乳化剂在乳剂的形成与稳定中发挥着至关重要的作用。此外，为增加乳剂的稳定性，还可加入适量的辅助乳化剂与防腐剂、抗氧剂等附加剂。乳剂中的极性相不一定为水，其他剂型液体如乙二醇也能很好地用于乳剂系统，组成非水溶剂。非水乳剂与水性乳剂相比具有较高的黏度、较好的稳定性。

（2）乳剂的分类

①按组成分类：乳剂可分为单乳与复乳两类。单乳包括水包油型（O/W 型）与油包水型（W/O 型）两种乳剂。复乳系指在 W/O 型或 O/W 型乳的基础上二步乳化而形成，常以 W/O/W 或 O/W/O 表示。乳剂类型的鉴别见表 3 – 8。

表 3 - 8　乳剂类型的鉴别

性质	O/W 型	W/O 型
外观	乳白色	淡黄色
外相稀释	水相	油相
苏丹红	内相变色	外相变色
亚甲蓝	外相染色（蓝色）	内相染色（蓝色）

注：苏丹红为油性染料，O/W 型乳剂内相为油相，根据相似相容的原理，故该类内相被染为红色，反之，W/O 型则外相被染为红色；同理，亚甲蓝为水性染料，故 O/W 型外相水相被染蓝，W/O 内相被染蓝

②按乳滴大小：分为普通乳（1～100 μm）、亚微乳（0.1～1.0 μm）、纳米乳（10～100 nm），其中纳米乳和亚微乳总称为微乳。

普通乳：呈不透明的乳白色液体，属于热力学不稳定系统，受热等因素的影响易出现破乳分层的现象。普通乳在临床上可供内服，也可外用。

亚微乳：外观不透明，呈浑浊乳状，属于热力学不稳定系统，可热压灭菌，但灭菌时间太长或重复灭菌时，也会出现分层。静脉注射乳剂即为亚微乳，作胃肠外给药，粒径控制在0.25～0.4 μm 范围内。

纳米乳：其乳滴多为球形，大小比较均匀，透明或半透明，属于热力学稳定系统，热压灭菌或离心均不会导致分层。常用作脂溶性药物和对水解敏感药物的载体。

（3）乳剂的特点：①乳剂中分散相以细微液滴的形式分散在连续相中，分散相的表面积明显增大，促进药物吸收，提高其在体内的生物利用度；②提高油性药物乳剂稳定性；③不良口味或口感差的药物可被包裹于乳剂内相中，可有效掩盖药物苦味及臭味；④可增加难溶性药物的溶解度，提高药物稳定性，增加其吸收；⑤外用乳剂减少皮肤刺激，改善药物渗透性；⑥可作为某些药物经单核－巨噬细胞系统吸收的载体，可有增加药物的淋巴导向性和吸收，如静脉注射乳剂，可使药物具有淋巴靶向作用，提高疗效。

（4）乳剂的质量要求：乳剂由于种类较多，给药途径与用途不一，目前尚无统一的质量标准。一般要求乳剂分散相液滴大小均匀，粒径符合规定；外观符合乳胶不同种类要求，如普通乳、亚微乳应为乳白不透明液体，纳米乳为半透明、透明，且无分层现象；无异味、臭味，内服口感适宜，外用与注射用无刺激性；有良好的流动性；具有一定的防腐能力，在储存与使用中不易霉变。

2. 乳化剂与乳剂的稳定性　乳化剂指乳剂制备时，加入的能促使分散相乳化并保持稳定的物质。其作用是降低界面张力，在分散液滴的周围形成坚固的界面膜并形成双电层，以防止分散相液滴的合并最终破乳。选择乳化剂是乳剂成败的关键一步。

（1）乳化剂的基本要求：①具有表面活性，降低表面张力至 10^{-4} N/cm 以下；②给液滴足够的电势，形成双电层，具有一定的分散度和稳定性；③被分散液滴快速吸附，形成压缩的、致密的、牢固的乳化膜；④应能增加乳剂的黏度，无毒性、无胃肠道刺激性；⑤性质"惰性"，不与其他药物和成分发生反应，用量尽可能少；⑥不易受 pH 及乳剂储存时温度变化的影响。

乳化剂应具备以上作用，但并不是每一种良好的乳化剂都必须具有以上所有性质。应根据需要进行选择。

（2）乳化剂的分类：乳化剂包括**表面活性剂、高分子化合物**和**固体粉末** 3 类。

①表面活性剂类：该类乳剂发展较快，有较强的亲水基和亲油基，能显著降低两相间的界面张力。性质比较稳定，能在乳滴表面形成单分子乳化膜，但稳定性不如高分子化合物乳化剂，为增加乳剂的稳定性，通常使用混合乳化剂效果最好。表面活性剂种类多，且有良好的乳化能力，应用十分广泛。常用表面活性剂作乳化剂分类见表 3-9。

表 3-9　常用表面活性剂作乳化剂分类

种类	性质
蔗糖脂肪酸酯	常用于 O/W 型乳化剂
司盘	常用于 W/O 型乳化剂
吐温	常用于 W/O 型乳化剂
十二烷基磺酸钠（SDS）	湿润剂、分散剂
泊洛沙姆	O/W 型乳化剂，用于静脉乳剂

②高分子化合物：黏度大，亲水性较强，多数为 O/W 型乳剂，降低表面张力能力小，易形成多分子乳化膜（少数卵磷脂和胆固醇形成单分子膜）。其分子量大，扩散慢，一般需要高浓度才能形成乳剂。但 O/W 型乳剂易被微生物污染变质，所以需临用前配制或添加适当的防腐剂。常用高分子化合物作乳化剂分类见表 3-10。

表 3-10　常用高分子化合物作乳化剂分类

种类	性质
卵磷脂	磷脂酰胆碱含量高时用于 O/W 型乳化剂；肌醇磷脂含量高时用于 W/O 型乳化剂
阿拉伯胶	常用于 O/W 型乳化剂
西黄蓍胶	可用于 O/W 型乳化剂，一般与阿拉伯胶合用
琼脂	一般与阿拉伯胶、西黄蓍胶合用
明胶	O/W 型乳化剂，易受 pH 影响

③固体粉末：极其细微的不溶性固体粉末。在油、水相间形成稳定的界面膜，防止分散相液滴彼此接触合并，不受电解质的影响。

当固体粉末大部分处于水相时，形成 O/W 型乳化剂，该类乳化剂有氢氧化镁、氢氧化铝、膨润土等；当固体粉末大部分处于油相时，被油湿润的固体粉末可作为 W/O 型乳化剂。该类乳化剂有氢氧化钙、氢氧化锌、硬脂酸镁、炭黑、松香等。固体粉末乳化剂与表面活性剂合用，可优化界面膜，改善乳剂稳定性。

若固体粉末增加分散相的密度或有效半径，则可能导致稳定性下降，且若粒径大于液滴粒径，则固体粒子将会促使乳剂液滴合并，因此固体粉末用作乳化剂时，粒径一定小于液滴。

（3）乳化剂的选择

①根据乳剂的类型：选择乳化剂最重要的依据是表面活性剂的**亲水亲油平衡值（HLB）**。乳化剂的 HLB 值与乳剂类型有着直接的关系。根据乳剂中对乳化剂溶解度大的一相形成外相和相似相溶原则，一般讲 HLB 值为 3～8 的乳化剂称作 W/O 型乳化剂，将 8～18 称为 O/W 型乳化剂。但是，相体积比、盐浓度和其他附加剂也会影响乳剂类型。

②根据乳剂给药途径：外用乳剂可选择无刺激性的表面活性剂，而内服乳剂必须无毒、无刺激性，如阿拉伯胶等，选用非离子型，如吐温类时，应尽量避免副作用。供静脉注射用乳剂可选用普朗尼克 F-68 或豆磷脂、卵磷脂等。

③根据乳化剂亲和性：乳剂的亲和性与乳剂的类型有密切关系，乳剂类型以任一相的亲和力大小决定。

④混合乳化剂的选择：实际制备乳剂过程中，往往需要加入两种及两种以上表面活性剂作为乳化剂。非离子型表面活性剂可以混合使用，且其 HLB 值具有加和性。但阴、阳离子型乳化剂不能混合使用。

（4）乳剂的稳定性：乳剂为热力学不稳定体系，其不稳定性主要表现为物理不稳定性。物理不稳定是指在制备过程中出现分层、合并、破刻絮凝、转相、酸败等现象。

①分层：是指乳剂**长时间放置**后，由于分散相和连续相的密度不同，引起小乳滴上浮或下沉的现象，该现象又称乳析。任何乳剂都会出现分层。发生分层的乳剂浓度在上层和下层变得不均匀，两相的密度差越小，黏度越大，乳剂分层的速率越慢。分层的乳滴并未真正破坏，经振摇后仍能恢复均匀。但药品不应发生这种情况，必须保证服用剂量准确的制剂。

乳剂分层速度可用 Stokes 公式来说明。与分散相微粒半径、分散介质的黏度等都有关。常用改善方法为增加连续相的黏度，但以不影响倾倒为限。

②絮凝：指乳剂中乳滴发生**可逆性**的聚集现象。是乳滴合并的前奏。其经充分振摇，仍能恢复使用。乳剂中的电解质和离子型乳化剂的存在是产生絮凝的主要原因，同时絮凝与乳剂的黏度、相体积比和流变性有密切关系。

③转相：又称为转型，是指乳剂由 O/W 型转变为 W/O 型或由 W/O 型转变为 O/W 型的变化。发生转相主要有以下 3 个因素：加入外加物质、改变相体积和温度改变。其中加入外加物质主要是乳化剂类型改变发生改变引起转相，且所生成或外加性质相反的乳化剂量在临界点以上时才会发生。加入电解质也可导致絮凝而转相。改变相体积，即 W/O 型乳剂的分散相体积分数在 50% 以上易发生转相，O/W 型则需达到 90% 才发生。温度升高至 40 ℃以上时，可引起界面膜改变而导致转相。

④合并与破裂：**合并**是指聚集体中液滴之间的界面膜破坏、消失，导致液滴合并，数量降低，最终分为互不相容的两相。**破裂**是指小液滴不断合并成大液滴，最后形成油、水两相的现象。**合并是一个不可逆过程**。合并依赖于界面膜的结构性质。在单分子膜稳定的乳剂中，合并受到夹在两液滴间膜的弹性和黏性的对抗。尽管两液滴可能接触，但不会融合直至两者间的膜最终破裂。此外，乳剂液滴大小也与其有关，如果乳滴大小不均一，易导致乳滴合并，为提高乳剂稳定性，制备乳剂时应尽可能保持乳滴大小的均一性。根据乳化剂的理化性质选择单一或混合使用，乳化膜越牢固，就越能防止乳滴的合并和破坏。

⑤酸败：乳剂受空气、光线及微生物的影响，加速乳化剂氧化酸败和水解、氧化的现象。氧化酸败后的乳剂对人体有害，可加入抗氧剂和防腐剂防止发生。

（5）乳剂的形成理论：选择合适的乳化剂对稳定的乳剂制备尤为关键。乳化剂主要的作用是吸附于乳滴界面，有效地降低表面张力和表面自由能，从而使乳剂具有轻摇即可形成一定分散度和稳定性的乳剂。

不同类型的乳剂具有不同的形成理论，可通过定向排列成单分子膜，如表面活性剂；也可形成多分子乳化膜，如亲水性高分子化合物类乳化剂。而固体微粒乳化剂则是以固体微粒形式在乳滴表面形成固体微粒乳化膜，其阻止乳滴合并的作用，增加乳剂的稳定性。

（6）影响乳剂类型的主要因素

①乳剂性质：乳化剂的亲水性和溶解度能影响乳剂的形成。通常，易溶于水的乳化剂有助于形成 O/W 型乳剂，易溶于油的乳化剂有助于形成 W/O 型乳剂。油、水两相中对乳化剂溶解度大的一相将成为外相，即分散介质。乳化剂在某一相中的溶解度越大，表示两者的相容性好，表面张力越低，体系的稳定性越好。

②相容积比：油、水两相的容积之比简称相容积比。实际上乳剂的相容积比达 50% 时能显著降低分层速度，因此相容积比一般在 40%～60% 之间比较稳定。相容积比小于 25% 时乳滴容易分层，分散相的体积超过 60% 时，乳滴易发生合并或引起转相。一旦发生相转变，乳剂的黏度发生急剧下降。若在转相后的乳剂中逐步增加分散相的体积分数，则黏度不按原来的黏度曲线变化，得一滞后曲线。此外，当相容积比增大，界面面积也大，所需乳化剂也增多，否则乳剂不稳定。

③电解质与离子强度：液滴周围的扩散双电层有其有关。乳剂中是否加入电解质或离子型表面活性剂可影响其稳定性。

④黏度：增加黏度可减慢液滴的扩散速度，减少液滴碰撞，减少聚结可能性。可通过添加亲水胶等辅料增加乳剂黏度，亲水胶不仅可以增加乳剂的黏度，还可以发挥保护胶的作用，进一步增加乳剂的稳定性。

⑤温度：温度对乳剂的影响是多方面的。升高温度，界面张力下降，易于乳化。温度的转变，会影响乳化剂的亲水－疏水性质，会使乳剂发生转相反应。

⑥水质：制备乳剂应采用蒸馏水或去离子水、反渗透水等，而不能使用硬水，其中钙离子、镁离子会对乳剂的稳定性产生影响，尤其是使用脂肪酸皂作为乳化剂时。

3. 临床应用与注意事项

（1）临床应用：乳剂在临床上使用较多的为静脉注射乳，脂肪乳作为新型载药系统，其对药物具有靶向定位作用，能够降低药物毒性反应。在肿瘤、抗微生物、抗心脑血管疾病等领域，具有独特的疗效。临床上常用的乳剂有鸦胆子油乳注射液、康莱特注射液、丙泊酚等乳剂。

（2）注意事项：①口服乳剂外观应呈均匀的乳白色，离心 4000 r/min 转速离心 15 分钟，不应有分层现象。经振摇应再分散。②乳剂应避光、密封储存，避免其发生不可逆的变化。

4. 典型处方分析

例：**新霉素外用乳剂**

【处方】硫酸新霉素　　　　　　5 g

溴化十六烷基三甲铵　　3 g

十六醇　　　　　　　　25 g

液体石蜡　　　　　　　223 g

甘油　　　　　　　　　50 g

纯化水　　　　　　　　加至 500 ml

【注解】硫酸新霉素和溴化十六烷基三甲铵作为主药，将甘油、溴化十六烷基三甲铵研匀后与新霉素混合，加水 190 ml，共置于水浴中加热溶解，同温下加入十六醇和液体石蜡，搅拌 2～3 分钟，加水至全量，搅拌即得。

【临床适应证】用于脓疱疮等化脓性皮肤病及烧伤、溃疡面感染。

【同步练习】

一、A 型题（最佳选择题）

1. 下列关于液体制剂叙述不正确的是

A. 分散度大、吸收快、给药途径广　　　B. 易引起药物的化学降解
C. 均应为澄明溶液　　　D. 服用方便，口感适宜
E. 贮藏和使用过程中不应发生霉变

本题考点：液体制剂的特点和质量标准。液体制剂有以下特点：

①药物的分散度大，接触面积大，能迅速发挥疗效；②降低刺激性，如调整浓度而减少刺激性，避免口服后由于局部浓度过高而引起胃肠道刺激作用；③给药途径多，内服外用均可；④提高固体药物的生物利用度；⑤便于分剂量，服用方便；⑥液体制剂分散度大，易化学降解，降低药效；⑦携带、运输、储存不方便；⑧水性液体易霉变，需加入防腐剂。

2. 关于混悬液的叙述中错误的是

A. 混悬液为动力学不稳定体系，热力学不稳定体系
B. 药物制成混悬液可延长药效
C. 粒径一般在 0.5～10 μm
D. 毒剧性药物常制成混悬液
E. 难溶性药物常制成混悬液

本题考点：混悬液的特点和质量要求。①一般为临床上需要但药物为难溶性的、药剂剂量超过了溶解度而不能以溶液剂应用时、两种溶液混合因溶解度降低而析出固体药物或产生难溶性化合物时可制成混悬剂等；混悬剂中的药物以固体微粒的形式存在，可以提高药物的稳定性。②相比于固体制剂更加便于服用。混悬液属于粗分散体，可以掩盖药物的不良气味。③混悬剂可以达到长效作用，由于混悬剂中的难溶性药物的溶解度低，从而导致药物的溶出速度低。混悬剂中药物不均匀分散，剂量不易准确，因此毒药或剂量小的药物，不适宜制成混悬剂。

3. 乳剂的靶向性特点在于其对以下脏器有亲和性的是

A. 肝　　　B. 脾　　　C. 淋巴系统　　　D. 骨髓
E. 肺

本题考点：乳剂的特点。①乳剂中分散相以细微液滴的形式分散在连续相中，分散相的表面积明显增大，促进药物吸收，提高其在体内的生物利用度；②提高油性药物乳剂稳定性；③不良口味或口感差的药物可被包裹于乳剂内相中，可有效掩盖药物苦味及臭味；④可增加难溶性药物的溶解度，提高药物稳定性，增加其吸收；⑤外用乳剂减少皮肤刺激，改善药物渗透性；⑥可作为某些药物经单核－巨噬细胞系统吸收的载体，可有增加药物的淋巴导向性和吸收，如静脉注射乳剂，可使药物具有淋巴靶向作用，提高疗效。

4. 亲水胶体溶液中加入一定量的乙醇可析出沉淀，是因为

A. 溶媒浓度改变析出沉淀　　　　B. 盐桥作用析出沉淀

C. 电荷中和凝结成沉淀　　　　　D. 质量电荷改变析出沉淀

E. 胶体水化膜破坏析出沉淀

本题考点： 高分子溶液剂的质量要求。高分子溶液具有盐析现象：亲水胶体的水化膜可阻碍分子相互聚集，提高分子溶液稳定性。加入脱水剂（如乙醇）或大量的电解质使水化膜破坏，从而凝结而析出沉淀。

二、B 型题（配伍选择题）

(5—8 题共用备选答案)

A. 十二烷基磺酸钠　　　　　　　B. 泊洛沙姆

C. 海藻酸钠　　　　　　　　　　D. 苯扎溴铵

E. 磷脂酰胆碱

5. 阳离子型表面活性剂是

6. 阴离子型表面活性剂是

7. 两性离子型表面活性剂是

8. 非离子型表面活性剂是

本题考点： 常见表面活性剂及其分类。阴离子型表面活性剂中高级脂肪醇硫酸酯类中常用的是十二烷基硫酸钠或月桂醇硫酸钠等。阳离子型表面活性剂的常用品种有苯扎氯铵（商品名为洁尔灭）、苯扎溴铵（商品名为新洁尔灭）。磷脂酰胆碱，亦称卵磷脂，是天然的两性离子表面活性剂。非离子型表面活性剂包括司盘、吐温、卖泽、卞泽、泊洛沙姆等。

三、X 型题（多项选择题）

9. 影响乳化形成和稳定性的因素有

A. 乳化剂的选择　　B. 制备温度　　　C. 两相体积比　　　D. 乳化剂的种类

E. 乳化时间

本题考点： 乳剂的稳定性和特点。影响乳剂类型的主要因素有乳剂的分子结构及性质，两相容积比，制备温度和乳化时间等。

10. 乳剂的变化包括

A. 分层　　　　　　B. 转相　　　　　　C. 絮凝　　　　　　D. 合并与破裂

E. 酸败

本题考点： 乳剂的稳定性。乳化剂指乳剂制备时，加入的能促使分散相乳化并保持稳定的物质。其作用是降低界面张力，在分散液滴的周围形成坚固的界面膜并形成双电层，以防止分散相液滴的合并最终破乳。选择乳化剂是乳剂成败的关键一步。其中，乳剂的物理不稳定是指在制备过程中出现分层、合并、破刻絮凝、转相、酸败等现象。

参考答案： 1. C　2. D　3. C　4. E　5. D　6. A　7. E　8. B　9. ABCDE　10. ABCDE

第4章 药物灭菌制剂和其他制剂与临床应用

一、灭菌制剂

【复习指导】本部分内容属于高频考点，历年必考，应重点复习。需要熟练掌握并加以区分的灭菌制剂的分类、特点与质量要求，尤其是在各类型制剂主要存在的问题及原因、临床应用与注意事项，都需要重点掌握。

灭菌制剂与无菌制剂是指需要直接注入人体血液系统和特定器官组织，或直接用于黏膜和创口等特定部位的一类制剂。如注射剂、眼用制剂等。这类制剂在一系列的流程上均需要采用严格的措施和控制手段，防止各种微生物的污染，确保产品的安全性。

（一）灭菌制剂和无菌制剂的基本要求

1. 灭菌制剂与无菌制剂的分类 **灭菌制剂**指采用某种物理或化学方法杀灭所有活的微生物的一类药物制剂。目前临床使用的注射剂、眼药水等大多数属于这类制剂。

无菌制剂：指在无菌环境中采用无菌操作或无菌技术制备的不含任何活的微生物的一类药物制剂。如蛋白质、核酸和多肽类等生物大分子药物。

根据给药方式、给药部位、临床应用等特点，灭菌制剂和无菌制剂包括：①注射用制剂，小体积注射剂、输液、粉针剂等；②眼科用制剂，滴眼剂、眼用软膏剂、眼用凝胶剂等；③植入剂，植入片、生物降解型植入装置等；④手术或创面用制剂，止血海绵剂、外伤用溶液剂、软膏剂和气雾剂等。

眼用制剂中，眼内注射溶液、眼内插入剂及供手术、伤口、角膜穿通伤用的眼用制剂要求进行无菌检查，一般的眼用制剂，要求进行微生物限度检查。由于是多剂量制剂，按无菌制剂或灭菌制剂要求制备，因此归为无菌制剂和灭菌制剂中。

2. 灭菌制剂与无菌制剂的特点 ①药效迅速，剂量准确；②非胃肠道给药途径，可避免胃肠道因素的影响；③质量要求严格，包括质量和生产工艺一系列符合无菌要求；④生产成本高，大多都是专属设备。

3. 灭菌制剂与无菌制剂的一般质量要求 ①无菌，制剂中不得含任何活的微生物；②无热原，供静脉注射或脊椎腔注射的注射剂以及一次用量超过 5 ml 的注射剂，必须检查其热原；③可见异物和不溶性微粒，应符合药典规定；④安全性，具有良好的生物相容性，无刺激；⑤渗透压应尽量与血液的渗透压相等或接近；⑥pH 应和血液或组织的 pH 相等或相近，一般注射剂要求 pH 4～9，眼用制剂要求 pH 5～9，脊椎腔注射剂要求 pH 5～8；⑦具有必要的物理稳定性、化学稳定性和生物稳定性，保证产品在有效期内稳定和安全。

（二）注射剂

1. 注射剂的分类、特点与质量要求

（1）注射剂的分类：**注射剂**系指药物或与适宜的辅料制成的供注入人体内的无菌制剂。它是临床应用最广泛、最重要的剂型之一，是一种不可替代的临床给药剂型，在危重病人抢救时尤为重要。

①按照药物的分散方式：注射剂主要分为如下几种。

溶液型：易溶于水而且在水溶液中稳定的药物，或溶于可注射油性介质的都可以制备溶液型注射剂。如维生素 C 及葡萄糖注射液。药物在溶液中难溶或为了长效目的，也可制成油溶剂。如维生素 D 注射液。

混悬型：难溶性药物或为了增加稳定性、产生长效作用，都可制成混悬液型注射液，如醋酸可的松注射剂、鱼精蛋白胰岛素注射剂等。此种注射剂一般给药途径仅限于肌内注射。

乳剂型：水不溶性的液体药物，可以制成乳剂型注射剂，如静脉营养脂肪乳注射液等。

注射用无菌粉末：一般采用无菌分装或冷冻干燥法制得，临用时加灭菌注射用水，溶解或混悬。遇水不稳定的青霉素、阿奇霉素、蛋白、多肽以及生物大分子药物等，通常制备成粉针剂。

②根据《中华人民共和国药典》通则规定：注射剂可分为注射液、注射用无菌粉末与注射用浓溶液等。

注射液：系指原料药物或与适宜的辅料制成的供注入体内的无菌液体制剂。包括溶液型、乳状液型或混悬型等注射液。可用于皮下注射、皮内注射、肌内注射、静脉注射、静脉滴注、鞘内注射、椎管内注射等。中药注射剂一般不宜制成混悬型注射液。

注射用无菌粉末：系指原料药物或与适宜辅料制成的供临用前用无菌溶液配制成注射液的无菌粉末或无菌块状物。一般采用无菌分装或冷冻干燥法制得。可用适宜的注射用溶液配制后注射，也可用静脉输液配制后静脉滴注。以冷冻干燥法制备的生物制品注射用无菌粉末，也可称为注射用冻干制剂。

注射用浓溶液：系指原料药物与适宜辅料制成的供临用前稀释后静脉滴注用的无菌浓溶液。

（2）注射剂的特点

①药效迅速、剂量准确、作用可靠：与其他剂型相比，注射剂起效最快，可用于抢救危重患者。又因注射剂给药属于非胃肠道给药途径，药物吸收不受胃肠道诸多因素的影响，故生物利用度高、疗效可靠、药效也易于控制。

②适用于不能口服给药的患者：对某些特定的患者如吞咽困难或出于昏迷、肠梗阻等消化系统疾病的患者不能口服给药，宜采用注射剂注射给药；对严重烧伤、烫伤、冻伤、器官移植及严重消化道功能障碍的患者采用静脉输注高能营养静脉乳，可维持和挽救患者生命。

③适用于不宜口服的药物：对于一些不适宜口服给药的药物，如胃肠道不能有效吸收，或易被消化液降解破坏或刺激性较强，口服给药的生物利用度低或变异性大的药物可制成注射剂注射给药。

④具有局部定位给药作用：如盐酸普鲁卡因注射液用于局部麻醉，可暂时解除手术部位的痛觉，以便手术进行，又避免全身麻醉的副作用；穴位注射某些药物能发挥其特有的疗效，如当归注射液。

⑤可产生长效作用：一些长效注射剂可在注射部位形成药物储库，缓慢释放药物达数天、数周或数月之久。如醋酸亮丙瑞林长效注射液为每 6 个月注射 1 次的缓释注射剂。

⑥依从性较差：用药不便，注射剂一般需要专业人员使用相应的注射器和设备给药，而且存在注射疼痛问题。另外，使用不当易造成交叉污染。

⑦生产成本高：生产过程复杂，对生产的环境及设备要求高，致使注射剂较其他剂型价格高。

⑧质量要求严格：在所有给药途径中，注射给药是风险最高的给药途径，因此对产品的质量要求最为严格。

随着现代科技的发展，以上不足之处也正在得到改善，如无针注射剂和无痛注射技术的应用缓解了注射疼痛。

（3）注射剂的给药途径与质量要求

①**注射剂的给药途径**：主要有静脉注射、肌内注射、皮内注射、皮下注射、穴位注射、动脉内注射（化疗、造影用）、脊椎腔注射等 7 种。注射剂的给药途径及用途见表 4 - 1。

表 4 - 1　注射剂的给药途径及用途

给药途径	注射部位及注射量	要求或用途
皮内注射	注射于表皮与真皮之间，一次注射量在 0.2 ml 以下，以水溶液为主	常用于过敏性试验或疾病诊断，如青霉素皮试液、旧结核菌素（OT）稀释液等
皮下注射	注射于真皮与肌肉之间，一般剂量为 1～2 ml，药物吸收速度稍慢	皮下注射剂主要是水溶液，具有刺激性的药物混悬液一般不宜做皮下注射
肌内注射	注射于肌肉组织中，一次剂量为 5 ml 以下	预防接种、疾病治疗等
静脉注射	静脉推注和静脉滴注，前者用量少，为 5～50 ml；后者用量大，多至数千毫升	疾病治疗等
脊椎腔注射	注入脊椎四周蛛网膜下隙内，一次剂量一般不得超过 10 ml	必须等渗且不得加抑菌剂，注入时应缓慢，用于疾病治疗等
动脉内注射	注入目标动脉末端	化疗、造影用
其他	包括心内注射、关节内注射、穴位注射以及鞘内注射等	局部治疗、润滑、麻醉

②**注射剂的质量要求**：无菌、无热原、安全、澄明度、渗透压（大容量注射剂）和药物含量等应符合要求，在储存期内应稳定有效。

pH：注射液的 pH 尽量和血液相等或接近，考虑机体具有一定缓冲能力，故注射剂的 pH 应一般控制在 **4～9**。

渗透压：注射剂的渗透压尽量与血浆的渗透压相等或相近，其中脊椎腔注射液必须等渗；输液剂由于量大最好等渗或稍高渗；其他注射剂可适当放宽。

稳定性：注射剂的溶剂为注射用水，因此，稳定性很重要。注射剂必须具有物理、化学及生物学稳定性，以确保产品在有效期内稳定和安全。

安全性：注射剂必须对机体无毒性、无刺激性。

澄明：溶液型注射液应澄明，不得含有可见的异物或不溶性微粒。

无菌：注射剂内不应含有任何活的微生物。

无热原：注射剂内不应含热原，热原检查必须符合规定。

降压物质：有些注射液（复方氨基酸注射液），可能含有降压物质，要按规定进行检查，其降压物质必须符合规定。

其他：装量差异、不溶性颗粒等。

2. 注射剂常用溶剂的质量要求和特点

（1）制药用水：水是药物生产中用量最大、使用最广的一种辅料，用于生产过程和药物制剂的制备。药典中所收载的制药用水，因其使用的范围不同而分为：饮用水、纯化水、注射用水和灭菌注射用水。

①饮用水：为天然水经净化处理所得的水，其质量必须符合现行中华人民共和国国家标准《生活饮用水卫生标准》。饮用水可作为药材净制时的漂洗、制药用具的粗洗用水。除另有规定外，也可作为饮片的提取溶剂。

②纯化水：为饮用水经蒸馏法、离子交换法、反渗透法或其他适宜的方法制备的制药用水。不含任何附加剂，其质量应符合纯化水项下的规定。

纯化水可作为配制普通药物制剂用的溶剂或试验用水；可作为中药注射剂、滴眼剂等灭菌制剂所用饮片的提取溶剂；口服、外用制剂配制用溶剂或稀释剂；非灭菌制剂用器具的精洗用水。也用作非灭菌制剂所用饮片的提取溶剂。纯化水不得用于注射剂的配制与稀释。

纯化水有多种制备方法，应严格监测各生产环节，防止微生物污染。

③注射用水：为纯化水经蒸馏所得的水，应符合细菌内毒素试验要求。注射用水必须在防止细菌内毒素产生的设计条件下生产、贮藏及分装。其质量应符合注射用水项下的规定。

注射用水可作为配制注射剂、滴眼剂等的溶剂或稀释剂及容器的精洗。

注射用水的质量要求和特点：注射用水用量最大，范围最广，根据《中华人民共和国药典》规定，注射用水是通过纯化水经蒸馏法或反渗透法制得的，制备出的注射用水收集后应在 24 小时内使用。注射用水虽不要求灭菌，但**必须无热原**。注射用水通常的检查项目包括酸碱度、氯化物、硫酸盐、钙盐、铵盐、二氧化碳、易氧化物、不挥发物及重金属等应符合规定，这与一般蒸馏水一样，《中华人民共和国药典》规定，注射用水每毫升中的细菌内毒素含量应 < 0.25EU；微生物限量要求每 100 ml 中，细菌、真菌和酵母菌总数不得超过 10 个。

④灭菌注射用水：为注射用水按照注射剂生产工艺制备所得。不含任何添加剂。主要用于注射用灭菌粉末的溶剂或注射剂的稀释剂。其质量应符合灭菌注射用水项下的规定。

灭菌注射用水灌装规格应与临床需要相适应，避免大规格、多次使用造成的污染。

（2）注射用油：针对难溶性药物可采用注射用油为溶剂，也可为了使药物长效选择注射用油为溶剂通过肌内注射用药，使得药物缓慢吸收，从而到达长效目的。常用的注射用油为植物油，包括麻油、大豆油、花生油、蓖麻油和茶油等经过精制后也可供注射用。

注射用油的质量要求和特点：具有溶解难溶性药物或加入辅助溶剂使不溶于油的药物在油中溶解、延长药效等特点，注射用油要求必须经过精制的注射用油才能供注射使用，药典规定注射用大豆油应无异臭，为淡黄色澄明液体，相对密度为 0.916 ~ 0.922，皂化值为 188 ~ 195，碘值为 126 ~ 140；酸值不能大于 0.1。

（3）其他注射用溶剂：在注射剂制备时，为了增加药物溶解度或稳定性，常在以水为主要溶剂的注射剂中加入 1 种或 1 种以上非水有机溶剂。

其他注射用溶剂的质量要求为：具有低毒性、低刺激性、高稳定性、高沸点（加热灭菌），同时在较宽的温度内具有较低黏度并容易纯化。

①乙醇：本品与水、甘油、挥发油等可任意混溶。乙醇溶剂特点是具有可调节溶剂的极性，增大难溶性药物的溶解度特点，可供静脉或肌内注射。乙醇作为溶解可降低刺激性，如苯巴比妥钠注射液中均含一定量的乙醇，但浓度超过 10% 肌内注射时有疼痛感，静脉注射时可产生溶血等副作用。

②丙二醇：本品与水、乙醇、甘油可混溶。丙二醇特点是具有冰点下降的特点，可配制防冻注射剂。溶解范围广，常与注射用水配成不同浓度的复合溶剂使用。

③聚乙二醇：本品为无色黏稠液体，根据分子量的不同，聚乙二醇有很多规格，其中PEG300 和 PEG400 可作注射用溶剂。聚乙二醇特点：化学性质稳定，不水解，常用浓度为1%～50%，如抗肿瘤药塞替派注射液为塞替派的聚二乙醇溶液。

④甘油：与水或醇可任意混合。甘油的特点：具有较大溶解度，由于黏度和刺激性较大，不单独作注射剂溶剂用。常用浓度为 1%～50%，多与乙醇、丙二醇、水等混合使用。如洋地黄毒苷注射液，用甘油、乙醇及水作为混合溶剂以增加药物溶解度与稳定性。

⑤二甲基乙酰胺（DMA）：本品为澄明的中性液体。二甲基乙酰胺的特点：对药物的溶解度范围广，常用浓度为 0.01%，本品的毒性小于二甲基甲酰胺，但连续使用应注意其慢性毒性。如氯霉素常用 50% DMA 作溶剂。

3. 注射剂常用的附加剂的作用和类型　为了确保注射剂的安全、有效和稳定，除主药和溶剂以外还需加入适量其他物质，这些物质统称为**"附加剂"**（有时也称为辅料）。选用注射中的附加剂原则是：在有效浓度内对机体无毒性；不影响主药的治疗效果；与主药不发生配伍禁忌；对产品含量测定不产生干扰。各国药典对附加剂的要求都不尽一致。

（1）注射剂中附加剂的作用：①提高注射剂的化学和物理稳定性；②对机体安全、无毒、无刺激性；③抑菌作用；④增加药物溶解度；⑤调节渗透压；⑥减轻疼痛或无痛等。

（2）注射剂中附加剂根据作用效果不同，常见类型有：①增溶剂，吐温－80；②抗氧剂，焦亚硫酸钠；③稳定剂，肌酐；④抑菌剂，苯酚；⑤局麻药，普鲁卡因；⑥等渗调节剂，氯化钠；⑦助悬剂，羧甲纤维素；⑧缓冲剂、乳酸等。注射剂常用的附加剂见表 4－2。

表 4－2　注射剂常用的附加剂

附加剂种类	附加剂名称	使用浓度（溶液总量/%）
pH 调节剂及缓冲液	碳酸氢钠，碳酸钠	0.005，0.06
	乳酸	0.1
	枸橼酸，枸橼酸钠	0.5，4.0
	酒石酸，酒石酸钠	0.65，1.2
	磷酸氢二钠，磷酸二氢钠	1.7，0.71
增溶剂、润湿剂与乳化剂	聚氧乙烯蓖麻油	1～65
	聚山梨酯 80	0.04～4.0
	脱氧胆酸钠	0.21
	普朗尼克 F－68（泊洛沙姆 188）	0.21
助悬剂	甲基纤维素	0.03～1.0
	羧甲基纤维素钠	0.05～0.75
	明胶	2.0
	果胶	0.2

续表

附加剂种类	附加剂名称	使用浓度（溶液总量/%）
稳定剂	肌酐	0.5～0.8
	甘氨酸	0.5～0.8
	烟酰胺	1.25～2.5
抗氧剂	亚硫酸氢钠	0.1～0.2
	焦亚硫酸钠	0.1～0.2
	亚硫酸钠	0.1～0.2
	硫代硫酸钠	0.1
	二丁甲苯酚	0.005～0.02
	叔丁基羟基茴香醚	0.005～0.02
金属离子螯合剂	乙二胺四乙酸二钠	0.01～0.05
抑菌剂	苯酚	0.25～0.5
	甲酚	0.25～0.3
	三氯叔丁醇	0.25～0.5
	苯甲醇	1～3
	硫柳汞	0.01
等渗调节剂	氯化钠	0.5～0.9
	葡萄糖	4～5
局麻剂（止痛剂）	利多卡因	0.5～1
	盐酸普鲁卡因	0.5～2
粉针填充剂	甘氨酸	1～10
	乳糖	1～8
	甘露醇	1～10
蛋白质药物保护剂	乳糖	2～5
	麦芽糖	2～5
	蔗糖	2～5
	人血白蛋白	0.2～2

4. 热原的组成、性质、污染途径与除去方法

（1）热原的组成与性质：**热原**系指注射药液后能引起恒温动物体温异常升高的致热物质

的总称。它包括细菌性热原及非细菌性热原（内源性物质）。热原是指细菌性热原，是微生物的代谢产物，是细菌内毒素，它存在于细菌的细胞膜和固体膜之间，当菌体细胞死亡、裂解时才能释放出来。其中革兰阴性杆菌产生的热原致热能力最强。真菌和病毒也能产生热原，但致热活性较弱，也不耐热。

热原的内毒素是由磷脂、脂多糖和蛋白质所组成的复合物。其中脂多糖所占比例最大，是内毒素的主要成分，热原活性特别强，一般可以认为：内毒素 = 热原 = 脂多糖。脂多糖的化学组成因细菌种类不同而异，热原的分子量一般为 10^6 左右，分子量越大致热作用越强，热原大小为 1～5 nm。如含有热原的注射剂液（特别是输液）注入人体后，有 30～90 分钟的潜伏期，然后就会出现发冷、寒战、体温升高、出汗、恶心、呕吐等不良反应，严重者还会出现昏迷、虚脱，甚至危及生命，临床上称上述现象为"热原反应"。

热原的性质：

①水溶性：热原组成中脂多糖及蛋白质使其溶于水，这是水被热原污染的原因。

②不挥发性：热原的主要成分为脂多糖，溶于水，但不会随水蒸气挥发。这是采用蒸馏法制备注射用水的依据。

③耐热性：60 ℃加热 1 小时不受任何影响，100 ℃加热也不发生分解，180 ℃ 3～4 小时、250 ℃ 30～40 分钟、650 ℃ 1 分钟可被彻底破坏。因此，通常注射剂的灭菌条件不能破坏热原。

④滤过性：热原体积较小，在 1～5 nm，注射剂的常规滤器不能截留，但孔径更小可被超滤膜或反渗透膜截留，这是溶液中除去热原的方法。

⑤吸附性：活性炭对热原有较强的吸附作用，可被一般常规滤器除去。注射剂中应用很广的是纸浆滤饼，不仅可以对吸附热原，还具有助滤脱色作用。但需注意其对有些药物也有吸附作用，如生物碱、黄酮，尤其是这些含量很低时应调整使用量，避免因全部吸附造成含量降低。

⑥被化学试剂破坏：热原能被强酸、强碱、强氧化剂（如浓硫酸 – 重铬酸钾溶液、氢氧化钠溶液、高锰酸钾）破坏。

⑦其他：如超声波也能破坏热原。

（2）热原的污染途径

①经溶剂带入：这是注射剂产生热原的主要原因。制备注射用水时，蒸馏水器结构不合理，不能完全阻挡细小水滴随水蒸气一起进入蒸馏水中。此外，蒸馏器的渗漏、操作不当或注射用水储藏时间过长均会由于水受到污染而带入热原。故应使用新鲜的注射用水。最好随蒸随用。

②经原辅料带入：药物容易滋生微生物，如葡萄糖因存放时间长或包装不严而致热原污染。有的原料药，如右旋糖酐、水解蛋白或抗生素因纯度不够，未除尽包括致热物质在内的杂质而引入热原，应用时应当注意。

③经使用的容器、用具、管道及装置等带入：使用前未按 GMP 要求洗净或灭菌，用后未及时清洗，使经过的药液被热原污染，因此，应严格按要求认真清洗和灭菌，防止热原污染。

④由制备过程中的污染：在制备过程中，由于环境卫生条件差，空气洁净度不够或洁净度符合无菌制剂的要求但操作时间过长，产品灭菌不及时或不合格，工作人员未严格执行操作规程，每个环节均能被污染而带入热原，因此必须严格人员操作。

⑤经灭菌后带入：输液瓶铝盖扎口不严使其储藏微生物污染带入热原。

⑥有时输液本身不含热原，但仍产生热原反应，这往往是输液在临床使用时所用的相关器具（输液瓶、输液管、针头与针筒等）污染所致，因此目前都采用一次性输液器具。

⑦在注射过程中带入：加药时污染，在输液中加入所加药物本身已污染热原；加药时操作室的洁净度达不到标准，消毒及操作不严密；加药后放置时间过长。

⑧输液中的微粒：也可引起热原样反应、过敏反应。

（3）热原的除去方法

①容器上热原的去除方法

高温法：由于热原具有热不稳定性，注射针筒或其他玻璃仪器在洗净、干燥后，于250 ℃ 30分钟以上破坏热原。

酸碱法：强酸、强碱和强氧化剂可除去热原，因此对于耐酸碱的玻璃仪器等可用强酸强碱溶液处理，有效地破坏热原。常用的酸碱液为重铬酸钾硫酸洗液、硝酸硫酸洗液或稀氢氧化钠溶液。

②溶液中热原的去除方法

吸附法：在配制注射剂时，将活性炭加入其中，常用量为0.1%～0.5%，同时还有助滤和脱色作用，在注射剂中广泛用活性炭吸附法去除热原。

超滤法：超滤膜的孔径最小达1 nm，可截留细菌和热原，在常温条件下，依靠一定的压力和流速，除去溶液中的热原。

③水中热原的除去方法

蒸馏法：利用热原的不挥发性，在多效蒸馏水器内将纯化水蒸馏，无挥发性的热原仍留在纯化水中成为浓缩水而被除去。

凝胶过滤法：除去热原是利用分子筛滤过原理，凝胶物质为滤过介质，适用于生化制剂（药物分子量明显大于热原分子）。

反渗透法：除去原则是机械过筛作用，用三醋酸纤维素膜或聚酰胺膜除去热原，是较新发展起来的效果好、具有较高的实用价值的方法。

离子交换法：热原所带负电荷的磷酸根及羧酸根可被强碱性阴离子树脂交换。以上方法在实际生产中，注射剂一旦污染热原，处理起来也很不经济，只有按个控制各个环节按GMP要求，才能有效防止热原污染。

检查热原的方法分为两种：

①热原检查法，也称家兔法。原理：家兔法是一种体内的、全热原检测方法，是基于家兔对热原的反应与人是相同的，具体方法及结果判断标准《中华人民共和国药典》2015版四部附录均有记载。特点：结果准确，但操作烦琐，不利于连续生产。

②细菌内毒素法，又称鲎试验法，属于体外检查法。原理：是利用鲎试剂与内毒素之间产生的胶凝反应来检测制剂中内毒素的限度。具体操作也被《中华人民共和国药典》2015版收载。特点：本法操作简单、迅速、灵敏度高（比家兔高10倍左右），但对革兰阴性杆菌以外的内毒素不够灵敏。该法适用于生产过程中热原的控制。

5. 溶解度和溶出速度的影响因素

（1）影响药物溶解度因素：**药物的溶解度**系指在一定温度（气体在一定压力）下，在一定量溶剂中溶解的最大药量。《中华人民共和国药典》现行版关于溶解度有7种描述：极易溶解、易溶、溶解、略溶、微溶、极微溶解、几乎不溶或不溶。

影响溶解度的因素如下。

①药物分子结构、晶型、粒子大小：根据"相似相溶"原则，药物在溶剂中的溶解度是药物分子与溶剂分子间相互作用的结果。同一化学结构的药物，由于晶型不同，药物的溶解度也不同，通常无定形结构的药物较结晶型大。在一般情况下药物的溶解度与药物粒子的大小无关，但对难溶性药物来说，在一定温度下，固体的溶解度和溶解速率与固体的表面积成正比。因此，对溶解较慢的药物可先进行粉碎后再溶解。

②水合作用与溶剂化作用：无机药物与一些离子型的有机药物通常易在水中或极性溶剂中有较强的水合作用，也叫作以水为溶剂的溶剂化作用，当水合作用的能力越强时，药物的溶解性也就越大；有机化合物主要依靠引力作用，其水溶性及溶解度取决于形成氢键的能力。因此药物分子的极性是影响其溶解度的重要因素，且都遵循"相似相容"的规律。

③温度：温度对于药物溶解度的影响具有普通的意义。药物的溶解过程是一个相平衡过程。药物在溶解过程中如果 $\Delta H_S > 0$ 为吸热过程，则温度升高溶解度将会增大，如许多盐类；另一些药物的溶解如果 $\Delta H_S < 0$，为放热过程，温度升高而溶解度反而下降。还有一类既不吸热又不放热，因此，其溶解过程与温度无关。

药物溶解过程中其**溶解度与温度的关系**如下。

$$\lg \frac{S_2}{S_1} = \frac{\Delta H_S}{R}\left(\frac{1}{T_1} - \frac{1}{T_2}\right)$$

式中，S_1、S_2 分别为在温度 T_1 和 T_2 下的溶解度，R 为摩尔气体常数，T 为热力学温度，ΔH_S 为摩尔溶解焓（J/mol）。

若已知溶解焓 ΔH_S 与某一温度下的溶解度 S_1，则可由式求得 T_2 下的溶解度 S_2。

④pH 与同离子效应：许多药物都属于难溶性弱酸、弱碱及其盐类，它们在水中的溶解度受 pH 的影响很大。如磺胺嘧啶（弱酸）的钠盐在水中的溶解度为 50%。对电解质类药物，当水溶液中含有的离子与解离产生的离子相同时，可使其溶解度降低；当没有相同离子存在时，则溶液的离子强度增加会使药物的溶解度略有增大。如 0.1 mol/L 盐酸中的溶解度比。

（2）影响溶出速度因素：**溶出速度**是指在一定条件下，在单位时间内药物溶解进入溶液主体的量。药物的溶解过程可分为两步进行：①溶剂分子首先经溶解离开固体粒子表面并在其表面上形成饱和溶液层；②溶剂分子由饱和溶液层向溶液内部扩散。溶解过程符合 Noyes - Whitney 方程：

$$dC/dt = KS\ (C_s - C)$$

式中，dC/dt 为溶出速度，S 为固体的表面积，C_s 为溶质在溶出介质中的溶解度，C 为 t 时间溶液中溶质的浓度，K 为溶出速度常数。由溶解过程可以看出影响溶出速度的主要因素如下。

①固体的表面积：对同样大小的固体药物，孔隙率越高，表面积越大；同一重量的固体药物，其粒径越小，表面积越大。

②温度：温度升高，药物溶解度 C_s 增大，扩散增强、黏度降低，溶出速度加快。

③溶出介质的体积：溶出介质的体积小，溶液中药物浓度高，溶出速度慢；反之，则溶出速度快。

④扩散系数：药物在溶出介质中的扩散系数越大，溶出速度越快。

⑤扩散层的厚度：扩散层的厚度愈大，溶出速度愈慢。扩散层薄，溶出速度快。

6. 增加溶解度和溶出速度的方法

（1）增加**药物溶解度**的方法

①加入增溶剂：能使一些水不溶性或微溶性物质在胶束溶液中溶解度显著增加的表面活性剂为增溶剂。这类表面活性剂可以用来改变一些挥发油、脂溶性维生素、甾体激素等许多难溶性药物在水中溶解度小的问题。

②加入助溶剂：难溶性药物与加入的能与其在溶剂中形成可溶性分子间的络合物、复盐或缔合物等，以增加药物在溶剂中的溶解度的第三类物质为助溶剂。其多为低分子化合物，常用的助溶剂主要分为3类：一类是无机化合物如碘化钾、氯化钠等；一类是某些有机酸及其钠盐，如苯甲酸钠、对氨基苯甲酸钠等；一类是酰胺化合物，如烟酰胺、乙酰胺、乌拉坦、尿素等。选择助溶剂时应选用无生理活性的物质。如可可豆碱难溶于水，用水杨酸钠助溶，形成水杨酸钠可可豆碱则易溶于水；乙酰水杨酸与枸橼酸钠经复分解反应生成溶解度大的乙酰水杨酸钠。常用的助溶剂见表4－3。

表4－3 常用的助溶剂

难溶性药物	助溶剂
茶碱	乙二胺、烟酰胺、苯甲酸钠、水杨酸钠
咖啡因	苯甲酸钠、水杨酸钠、枸橼酸钠、烟酰胺
	乙酰胺、对氨基苯甲酸钠
氯霉素	二甲基甲酰胺、二甲基乙酰胺
四环素、土霉素	烟酰胺、水杨酸钠、甘氨酸钠
盐酸奎宁	乌拉坦、尿素
核黄素	苯甲酸钠、水杨酸钠、烟酰胺、尿素
	乙酰胺、乌拉坦
卡巴克络	水杨酸钠、烟酰胺、乙酰胺
氢化可的松	苯甲酸钠、羟基苯甲酸钠
维生素 B_2	烟酰胺、水杨酸钠、乙酰胺
葡萄糖酸钙	乳酸钙、氯化钠、枸橼酸钠
碘	碘化钾、聚乙烯吡咯烷酮

③制成盐类：将难溶性药物制成可溶性盐类是解决难溶性药物溶解度的常用方法。如阿司匹林制成钙盐在水中溶解度增大，且比钠盐稳定。除考虑溶解度外，还需注意稳定性、刺激性、毒性、疗效等方面发生变化，如青霉素钾盐比钠盐具有较低的刺激性。

④使用混合溶剂：在液体制剂、注射剂的制备中往往加入混合溶剂以达到增加药物溶解度的目的，混合溶剂有乙醇、甘油、丙三醇等，可使难溶性药物的溶解度增加。例如苯巴比妥在90%乙醇中溶解度最大。两种溶剂以一定比例混合使用，形成单一溶剂更易溶解药物的

混合溶剂，称为潜溶剂。常用于组成潜溶剂的有：乙醇、丙二醇、甘油、异丙醇、聚乙二醇300 或聚乙二醇 400 与水等。

⑤分子结构修饰：一些难溶性药物，为了便于制成水溶液，常在分子中引入亲水基团如磺酸钠基（ $-SO_3Na$ ）、羧酸钠基（ $-COONa$ ）、羟基（ $-OH$ ）以及多元醇或糖基等，以增加其在水中的溶解度。需要注意的是，有些药物中引入某种亲水基团，在溶解度增加的同时药理可能有一定的改变。

（2）增加**药物溶出速度**的方法

①加入润湿剂：润湿剂是能使固体物料被水浸湿的物质。通过降低其表面张力或界面张力，或透入其表面把固体物料润湿，增加溶出界面，提高溶出速度。

②升高温度：药物黏度降低，溶出速度加快。

③溶出介质：溶出速度与溶出介质有关，药典规定使用新鲜配制并经脱气的溶出介质，有利于提高药物的溶出速度；溶出介质中的扩散系数越大，溶出速度越快。

④搅拌速度：药物的扩散层厚度是以搅拌速度越高，药物溶出速度越快但却降低溶出速度分辨率，所以控制搅拌速度。

⑤应用纳米化技术：对于难溶性药物，可根据 Noyes – Whitney 方程，粒径可加快溶出速度。

7. 注射剂的临床应用与注意事项

（1）临床应用：注射剂在临床上的主要给药方式有皮内注射、皮下注射、肌内注射以及静脉注射等。主要用于明显的吸收障碍（如呕吐、严重腹泻、胃肠道病变、手术后不能进食）或吞咽困难患者或不适合口服给药的药物，由于注射剂其作用效果迅速、起效快，可用于抢救危重患者。

（2）注意事项

①注射剂在使用时，都提倡临用前配制以保证疗效和减少不良反应的发生，可避免提前配成溶液后受很多稳定性因素的影响。还应注意 pH 对注射剂稳定性的影响。当其他给药途径能够达到治疗效果时就尽量不要采用注射给药。

②注意尽量减少注射剂之间的配伍问题，以避免药物与药物之间出现的严重的不良反应。

③应尽可能减少注射次数，病情控制后马上改为口服给药。

④注意注射液溶剂与附加剂对治疗的影响。

⑤应严格掌握注射剂量和疗程。

8. 注射剂典型处方分析

例：地西泮注射液

【处方】地西泮　　　　　　5 g
　　　　丙二醇　　　　　　400 ml
　　　　乙醇　　　　　　　100 ml
　　　　苯甲醇　　　　　　15 ml
　　　　苯甲酸钠　　　　　50 g
　　　　加注射用水至　　　1000 ml

【注解】①地西泮分子中含有环状酰胺和希夫碱结构，在酸性条件下易发生水解失效，故应控制产品的 pH 为 6.2～6.9。②地西泮为白色或类白色结晶性粉末，在乙醇中溶解，在水中几乎不溶。本品要制成 5 mg/ml 的浓度，故选择乙醇、丙二醇、水为混合溶媒，以获得澄清溶液；也可用低平均相对分子质量的 PEG 与水作为混合溶媒，并加入少量乙醇以降低黏度。③本品的非水溶剂含量较高，注射时的局部刺激性很大且疼痛，故可加入苯甲醇作为止痛剂。

【临床适应证】①可用于抗癫痫和抗惊厥；静脉注射为治疗癫痫持续状态的首选药，对破伤风轻度阵发性惊厥也有效；②静脉注射可用于全麻的诱导和麻醉前给药。

（三）输液

输液是指通过静脉滴注输入体内的大体积注射剂，一般不少于 100 ml，生物制品不少于 50 ml，它是注射液的一种给药形式，故也称大容量注射液。使用时可通过输液器调整滴注速度，以补充体液、电解质、提供营养物质或给予治疗药物。可以把输液当作注射剂中的一种特殊类型。通常包装在玻璃或塑料的输液瓶或袋中，不含防腐剂和抑菌剂。在临床上特别是危重病人的抢救中具有不可代替的作用。

1. 输液的分类

（1）体液平衡用输液：包括电解质输液和酸碱平衡输液。

①电解质输液：是一类用于补充水分、电解质，纠正体内酸碱平衡的输液。主要维持体液渗透压和恢复人体的正常生理活性。如氯化钠注射液、乳酸钠注射液等。

②酸碱平衡输液：纠正体液的酸碱平衡，如碳酸氢钠注射液和乳酸钠注射液，碳酸氢钠注射液是纠正代谢酸中毒最常用的输液，作用迅速、疗效确切等特点。

（2）营养输液：用于提供糖、脂肪、氨基酸、微量元素和维生素等营养成分，主要用于补充营养。常见品种为糖类（葡萄糖、果糖、木糖醇）、氨基酸类和脂肪乳输液等，有时还需补充电解质、微量元素等。全营养输液：是指经静脉注射向患者提供全部营养成分的输液。营养输液多为复方制剂。

①糖类输液：主要是提供机体代谢所需的热量和生物合成所需的碳原子。糖类输液最常见的为葡萄糖注射液。

②脂肪乳输液：系以甘油三酸酯为油相、磷脂作为乳化剂。本品为能量补充剂，是重要的组成部分之一，可为机体补充必需脂肪酸和能量。甘油三酸酯中脂肪酸种类及碳链长度的不同，脂肪乳输液分为：长链脂肪乳、中/长链脂肪乳、结构脂肪乳、鱼油脂肪乳和薏米仁油脂肪乳、SMOF 脂肪乳。新型脂肪乳还有支持机体的正常免疫功能、抑制炎症反应、保护心血管、抗氧化应激等作用。

③氨基酸输液：主要用于提供机体合成蛋白质所需的氮源。如 18AA – Ⅰ、18AA – Ⅱ等。

（3）胶体输液：又称为血容量扩张用输液者代血浆，主要成分是水和天然或合成高分子物质，主要用于调节人体渗透压的一种输液。常见的品种多糖类（右旋糖酐、羟乙基淀粉）、明胶类（如变性明胶）和高分子类（如聚维酮等）。

（4）含药输液：主要用于临床疾病的治疗，为了避免使用输液配制产生污染和配伍变化。如氧氟沙星葡萄糖输液、甘露醇注射液，或将安瓿剂或粉针剂加入输液中使用的含药输液。

我国的输液品种中，营养输液品种最多，其次是电解质输液和含药输液，胶体输液品种最少。

2. 输液的特点　可以把输液当作注射剂中的一种特殊类型。和注射剂相比，大剂量的液体直接输入静脉，故对无菌、无热原和澄明度的要求应更严格，工艺和注射剂也存在差异，具有以下特点。

（1）质量要求：由于用量大，针对热原、无菌、可见异物、不溶性微粒、pH、渗透压等质量要求会更严格。

（2）剂量：输液剂量在 100 ml 以上，在临床常用于急救、补充体液和供营养用。

（3）类型及给药途径：输液不宜采用混悬液及油制溶液，一般都制成澄明的水性注射液，输液多以静脉滴注为主。

（4）血流动力学：要求具有一定的胶体性、比重、黏度和滞留性等血流动力学性质，以起到增加血浆容量的作用。如右旋糖酐注射液。

（5）安全性、刺激性：抗生素、强心药、升压药等多种注射液加入输液中静脉滴注，起效迅速，疗效好，且可避免高浓度药液静脉推注对血管的刺激。

（6）处方要求：输液剂多以水为溶剂，输液剂不得加入任何抑菌剂、增溶剂、止痛剂等附加剂。

（7）制备工艺要求：一般小容量注射剂从配制到灭菌应控制在 12 小时内完成，而输液从配制到灭菌应控制在 4 小时以内完成。

3. 输液的质量要求　对输液的基本要求与普通注射剂是一致的，但由于其经常大体积应用，因此对无菌、无致热原、澄明度、可见异物、不溶性微粒的质量要求更加严格。还应注意以下质量要求：①输液的 pH 原则上可允许在 4～9 范围内，应尽量与血浆的 pH 接近；②输液的渗透压应为等渗或稍偏高渗，不得引起血象的任何异常变化，不能用低渗溶液作为输液；③输液中不得添加任何抑菌剂，并在储存过程中质量稳定；④不含有引起过敏反应的异性蛋白及降压物质；⑤乳状型或混悬型大体积注射液，还要求微粒直径＜1 μm；⑥胶体输液除符合注射剂相关的质量要求外，不妨碍红细胞的携氧功能，在血液循环系统内可保留较长的时间，不得在脏器组织中蓄积。

4. 输液存在的问题及解决方法

（1）输液存在的问题

①不溶性微粒与可见异物：a. 由生产环境与工艺操作引起。车间空气洁净度不合要求、用具洗涤不干净或是操作安排不合理等。b. 输液容器与附件。如用质量差的胶塞与输液容器也可导致。c. 原料与附加剂带入。原辅料的质量与微粒密切相关。如注射用葡萄糖可能含有少量蛋白质、糊精、钙盐等杂质。微粒产生原因：从生产过程上，原辅料、工艺流程；容器上及材料上，输液容器及胶塞的质量；使用上，人员的输液操作和静脉滴注装置；储存上，可能污染药液等。

②染菌问题：灭菌不彻底、瓶塞松动和漏气易增加细菌繁殖，包括输液生产过程中的严重污染等原因。由于输液大多为营养物质，细菌易繁殖生长，因此也容易长菌。输液染菌后的现象，包括云雾状、浑浊或产气等，但有些染菌较严重，外观并无太大变化。使用染菌的输液后造成人体严重的后果，如引起脓血症、败血症、内毒中毒甚至死亡。

③热原问题：关于热原的污染途径和除去办法在注射剂中已有详细讲解。在临床使用过程中大多数是由于输液器和输液管道引起的，有效防止的方法是使用一次性全套输液器，器具在出厂前进行灭菌可避免使用中存在热原污染。

（2）解决办法：①严格控制原辅料的质量，制定"输液用"的原辅料质量标准；②挑选质量好的丁基胶塞及输液容器；③尽量减少制备生产过程中的污染，严格灭菌条件，严密包装，生产环境和器具符合要求；④合理安排工序，及时除去制备过程新产生的污染微粒；⑤在输液器中选择微孔滤膜滤过，使输液中的不溶性颗粒大大减小；⑥尽量使用全套或一次性输液器防止使用过程中热原污染。

5. 输液的临床应用、注意事项及典型处方分析

（1）临床应用：输液主要用于调整体内电解质以及酸碱平衡，提供人体必需的碳水化合物、氨基酸以及维生素等营养成分，维持血压等功能。特别是新型的复方氨基酸注射液及静脉脂肪乳剂的应用，为不能从正常途径获得营养的患者提供全静脉营养创造了条件；同时，输液通过静脉迅速进入体内，在抢救危重及重症患者中发挥重要作用。近年来，有企业将小体积注射液制成大体积注射液，发展了不少药物输液，方便了临床使用。

（2）注意事项：①输液过程中注意观察可能出现的发热、寒战、恶心等不良反应，适当降低输液速度，如症状仍未改变应立即停止输入并咨询医生；②输液一般采用临用前配制，可以降低患者输入产生的不良反应，有效地保证药效；③注意控制输液的速度、规范护理人员操作，降低输液过程中污染风险；④规范临床合理科学配伍用药；⑤输液器具管理，确保全套输液器在出厂前进行了很好的包装和灭菌，避免输液器热原污染和使用过效期的输液器。

（3）输液典型处方分析

例：**复方氯化钠输液**

【处方】氯化钠　　　　　　　　　8.6 g

氯化钾　　　　　　　　　0.3 g

氯化钙（含2份结晶水）　0.33 g

注射用水　　　　　　　　1000 ml

【注解】①制备过程中，待药液煮沸充分驱逐溶在水中的二氧化碳后再加入氯化钙，以避免水中的碳酸根离子与其生成碳酸钙沉淀，减少生成沉淀的机会；②制备过程中采用加大活性炭的用量，并分2次加入的方法使杂质吸附更完全，从而提高药液的澄明度。

【临床适应证】各种原因所致的失水，包括低渗性、等渗性和高渗性失水；高渗性非酮症糖尿病昏迷；低氯性代谢性碱中毒。

6. 营养输液的种类、作用与典型处方分析　用以提供糖、脂肪、氨基酸、微量元素和维生素等营养成分，特别对于不能口服的危重患者，一切所需营养完全由非胃肠途径输入体内，这种疗法称为胃肠外的全营养液。根据营养成分的不同，主要有糖的输液、脂肪乳输液、氨基酸输液等。

（1）氨基酸输液：氨基酸是蛋白质的基本单元，主要用于补充蛋白质合成原料，在生命体内具有特殊的生理作用。

例：**复方氨基酸输液**

【处方】脯氨酸	1.00 g	L-丝氨酸	1.00 g
L-丙氨酸	2.00 g	L-异亮氨酸	3.52 g
L-亮氨酸	4.90 g	L-门冬氨酸	2.50 g
L-酪氨酸	0.25 g	L-谷氨酸	0.75 g
L-盐酸精氨酸	5.00 g	L-苯丙氨酸	5.33 g
L-盐酸赖氨酸	4.30 g	L-缬氨酸	3.60 g
L-苏氨酸	2.50 g	L-盐酸组氨酸	2.50 g
L-色氨酸	0.90 g	L-甲硫氨酸	2.25 g

L–胱氨酸	0.10 g	甘氨酸	7.60 g
山梨醇	50.00 g	亚硫酸氢钠	0.50 g
注射用水加至	1000 ml		

此品种为 18 种氨基酸注射液，按总氨基酸计规格为 12.5g/500 ml，pH 为 5.0～7.0。

【注解】①复方氨基酸输液易发生澄明度问题，影响澄明度的主要原因是原料的质量，解决方法是反复精制原料并严格控制原料的质量，制订符合输液用的原辅料质量标准；②复方氨基酸不太稳定，表现为含量下降和色泽变深。一般认为是由色氨酸、苯丙氨酸和异亮氨酸的氧化引起的。氨基酸注射剂储存中含量下降常见色氨酸，然后是赖氨酸、组氨酸和蛋氨酸等。影响稳定性的因素有氧、光、温度、金属离子、pH 等，故解决的办法为配制时严格控制 pH、加入抗氧剂（如亚硫酸氢钠）、通入氮气、避免金属离子混入、药液避光保存等。③胱氨酸在水中极难溶解，但可溶性于稀酸和碱溶液，因此本品的处方工艺中采取加入氢氧化钠来溶解胱氨酸。

【临床适应证】对于营养不能满足需要的患者，如不能口服或经肠道补给营养，以及静脉输注，以满足机体合成蛋白质的需要。

（2）脂肪乳输液：静脉注射脂肪乳剂输液是一种能量补充剂，以甘油三酸酯为油相、磷脂作为乳化剂，是静脉营养的组成部分之一，可为机体提供能量和必需氨基酸。新型脂肪乳还有支持机体的正常免疫功能、抑制炎症反应、保护心血管、抗氧化应激等作用。注射用乳剂应符合注射剂各项规定。

例：**中/长链脂肪乳注射液（C$_8$～C$_{24}$）**

【处方】	注射用大豆油	100 g
	注射用中链甘油三酸酯	100 g
	注射用卵磷脂	12 g
	注射用甘油	25 g
	油酸钠	适量
	氢氧化钠	适量
	注射用水加至	1000 ml

【注解】①本品处方中的中链甘油三酸酯（中链油）和大豆油（长链油）为油相，卵磷脂为乳化剂，甘油为等渗调节，油酸钠为稳定剂，氢氧化钠为 pH 调节剂。②注射用乳剂除应符合注射剂项下的各项规定外，还要求 90% 的乳滴粒子粒径应在 1 μm 以下，不得有大于 5 μm 的乳滴。③本品是一种 O/W 型亚微乳剂，为热力学不稳定体系，在制备、灭菌和储存过程中易出现稳定性问题，如乳滴粒子的聚集、絮凝、粒径增大等。制备静脉注射脂肪乳的关键是选用高纯度的原料，毒性低与乳化力强的乳化剂，适宜的乳化工艺与设备及灭菌工艺和设备等。本品易被氧化，在工艺流程各个工序需通入氮气保护，通过甲氧基苯胺值的测定对产品的氧化程度进行控制。④中/长链脂肪乳是 20 世纪 80 年代创制的新型第二代脂肪乳剂，其特点是处方中加入了机体更易吸收的中链甘油三酸酯作为能源，同时保留了部分长链脂肪酸作为提供必需脂肪酸的来源。该类脂肪乳剂利用中链甘油三酸酯在体内更易水解、氧化迅速和代谢过程简单等特点，弥补了单纯中链甘油三酸酯脂肪乳剂的不足。与长链脂肪乳剂相比，中/长链脂肪乳剂可更快地提供能量，更好地促进蛋白质的合成，具有良好的肝脏耐受性和维持正常免疫功能的营养效果。

【临床适应证】肠外营养药，用于需要接受胃肠外营养或必需脂肪酸缺乏的患者。

（3）有糖的输液：主要是提供机体代谢所需的热量和生物合成所需的碳原子。包括葡萄糖、果糖、麦芽糖、混合糖输液等。

例：**葡萄糖输液**

【处方】	5%	10%	25%	50%
注射用葡萄糖	50 g	100 g	250 g	500 g
1% 盐酸	适量	适量	适量	适量
注射用水加至	1000 ml	1000 ml	1000 ml	1000 ml

【注解】①葡萄糖注射液有时会产生云雾状沉淀，主要是原料不纯。葡萄糖是由淀粉水解制备的，因此可能带入淀粉中的杂质，如蛋白质及水解不完全的糊精。解决方法一般采用浓配、加酸、加热、加活性炭。加热煮沸可加速蛋白质凝固及糊精的水解，同时加入适量盐酸中和蛋白质胶粒上的电荷使其凝聚，加入活性炭吸附，采用滤膜过滤使之除去。②本品本身易于微生物生长，易染菌。应严格控制环境，防止交叉污染。③葡萄糖输液不稳定的表现为易于发生颜色变黄和 pH 下降，影响稳定性因素主要是灭菌温度和溶液的 pH。只有严格控制灭菌温度和时间，同时调节溶液的 pH 控制在 3.8～4.0 时溶液较稳定。

【临床适应证】补充能量和体液，用于各种原因引起的进食不足或大量体液丢失，全静脉内营养。

7. **血浆代用液及典型处方分析**　胶体输液是主要的血浆代用品。血浆代用液用于调节体内渗透压，血浆代用液有代替血浆的作用，但不能代替全血，最常用的有右旋糖酐、羟乙基淀粉类、409 代血浆等。

例：**右旋糖酐 70 葡萄糖输液**

【处方】右旋糖酐 70（平均相对分子质量为 7 万）	300 g
葡萄糖	250 g
注射用水加至	500 ml

【注解】①右旋糖酐是一种葡萄糖聚合物，是目前最佳的血浆代用品之一。右旋糖酐按相对分子量不同分为：中、低、小相对分子质量，本品为中相对分子质量，相对分子质量越大，排泄越慢。②右旋糖酐是蔗糖经细菌发酵产生的葡萄糖聚合物，易夹杂热原，故活性炭的用量较大，并分两次加入，效果更好；因黏度高，滤过时需在较高温度下进行；本品加热灭菌一次，分子量下降很多，故不宜长时间受热，以免产品改变颜色；本品在储存过程中因储存温度过低或分子量较大可能析出片状结晶。

【临床适应证】用于大量失血、失血浆及大面积烧伤等所致的血容量降低、休克等紧急情况，用以扩充血容量，改善微循环，减少输血。

（四）注射用无菌粉末

注射用无菌粉末系指原料药物或与适宜的辅料制成的供临用前用无菌溶液配制成注射液的无菌粉末或无菌的块状物。一般采用无菌分装或冷冻干燥法制得。通常在临用前加入灭菌注射用水或 0.9% 氯化钠注射液溶解后注射，也可用静脉输液配制后静脉滴注。以冷冻干燥法制备的生物制品注射用无菌粉末，也可称为注射用冻干制剂。近年也有将中药注射剂研制成粉针以提高其稳定性，如双黄连粉针、茵栀黄粉针等。

1. **注射用无菌粉末的分类、特点与质量要求**

（1）注射用无菌粉末的分类：按照工艺不同可分为下列两种。①注射用无菌分装产品：系采用灭菌溶剂结晶法、喷雾干燥法制得的无菌原料药直接分装密封后得到的产品，常见于抗生素药品，如青霉素等；②注射用冷冻干燥产品：系将药物配制成无菌水溶液，经冷冻干燥法制得的粉末密封后得到的产品。主要用于生物制品，如辅酶类。

（2）注射用无菌粉末的特点：注射用无菌粉末具有以下特点。①可防止热敏药物加热分解变质；②产品质地疏松，溶解性好；③含水量低，由于其形态为粉末，不易氧化，宜长期贮存；④剂量准确，外观优良。也有部分缺点：①溶剂无法随意选择；②产品中的微粒物质比直接分装生产者少；③需专属设备，成本较高。

（3）注射用无菌粉末的质量要求：注射用无菌粉末质量要求和注射液基本一致，可见异物、不溶性颗粒、无菌和无热原也是重要控制指标，除此之外，装量差异符合要求，冻干制品是完整块状物或海绵状物，外形饱满、色泽均一，水溶解后能快速恢复冻干前状态，控制水分含量（冷冻干燥制品）以免降低药物稳定性，包装密封防潮防止水气透入。

2. 注射用无菌粉末常见问题及产生原因

（1）装量差异：影响装量差异的因素很多。药粉的物理性质如粒度、晶态、比容以及机械设备的性能等均能影响装量差异。药粉的吸湿变黏，导致流动性下降，也可影响装量的准确性；无菌溶剂结晶法可能制得片状及针状结晶，流动性差，造成装量差异。视具体情况分别采取措施。

（2）可见异物：在洁净系统中，由于药物粉末暴露在空气中，使污染机会增加，可导致可见异物不符合规定。应严格控制原料的质量和生产环境。

（3）无菌问题：由于此类产品通过无菌操作制备，不能用热压灭菌法等进行灭菌，最多只能做补充灭菌，稍有不慎就可能造成局部污染，因此，需要改善环境，提高洁净度，并严格进行操作。采用层流净化装置控制可保证高度无菌。

（4）含水量偏高：包括干燥过程中热量供应不足，导致蒸发量减少；真空度不够或冷凝器温度偏高；干燥时间不够，装入容器的液层，如超过 10～15 mm 等，可采用旋转冷冻机或其他相应的措施避免。

（5）喷瓶：冻干过程中预热不完全，供热太快或受热不均匀可使部分内容物升华过程中变为液体，可以通过控制预冻温度在低熔点以下 10～20 ℃，时间足够，使产品冻结结实；加热升华温度不能超过低共熔点，且均匀、缓慢进行。

（6）产品外形不饱满或萎缩：冻干过程中外壳结构较致密，导致一些黏稠的药液水蒸气很难升华出去，制品因潮解而萎缩。一方面可通过在处方中加入甘露醇和氯化钠等填充剂，改善其通气性，有利于水蒸气升华；另一方面可在制备工艺上采用反复预冷 - 升华法，有利于水蒸气逸出，使外观得到改善。

（7）储存过程中变质：原因一可能是药物粉末吸湿性强，而储存的环境的湿度不在控制范围内；二是橡胶塞的透气所致。对此，一边严格控制环境湿度在合格要求内，一边对所有的橡胶塞进行密封防潮能测试。选择性能符合规定的橡胶塞，同时烫蜡封口，避免水分进入。

3. 注射用无菌粉末的临床应用与注意事项

（1）临床应用：适用于水溶液中不稳定的药物，特别是对湿热十分敏感的抗生素类药物（如青霉素 G、头孢霉素类）及一些酶制剂（如胰蛋白酶、辅酶 A 等）或血浆等生物制品。

（2）注意事项：①注射用无菌粉末生产必须在无菌环境中进行；②观察注射用无菌粉末的外观是否质地疏松；③注射用无菌粉末要用所配专用溶媒；④为了防止其吸潮变质，需要检查橡胶塞的密封率，若是铝盖则在压紧后进行烫蜡。

4. 注射用无菌粉末典型处方分析

例：**注射用法莫替丁**

【处方】 法莫替丁　　　　20 g

　　　　甘露醇　　　　　10 g

　　　　L-门冬氨酸　　　8 g

　　　　注射用水　　　　1000 ml

　　　　制成1000支

【注解】 ①法莫替丁显弱碱性，在水中不溶，但可与门冬氨酸形成易溶于水的盐。因此，处方中采用两者等摩尔比加入成盐，增大溶解度。升高温度有利于成盐反应的进行。L-门冬氨酸为二元酸，只有一个酸根参与法莫替丁的成盐。②法莫替丁与L-门冬氨酸形成的盐，只有在冷冻冻干时形成无定形固体而迅速溶于水。

【临床适应证】 主要用于：①消化性溃疡出血；②应激状态时并发的急性胃黏膜损害和非甾体类抗炎药引起的消化道出血。

（五）眼用制剂

眼用制剂系指直接用于眼部发挥局部治疗作用或经眼部吸收进入体循环，发挥全身治疗作用的无菌制剂。眼用制剂包括所有用在眼部起治疗、保健、预防作用的眼用溶液剂、眼用混悬液、眼膏剂、眼用注射剂、眼用凝胶剂、眼用植入剂等制剂。临床上，眼用制剂可供抗菌、消炎、收敛、散瞳、缩瞳、局麻、降低眼内压、保护及诊断等。所有眼用制剂在启用后最多可使用4周。

1. 眼用制剂的分类、特点与质量要求

（1）眼用制剂的分类：眼用制剂可分为眼用液体制剂（滴眼剂、洗眼剂、眼内注射溶液等）、眼用半固体制剂（眼膏剂、眼用乳膏剂、眼用凝胶剂等）、眼用固体制剂（眼膜剂、眼丸剂、眼内插入剂等）。眼用液体制剂也可以固态形式包装，另备溶剂，在临用前配成溶液或混悬液。

（2）眼用制剂的特点：药物通过眼部吸收的优点有：①直接到达用药部位，起效快；②眼部给药简单、便捷；③价格低廉，患者接受度高；④可避免胃肠道对药物的破坏，提高生物利用度；⑤眼部制剂适用于蛋白质类、肽类药物。

也有部分问题：①眼部刺激。如果药物对眼部有刺激作用，不仅会流泪，还会使药物浓度降低。②药物损失。眼部仅有 7 μl 容量。③药物维持时间。一般的制剂（如滴眼液）在眼部停留时间短，停留时间长的制剂（如眼膏剂）又对视线有障碍，因此给眼黏膜用药造成了困难。

（3）眼用制剂的质量要求

① pH：pH 影响药物稳定性，当 pH 使用不当不仅产生眼部刺激，泪液分泌，导致眼内的药物迅速流失，而且严重会损伤眼球和角膜。正常眼睛耐受的 pH 范围为 5.0～9.0，pH 为 6～8 时无不适感觉，当 pH＜5.0 或＞11.4 时，偏酸会凝固眼结膜蛋白质；过于偏碱时，会使眼结膜上皮细胞硬化或膨胀。

②渗透压：除另有规定外，应与泪液等渗。眼球能耐受的渗透压范围相当于 0.6%～1.5% 氯化钠溶液，低渗应用合适的调节剂调成等渗，如葡萄糖等。

③无菌：对眼部有外伤的患者或手术用的滴眼剂要绝对无菌，且不得加抑菌剂，对其他目的使用的滴眼剂不得检出铜绿假单胞菌和金黄色葡萄球菌。一般滴眼剂是多剂量包装，故

应加抑菌剂。

④可见异物：一般玻璃容器的滴眼剂按注射剂的可见异物检查方法检查。

⑤沉降体积比：混悬型滴眼剂的沉降物不应结块或聚集，经振摇应易再分散，并应检查沉降体积比。

⑥黏度：适当增大滴眼剂的黏度可延长药物在眼内停留时间，又不影响视力，从而增强药物作用。合适的黏度范围为 4.0～5.0 cPa·s。

⑦装量：每一容器的装量，除另有规定外，应不超过 10 ml。

⑧粒度：混悬型滴眼剂应进行药物颗粒的粒度检查，符合药典粒度和粒度分布测定法要求。

⑨稳定性：眼用制剂和溶液型注射剂相似，影响滴眼剂稳定性的因素主要包含：溶液的 pH、外界温湿度、离子强度、光线等。综合这几方面考虑，提高眼用制剂稳定性。

2. 眼用液体制剂附加剂的种类和作用　为确保眼用溶液剂的安全、有效、稳定，满足临床用药需求，除主药外还可加入适当的附加剂。

（1）调节 pH：pH 不当可引起刺激，导致泪液增多，稀释药液浓度，降低药效。为了避免眼部过强的刺激和使药物稳定，常常用缓冲溶液来稳定药液的 pH。常用的缓冲液有 3 种：磷酸盐和硼酸盐和硼酸，适用药物如盐酸可卡因、硫酸锌、阿托品等。

（2）调节渗透压：眼球对渗透压有一定的耐受范围，由于泪液有稀释和缓冲作用，最好将滴眼剂的渗透压调节至等渗或高渗。如临床治疗需要用高渗溶液，如 30% 磺胺醋酰钠滴眼剂治疗沙眼、眼结膜炎。眼泪的冰点降低值与血液一样。常用的渗透压调节剂有：氯化钠、葡萄糖、硼砂、硼酸、硝酸钠等。

（3）抑菌：对于大多数滴眼剂而言，眼用液体制剂属于**多剂量剂型**，滴眼剂无法在使用中保证它无菌，就要求滴眼剂在为未开启或在病人使用过程中和开启后的使用过程中达到抑菌。防腐剂的种类很多，需要具备以下条件：①抑菌谱广。能广泛抑制和杀死细菌和真菌，尤其是杀死对眼组织损害严重的铜绿假单胞菌。②无毒，无刺激。在常使用浓度范围内，应对眼组织无毒，无刺激性，不损伤角膜上皮，不引起过敏反应。③性质稳定。可与主药配伍用，对容器不相互作用。因此适用的品种不多，按其化学组成可分为下列几类（表 4-4）。

表 4-4　眼用制剂的防腐剂

防腐剂		常用浓度
对羟基苯甲酸酯类	对羟基苯甲酸甲酯	0.015%～0.03%
	对羟基苯甲酸乙酯	0.015%～0.03%
	对羟基苯甲酸丙酯	0.015%～0.03%
	对羟基苯甲酸丁酯	0.015%～0.03%
季铵盐类	苯扎氯铵	0.01%
	苯扎溴铵	0.01%

续表

防腐剂		常用浓度
醇类	三氯叔丁醇	0.5%
	苯乙醇	0.25%～0.5%
有机汞类	硫柳汞	0.01%～0.02%
	硝酸苯汞	0.002%
	氧氰化汞	0.01%～0.02%
其他类	山梨酸	0.15%～0.2%
	氯己定	0.01%

（4）黏度调节剂：适当增加滴眼剂的黏度可以延长滴眼剂中药物在眼内停留的时间，降低刺激性，有利于药物的吸收。滴眼剂合适的黏度是 4.0～5.0 cPa·s。常用的黏度调节剂是甲基纤维素（MC）、聚乙烯醇（PVA）、聚维酮（PVP）、羟丙基甲基纤维素（HPMC）等。其中甲基纤维素比较常用，甲基纤维素与某些抑菌剂有配伍禁忌，如羟苯酯类。

（5）其他：根据需要可选择性加入稳定剂、增溶剂、助溶剂等。

3. 眼用制剂的临床应用与注意事项

（1）临床应用：眼用制剂主要用于治疗眼部疾病如消炎、杀菌、散瞳、麻醉、治疗青光眼、降低眼压等方面，如氯霉素滴眼液主要用于结膜炎、沙眼、角膜炎和眼睑炎等眼部感染；如人工泪液主要用于干燥综合征患者起到滋润眼睛的作用。使用时眼用制剂应一人一用。

（2）注意事项：①使用滴眼剂前后需要清洁双手，并将眼内分泌物和部分泪液用已消毒棉签拭去，避免稀释药物浓度。②使用混悬型滴眼剂前需充分混匀。③眼用半固体制剂涂布之后需按摩眼球以便药物扩散。④尽量单独使用一种滴眼剂，若有需要需间隔 10 分钟以上再使用两种不同的滴眼剂。若同时使用眼膏剂和滴眼剂需先使用滴眼剂。⑤制剂性状发生改变时禁止使用。

4. 眼用制剂典型处方分析

例1：**阿昔洛韦滴眼液**

【处方】
阿昔洛韦	0.10 g
硼酸	0.68 g
硼砂	0.68 g
氯化钠	0.28 g
硫柳汞	0.02 g
注射用水	加至 100 ml

【注解】①处方中阿昔洛韦为主药；②硼酸和硼砂构成缓冲对，与水形成缓冲溶液；③氯化钠为渗透压调节剂；④硫柳汞为防腐剂；⑤本品是以水为溶剂的澄明液体，低温时可有结晶析出，微温即溶。

【临床适应证】本品用于治疗病毒性角膜炎及角膜溃疡等。

例2：**红霉素眼膏**

【处方】乳糖酸红霉素　　　50万U

液状石蜡　　　　　适量

眼膏基质　　　　　加至100 g

【注解】①红霉素在干燥状态时较稳定，在水溶液中易失效，故加入液状石蜡研成细腻糊状后再混悬于眼膏基质中；②红霉素遇热（60 ℃）易分散，故所用眼膏基质应冷却后加入。

【临床适应证】①用于沙眼、结膜炎、角膜炎；②预防新生儿淋球菌及沙眼衣原体眼部感染。

例3：**复方诺氟沙星眼用药膜**

【处方】诺氟沙星　　　　　　0.15 g

地塞米松磷酸钠　　0.001 g

聚乙烯醇（05～88）　2.8 g

盐酸（1 mol/L）　　适量

甘油　　　　　　　1.0 ml

注射用水　　　　　加至50 ml

【注解】本品为白色或淡黄色片状薄膜。诺氟沙星为主药，聚乙烯醇是成膜剂，无毒、无刺激且不易被微生物污染。甘油为增塑剂，该眼用药膜在结膜囊内溶解成胶状物，有效浓度能维持很长一段时间，可提高治疗效果。使用时，用灭菌小镊子或75%乙醇消毒手指，将药膜置于下穹窿结膜处。每次1片药膜，每日1次或2次。

【临床适应证】用于敏感菌引起的眼部感染。

（六）植入剂

植入剂系指由原料药物与辅料制成的供植入人体内的无菌固体制剂。植入剂一般采用特制的注射器植入，也可用手术切开植入。植入剂在体内维持释放药物，并应维持较长的时间。多年来植入剂主要用在避孕等方面。

1. 植入剂的分类、特点与质量要求

（1）植入剂的分类：按药物在植入剂中的存在方式分为：**固体载体型药物植入剂、植入泵型药物植入剂、原位凝胶型药物植入剂**。

①固体载体型药物植入剂：系指药物分散或包裹于载体材料，以柱、棒、丸、片或膜剂等形式经手术植入给药的植入剂。

②植入泵型药物植入剂：系指将携载药物的微型泵植入体内发挥疗效的制剂。此类微型泵可以自动缓慢输注药物，控制药物释放速率。

③原位凝胶型药物植入剂：系指将药物和聚合物溶于适宜的溶剂中以原位凝胶的形式植入的制剂。此类植入剂的优点为使用前为低黏度的液体，可以通过无创伤或微创方式介入目标组织、器官以及体腔内，不需要二次手术取出该类植入剂。

（2）植入剂的特点：植入给药系统与其他给药系统相比，具有独特的**优点**：①不受到表皮角质层的吸收屏障限制、不受胃肠道吸收和肝首过效应的影响、不受静脉给药作用时间短而频繁注射给药，用植入方式给药，药物容易到达体循环，且其生物活性高；②释药剂量较低且速率均匀，释放为吸收的限速过程，故血药浓度较平稳，又可持续数月甚至数年；③植入后的刺激和疼痛较低；④一旦将植入剂取出，机体可以恢复。这种给药系统常用于避孕、治疗癌症或慢性关节炎等。

缺点：植入时需要局部做一小切口，或用特殊的注射器将植入剂推入，如材料是生物不降解的，易引起炎症反应，还需要用手术取出，故患者的依从性受到影响。

因此，目前植入剂应用的趋势是采用具有可降解的生物相容性材料，可以采用注射，提高患者的顺应性。

（3）植入剂的质量要求：①植入剂使用生物相容性材料且具有生物降解性；②植入剂应测定释放度保证血药浓度平稳；③植入剂应单剂量包装，包装容器应灭菌；④应严封，遮光储存。

2. 植入剂的临床应用与注意事项

（1）临床应用：主要用于避孕、抗肿瘤、胰岛素给药、心血管疾病的治疗、眼部疾病给药以及抗成瘾性等。常见植入剂：眼部植入剂、鼻泪道植入剂、化疗植入剂、戒毒植入剂等。如氟尿嘧啶植入剂用于食管癌、结肠癌、直肠癌和胃癌等；如醋酸戈舍瑞林缓释植入剂主要治疗前列腺癌、乳腺癌和子宫内膜异位症。

（2）注意事项：①注意植入剂的材料若没有较好的降解性容易引发炎症反应；②植入剂的存在可能引起疼痛及不适感，需密切关注；③使用不当可能出现多聚物的毒性反应。

3. 植入剂典型处方分析

例：**地塞米松植入剂**

【处方】醋酸地塞米松　　　　　　　　　30 份

　　　　聚 D - 乳 L 酸（数均分子量9000）　58 份

　　　　聚乙二醇（数均分子量1000）　　12 份

【注解】醋酸地塞米松是一种难溶性药物，且是活性成分。聚 D - 乳酸是一种硬而脆的弱亲水性材料，是植入剂的骨架材料，赋予植入剂的形状和强度。聚乙二醇是亲水性柔性高分子材料，在植入剂中作为改性剂，起到促溶、致孔、增塑、润滑、增强、增韧等作用。本品的内外包装只允许在临用前而且是在无菌手术室内方可拆开。

【临床适应证】常用于白内障摘除并植入人工晶体后引起的术后眼内炎症。

（七）冲洗剂

冲洗剂系指用于冲洗开放性伤口或体腔的无菌溶液剂。

1. 冲洗剂的特点与质量要求

（1）冲洗剂的特点：冲洗剂应无菌；无毒、无局部刺激性；开启后应立即使用，未用完的应弃去。

（2）冲洗剂的质量要求：①无菌，生产时需要注意灭菌符合标准；②冲洗剂在适宜条件下目测，应澄清；③冲洗剂应调节至等渗，减少局部刺激；④冲洗剂的容器应符合注射剂容器的规定；⑤冲洗剂应严封储存。

2. 冲洗剂的临床应用与注意事项

（1）临床应用：主要用于冲洗开放性伤口或者腔体的无菌溶液，具有消毒、防腐作用。用于皮肤、黏膜及腔道的消毒。如阴道冲洗剂妇炎洁可以起到杀菌和清洁的作用。

（2）注意事项：①注意标签注明为供冲洗用；②注意一般冲洗剂稀释后使用如腔道冲洗，用灭菌生理氯化钠溶液稀释至 0.001% ～ 0.01% 的浓度后用；③冲洗剂开启后应立即使用，不得在开启后保存或再次使用。

3. 冲洗剂典型处方分析

例：**伤口消炎冲洗剂**

【处方】　七叶一枝花　　　10 份
　　　　　白及　　　　　　2 份
　　　　　千里光　　　　　25 份
　　　　　一扫光　　　　　5 份
　　　　　冰片　　　　　　10 份

【注解】　七叶一枝花清热解毒、消肿止痛，白及主治恶疮、痈肿、败疽，千里光清热解毒、杀虫、明目，一扫光祛风除湿、清热解毒、止痒，冰片开窍醒神、清热止痛。

【临床适应证】　消炎生肌、体外创伤、伤口感染、烫伤、烧伤、疔疮溃疡、缝合后的伤口外洗，有防止伤口感染、促进愈合之功效。

（八）烧伤及严重创伤用外用制剂

烧伤及严重创伤用外用制剂指用于治疗皮肤烧伤或组织严重创伤的一类灭菌制剂。

1. 烧伤及严重创伤用外用制剂的分类、特点与质量要求

（1）分类：①烧伤及外伤用溶液剂、软膏剂：用于烧伤部位的溶液剂和软膏剂均属于灭菌制剂，成品中不得检出铜绿假单胞菌和金黄色葡萄球菌。②烧伤及外伤用气雾剂、粉雾剂：气雾剂可以用来保护创面（如烧伤面）、清洁消毒、局部止血、麻醉作用，用途不同，其要求也就不一样。针对烧伤及严重创伤的气雾剂，必须保证无刺激、有利于创面自身修复，防止吸收中毒、抗菌且具有良好的透气性。如灼伤涂膜气雾剂。

（2）特点：①制剂有助于修复受伤部位；②无菌检查符合药典规定；③透气性很好，烧伤及严重创伤用气雾剂必须无刺激。

（3）质量要求：用于烧伤及严重创伤制剂在无菌条件下制备，生产过程中的药物以及附加剂、器具和药物的外包装都应该严格按照《中华人民共和国药典》通则无菌检查法检查，应符合规定。

2. 烧伤及严重创伤用外用制剂的临床应用与注意事项

（1）临床应用：主要用于烧伤和严重外伤。例如 10% 聚维酮碘软膏主要用于治疗烧伤。

（2）注意事项：①用于烧伤和外伤的溶液剂和软膏剂必须无菌，同时烧伤用软膏剂不得检出金黄色葡萄球菌，烧伤用溶液剂不得检出铜绿假单胞菌。②气雾剂药物使用耐压容器、阀门系统，有一定的内压。用于烧伤和外伤时，保持一定的距离，减少局部刺激。③气雾剂应放置凉暗处，并避免暴晒、受热和撞击而发生爆炸。已用完的小罐也不可弄破、刺穿或燃烧。

【同步练习】

一、A 型题（最佳选择题）

1. 对于水难溶性药物或注射后要求延长药效作用的固体药物，可制成的注射剂是

A. 注射用无菌粉末　　　　　　　　B. 乳剂型

C. 混悬型　　　　　　　　　　　　D. 溶胶型

E. 溶液型

本题考点：混悬型注射剂的概念。混悬型注射剂：水难溶性药物或注射后要求延长药效，可制成水或油的混悬液，如醋酸可的松注射液、喜树碱静脉注射液。

2. 关于热原以下叙述错误的是

A. 具有水溶性　　　　　　　　　　B. 具有挥发性

C. 可被强酸、强碱破坏　　　　　　　D. 可被高温破坏

E. 易被吸附

本题考点： 热原的性质。热原性质有：水溶性、不挥发性（含脂多糖）、耐热性（60 ℃加热 1 小时不受任何影响，100 ℃加热也不发生分解，180 ℃ 3～4 小时、250 ℃ 30～40 分钟、650 ℃ 1 分钟可被彻底破坏）、滤过性（超滤膜或反渗透膜）、吸附性（活性炭）、被化学试剂破坏（强酸、强碱、强氧化剂）。

3. 影响药物溶解度的因素不包括

A. 药物的分子结构　　　　　　　　　B. 溶剂

C. pH 与同离子效应　　　　　　　　　D. 温度

E. 搅拌

本题考点： 影响药物溶解度的因素。①药物的极性；②溶剂；③温度：△HF 为正值时，溶解度随温度升高而加大；④药物的晶型：不稳定型、亚稳定型溶解度大；⑤粒子大小：药物粒径处于微粉状态时；⑥加入第 3 种物质：助溶剂增加；⑦同离子效应降低。

二、B 型题（配伍选择题）

（4—6 题共用备选答案）

A. 肾上腺素　　　　B. 盐酸　　　　C. 氯化钠　　　　D. 焦亚硫酸钠

E. EDTA－2Na

注射用水

4. 在盐酸肾上腺素注射剂中作为金属离子螯合剂的是

5. 在盐酸肾上腺素注射剂中作为等渗调节剂的是

6. 在盐酸肾上腺素注射剂中作为抗氧剂的是

本题考点： 注射剂中常用附加剂的类型和作用。盐酸肾上腺素注射剂的注解：将氯化钠、EDTA－2Na、焦亚硫酸钠、溶于二氧化碳饱和的注射用水中。其中氯化钠作为等渗调节剂，EDTA－2Na 作为金属离子螯合剂，焦亚硫酸钠作为抗氧剂。另取肾上腺素作为主药置于少量二氧化碳饱和的注射用水中，搅拌下加入盐酸使之完全溶解，再与上述溶液合并混匀，用二氧化碳饱和的注射用水稀释至全量。用盐酸调节药液 pH 为 3.6～4.0，在二氧化碳气流下过滤，安瓿内充二氧化碳灌装，安瓿空间再充二氧化碳，封口，100 ℃流通蒸汽灭菌15 分钟。

三、X 型题（多项选择题）

7. 污染热原的途径有

A. 从溶剂中带入

B. 从原料中带入

C. 经使用的容器、用具、管道及装置等带入

D. 输液在临床使用时所用的相关器具（输液瓶、输液管、针头与针筒等）污染

E. 包装时带入

本题考点： 热原的污染途径。热原的污染途径有①溶剂带入：蒸馏器结构不合理，注射用水贮藏太久；②原辅料带入：糖、蛋白质易被污染；③容器、用具、管道和设备等带入：操作和管理上不规范；④输液器具带入：输液器不合要求等。

8. 下列输液为血浆代用液的是

A. 复方氨基酸输液　　　　　　　　　　B. 右旋糖酐注射液

C. 葡萄糖注射液　　　　　　　　　　　D. 甘露醇注射液

E. 羟乙基淀粉注射液

本题考点：临床上常用的输液分类与作用。临床上常用的输液有：体液平衡用输液（包括电解质输液和酸碱平衡输液）、营养输液（包括糖类、脂肪、氨基酸等输液）、含药输液、胶体输液。胶体输液又称血容量扩张用输液者代血浆。血浆代用液用于调节体内渗透压，主要成分是水和天然或合成高分子物质，主要用于调节人体渗透压的一种输液。常见的品种：多糖类（右旋糖酐、羟乙基淀粉）、明胶类（如变性明胶）和高分子类（如聚维酮等）。复方氨基酸输液、葡萄糖注射液分别为营养输液里面的氨基酸输液、糖类输液，而含药输液代表是甘露醇注射液。

9. 冻干制剂常见的问题包括

A. 含水量偏高　　　　　　　　　　　　B. 喷瓶

C. 产品外形不饱满或萎缩　　　　　　　D. 用前稀释出现浑浊

E. 储存过程中变质

本题考点：冻干制剂常见的问题。冻干制剂常见的问题有：装量差异、可见异物、含水量偏高、喷瓶、产品外形不饱满或萎缩、储存过程中变质等。针对这些问题的解决方法：装量差异，具体分析；可见异物，严格控制原料质量和生产环境；含水量偏高，可以通过降低药液厚度、提高干燥温度和延长干燥时间，使用真空调节；喷瓶，预冻时温度偏高或时间太短，预冻不彻底，可通过降低预冻温度、延长预冻时间。产品外形不饱满或萎缩，加填充剂和工艺来改善；储存过程中变质，一方面要控制环境湿度，另一方面通过测定，筛选出符合要求的橡胶塞，必要时烫蜡。

10. 关于眼用制剂描述正确的是

A. 正常眼睛耐受的 pH 范围为 5.0～9.0

B. 滴眼剂应与泪液等渗

C. 增大滴眼剂的黏度可延长药物在眼内停留时间

D. 用于手术眼用制剂必须保证无菌，可适当添加抑菌剂

E. 所有眼用制剂在启用后最多可使用 4 周

本题考点：眼用液体制剂附加剂的种类和作用。眼用液体制剂附加剂的种类和作用：正常眼睛耐受的 pH 范围为 5.0～9.0；应与泪液等渗；适当增大滴眼剂的黏度可延长药物在眼内停留时间，从而增强药物作用；用于手术眼用制剂必须保证无菌，且不能添加任何的抑菌剂。所有眼用制剂在启用后最多可使用 4 周。

参考答案：1. C　2. B　3. E　4. E　5. C　6. D　7. ABCD　8. BE　9. ABCE　10. ABCE

二、其他制剂

【复习指导】本部分历年常考，应重点复习。各个制剂的分类、特点和质量要求；常用基质和附加剂的种类与作用都是需要重点掌握的内容，尤其是乳膏剂、气雾剂和栓剂。

（一）乳膏剂

乳膏剂指药物溶解或分散于乳状液型基质中形成的均匀的半固体外用制剂。

1. 乳膏剂的分类、特点与质量要求

（1）乳膏剂的分类：乳膏剂由于基质不同，可分为水包油型（O/W型）乳膏剂和油包水型（W/O型）乳膏剂。O/W型能与大量水混合，基质含水量较高，色白如雪，故有"雪花膏"之称，而W/O型能吸收部分水分，只能缓慢蒸发，对皮肤有缓和的冷爽感，故有"冷霜"之称。

（2）乳膏剂的特点：乳膏剂具有**热敏性**和**触变性**的特点。基质应均匀、细腻。涂于皮肤或黏膜上应无刺激性；具有适宜的黏稠度，容易涂布，不融化，稠度随季节变化应很小，易于清洗；不阻止皮肤表面分泌物的分泌和水分蒸发，对皮肤的正常功能影响很小；它可以长时间内紧贴、黏附或铺展在皮肤表面，起到局部治疗作用，也起全身治疗的作用。乳膏剂主要用于抗感染、消毒、止痒、止痛和麻醉等局部疾病的治疗。这类药物就要求药物作用于表皮或经表皮到达表皮下组织，而不期望产生全身性作用。比如局部止痒，局部麻醉等。

（3）乳膏剂的质量要求：①用于大面积的烧伤及严重损伤的皮肤与眼用乳膏都应无菌；②无刺激性、过敏性，无配伍禁忌；③选用基质应细腻，涂于皮肤或黏膜上应无刺激性；④适宜稠度，不易受季节变化影响，易于软化、涂布而不融化；⑤必要时加入附加剂如防腐剂、抗氧剂、保湿剂、增稠剂和透皮促进剂等；⑥性质稳定，在有效期内无酸败、变色和变硬等变质现象。

2. 乳膏剂常用的基质和附加剂的种类与作用

（1）乳剂型基质：主要分为油相、水相和乳化剂。

①常用的油相：成分有硬脂酸、石蜡、蜂蜡、高级脂肪醇（如硬脂醇）、植物油，有时为了调节稠度加入凡士林和液状石蜡等。

②常用的水相：多为纯化水，因O/W型基质的外相含多量水，在储存过程中容易霉变，常须加入防腐剂（如山梨酸、三氯叔丁醇、尼泊金类等）。因基质中水分易蒸发，常常加入保湿剂（甘油、丙二醇等），用量一般为5%～20%。

③常用的乳化剂：有皂类、十二烷基硫酸钠、脂肪醇、多元醇的脂肪酸酯、聚山梨酯类、聚乙二醇醚等。

乳膏基质可分为W/O型与O/W型两类。常见的W/O型乳化剂有：羊毛脂、脂肪醇等；常见的O/W型乳化剂有：钠皂、三乙醇胺皂类等，乳膏剂基质应均匀、细腻，涂于皮肤或黏膜上应无刺激。

（2）附加剂：乳膏剂基质容易涂布于皮肤、黏膜或创面上，起保护、润湿及局部治疗的作用。同时有利于药物与皮肤的接触，W/O型乳膏基质与冷霜类护肤品相似，性质稳定。油腻性比O/W型乳膏基质大，不容易洗除。O/W型乳膏基质与雪花膏类护肤品相似，含水量大，油腻性小，较易洗除，并能与水混合，药物释放和对皮肤渗透性比W/O型乳膏基质好，乳膏剂中常加入的防腐剂有羟苯酯类、山梨酸、三氯叔丁醇、氯己定和氯甲酚等，防止O/W型乳膏基质储存时发生霉变；一起可以加入的保湿剂包括甘油、丙二醇等，使乳膏不因水分蒸发变硬而难以涂布等。需要注意的是，在选择乳膏基质时，遇水不稳定的药物（如金霉素、四环素等）不宜使用乳膏基质。如湿疹，在使用O/W型乳膏基质时，分泌物可重新透入皮肤而使炎症恶化，故需注意适应证的选择。忌用于糜烂、溃烂、水疱和化脓性创面。

3. 乳膏剂的临床应用与注意事项

（1）临床应用：清洗干净用药部位后，按指导用药，用于烧伤、创面及眼用的乳膏剂都应无菌，在使用过程中注意均不可多种药物联合使用。

（2）注意事项：①不要涂于眼结膜及口腔等部位；②使用时应清洁皮肤、擦干，按说明书涂药；③使用过程中注意不可多种药物联合使用；④避免接触眼睛及黏膜；⑤用药部位如有烧灼感、红肿等情况应停药，将用药部位洗净；⑥在药物形状发生改变时禁止使用等；⑦用药要考虑用药人群是否为儿童和孕妇哺乳期妇女禁用的药品。

4. 乳膏剂典型处方分析

例：**双氯芬酸钠乳膏**

【处方】

双氯芬酸钠	30 g
十八醇	70 g
白凡士林	30 g
硬脂酸	20 g
液状石蜡	50 g
单硬脂酸甘油酯	30 g
十二烷基硫酸钠	10 g
丙二醇	150 g
甘油	50 g
羟苯乙酯	1 g
纯化水加至	1000 ml

【注解】双氯芬酸钠为主药，油相成分为凡士林、硬脂酸和液状石蜡。十二烷基硫酸钠为乳化剂，单硬脂酸甘油酯为辅助乳化剂，可增加其稳定性。乳膏剂中常加入防腐剂羟苯酯类防止 O/W 型乳膏基质储存时发生霉变；一起可以加入保湿剂包括甘油、丙二醇等，使乳膏不因水分蒸发变硬而难以涂布等。双氯芬酸钠口服可引起胃肠疾病。制成外用制剂，可避免毒副作用。

【临床适应证】本品用于缓解肌肉、软组织和关节的轻至中度疼痛。

（二）凝胶剂

凝胶剂系指原料药物与能形成凝胶的辅料制成的具凝胶特性的稠厚液体或半固体制剂。除另有规定外，凝胶剂限局部用于皮肤及体腔，如鼻腔、阴道和直肠。

1. 凝胶剂的分类、特点与质量要求

（1）凝胶剂的分类

①根据基质的形态不同可分为：胶浆剂、混悬型凝胶剂、乳胶剂。乳状液型凝胶剂又称为乳胶剂；由高分子基质如西黄蓍胶制成的凝胶剂也可称为胶浆剂；小分子无机原料药物如氢氧化铝凝胶剂是由分散的药物小粒子以网状结构存在于液体中，也称混悬型凝胶剂。混悬型凝胶剂可有触变性，静止时形成半固体而搅拌或振摇时成为液体。

②按分散系统可分为：单相凝胶与两相凝胶。单相凝胶系药物以分子分散于凝胶基质中形成的凝胶，有水性和油性之分。两相凝胶系药物胶体小粒子均匀分散于高分子网状结构的液体中，具有触变性，如氢氧化铝凝胶。

（2）凝胶剂的特点：①凝胶具有良好的生物相容性，表现出弹性或黏弹性的半固体制剂；②对温度等外界条件敏感；③具有溶胀性、触变性、黏合性，对药物释放具有控释作用和对皮肤黏附作用；④易于涂布，局部给药后易吸收、不污染衣物，稳定性较好。

（3）凝胶剂的质量要求：①凝胶剂应均匀、细腻，在常温时保持胶状，不干涸或液化；②凝胶剂基质不应与药物发生理化作用；③凝胶剂一般应检查 pH；④凝胶剂根据需要可加入保湿剂、抑菌剂、抗氧剂、乳化剂、增稠剂和透皮促进剂等；⑤混悬型凝胶剂中胶粒应分散均匀，不应下沉、结块；⑥凝胶剂用于烧伤治疗如为非无菌制剂的，应在标签上标明"非无菌制剂"；⑦除另有规定外，凝胶剂应遮光、密闭储存，并应防冻。

2. 凝胶剂的临床应用与注意事项

（1）临床应用：凝胶剂可用于①皮肤科给药：皮肤真菌、病毒感染等；②外科用药：目前应用较多的是非甾体抗炎药；③阴道给药：作用于阴道黏膜，主要用于治疗细菌性阴道炎；④眼科给药：提高生物利用度主要取决于药物在眼部（角膜）的滞留时间，眼用凝胶其黏性及无毒无刺激性，可延长药物作用时间，增大药物吸收；⑤牙科用药：可局部杀死牙周袋内致病菌作用等。凝胶剂在临床上的合理使用需要掌握正确的方法并严格按照说明使用。

（2）注意事项：①皮肤破损处不宜使用；②用药部位如有烧灼感、瘙痒、红肿等情况应停药，并清洗用药部位，必要时咨询医师或药师；③根据药品说明书规定的用药途径和部位正确使用凝胶剂；④皮肤外用凝胶剂使用前需先清洁皮肤表面患处，按痛处面积使用剂量，并均匀涂抹用药部位；⑤当凝胶剂性质发生改变时禁止使用。

3. 凝胶剂典型处方分析

例：**奥硝唑凝胶**

【处方】 奥硝唑　　　　　　5 g

　　　　95% 乙醇　　　　　120 g

　　　　三乙醇胺　　　　　9 g

　　　　丙二醇　　　　　　50 g

　　　　卡波姆 940　　　　5 g

　　　　纯化水　　　　　　加至 500 g

【注解】奥硝唑具有良好的抗厌氧菌、抗滴虫和抗原虫作用，在 95% 乙醇中较易溶解。三乙醇胺用来调节凝胶基质的 pH 及稠度。丙二醇为保湿剂，兼具使药物向皮下渗透的作用。

【临床适应证】本品用于治疗炎症型痤疮等感染性疾病。

（三）气雾剂

气雾剂系指原料药物或原料药物和附加剂与适宜的抛射剂共同装封于具有特质阀门系统的耐压容器中，使用时借助抛射剂的压力将内容物呈雾状物喷出，用于肺部吸入或直接喷至腔道黏膜、皮肤的制剂。

1. 气雾剂的分类、特点和质量要求

（1）气雾剂的分类

①按分散系统分类：气雾剂可分为溶液型、混悬型和乳剂型 3 类。

a. 溶液型气雾剂：是指液体或固体药物溶解在抛射剂中形成均匀溶液，在喷射时抛射剂挥发，药物以固体或液体微粒形式释放到作用部位。

b. 混悬型气雾剂：是指药物的固体微粒分散在抛射剂中形成混悬液，喷射时随着抛射剂挥发药物的固体微粒以烟雾状喷出。又称粉末气雾剂。

c. 乳剂型气雾剂：是指液体药物或药物溶液与抛射剂（不溶于水的液体）形成 O/W 型或 W/O 型乳剂。O/W 型乳剂在喷射时随着内相抛射剂的气化而以泡沫形式喷出，也被称为泡沫气雾剂；W/O 型乳剂在喷射时随着外相抛射剂的气化而形成液流。

②按给药途径分类：可分为吸入气雾剂、非吸入气雾剂。

a. 吸入气雾剂：系指使用时将内容物呈雾状喷出并吸入肺部的气雾剂，可发挥局部或全身治疗作用。吸入气雾剂微粒大小以在 $0.5 \sim 5 \ \mu m$ 范围内最适宜。

b. 非吸入气雾剂：如皮肤和黏膜用气雾剂。

③按相的组成分类：可分为二相气雾剂（气相与液相）和三相气雾剂（气相、液相、固相或液相）。

a. 二相气雾剂：一般指溶液型气雾剂，气相抛射剂的蒸气，液相是药物与抛射剂形成的均匀溶液。

b. 三相气雾剂：一般指混悬型和乳剂型气雾剂，由气—液—固、气—液—液三相组成。

④按医疗用途分类：呼吸道吸入用气雾剂、皮肤和黏膜用气雾剂、空间消毒与杀虫用气雾剂。

a. 呼吸道吸入用气雾剂：系指用时将内容物呈雾状喷出并随呼吸吸入肺部的气雾剂，发挥局部和全身治疗作用，此类包装可分为单剂量和多剂量包装。

b. 皮肤和黏膜用气雾剂：皮肤用气雾剂用于保护创伤面、清洁消毒、局部麻醉等作用；黏膜用气雾剂多用于阴道黏膜和鼻腔黏膜。

c. 空间消毒与杀虫用气雾剂：用于杀虫、驱蚊及室内空气消毒。应用于无菌条件下的操作或进行治疗，如烧伤患者。

⑤按给药定量与否分类：还可分为定量气雾剂和非定量气雾剂。

a. 定量气雾剂：采用定量阀门准确控制药物剂量。主要用于口腔、鼻腔和吸入的气雾剂。

b. 非定量气雾剂：未采用定量阀门系统的气雾剂。主要用于局部，如用于皮肤、阴道和直肠的气雾剂。

（2）气雾剂的特点

气雾剂的**优点**：①药物直接到达用药部位，分布均匀，奏效快；②药物密闭封存于容器中，与外界相对隔绝，提高药物稳定性，并能保持清洁和无菌状态；③药物以雾状喷出，减轻创面的刺激；④定量阀门剂量准确，保证患者使用时喷出均一性；⑤肺部给药避免胃肠道破坏，提高药物生物利用度；⑥使用方便，一揿即可。

气雾剂的**缺点**：①需要耐压容器、阀门系统和特殊的生产设备，成本高；②因抛射剂毒性和高度挥发性，不适宜某些患者使用；③遇热或受撞击后易发生爆炸；④抛射剂渗漏可导致失效；⑤阀门系统对药物剂量有所限制，无法递送大剂量药物；⑥若患者尤其老人和儿童无法正确使用，就会造成肺部剂量较低或不均一。

（3）气雾剂的质量要求：气雾剂的一般质量要求①无毒性、无刺激性；②安全、漏气检查应符合规定；③每瓶总揿次不得低于标示总量、平均每揿主要含量应为主要标识量 80%～120%；④抛射剂为适宜的低沸点液体；⑤除另有规定外，必须喷出均匀的细雾状的雾滴或雾粒，且药物量不得少于每揿主要含量标识量 15%；⑥烧伤、创伤、溃疡的气雾剂的无菌检查应符合规定；⑦气雾剂应放置凉暗处，并避免暴晒、受热和撞击。

2. 常用抛射剂与附加剂的种类与作用

（1）抛射剂：**抛射剂**是喷射药物的动力，有时兼有药物的溶剂作用。抛射剂多为液化气体，在常压下沸点低于室温。所以，需装入耐压容器内，有阀门系统控制。在阀门开启时，外部压力突然降低（＜1 个大气压），借抛射剂的压力将容器内药液以雾状喷出，并急剧汽化，同时将药物分散成微粒到达用药部位。

抛射剂的喷射能力大小直接受其种类和用量影响，抛射剂应满足的条件有：应为适宜的低沸点液体，常温下的蒸气压大于大气压；不与药物和附加剂发生反应；无毒性、无刺激性和致敏性；不易燃、不易爆；价廉易得。

常用的抛射剂可分为以下4类。

①氢氟烷烃：是目前最合适的氟氯烷烃类替代品，主要为四氟乙烷（HFA－134a）和七氟丙烷（HFA－227）。它不含氯原子，不破坏大气臭氧层，对全球气候变暖影响明显低于氟氯烷烃。并且其在人体残留少，毒性小，化学性质稳定，不易燃，几乎不与任何物质产生化学反应。目前全球大部分市售的吸入气雾剂的抛射剂均为氢氟烷烃。

②二甲醚：常温常压下为无色气体或压缩液体，具有轻微醚香味。因易燃性问题 FDA 目前尚未批准其用于定量吸入气雾剂。二甲醚作为一类替代氟利昂的新型抛射剂，具有以下优点：a. 常温下稳定，不易自动氧化；b. 无腐蚀性，无致癌性，低毒性；c. 压力适宜，易液化；d. 对极性和非极性物质的高度溶解性，使其兼具推进剂和溶剂的双重功能，可以改变和简化气雾剂的配方；e. 水溶性好，尤其适用于水溶性的气雾剂；f. 与不燃性物质混合能够获得不燃性物质。

③碳氢化合物：作为抛射剂常用碳氢化合物是丙烷、正丁烷、异丁烷。这类抛射剂价廉易得，基本无毒和惰性。最大的优点是没有环境保护问题，缺点是易燃、易爆。常需要和其他碳氢化合物或氟氯烷烃类抛射剂混合使用，以获得适当的蒸气压和密度，并改善易燃的特性。

④压缩气体：价格低廉，无毒性，化学性质稳定，不燃烧，在低温下可液化，常用二氧化碳、氮气等。但常温时液化二氧化碳蒸气压很高，要求包装容器有较高的耐压性；若在常温下充入它们的低压气体，压力则容易降低，无法达到喷射效果。

（2）附加剂：为制备稳定的气雾剂，处方中常需要加入附加剂。①助溶剂：常用助溶剂有苯甲酸钠、水杨酸钠、尿素、乙酰胺等；②潜溶剂：乙醇、甘油、丙二醇和聚乙二醇等；③润湿剂：常用的润湿剂为表面活性剂；④乳化剂；⑤稳定剂；⑥矫味剂；⑦抗氧剂；⑧防腐剂。

3. 气雾剂的临床应用与注意事项

（1）临床应用：气雾剂可直接用于呼吸道、腔道黏膜或皮肤给药，也可用于空间消毒。

（2）注意事项：①使用前尽量将痰液咳出，口腔内的食物咽下；②用前将气雾剂摇匀，首次使用前或距上次使用超过1周时，先向空中试喷1次；③屏住呼吸10～15秒，后用鼻子呼吸；④吸入结束后，如使用激素类药物应刷牙，避免药物对口腔的损伤；⑤因气雾剂有耐压容器，储存时应避光、防暴晒和撞击，即使药物用完小罐也不可刺破或燃烧等。

4. 气雾剂典型处方分析

例1：**溴化异丙托品气雾剂（溶液型气雾剂）**

【处方】溴化异丙托品　　0.374 g

　　　　无水乙醇　　　　150.000 g

　　　　HFA－134a　　　844.586 g

　　　　柠檬酸　　　　　0.040 g

　　　　蒸馏水　　　　　5.000 g

共制成　　　　　　　1000g

【注解】本品为溶液型气雾剂，溴化异丙托品为主药，其中作为潜溶剂增加药物和赋形剂在制剂中的溶解度是无水乙醇，促使药物溶解达到有效治疗量；柠檬酸调节体系 pH，抑制药物分解；加入少量水可以降低药物因脱水引起的分解。

【临床适应证】本品用于可逆性支气管痉挛如支气管哮喘、伴发肺气肿的慢性支气管炎。

例 2：**沙丁胺醇气雾剂（混悬型气雾剂）**

【处方】沙丁胺醇　　　　26. 4 g

　　　　油酸　　　　　　适量

　　　　F_{11}　　　　　　　适量

　　　　F_{12}　　　　　　　适量

　　　　共制成　　　　　1000 瓶

【注解】该制剂为混悬型气雾剂，处方组成中沙丁胺醇为主药，主要作用于支气管平滑肌的 β_2 受体，用于治疗哮喘。气雾剂吸入副作用小于口服。沙丁胺醇气雾剂水分不超过0.05%，油酸为稳定剂，可防止药物凝聚与结晶增长，还可增加阀门系统的润滑和封闭性能。

【临床适应证】本品用于缓解哮喘或慢性阻塞性肺部疾病（可逆性气道阻塞疾病）患者的支气管痉挛，及急性预防运动诱发的哮喘或其他过敏原诱发的支气管痉挛。

（四）喷雾剂

喷雾剂系指原料药物或与适宜辅料填充于特制的装置中，使用时借助手动泵的压力、高压气体、超声振动或其他方法将内容物呈雾状物释出，用于肺部吸入或直接喷至腔道黏膜及皮肤等的制剂。

1. 喷雾剂的分类、特点与质量要求

（1）喷雾剂的分类

①按用药途径可分为：吸入喷雾剂、鼻用喷雾剂及用于皮肤、黏膜的非吸入喷雾剂。

②按雾化的原理不同分为喷射喷雾剂和超声喷雾剂。

③按使用方法分为：单剂量和多剂量喷雾剂。

④按给药定量与否分为：定量喷雾剂和非定量喷雾剂。定量吸入喷雾剂系指通过定量雾化器产生供吸入用气溶胶的溶液、混悬液或乳液。

⑤按分散系统分为：溶液型喷雾剂、乳状液型喷雾剂或混悬型喷雾剂。

（2）喷雾剂的特点：①喷射的雾滴比较粗，局部浓度高，起效迅速，但可以满足临床需要；②与气雾剂相比，喷雾剂无需抛射剂和耐压容器，制备方便，生产工艺简单；③给药剂量准确，给药剂量比注射或口服小，毒副作用小；④喷雾剂既有雾化给药的特点，又可避免使用抛射剂，安全可靠；⑤喷雾剂不会破坏大气臭氧层，产品成本较低，可作为非吸入用气雾剂的替代形式；⑥喷雾剂由于产生的雾粒较大，不适用于肺部吸入，与外界的隔绝效果不如气雾剂。

（3）喷雾剂的质量要求：①烧伤、创伤用喷雾剂应采用无菌操作或灭菌；②喷雾剂应在相关品种要求的环境配制，如一定的洁净度、灭菌条件和低温环境等；③配制喷雾剂时，可按药物的性质加入溶剂、抗氧剂、助溶剂、抑菌剂、表面活性剂等附加剂；④喷雾剂装置中各组成部件均应采用性质稳定、无毒、无刺激性，与原料药物不起作用的材料制备；⑤经雾化器雾化后供吸入用喷雾剂雾滴（粒）大小应控制在 10 μm 以下，其中大多数应在 5 μm 以下；⑥溶液型喷雾剂的药液应澄清；乳状液型喷雾剂的液滴在液体介质中应分散均匀；混悬型喷雾剂应将原料药物细粉和附加剂充分混匀、研细，制成稳定的混悬液；⑦喷雾剂应放置凉暗处储存，防止吸潮等。

2. 喷雾剂的临床应用与注意事项

（1）临床应用：喷雾剂作用迅速、起效快，可立即到达病灶部位，可满足临床需要。喷雾剂多数是根据病情需要临时配制而成。喷雾剂的品种越来越多，既可作局部用药，又可治疗全身性疾病。

（2）注意事项：①喷雾剂多为临时配制，不宜长期保存，否则容易变质，吸入剂因肺部干扰因素较多，不能完全吸收；②喷雾剂严格按照"遵医嘱使用"；③本品喷于病灶处时，有刺激性，部位较轻者，不妨碍正常使用；④严禁将本品靠近火源和高温处；⑤喷雾剂应置凉暗处储存，防止吸潮。

3. 喷雾剂典型处方分析

例：**盐酸羟甲唑啉鼻喷雾剂**

【处方】

盐酸羟甲唑啉	0.05%
盐酸苯佐卡因	0.02%
硫柳汞	0.002%
羟丙基纤维素	适量
磷酸钾	适量
磷酸钠	适量
氯化钠	适量
纯化水	加至 100 ml

【注解】①羟丙基纤维素作增黏剂和阻滞剂，延长药效；②磷酸盐作 pH 调节剂，调节至 6.5～7.5；③氯化钠作等渗调节，使溶液与血液等渗，减轻对鼻黏膜的刺激；④硫柳汞作防腐剂；⑤苯佐卡因作局部疼痛减轻剂。

【临床适应证】本品适用于急慢性鼻炎、鼻窦炎、过敏性鼻炎、肥厚性鼻炎等。

（五）粉雾剂

粉雾剂是指一种或一种以上的药物粉末，装填于特殊的给药装置，以干粉形式将药物喷雾于给药部位，发挥全身或局部作用的一种给药系统。

1. 粉雾剂的分类、特点与质量要求

（1）粉雾剂的分类：目前临床上所用粉雾剂分为吸入粉雾剂、非吸入粉雾剂和外用粉雾剂。

①吸入粉雾剂：系指固体微粉化原料药物单独或与合适的载体混合后，以胶囊、泡囊或多剂量贮库形式，采用特制的干粉吸入装置，由患者主动吸入雾化药物至肺部的制剂。

②非吸入粉雾剂：系指原料药物或与载体以胶囊或泡囊形式，采用特制的干粉给药装置，将雾化药物喷至腔道黏膜的制剂。

③外用粉雾剂：系指药物或与适宜的附加剂灌装于特制的干粉给药器具中，使用时借助外力将药物喷至皮肤或黏膜的制剂。

（2）粉雾剂的特点：①患者主动吸入药粉，易于使用，不存在给药协同配合问题；②药物吸收迅速，给药后起效快，无肝首过效应；③用于大分子药物或小分子药物；④粉雾剂不含抛射剂，没有抛射剂的环保问题和毒副作用；⑤药物喷雾呈干粉形式，干扰因素小，尤其适用于多肽和蛋白质药物的给药；⑥顺应性好，可用于胃肠道难以吸收的水溶性大的药物（代替注射剂）；⑦不含有乙醇及防腐剂等溶媒，对病变黏膜无刺激。

（3）粉雾剂的质量要求：①粉雾剂应无毒、无刺激性、性质稳定及不与药物的给药装置部件相互作用；②吸入粉雾剂中药物颗粒大小应控制在 10 μm 以下，其中大多数应在 5 μm 以下；③粉雾剂中可加入附加剂如润滑剂，改善药物粉末的流动性。但所有附加剂针对呼吸道黏膜、皮肤无刺激和毒性；④胶囊型和泡囊型粉雾剂应检查排空率；⑤粉雾剂递送剂量均一性的测定；⑥粉雾剂应置凉暗处储存，防止吸潮。

2. 粉雾剂的临床应用与注意事项

（1）临床应用：粉雾剂用于全身和局部，临床应用的有吸入粉雾剂、非吸入粉雾剂和外用粉雾剂。吸入粉雾剂主要用于治疗哮喘和慢性气管炎，非吸入粉雾剂常见用于咽喉和喉炎的治疗等。

（2）注意事项：①严格按照使用说明进行，特别是特殊使用人群；②患者需注意避免药物粉末进入眼内；③粉雾剂注意放置凉暗处，防止吸潮。

3. 粉雾剂典型处方分析

例：**色甘酸钠粉雾剂**

【处方】色甘酸钠　　　　　20 g

　　　　乳糖　　　　　　　20 g

　　　　共制成　　　　　　1000 粒

【注解】本品为胶囊型粉雾剂，用时需装入相应的装置中，供患者吸入使用。色甘酸钠在胃肠道仅吸收 1% 左右，而肺部吸收较好，吸入后 10～20 分钟血液浓度即可达峰。处方中的乳糖为载体。

【临床适应证】本品为抗变态反应药，可用于预防各种类型哮喘的发作。

（六）栓剂

栓剂系指原料药物与适宜基质制成供腔道给药的固体制剂。直肠栓为鱼雷形、圆锥形或圆柱形等；阴道栓为鸭嘴形、球形或卵形等；尿道栓一般为棒状。

1. 栓剂的分类、特点与质量要求

（1）栓剂的分类

①因施用腔道的不同分为：直肠栓、阴道栓和尿道栓。

②按栓剂的释药特点可分为：普通栓、泡腾栓、微囊栓等。

③按制备工艺和释药特点分为：a. 中空栓剂。中心位置可以装载不同类型的固体和液体药物，药物的释放不依赖基质的性质；b. 双层栓剂。一种是内外层含不同药物，另一种是分为上下两层，把不同的药物分割在水溶和脂溶性基质层上，控制不同的释药速度，能适应临床治疗疾病的需要或不同性质药物的要求。c. 其他栓剂。包括微囊栓剂、渗透泵栓剂、缓释栓剂、凝胶缓释栓剂等可缓慢释放药物。为了与机体的应用部位相适应，栓剂的性状和重量各不相同，一般均有明确规定。

（2）栓剂的特点

①栓剂的优点主要有：a. 不经胃肠道途径，可使药物不受胃肠 pH 或酶的分解破坏；b. 经腔道黏膜给药可避免对胃肠道刺激；c. 可以避免肝脏首过效应及减小肝毒性；d. 特别适用于不能吞咽的患者或婴幼儿；e. 栓剂给药达峰时间快，峰值比口服给药高，吸收完全。

②栓剂的缺点主要有：使用不便，成本较高，生产效率不高等。

③局部作用和全身作用栓剂有如下特点。

a. 局部作用栓剂特点为：起局部作用的肛门常用于通便、止痒、缓和刺激、止痛、治疗痔疮及肛门直肠炎症等，在痔疮栓中常含中西药成分，包括局部麻醉药、血管收缩药、收敛药、止痛药、缓和润滑剂等。

b. 全身作用栓剂特点为：用于全身治疗的肛门栓剂、含药灌肠剂等，直肠栓是药物全身作用于机体的主要途径，治疗各种疾病。如阿司匹林。

（3）栓剂的质量要求：①供栓剂用的固体药物，除规定外，都应用适宜的方法制成细粉，并全部通过六号筛；②药物与基质应混合均匀，栓剂外形应完整光滑；③药物塞入腔道后，可溶化、软化或融化，与分泌液相结合，并释放出药物，产生作用；④对黏膜无刺激性、毒性和过敏性；⑤有适宜的硬度，以免在包装、储存或使用时变形。

2. 栓剂的常用基质和附加剂的种类与作用

（1）常用基质：栓剂基质不仅可使药物成型，而且对药物的释放有重要影响。优良的栓剂基质应具备下列要求：①室温时应具有适当的硬度，当塞入腔道时不变形、不破碎。在正常体温下易软化、融化，能与体液混合或溶于体液。②不与药物作用，不影响主药含量测定。③无毒性、刺激性，无过敏性。④性质稳定，不因晶体的转化而影响栓剂的成型。⑤具有润湿或乳化的能力，水值较高。⑥适合于冷压法及热熔法制备栓剂。⑦基质的熔点与凝固点的间距不宜过大。

但实际使用基质不可能同时满足上述条件，加入药物后可能也会改变栓剂基质的部分特性，应根据实际情况选择适宜基质。

常用的栓剂基质主要有油脂性基质和水溶性基质两大类。

①油脂性基质

a. 可可豆脂：本品为天然药物，是梧桐科植物可可树的种仁，经烘烤、压榨而成的固体脂肪，化学组成为脂肪酸三酸甘油酯，主要为硬脂酸酯、棕榈酸酯、油酸酯等的混合物，还含有少量的不饱和酸。其中所含酸比例不同，其熔点和释药速率均不同。常温下为黄白色固体，无刺激性，性质稳定，熔距为 31～34 ℃，加热至 25 ℃时开始软化，在体温时迅速融化，但在 10～20 ℃时性脆易成粉末。是最早应用的栓剂基质，可可豆脂虽是优良基质，但产量少，需进口且价格昂贵，研制半合成或全合成脂肪酸甘油酯是解决天然产品不足的重要途径。

b. 半合成或全合成脂肪酸甘油酯：系由脂肪酸与甘油酯化而成的一类基质，经酯化后的熔点较适用于作栓剂基质。由于所含的不饱和碳链较少，不易腐败，并且熔点适宜，为目前替代天然油脂较理想的基质。国内品种有：半合成椰油酯、半合成山苍子油酯、半合成棕榈酸酯、硬脂酸丙二醇酯等。

②水溶性基质

a. 甘油明胶：系明胶、甘油、水组成，三者按一定比例在水浴上加热熔化，蒸去大部分水分，放冷后凝固。所得基质富有弹性，不易脆断，且在体温下不熔化，但塞入腔道后可缓慢溶于分泌液中，故药效缓慢、持久。通常组成为水∶明胶∶甘油 = 10∶20∶70。甘油能防止栓剂干燥变硬，水分含量在 10% 以下为宜，过多会导致成品变软不成型。该基质的栓剂贮藏时应避免其失水性和真菌的污染，因此需要加入抑菌剂，如羟苯烷酯类。本品多用作阴道栓剂基质。

b. 聚乙二醇：为结晶性载体，易溶于水，无生理作用，遇体温不熔化，但能缓缓溶于体液而释放药物。本品系乙二醇的高分子聚合物总称，如 PEG 1000、PEG 1540、PEG 4000、PEG 6000。应用时经常把两种以上不同分子量的聚乙二醇加热熔化，制成适当硬度的栓剂。聚乙二醇吸湿性强对黏膜有刺激性，为避免刺激，栓剂使用前可用水先润湿或在栓剂表面涂一层鲸蜡醇或硬脂醇薄膜。由于本品吸湿性强，受潮易变形，因此在包装、储存时注意防潮。

c. 泊洛沙姆：系聚氧乙烯、聚氧丙烯的嵌段聚合物。为一种表面活性剂，易溶于水，本品含多种型号，常用于栓剂基质的型号为泊洛沙姆 188（商品名普朗尼克 F68），熔点为 52 ℃，本品能促进药物的吸收并起到缓释与延效的作用。

d. 聚氧乙烯（40）硬脂酸酯：代号为 S-40，系聚乙二醇的单硬脂酸酯和双硬脂酸酯的混合体，并含有游离乙二醇，本品为白色或黄白色蜡状固体，在水、乙醇、丙酮中溶解，不溶于液状石蜡。可与 PEG 混合使用。

e. 聚山梨酯 61：系聚氧乙烯脱水山梨醇单硬脂酸酯，为淡琥珀色可塑性固体，熔程为 35～39 ℃，有润滑性，与水性溶液可形成稳定的水包油乳剂基质。本品可与多数药物配伍，且无毒性、无刺激性，在水中能自行乳化，贮藏时不易变质。

（2）附加剂：为了改变栓剂的物理性状或改善药物的吸收和提高稳定性，栓剂中通常加入一些附加剂，但附加剂非必要时，一般不考虑。栓剂的附加剂见表 4-5。

表 4-5　栓剂的附加剂

种类	常用品种
硬化剂	白蜡、鲸蜡醇、硬脂酸、巴西棕榈蜡等
增稠剂	氢化蓖麻油、单硬脂酸甘油酯、硬脂酸铝等
乳化剂	聚山梨酯类、Span 类等
吸收促进剂	非离子型表面活性剂、环糊精类衍生物等
吸收阻滞剂	carbopol、大豆磷脂等
着色剂	水溶性或脂溶性着色剂等
抗氧剂	叔丁基对羟基茴香醚、叔丁基对甲酚、没食子酸酯等
防腐剂	对羟基苯甲酸酯类等

3. 栓剂的临床应用与注意事项

（1）临床应用：一种局部作用在腔道，起润滑、收敛、抗菌消炎、杀菌、止痒等作用，如甘油栓；局部作用可使药物快速到达治疗部位，疗效快速，副作用小；另一种为主药经腔道（多为直肠）吸收至血液起作用，起镇痛、镇静、兴奋、抗菌等作用，如吗啡栓。

（2）注意事项：①栓剂应储存在阴凉干燥的地方，油脂性基质的栓剂应避免高温，最好在冰箱保存；②使用前先清洗干净用药部位；③本品性状发生改变时禁止使用；④用药部位如有烧灼感、红肿等情况应停药，并将局部药物洗净；⑤最好在临睡前给药，以使药物充分吸收，并防止药栓遇热溶解后外流；⑥月经期停用，有过敏史者慎用；⑦在用药后 1～2 小时内，尽量不要排尿或大小便，以免影响药效；⑧用药期间注意个人卫生，防止重复感染等。

4. 栓剂典型处方分析

例：**酮康唑栓**

【处方】酮康唑　　　　　　10 g
　　　　甘油　　　　　　　100 ml
　　　　S－40　　　　　　 200 g
　　　　共制成　　　　　　100 粒

【注解】酮康唑为主药，S－40 为水溶性基质，加入甘油可防止栓剂干燥。酮康唑为咪唑类广谱高效抗真菌药。

【临床适应证】主要用于真菌感染引起的体癣、股癣、手足癣、花斑癣和头癣等的治疗。

【同步练习】

一、A 型题（最佳选择题）

1. 关于气雾剂正确的表述是

A. 按医疗用途可分吸入气雾剂、皮肤和黏膜气雾剂及空间消毒用气雾剂

B. 吸入气雾剂的微粒大小以 5～20 μm 范围为宜

C. 比雾化器容易准备，但剂量不均一

D. 气雾剂适用于剂量大的药物

E. 气雾剂的气溶胶形成与病人的吸入行为有关

本题考点：气雾剂的分类特点。气雾剂指药物与适宜的抛射剂封装于具有特制阀门系统的耐压密封容器中而制成的制剂。按医疗用途可分吸入气雾剂、皮肤和黏膜气雾剂及空间消毒用气雾剂。粒子大小是影响药物能否进入肺泡的主要因素，吸入气雾剂微粒大小以在 0.5～5 μm 范围为宜。气雾剂优点有：①简洁、便捷、方便、多剂量；②比雾化器容易准备，治疗时间短；③剂量均一；④气溶胶形成与病人的吸入行为无关；⑤所有定量气雾剂的操作和吸入方法相似；⑥高压下的内容物防止病原体侵入。

2. 常用的 O/W 型乳剂型基质乳化剂

A. 胆固醇　　　　　B. 脂肪醇　　　　　C. 三乙醇胺皂　　　　D. 司盘类

E. 硬脂酸钙

本题考点：乳剂型基质常用的乳化剂。常用的乳化剂有皂类、十二烷基硫酸钠、多元醇的脂肪酸酯、聚山梨酯类、脂肪醇、单甘油酯、聚氧乙烯醚类等。其中 O/W 型乳化剂有一价皂（如硬脂酸钠、硬脂酸三乙醇胺）、脂肪醇硫酸酯类（如月桂醇硫酸钠）、多元醇酯类、聚氧乙烯醚类，二价皂（硬脂酸钙）为 W/O 型乳化剂。

3. 栓剂基质甘油明胶中水：明胶：甘油的合理比例为

A. 10：30：70　　B. 10：20：70　　C. 20：20：70　　D. 20：30：70

E. 25：25：70

本题考点：栓剂常用比例。栓剂系指原料药物与适宜基质制成供腔道给药的固体制剂。通常组成为水：明胶：甘油 = 10：20：70。甘油能防止栓剂干燥变硬，水分含量在 10% 以下为宜，过多会导致成品变软不成型。

二、B 型题（配伍选择题）

(4—6 题共用备选答案)

A. 凡士林　　　　　B. 可可豆脂　　　　C. 甘油明胶　　　　D. 单硬脂酸甘油酯

E. 半合成脂肪酸甘油酯

4. 可作为栓剂水溶性基质的是

5. 既可作为栓剂的增稠剂，又可作为 O/W 软膏基质稳定剂的是

6. 为目前取代天然油脂的较理想的栓剂基质是

本题考点： 栓剂常用基质和附加剂。常用的栓剂基质可分为油脂性基质和水溶性基质，其中油脂性基质中包括可可豆脂、半合成脂肪酸甘油酯（半合成椰子油酯、半合成苍子油酯、半合成棕榈油脂），水溶性基质中有甘油明胶、聚乙二醇类、聚氧乙烯（40）单硬脂酸酯类商品代号（S–40）和泊洛沙姆等。油脂型基质中半合成脂肪酸甘油酯由于所含的不饱和碳链较少，不易腐败，并且熔点适宜，为目前替代天然油脂较理想的基质。附加剂种类如抗氧剂：叔丁基羟基茴香醚；硬化剂：巴西棕榈蜡；吸收促进剂：聚山梨酯80；增稠剂：单硬脂酸甘油酯；防腐剂：对羟基苯甲酸酯类等。

三、X 型题（多项选择题）

7. 下列关于凝胶剂叙述正确的是

A. 凝胶剂指药物与适宜辅料制成的均一、混悬或乳状型的乳胶稠厚液体或半固体制剂

B. 凝胶剂按分散系统可分为单相凝胶与两相凝胶

C. 氢氧化铝凝胶为单相凝胶

D. 凝胶剂具有良好的生物相容性

E. 卡波姆为凝胶常用基质

本题考点： 凝胶的定义、特点、分类类型和常用基质。凝胶剂指药物与适宜辅料制成的均一、混悬或乳状型的乳胶稠厚液体或半固体制剂。按分散系统可分为：单相凝胶与两相凝胶。单相凝胶系药物以分子分散于凝胶基质中形成的凝胶，有水性和油性之分。两相凝胶系药物胶体小粒子均匀分散于高分子网状结构的液体中，具有触变性，如氢氧化铝凝胶。凝胶常用基质有卡波姆、西黄蓍胶、交联聚丙烯酸钠、海藻酸钠等。凝胶具有很好的生物相容性。

8. 下列辅料中可作为乳膏剂的保湿剂的有

A. 甘油　　　　　　B. 羊毛脂　　　　　C. 丙二醇　　　　　D. 三氯叔丁醇

E. 山梨醇

本题考点： 乳膏剂中辅料的作用。乳膏剂基质容易涂布于皮肤、黏膜或创面上，起保护、润湿及局部治疗的作用。乳膏剂的附加剂中常用的防腐剂有羟苯酯类、山梨酸、三氯叔丁醇、氯己定和氯甲酚等。乳膏剂中常用的保湿剂包括甘油、丙二醇和山梨醇等。需要注意的是，在选择乳膏基质时，遇水不稳定的药物（如金霉素、四环素等）不宜使用乳膏基质。羊毛脂常作为 W/O 型乳化剂；如湿疹，在使用 O/W 型乳膏基质时，分泌物可重新透入皮肤而使炎症恶化。故需注意适应证的选择。忌用于糜烂、溃烂、水疱和化脓性创面。

9. 关于气雾剂的特点的说法，以下正确的是

A. 生产成本高　　　　　　　　　B. 能使药物直达作用部位

C. 可避免肝的首过效应　　　　　D. 可提高药物稳定性

E. 药物吸收干扰因素少

本题考点： 气雾剂具有速效定位作用，能直达药物作用部位，分布均匀，起效快；气雾剂使用方便，通过黏膜吸收，药物可避免肝的首过效应和胃肠道的破坏，提高生物利用度；药物密闭封存于容器中，与外界相对隔绝，可增加药物稳定性、防止病原体侵入；气雾剂需要耐压容器、阀门系统和特殊的生产设备，成本高；若患者尤其老人和儿童无法正确使用，就会造成肺部剂量较低或不均一，吸入技术、触动方式与阀门系统等也可干预或限制药物剂量，药物吸收干扰因素多。

10. 关于直肠给药栓剂的正常表述有

A. 插入肛门 2 cm 处有利于药物吸收

B. 对胃有刺激的药物可直肠给药

C. 既可以产生局部作用，也可以产生全身作用

D. 中空栓剂是以速释为目的的直肠吸收制剂

E. 加入尿素增加药物吸收

本题考点： 栓剂系指原料药物与适宜基质制成供腔道给药的固体制剂，直肠给药时，插入肛门 2 cm 处，不经胃肠道途径，可使药物不受胃肠 pH 或酶的分解破坏。在用药后 1～2 小时内，尽量不要排尿或大小便，以免影响药效。对胃有刺激的药物可直肠给药；直肠给药既可以产生局部作用，也可以产生全身作用；中空栓可达到快速释药目的，溶出速度比普通栓剂快；起全身治疗作用的栓剂为增加药物的吸收，可加入吸收促进剂。如尿素、水杨酸钠、苯甲酸钠、羟甲基纤维素钠、环糊精类衍生物等。

参考答案： 1. A　2. C　3. B　4. C　5. D　6. E　7. ABDE　8. ACE　9. ABCD　10. ABCDE

第5章 药物递送系统与临床应用

一、快速释放制剂

【复习指导】 本部分为历年必考，熟悉分散片和口崩片的特点和质量要求；熟悉固体分散技术和包合技术的特点；熟悉滴丸剂和吸入制剂的分类、特点；熟悉吸入制剂的附加剂种类和作用。

（一）口服速释片剂

1. 分散片的特点与质量要求 **分散片** 是指在水中能迅速崩解并均匀分散的片剂。分散片中的药物应是**难溶性**的，分散片中可根据需要加入甜味剂、着色剂和芳香剂。分散片在水中分散后可以直接饮用，也可以将分散片含于口中吮服或者吞服。

（1）分散片的特点：分散片剂型主要适用于需要快速起效的难溶性药物和生物利用度低的药物。对于毒副作用较大、安全系数较低和易溶于水的药物不适合制作为分散片。分散片对生产条件无特殊要求、生产成本低、服用方法多样，适合于老、幼和吞服困难患者。

（2）分散片的质量要求：分散片除了达到一般片剂规定的要求，与普通片剂相比，分散片增加了分散均匀性等试验。①溶出度测定：因分散片为难溶性药物，《中华人民共和国药典》规定分散片应进行溶出度检查并符合溶出度检查法的有关规定，凡检查溶出度的片剂可不进行崩解时限的测定。②分散均匀性：采用崩解时限法测定，应符合有关规定，即在15～25 ℃水中应在3分钟之内完全崩解。

（3）分散片典型处方分析

例：多司马酯分散片

【处方】

多司马酯	250 g	PVPP	90 g
MCC	145 g	甜菊苷	10 g
硬脂酸镁	5 g	PVPK－30	适量
乙醇	适量		

【注解】 多司马酯为主药，PVPP为崩解剂，MCC为填充剂兼崩解剂，甜菊苷为矫味剂，硬脂酸镁为润滑剂，PVPK－30为黏合剂。

【临床适应证】 具有胃黏膜保护作用，用于胃、十二指肠溃疡的治疗。

2. 口崩片的特点与质量要求 **口崩片** （亦称口腔崩解片）系指在口腔内不需要用水即能迅速崩解或溶解的片剂，一般吞咽后发挥全身作用。一般由直接压片和冷冻干燥法制备，由冷冻干燥法制备的口腔崩解片称口服冻干片。

（1）口崩片的特点：与普通口服片剂相比，口崩片具有以下特点。①吸收快，生物利用度高。②服用方便，患者服药时可不用水，唾液即可使其崩解或溶解，尤其适合于有吞咽困难的患者或老人和儿童。③口崩片吞咽后，药物颗粒细，能在胃部均匀分布、吸附或嵌入胃黏膜，对胃肠道反应小，副作用低。④口崩片能减少肝的首过效应。口崩片在口中迅速崩解后，崩解的药物有相当一部分是经过口腔吸收的，口腔吸收的途径可降低肝对药物的首过效应，缩短达峰时间（t_{max}）。

（2）口崩片的质量要求：口崩片无需用水即能在口腔内迅速崩解或溶散，对口腔黏膜无刺激性、口感细腻良好、容易吞咽。《中华人民共和国药典》规定除冷冻干燥法制备的口崩片外，口崩片应进行崩解时限检查。对于难溶性药物制成的口崩片，还应进行溶出度检查，对于经肠溶材料包衣的颗粒制成的口崩片，还应进行释放度检查。此外，冻干口崩片可不进行片剂脆碎度检查。

（3）口崩片典型处方分析

例：**乌苯美司口腔崩解片**

【处方】
乌苯美司	5 g	甘露醇	25 g
MCC	15 g	CC – Na	1.7 g
L – HPC	1.7 g	甜菊苷	适量
10% 淀粉浆	适量	硬脂酸镁	适量

【注解】乌苯美司为主药，甘露醇为填充剂兼矫味剂，L – HPC、MCC、CC – Na（1：9：1）为崩解剂，甜菊苷为矫味剂，10% 淀粉浆为黏合剂，硬脂酸镁为润滑剂。

【临床适应证】二类抗肿瘤药，用于抗癌化疗、放疗的辅助治疗，老年性免疫功能缺陷等。

3. 速释技术与释药原理

（1）固体分散技术

①固体分散体（SD）是利用一定方法将难溶性药物高度分散在固体分散材料中形成的一种固体分散物。固体分散体的状态有分子、胶态、微晶或者是无定形状态。高度分散后的药物可以充分改善药物的溶出和吸收，从而提高药物生物利用度。我们将制备固体分散体的技术统称为固体分散技术。固体分散体并不是药物的最终形态，其作为中间体，可以制成颗粒剂、胶囊剂、片剂、软膏剂、微丸剂、栓剂以及注射剂等多种剂型。

②固体分散体的特点：a. 提高药物的分散度，减小药物的粒径，大大增加药物的比表面积，提高药物的溶出速率，使药物产生最大疗效；b. 通过载体对药物分子的包蔽作用，可以掩盖药物的不良气味和刺激性，也可以减缓药物在生产、储存过程中的水解和氧化；c. 可以通过固体分散体使液态的药物固体化；d. 难溶性药物分散程度和生物利用度较低，可以通过水溶性载体材料制成固体分散得以改善；e. 水溶性药物的吸收和消除较快，可以使用难溶性或者肠溶性载体材料制成固体分散体，使药物缓慢释放或者具有肠溶性特性；f. 固体分散体属热力学不稳定体系，久贮会发生老化现象。

③固体分散体根据药物和载体材料的性质，其制备方法主要有以下4种。

a. 熔融法：将药物与载体材料混匀，加热至熔融，在剧烈搅拌下迅速冷却成固体，或将熔融物倾倒在不锈钢板上成薄膜，在板的另一面吹入冷空气或冰水骤冷成固体。该法较适合用于对热稳定的药物。

b. 溶剂蒸发法：亦称共沉淀法，是将药物和载体材料共同溶解于有机溶剂中，蒸去全部有机溶剂后药物与载体材料同时析出得到药物在载体材料中混合而成的共沉淀物。该法避免了高热过程，较适合用于对热不稳定且易挥发的药物。

c. 溶剂 – 熔融法：将药物先溶于少量适当溶剂中，然后将此溶液加入已熔融的载体材料中混合均匀，再按熔融法冷却处理。药物溶液在固体分散体中所占的量一般不超过10%，否则难以形成脆而易碎的固体。该法适合用于液体药物，也适用于对热稳定性差的固体药物。

d. 研磨法：是将药物与较大比例的载体材料混合后，强力持久地研磨一定时间，不需要加溶剂而借助机械力降低药物的粒度，或使药物与载体以氢键相结合，形成低共熔固体分散体。

④固体分散体的速释原理是**增大溶出面积和减少聚集**。固体分散体的载体材料将药物分散为分子状态、胶体状态、亚稳定态、微晶态以及无定形态，防止已分散的药物再聚集粗化，同时载体材料使药物的润湿性增强，进一步阻碍或者延缓药物结晶的析出。

（2）包合技术

①**包合物**：是一种分子被全部或部分包合于另一种分子的空穴结构内，形成的特殊的络合物。制备包合物的技术称为包合技术。包合物由具有空穴结构的主分子（即包合材料）和客分子（即药物）两部分组成。

②包合技术的特点：a. 药物作为客分子经包合后可增加药物溶解度和生物利用度；b. 掩盖药物的不良气味和味道，降低药物的刺激性；c. 能有效防止挥发性成分的挥发，并使液体药物粉末化；d. 药物经包合后可提高稳定性。

③包合物的分类方法：常见的有两种。a. 根据包合物的结构和性质，分为单分子、多分子和大分子包合物。b. 主分子形成空穴的几何形状，分为笼状、管状和层状包合物。

④常见的包合物的制备方法

a. 饱和水溶液法：亦称重结晶法或共沉淀法。是将环糊精（CD）配成饱和水溶液，加入客分子药物（难溶性药物可加少量溶剂溶解）溶解，搅拌至形成包合物。采用适当的方式定量分离出包合物，再将得到的固体包合物过滤、洗涤、干燥即得。

b. 研磨法：是将 CD 加入 2～5 倍量的水混合均匀后，再加入客分子药物（难溶性药物可先溶解于少量溶剂中）充分研磨至糊状，低温干燥后用适宜的溶媒洗净，再干燥即得。

c. 超声波法：是将 CD 饱和水溶液加入客分子药物溶解，混合后立即用超声波发生器在适宜的强度下超声适当时间以代替搅拌，再将析出的沉淀按饱和水溶液法处理即得。

d. 冷冻干燥法和喷雾干燥法：先将药物和饱和材料在适当溶剂中包合，再采用冷冻干燥法或喷雾干燥法除去溶剂。

4. 临床应用与注意事项

（1）分散片可加水分散后口服，也可将分散片含于口中吮服或吞服。适用于难溶、需快速起效、生物利用度低、单次服用剂量大、抗菌、抗酸的药物。分散片在临床使用中的注意事项因药物性质而异。例如，盐酸克林霉素棕榈酸酯分散片对于肝功能损害、严重肾功能损害患者应慎用；盐酸左氧氟沙星分散片可能发生光敏或其他过敏反应，在临床使用时应避免过度阳光暴晒和人工紫外线，若发生光敏或其他过敏反应立即停药，必要时采取适宜的药物或方法治疗；阿昔洛韦分散片，进食虽然对血药浓度影响不明显，但为防止药物在肾小管内沉积，给药期间应给予患者充足的水。

（2）口崩片置于舌面，无需咀嚼，遇唾液能迅速崩解，吞咽后发挥全身作用。口腔崩解片适用于解热镇痛药、催眠镇静药、消化管运动改善药、胃酸分泌抑制药和抗过敏药等。口崩片在临床实际应用中的注意事项因药物性质而异。如兰索拉唑口崩片禁止与硫酸阿扎那韦一起服用；阿立哌唑口崩片与其他作用于中枢神经系统的药物和乙醇合用时应慎用；孕妇禁用盐酸多奈哌齐口腔崩解片；消旋卡多曲口腔崩解片对用功能性肠道疾病慎用，对肝、肾功能不全者禁用。

（二）滴丸剂

1. 分类、特点与质量要求　**滴丸剂**系指固体或液体药物与适宜的基质加热熔融混匀，滴入不相混溶、互不作用的冷凝介质中，收缩冷凝而制成的球形或类球形制剂，主要供口服用。

（1）滴丸剂的分类：将滴制法和其他制剂技术相结合，可以制成不同类型的滴丸剂：速释高效滴丸、缓释和控释滴丸、溶液滴丸、栓剂滴丸、硬胶囊滴丸、包衣滴丸、脂质体滴丸、肠溶衣滴丸、干压包衣滴丸等。

（2）滴丸剂的特点：①滴丸利用物态变化自发形成，工艺简单、操作方便、工艺周期短、生产率高；②工艺条件易于控制，药物被大量基质包埋，增加了药物的稳定性，尤其是易氧化及具挥发性的药物；③基质容纳液态药物的量大，故可使液态药物固体化；④用固体分散技术制备的滴丸见效快，生物利用度高的特点；⑤除口服外，滴丸剂较适合用于耳、鼻、口腔等局部用药；⑥滴丸每丸含药量大多在 100 mg 以下，载药量小，服用粒数较多，限制了滴丸的应用。

（3）滴丸剂的常用基质：滴丸剂中主药以外的赋形剂称为基质。选用的基质不与主药发生任何化学反应，不能影响主药的疗效和质量检测；熔点较低，遇骤冷又能凝成固体，在室温下保持固体状态；对人体无害。

滴丸的基质分为水溶性和非水溶性基质。①水溶性基质：有聚乙二醇类（PEG 6000、PEG 4000 等）、硬脂酸钠、甘油明胶、泊洛沙姆、聚氧乙烯单硬脂酸酯（S-40）等，主要用于制备速释滴丸。②非水溶性基质：有硬脂酸、单硬脂酸甘油酯、氢化植物油、虫蜡、蜂蜡等，主要用于制备缓释、控释或肠溶滴丸。

（4）滴丸剂的质量要求：滴丸剂制成成品后，外观应大小均匀，色泽一致，无粘连现象，表面无冷凝液黏附；除此之外还应检测重量差异、容散时限、微生物限度。一般滴丸应在 30 分钟内全部容散，包衣滴丸应在 1 小时内全部容散。

2. 临床应用与注意事项　滴丸多为口服或舌下含服后进入血液循环。滴丸技术适用于含液体的药物和主药体积小或有刺激性的药物，滴丸剂除口服外，还能用于局部用药，如耳部用药、眼部用药等。滴丸剂在临床实际应用中的注意事项因药物性质而异。例如，七叶神安滴丸对外感发热患者禁服，忌烟、酒及辛辣、油腻食物；孕妇慎用丹参滴丸；麝香通心滴丸，含有毒性药材蟾酥，须按说明书规定剂量服用，对肝肾功能不全都应慎用。左炔诺孕酮滴丸对乳腺癌、生殖器官癌、肝功能异常或近期有肝病或黄疸史、静脉血栓病、脑血管意外、高血压、心血管病、糖尿病、高脂血症、精神抑郁患者及 40 岁以上妇女禁用。

3. 典型处方分析

例：**灰黄霉素滴丸**

【处方】灰黄霉素　　1 份

　　　　PEG 6000　　9 份

【注解】灰黄霉素为主药，PEG 6000 为基质。

【临床适应证】用于口服抗真菌药，对头癣等疗效明显。

（三）吸入制剂

1. 分类、特点与质量要求　**吸入制剂**系原料药物溶解或分散于合适介质中，以蒸汽或气溶胶形式给药至肺部发挥局部或全身作用的液体或固体制剂。

（1）吸入制剂的分类：吸入制剂可分为吸入类的气雾剂和粉雾剂，供雾化使用的液体制剂和可转变成蒸汽的制剂。

①可转变成蒸汽的制剂：系指可转变成蒸汽的溶液、混悬液或固体制剂。通常将其加入热水中，产生供吸入用蒸气。

②供雾化器用的液体制剂：系指通过雾化装置能连续或者定量产生可供吸入用的气溶胶

的溶液、混悬液和乳液。连续型和定量型雾化器均是一类通过高压气体、超声振动或其他方法将溶液转化为气溶胶的装置。前者可使被吸入的剂量以一定速率和适宜的粒径大小沉积在肺部；后者即为定量吸入雾化液体，以气溶胶的形式在一次呼吸状态下被吸入。

对于连续型雾化器的浓缩液使用前采用规定溶液稀释至处方量体积。雾化液体也可由粉末制得。为保证递送剂量的准确性，混悬液和乳液振摇后应具备良好的分散性；连续型雾化器的吸入液体，使用前其 pH 应在 3～8.5 范围内；除非制剂本身具有足够的抗菌活性，多剂量水性雾化溶液中可加入合适浓度的抑菌剂，其抑菌效力应符合抑菌效力检查法的规定。

③吸入气雾剂：系指药物与抛射剂呈雾状喷出时随呼吸吸入肺部的制剂，可发挥局部或全身作用。吸入气雾剂可以添加对呼吸道黏膜和纤毛无刺激、无毒性的附加剂，如助溶剂、增溶剂和稳定剂等。

④吸入粉雾剂：系指一种或多种固体微粉化药物与合适的载体混合后，以胶囊、囊泡或多剂量贮库形式，采用特制的吸入装置，由患者吸入雾化药物发挥全身或局部作用的制剂。其与气雾剂和喷雾剂相比具有以下特点：患者主动吸入药粉，易于使用；药物可以胶囊或泡囊形式给药，剂量准确；不含防腐剂和乙醇等容易对病变黏膜产生刺激性的溶剂；不含抛射剂，能避免对环境的污染以及对呼吸道的刺激；药物呈干粉状，稳定性好，特别适用于多肽和蛋白质类药物的给药。

（2）吸入制剂的特点：吸入制剂的优点是吸收速度很快，不亚于静脉注射；肺部吸收面积大，肺泡表皮薄含有丰富的毛细血管，药物能快速吸收进入体循环，避免了胃肠道的破坏，增加了药物的吸收速度和程度；药物在肺部降解的反应低，破坏程度小；对于吸入制剂能直接到达靶部位作用的药物，其给药剂量和毒副作用小。吸入制剂的装置操作要求高，大部分患者不能熟练地掌握其使用方法，致使药物部分或者全部未能到达作用部位，影响药物治疗效果。

（3）吸入制剂的质量要求：吸入制剂的使用通常需要借助一定的压力装置和介质，其生产和贮藏应符合以下几点。①吸入气雾剂生产中应进行安全、漏气检查；②吸入制剂应进行雾滴（粒）分布检查；③多剂量贮库型吸入气雾剂应标明每瓶总吸次及每吸主药含量；④定量气雾剂应标明每瓶总揿次，每揿从阀门释出的主药含量和每揿从口接器释出的主药含量；⑤吸入制剂应进行递送剂量均一性、微细粒子剂量和微生物等相关检查。

2. 吸入制剂的附加剂的种类和作用　根据制剂类型，处方中可能含有抛射剂、稀释剂、助溶剂和稳定剂等，所有添加的辅料不应对呼吸道黏膜或纤毛有刺激。

（1）抛射剂：是气雾剂的动力系统，是喷射压力的来源，同时兼作药物的溶剂或稀释剂。一般分为氟氯烷烃类、氢氟烷、碳氢化合物及压缩气体 4 大类。药物在抛射剂中常常不能达到治疗剂量所需的溶解度，为制备质量稳定的溶液型、混悬型或乳剂型气雾剂处方中常需加入附加剂，如稀释剂、助溶剂、乳化剂、潜溶剂、润湿剂，必要时还需添加矫味剂、防腐剂、抗氧剂等。

（2）稀释剂：粉雾剂常用的稀释剂为乳糖，作为粉雾剂的稀释剂，除符合药典标准外，还应该针对粉雾剂的剂型特点做出进一步的要求。粉雾剂除了加入一定量的稀释剂外，有时为了提高粉末流动性，改善载体的表面性质以及抗静电性能，常在处方中加入一定量的润滑剂、分散剂以及抗静电剂等。

（3）润滑剂：常用的润滑剂有硬脂酸镁、微粉硅胶、滑石粉、氢化植物油、聚乙二醇、十二烷基硫酸钠等。

3. 临床应用与注意事项　定量气雾剂与干粉吸入剂，需要患者有较高的自身认知能力与吸入技巧的熟练掌握能力，尤其是内含抛射剂的定量气雾剂，若操作不当容易引起呛咳；雾化吸入给药的仪器装置不易携带，多在家庭或医院使用；干粉吸入剂的装置类型较多，使用方法有一定的差异并且对吸气速率有一定的要求，通常不推荐给5岁以下儿童或有严重肺功能障碍的患者。

4. 典型处方分析

例1：硫酸左旋沙丁胺醇气雾剂（混选型气雾剂）

【处方】
硫酸左旋沙丁胺醇微粉	0.85 g
甘油	30 g
四氟乙烷	819.07 g
卵磷脂	0.08 g
二甲醚	150 g

【注解】硫酸左旋沙丁胺醇微粉为主药，四氟乙烷和二甲醚是气雾剂中的抛射剂兼药物分散介质，甘油为分散剂，卵磷脂除提高分散系统的稳定性，还可增加阀门系统的润滑和封闭性。

【临床适应证】用于缓解哮喘或慢性阻塞性肺疾病患者的可逆性气道阻塞的支气管痉挛，及急性预防运动诱发的哮喘，或其他过敏原诱发的支气管痉挛。

例2：丙酸氟替卡松粉雾剂

【处方】
丙酸氟替卡松	50 μg
乳糖	25 mg

【注解】丙酸氟替卡松为主药，乳糖为载体稀释剂。

【临床适应证】用于严重和反复发作的哮喘患者。

【同步练习】

一、A型题（最佳选择题）

1. 下列关于分散片的叙述错误的是

A. 分散片中的药物应是难溶性的

B. 分散片在水中分散后可直接饮用，也可将分散片含于口中吮服或吞服

C. 毒副作用较大、安全系数较低和易溶于水的药物不适合制作为分散片

D. 分散片服用方法多样，但不适合于老、幼和吞服困难患者

E. 分散片与普通片剂要求相比，增加了分散均匀性等试验

本题考点：分散片的特点和质量要求。分散片对生产条件无特殊要求、生产成本低、服用方法多样，适合于老、幼和吞服困难患者。

2. 下列关于口崩片的叙述错误的是

A. 口崩片一般由直接压片和冷冻干燥法制备

B. 患者服药时可不用水，唾液即可使其崩解或溶解，尤其适用于有吞咽困难的患者或老人和儿童

C. 减少了肝的首过效应

D. 对于难溶性药物制成的口崩片，还应进行溶出度检查

E. 冻干口崩片必须进行片剂脆碎度检查

本题考点：口崩片的特点和质量要求。口崩片应进行崩解时限检查。冻干口崩片可不进行片剂脆碎度检查。普通口崩片应进行崩解时限检查。难溶性药物的口崩片增加溶出度检查，经肠溶材料包衣的颗粒制成的口崩片增加释放度检查。冻干口崩片可不进行片剂脆碎度检查。

3. 下列关于固体分散体的表述错误的是

A. 固体分散体（SD）系指利用一定方法将易溶性药物高度分散在固体分散材料中形成的一种固体分散物

B. 药物在载体材料中的分散方式有分子、胶态、微晶或无定形状态

C. 制备固体分散体的技术称为固体分散技术

D. 若需控制药物仅在肠中释放，可以采用肠溶性载体制备固体分散体

E. 稳定性较差，久贮会发生老化现象是固体分散体存在的主要问题

本题考点：固体分散体的定义，系指利用一定方法将难溶性药物高度分散在固体分散材料中形成的一种固体分散物。

4. 分散片的崩解时间为

A. 3 分钟　　　　B. 5 分钟　　　　C. 10 分钟　　　　D. 15 分钟

E. 30 分钟

本题考点：分散片的崩解时间，在 15 ~ 25 ℃水中应在 3 分钟内完全溶解。

5. 固体分散体提高难溶性药物的溶出率是因为

A. 药物溶解度大　　　　　　　　B. 载体溶解度大

C. 药物在载体中高度分散　　　　D. 固体分散体溶解度大

E. 固体分散体溶解度小

本题考点：固体分散体的内容，系指利用一定方法将难溶性药物高度分散在固体分散材料中形成的一种固体分散物。药物在载体材料中以分子、胶态、微晶或无定形状态分散。

6. 下列属于滴丸的非水溶性基质的是

A. 明胶　　　　B. 硬脂酸　　　　C. 聚乙二醇类　　　　D. 泊洛沙姆

E. 硬脂酸钠

本题考点：滴丸的基质。水溶性基质有聚乙二醇类、硬脂酸钠、甘油明胶、泊洛沙姆等；非水溶性基质有硬脂酸、单硬脂酸甘油酯、氢化植物油、虫蜡、蜂蜡等。

7. 粉雾剂中常用作稀释剂的是

A. PEG　　　　B. 淀粉　　　　C. 乳糖　　　　D. 泊洛沙姆

E. 蜂蜡

本题考点：粉雾剂中的稀释剂，常用的为乳糖。

二、C 型题（综合分析选择题）

（8—9 题共用题干）

溴化异丙托品气雾剂

【处方】溴化异丙托品　　　　0.374 g

　　　　无水乙醇　　　　　　150.000 g

　　　　HFA－134a　　　　　844.586 g

枸橼酸   0.040 g

蒸馏水   5.000 g

共制成   1000 g

8. 溴化异丙托品气雾剂中的抛射剂是

A. 溴化异丙托品 B. 无水乙醇   C. HFA－134a   D. 枸橼酸

E. 蒸馏水

9. 溴化异丙托品气雾剂中无水乙醇的作用是

A. 调节 PH   B. 调节渗透压   C. 抛射剂   D. 增加药物溶解度

E. 减少刺激性

本题考点：该制剂为溶液型气雾剂，溴化异丙托品为主药，HFA－134a 为抛射剂，无水乙醇作潜溶剂增加药物和抛射剂在制剂中的溶解度。枸橼酸调节 pH。

三、X 型题（多项选择题）

10. 固体分散体根据药物和载体材料的性质，其制备方法有

A. 熔融法   B. 溶剂蒸发法   C. 溶剂－熔融法 D. 研磨法

E. 熔融－熔融法

本题考点：固体分散体的制备方法，根据药物和载体材料的性质，主要有熔融法、溶剂蒸发法、溶剂－熔融法、研磨法。

11. 下列关于包合物优点的正确表述是

A. 增大药物的溶解度   B. 提高药物的稳定性

C. 使液态药物粉末化   D. 使药物具有靶向性

E. 降低药物的刺激性

本题考点：包合物的优点。包合物可以增加药物溶解度和生物利用度；掩盖药物的不良气味和味道，降低药物的刺激性；使液体药物粉末化；提高药物稳定性。

参考答案：1. D 2. E 3. A 4. A 5. C 6. B 7. C 8. C 9. D 10. ABCD

11. ABCE

二、缓释、控释制剂

【复习指导】本部分内容为历年必考，熟悉缓释、控释制剂的分类、特点和释药原理；掌握缓释、控释制剂的临床应用注意事项；了解缓释、控释制剂的辅料及剂型特点；了解经皮给药制剂的特点、结构和材料。

（一）缓释、控释制剂的基本要求

1. 分类、特点与质量要求 **缓释制剂**系指在规定释放介质中，按要求缓慢地非恒速释放药物。**控释制剂**系指在规定释放介质中，按要求缓慢地恒速释放药物。缓释和控释制剂与相应的普通制剂比较，减少了给药频率，显著增加了患者的依从性。广义上控释制剂包括控制药物的释放速度、方向和时间。狭义上控释制剂是指在预定时间内以零级或接近零级速度释放药物的制剂。

（1）缓释、控释制剂的分类

①缓释、控释制剂按照其结构以及聚合物性质大致可分为骨架型缓释制剂、膜包衣缓释

制剂以及渗透泵控释制剂 3 种。

a. 骨架型缓释制剂：主要有亲水性凝胶骨架片、蜡质类骨架片、不溶性骨架片（颗粒状骨架型压制片、胃内滞留片、生物黏附片、骨架型小丸）。

b. 膜包衣缓释制剂：主要有微孔膜包衣片、膜控释小片、肠溶膜控释片、膜控释小丸。

c. 渗透泵控释制剂：利用渗透压原理而实现对药物的控制释放，主要由药物、半透膜材料、渗透压活性物质和推动剂组成。

②根据释药原理，缓释、控释制剂可分为控制溶出释药原理、控制扩散释药原理、控制溶蚀与扩散相结合原理、渗透泵控制释药原理和离子交换释药原理。

③根据给药途径与给药方式不同，缓释、控释制剂可分为口服、透皮、植入、注射缓释、控释制剂等。根据释药类型可分为口服定时和定位释药系统。

a. 定位释药系统：系指以速释或缓释、控释方式释放的口服药物选择性的输送累积到胃肠道的某一特定部位的剂型。一般根据不同的释药部位分为胃定位释药系统、小肠定位释药系统和结肠定位释药系统。

b. 定时释药系统：系统根据人体的生物节律变化特点，按生理和治疗的需要而定时定量释放的一种新型给药系统。定时和定位释药系统又称为脉冲释药系统。定时释药系统主要有渗透泵脉冲释药制剂、包衣脉冲释药制剂和定时脉冲塞胶囊剂。

（2）缓释、控释制剂的特点

①缓释、控释制剂的优点

a. 将半衰期短或者需要频繁给药的药物制成缓释、控释制剂，可以减少患者服药次数，尤其适合长期服药的慢性病患者。

b. 缓释、控释制剂释药速度平稳，血药浓度波动较小，因此药物的毒副作用较低。

c. 给药总剂量相比普通制剂较少，生物利用度较高。

d. 缓释、控释制剂除口服外也可用于五官、阴道、直肠和皮下植入等。药物不经胃肠道可避免肝首过效应。

②缓释、控释制剂的不足：a. 临床使用中无法灵活地调节剂量，若遇特殊情况无法立即停止给药；b. 缓释、控释制剂制备成本高，制剂成品价格昂贵；c. 给药后在体内容易产生蓄积，可能造成缓释、控释制剂的生物利用度比普通制剂低，因此不是所有药物都适宜制成缓释、控释制剂，如普萘洛尔等。

（3）缓释、控释制剂的质量要求：缓释、控释制剂相比普通制的特点是使活性成分定时定量地按要求输出，所以体外释放速率和体内吸收速率的测定尤为重要，也是必不可少的质量控制指标。常采用的评价方法有药物释放试验模型拟合、动物药动学评价、缓释、控释制剂人体生物利用度评价，体内试验与体外试验相关性等。

2. 缓释、控释制剂的释药原理　缓释、控释制剂所涉及的释药原理主要有溶出、扩散、溶蚀、渗透压或离子交换等。

（1）溶出原理：药物进入机体后的释放和吸收受到药物溶出速度的限制，溶出速度慢的药物在单位时间内释放和被吸收入机体的量少，从而显示出缓慢释放的性质。根据 Noyes – Whitney 方程，为延长药物的作用时间，可采用制成溶解度小的盐或酯、与高分子化合物生成难溶性盐和控制粒子大小等方法和技术。

（2）扩散原理：以扩散为主的缓释、控释给药系统可分为贮库型（膜控型）和骨架型。依赖半透膜而产生控释作用的是贮库型。依赖骨架而产生控释作用的是骨架型。以扩散原理达到缓释、控释作用的方法有：包衣、微囊化、制成不溶性骨架片、制成植入剂、制成经皮吸收制剂和增加黏度以减小扩散速度。

（3）溶蚀与溶出、扩散结合原理：释药系统在实际应用中不可能只取决于控制溶出或扩散原理，通常是两种缓释、控释机制相结合。在骨架体系中，药物的释放受骨架的溶蚀速度与药物扩散速度的控制。

（4）渗透压驱动原理：以渗透压为动力，药物释放周期内速率保持恒定的释放，即零级释放。渗透压系统中，在水溶性药物和聚合物或其他辅料制成的片芯外包裹一层半透膜性质的聚合物衣膜，再在衣膜顶部用激光开一小孔，形成渗透泵片。当药物进入胃肠道后与水接触，水可通过衣膜半透膜渗入片芯，使药物溶解成饱和溶液，通过膜内外的渗透压差别，药物的饱和溶液由小孔持续流出，直到片芯内的药物完全溶解，膜内外无渗透压差。在此期间胃肠液中离子不会渗透进入半透膜，因此渗透泵片的释药速度不受释放环境的 pH 影响。

（5）离子交换作用：由水不溶性交联聚合物组成的树脂，其聚合物链的重复单元上含有成盐基团，药物可结合于树脂上。当带有适当电荷的离子与离子交换基团接触时，药物通过交换游离释放出来。

3. 临床应用与注意事项　口服缓释、控释制剂中药物释药速度平稳，血药浓度波动较小，药物的毒副作用较低。有效减少了药物耐药性的发生。口服缓释、控释制剂因服药次数和总剂量减少，患者服药顺应性高，尤其是长期服药的慢性病患者有显著的临床意义，如高血压、糖尿病等。临床使用中应注意以下事项。

（1）用药次数过多或过少：口服缓释、控释制剂每片（粒）的剂量与普通制剂差异很大，若给药次数过多或增加给药剂量会使血药浓度不稳定从而带来不安全因素。若给药次数不够会使药物的血药浓度过低，达不到应有的疗效。

（2）服用方法：一般情况缓释、控释制剂不可嚼碎和击碎后分次服用，应整片（粒）吞服。如膜控型、定位型释放片，此类药物的释放原理是由制剂表面或夹层的包衣膜控制，一旦破坏膜的完整性，药物不仅无法达到缓释、控释作用，还会造成药物从断口瞬时释放，增加药物的不良反应。对于可分剂量服用的缓释、控释制剂，通常外观有一分割痕，服用时也应保证半片的完整性。

（3）服药间隔时间和剂量：口服缓释、控释制剂的服药间隔时间一般为 12 小时或 24 小时。为维持有效血药浓度，避免或减少不良反应的发生，患者宜按医嘱固定服药时间和剂量。例如硝苯地平控释片早、晚各服 1 次，每次服 60 mg，日剂量达 120 mg，不良反应的发生率增高。根据其药动学特点：每日 1 次，每次 30～60 mg 即可。

4. 典型处方分析

例：**硝酸甘油缓释片**

【处方】
硝酸甘油	0.26 g（10% 乙醇溶液 2.95 ml）
硬脂酸	6.0 g
十六醇	6.6 g
聚维酮（PVP）	3.1 g
微晶纤维素	5.88 g
微粉硅胶	0.54 g
乳糖	4.98 g
滑石粉	2.49 g

　　硬脂酸镁　　　　　　　0.15 g

　　【注解】采取熔融法制备。①取聚维酮 3.1 g 溶于硝酸甘油（10% 乙醇溶液）中；②在溶液中加入微粉硅胶、硬脂酸、十六醇，水浴加热至 60 ℃，呈熔融态；③向溶液中加入混合均匀的微晶纤维素、乳糖和滑石粉，搅拌 1 小时；④将混合物均匀地摊于盘中，放至混合物呈团块状（常温约 20 分钟）；⑤用 16 目筛制粒；⑥30 ℃干燥，整粒，加入硬脂酸镁；⑦压片。

　　（二）常用辅料和剂型特点

　　1. 缓释、控释制剂的常用辅料和作用　缓释、控释制剂的释放速度和释放量需要选择适宜的辅料来调节和控制，以确保药物按预期到达患者病变部位，维持组织或体液中稳定的血药浓度。

　　缓释、控释制剂中为实现控制药物的释放速度，可利用一些高分子化合物作为药物释放的阻滞剂。阻滞剂主要分为骨架型、包衣膜型和增稠剂等。

　　（1）骨架型缓释材料：①亲水性凝胶骨架材料。是指遇水或消化液后骨架膨胀形成凝胶屏障，从而控制药物的释放的材料。常用的有纤维素类、天然胶类、非纤维素多糖、乙烯聚合物和丙烯酸树脂。②不溶性骨架材料。是指不溶于水或水溶性极小的高分子聚合物或无毒塑料类。常用的有纤维素类、聚烯烃类、聚丙烯酸酯类。③生物溶蚀性骨架材料。是指在胃肠液环境下可以逐渐溶蚀的惰性蜡质、脂肪酸及其酯类等物质，其本身不溶解。常用的有蜡质类、脂肪酸及其酯类。

　　（2）包衣膜型缓释材料：①不溶性材料。是指一类不溶于水或难溶于水的高分子聚合物，但水分子可以穿透，无毒，不受胃肠液的干扰，具有良好的成膜性能和机械性能。如纤维素类的 EC 等。②肠溶性高分子材料。是指在胃中不溶，在小肠碱性环境下溶解的高分子材料。如纤维素酯类、丙烯树脂类。

　　（3）增稠剂：是指一类水溶性的高分子材料，溶于水后，其溶液黏度随浓度而增大，黏度增加可以减慢药物扩散速度，延缓其吸收，以达到维持药效的目的。主要用于液体缓释、控释制剂。常用的有明胶、PVP、CMC、聚乙烯醇（PVA）、右旋糖酐等。

　　2. 骨架型片、膜控型片、渗透泵型控释片的剂型特点

　　（1）骨架型片的剂型特点：①亲水凝胶骨架片。此类骨架片材料遇水后形成凝胶，凝胶可以进一步完全溶解，释放全部药物。②蜡质性骨架片。此类蜡质材料的骨架片虽然水不溶，但是可溶蚀形成孔道扩散和蚀解控制释放药物。③不溶性骨架片。消化液通过骨架孔渗入，药物溶解后从骨架孔道扩散释放。当药物释放后，骨架片随粪便排出。④骨架型小丸。采用骨架型材料和药物混合，或再加入其他成形辅料，经适当方法制成光滑圆整、硬度适当、大小均一的骨架型小丸。

　　（2）膜控型片的剂型特点：膜控型片是指将一种或多种包衣材料对片剂的颗粒、片剂表面、胶囊的颗粒和小丸等进行包衣处理，达到控制药物的扩散和溶出而制成的缓释、控释制剂。目前市场上有两种类型缓释包衣水分散体，一类是聚丙烯酸树脂水分散体，另一类是乙基纤维素水分散体。膜控型缓释、控释大致分为微孔膜包衣片、膜控释小片、肠溶膜控释片和膜控释小丸。

　　（3）渗透泵型控释片的剂型特点：是利用渗透压原理对药物进行控制释放。渗透泵的主要组成包括药物、半透膜材料、渗透压活性物质和推动剂等。其中起调节药室内渗透压作用的是渗透压活性物质，即渗透压促进剂。能吸水膨胀，将片芯中的药物推动出释药小孔的称为推动剂。渗透泵片中还可以加入其他辅料，如助悬剂、黏合剂、润滑剂、润湿剂等。目前

应用最广泛的渗透泵制剂是口服渗透泵片。按结构特点分为单室和多室渗透泵片，难溶于水或水溶性过大的药物适宜制备成双室渗透泵片。除此之外还有一种拟渗透泵的液体渗透泵系统。液体渗透泵系统适宜制备软胶囊型渗透泵系统，它是在衣膜内有一个受压后可以发生塌瘪的含液体贮药库，药库外包裹一层吸水可膨胀的亲水交联聚合物作为渗透助推层。当药物进入体内吸收消化液后，助推层膨胀产生流动压力，压缩药库内的药液从释药孔流出。

（三）经皮给药制剂

1. 特点和质量要求　**经皮给药制剂**又称为透皮给药系统或透皮治疗系统（简称 TDDS 或 TTS）系指药物由**皮肤**吸收进入全身血液循环并达到有效血药浓度并转至各组织或病变部位，实现疾病治疗或预防的一类制剂。常用的剂型为贴剂。

（1）经皮给药制剂的优点：①直接作用于靶部位发挥药效；②避免药物在肝的首过效应和胃肠道中的代谢；③长时间维持恒定的血药浓度，减少药物的毒副作用；④患者可以自主用药，当发现副作用时可随时中断给药；⑤减少给药次数，提高患者的用药依从性，特别适合于婴儿、老人及不宜口服给药的患者。

（2）经皮给药制剂的局限性：①因皮肤的屏障作用，经皮给药制剂适用剂量小，若大面积给药，可能对皮肤产生刺激性和过敏性；②经皮给药制剂一般在给药后几小时才能起效，不适合要求起效快的药物；③存在皮肤的代谢和储库作用。

（3）经皮给药制剂的质量要求

①外观应完整光洁，有均一的应用面积，冲切口应光滑，无锋利的边缘。

②黏附力测定：经皮给药制剂为贴敷于皮肤表面的制剂，其与皮肤的黏附力的大小直接影响药品的安全性和有效性。一般经皮给药制剂的压敏胶（对压力有敏感性的胶黏剂）与皮肤作用的黏附力可用初黏力、持黏力和剥离强度 3 个指标来衡量。

③含量均匀度测定：按照（《中华人民共和国药典》二部附录 XE）含量均匀度测定方法测定，应符合规定。凡检查含量均匀度的制剂，一般不再进行重（装）量差异检测。

④释放度测定：按照（《中华人民共和国药典》二部附录 XD 第三法）释放度测定方法测定，应符合规定。

⑤微生物限度检查：按照（《中华人民共和国药典》二部附录 XI J）微生物限度检查法检查，应符合规定。

⑥生物利用度测定：经皮给药系统生物利用度测定关键是体液中药物浓度的测定。

2. 经皮给药制剂的基本结构与类型

（1）经皮给药制剂的基本结构：经皮给药制剂是由几层具有不同性质和功能的高分子薄膜层叠而成。基本组成可分为 5 层。①**背衬层**：通常是一层柔软的复合铝箔膜，可以防止药物的潮解和流失。②**药物贮库层**：由药物、透皮促进剂、高分子骨架材料等构成，在于皮肤接触后能释放出药物达到皮肤表面。③**控释膜**：控释膜分为微孔膜和均质膜。是膜控释型经皮给药制剂的关键组成部分。④**黏附层**：是由无刺激和无过敏性的黏合剂组成，如天然树胶、合成树脂类等。⑤**保护层**：一种附加的可以剥离的塑料保护薄膜，临用时撕去。

（2）经皮给药制剂的类型

①膜控释型：膜控释型经皮给药制剂的释药速度直接与控释膜的性质相关。膜控释型经皮给药制剂的释药速度一般符合零级动力学方程。

②黏胶分散型：黏胶分散型的药物贮库层和控释膜合二为一，均由压敏胶组成，不再具有单独的控释膜。其制剂比较薄、生产方便、与皮肤接触的表面均可释放药物。药物扩散通

过的含药胶层的厚度，随释药时间延长而不断增加，一般采用多层不同成分的黏胶层和不同药物浓度来保证恒定的释药速度。与皮肤接触的外层浓度低，内层浓度高。

③骨架扩散型：药物均匀分散或溶解在疏水或亲水的聚合物骨架中，然后分剂量成固定面积大小及一定厚度的药膜，与压敏胶层、背衬层及保护层复合即成为骨架扩散型。骨架扩散型的释药速度与聚合物骨架和药物浓度有关，一般符合 Higu – chi 方程。

④微贮库型：微贮库型兼具膜控释型和骨架扩散型的特点，其释药速度与药物在亲水和疏水两相中的分配过程和药物在聚合物骨架中的扩散过程有关。

3. 经皮给药制剂的处方材料

（1）压敏胶：系指在轻微压力下既易粘贴又易剥离的一类黏胶材料，不仅能保证释药面紧密地接触皮肤，还有储存和控制药物释放等作用。药用的压敏胶应具有良好的生物相容性，对皮肤无刺激，有足够强的黏附力和内聚强度，性质稳定，与药物相容并具有防水性能。主要包括：聚异丁烯（PIB）类、丙烯酸类和硅橡胶类压敏胶。

（2）骨架材料：骨架材料应使药物有适当的释放速度，性质稳定，能吸留药物，对皮肤无刺激性，最好能黏附于皮肤上，在高温高湿条件下，也能保持结构和形态的完整。一些天然与合成的高分子材料都可作为聚合物骨架材料，如疏水性的聚硅氧烷与亲水性的聚乙烯醇。

（3）控释膜材料：经皮给药制剂中的控释膜可分为均质膜和微孔膜。用作均质膜的高分子材料有乙烯 – 醋酸乙烯共聚物和硅橡胶等。微孔膜的材料有聚丙烯等。

（4）背衬层材料、保护层材料与药物储存层材料

①背衬层材料：是用于支持药物储存库层或压敏胶等的薄膜。常用铝箔、聚乙烯或聚丙烯等膜材复合而成的双层或三层复合膜的多层复合铝箔。其他可以使用的背衬材料还有PET、高密度聚乙烯、聚苯乙烯等。

②保护层材料：主要用于对制剂中黏胶层的保护。常用的有聚乙烯、聚苯乙烯、聚丙烯、聚碳酸酯、聚四氟乙烯等高聚物的膜材。

③药物储存层材料：可以使用单一材料，也可以用多种材料配制的软膏、水凝胶、溶液等，如卡波姆、羟丙甲基纤维素、PVA 等均较为常用，各种压敏胶和骨架膜材也同时可以是药物储存层的材料。

【同步练习】

一、A 型题（最佳选择题）

1. 下列不属于缓释控释制剂的是

A. 植入片　　　B. 分散片　　　C. 渗透泵片　　　D. 骨架片

E. 胃内漂浮片

本题考点：分散片的类型，分散片为速释制剂。

2. 下列不是利用扩散原理制备的缓释、控释的是

A. 制成不溶性骨架片　　　　B. 微囊化

C. 制成亲水性凝胶骨架片　　D. 包衣

E. 制成植入剂

本题考点：以扩散原理达到缓释、控释作用的方法。包括包衣、微囊化、制成不溶性骨架片、制成植入剂、制成经皮吸收制剂和增加黏度以减小扩散速度。

3. 下列关于缓释、控释制剂的特点叙述不正确的是

A. 避免峰谷现象   B. 减少给药次数和给药总剂量

C. 降低药物的毒副作用   D. 适用于半衰期很长的药物（$t_{1/2} > 24$ 小时）

E. 方便使用，提高患者的服药顺应性

本题考点： 缓释、控释制剂的特点，缓释控释制剂不适用于剂量很大、半衰期很长或很短的药物。

4. 经皮吸收制剂的类型不包括

A. 充填封闭性   B. 膜控释型   C. 骨架扩散性   D. 微贮库型

E. 黏胶分散型

本题考点： 经皮吸收制剂的类型，包含膜控释型、骨架扩散性、微贮库型、黏胶分散型。

5. 下列属于经皮吸收制剂缺点的是

A. 直接作用于靶部位发挥药效

B. 发现副作用时可随时中断给药

C. 患者可以自主用药

D. 适合于婴儿、老人及不宜口服给药的患者

E. 存在皮肤代谢与储库作用

本题考点： 经皮吸收的缺点：①因皮肤的屏障作用，经皮给药制剂适用剂量小，若大面积给药，可能对皮肤产生刺激性和过敏性；②经皮给药制剂一般在给药后几小时才能起效，不适合要求起效快的药物；③存在皮肤的代谢和储库作用。

6. 下列关于 TTS 的叙述不正确的是

A. 避免药物在肝的首过效应和胃肠道中的代谢

B. 长时间维持恒定的血药浓度，减少药物的毒副作用

C. 患者可以自主用药，但当发现副作用时无法及时中断给药

D. 减少给药次数，提高患者的用药依从性

E. 特别适合于婴儿、老人及不宜口服给药的患者

本题考点： 经皮给药制剂的优点，患者可以自主用药，当发现副作用时可随时中断给药。

二、B 型题（配伍选择题）

(7—9 题共用备选答案)

A. 溶出原理   B. 溶蚀与扩散相结合原理

C. 离子交换作用   D. 渗透泵原理

E. 扩散原理

7. 与高分子化合物形成难溶性盐

8. 可通过树脂发挥缓释控释作用

9. 制成不溶性骨架

本题考点： 根据缓释、控释制剂的释药原理采用的制备方法和技术。溶出原理：制成溶解度小的盐或酯、与高分子化合物生成难溶性盐、控制粒子大小等。扩散原理：包衣、微囊

化、制成不溶性骨架片、制成植入剂、制成经皮吸收制剂和增加黏度以减小扩散速度等。离子交换作用：树脂。

三、X 型题（多项选择题）

10. 经皮给药制剂的基本结构包括

A. 背衬层　　　　B. 药物贮库层　　　　C. 控释膜　　　　D. 黏附层

E. 保护层

本题考点：经皮给药制剂的基本结构，包括背衬层、药物贮库层、控释膜、黏附层、保护层。

参考答案：1. A　2. C　3. D　4. A　5. E　6. C　7. A　8. C　9. E　10. ABCDE

三、靶向制剂

【复习指导】本部分内容为历年必考，熟悉脂质体的分类、性质、特点、组成与结构；熟悉脂质体的作用机制和质量要求；熟悉微球与微囊的特点、材料和用途；了解脂质体的给药途径和存在问题；了解微球存在的问题；了解微囊中药物的释放。

（一）靶向制剂的基本要求

靶向制剂又称靶向给药系统（TDDS），是指借助载体、配体或抗体将药物通过局部给药、胃肠道或全身血液循环而选择性地浓集定位于靶组织、靶器官、靶细胞或细胞内结构的给药系统。

1. 分类、特点与一般质量要求

（1）靶向制剂的分类：靶向制剂的分类方式是多样的，各类型互有交叉。常见的分类方式见表 5 - 1。

表 5 - 1　常见靶向给药系统的分类方式

分类方式	实例
靶向源动力	被动靶向给药系统、主动靶向给药系统、物理化学靶向给药系统等
载体	脂质体、微球、微囊、纳米粒、纳米囊、单克隆抗体偶联物
靶向部位	肝靶向给药系统、肺靶向给药系统、骨髓靶向给药系统等
给药途径	口腔给药系统、直肠给药系统、鼻腔给药系统、皮肤给药系统等
靶向性机制	生物物理靶向给药系统、生物化学靶向给药系统、生物免疫靶向给药系统、多重靶向给药系统等

按靶向源动力分类

①被动靶向制剂：亦称自然靶向制剂，指将药物包裹或嵌入各类型的微粒中，根据机体的正常生理活动和不同生理学特征性的器官使药物选择性地浓集于病变部位而产生特定的体内分布特征。常见的被动靶向制剂有脂质体、微乳、微囊、微球、纳米粒等。

被动靶向制剂在体内的分布首要因素是制剂粒径。根据微粒的大小常由于机械截留作用分布在相应的组织，如 > 7 μm 的微粒通常被肺的毛细血管截留，被单核白细胞摄取进入肺组织或肺泡；＜7 μm 的微粒一般被肝、脾中的巨噬细胞吞噬；100～200 nm 的微粒被巨噬细胞吞噬后集于肝 Kupffer 细胞溶酶体中；200～400 nm 的微粒集中于肝后迅速被肝清除；50～100 nm 的微粒可进入肝实质细胞中；＜50 nm 的微粒可通过肝内皮细胞或淋巴传递到脾和骨髓中。

除粒径外，微粒的表面性质对被动靶向制剂在体内的分布也有影响。如表面带负电荷的微粒易被肝摄取，表面带正电荷的微粒易被肺摄取。

②主动靶向制剂：是药物通过修饰的载体定向地运送到靶部位，使靶区的药物浓集从而发挥药效。主动靶向制剂包括经过修饰的药物载体和前体药物与药物大分子复合物两大类。

a. 修饰的药物载体：其主要机制是通过载体结构修饰或生物识别作用将药物定向运送至靶部位发挥药理效应。修饰的药物载体主要包括长循环脂质体、免疫脂质体、糖基修饰的脂质体、修饰的纳米乳、修饰的微球、修饰的纳米球等。

b. 前体药物：其机制是药物的活性母体经化学结构改造后呈现药理惰性，在机体内经过酶或非酶的作用重新释放出活性母体而发挥药理作用。常见的前体药物有抗癌的前体药物、脑部靶向前体药物、结肠靶向前体药物等。药物大分子复合物：指药物与聚合物、抗体、配体以共价键形成的分子复合物，主要用于肿瘤靶向研究。

③物理化学靶向制剂：通过物理化学方法使靶向制剂定向运送在特定部位发挥药效。

a. 磁性靶向制剂：包裹磁性物质的载药微粒在体外磁场的作用下，定向移动、定位浓集于病变部位，从而发挥疗效的制剂。常用的磁性靶向制剂包括磁性微球和磁性纳米粒。

b. 热敏靶向制剂：药物能在外部热源加热的靶区有效释放的靶向制剂。例如具有特定相变温度的热敏脂质体。当加热后的靶区温度达到相变温度时，脂质膜的流动性增加、厚度减少，包裹的药物释放速度增大。

c. pH 敏感靶向制剂：利用机体内的 pH 差异（发炎、感染、肿瘤组织等病理组织的 pH 低于周围正常组织；消化道的不同部位呈现不同 pH 范围），通过适当的载体材料将药物选择性的靶向到特定组织、细胞或细胞内的特定位置。常见的 pH 敏感靶向制剂包括 pH 敏感脂质体和 pH 敏感型结肠定位给药系统。

d. 栓塞性制剂：通过阻断靶区的供血与营养，使靶区肿瘤细胞坏死，亦可将药物随栓塞制剂带到靶区释放，达到靶向化疗和栓塞的双重作用，常用的栓塞物有栓塞微球和栓塞复乳。

（2）靶向制剂的特点包括以下几个特点。①靶向性：浓集药物于作用部位，指向性和滞留性的释放载体药物；②减少毒副作用：药物剂量减少，降低毒性作用，提高制剂的生物利用度等；③整体上提高药品的安全性、有效性、可靠性和患者的顺应性。

靶向制剂相比于普通制剂可以解决药物稳定性低或溶解度小，吸收率低或生物不稳定性，半衰期短和分布面广，缺乏特异性，临床治疗指数低等问题。

（3）靶向制剂的一般质量要求：靶向制剂的给药形式多种多样，不同类型的靶向制剂应符合其相应的质量要求。如被动靶向制剂因根据作用部位控制载体的微粒粒径。如主动靶向制剂前体药物活性母体产生后应能在靶部位滞留，不能漏入循环系统产生毒副作用，前体药物能与受体充分接近等。如注射用的靶向制剂除具有靶向特征外应符合一般注射剂的质量要求（无菌、无热原、无过敏性物质、无降压物质等）。此外载体中药物不应发生突释，载体应具有定位浓集、控制释放和无毒可生物降解 3 个基本要求。

2. 靶向性评价指标和参数解释　靶向制剂的靶向性评价指标主要有以下参数。

（1）相对摄取率（r_e）：指试验动物分别给予靶向制剂和药物溶液后，靶器官的药时曲线下面积比。

$$r_e = (AUC_i)_p / (AUC_i)_s \qquad (5-1)$$

式中，AUC_i 为由浓度 - 时间曲线求得的第 i 个器官或组织的药时曲线下面积，下标 p 和 s 分别表示药物制剂和药物浓度。

$r_e > 1$ 表示药物制剂在管器官或组织有靶向性，r_e 越大效果越好；$r_e \leqslant 1$ 表示无靶向性。

（2）靶向效率（t_e）：指给予试验动物靶向制剂后，靶器官与非靶器官的药时曲线下面积比。

$$t_e = (AUC)_靶 / (AUC)_{非靶} \qquad (5-2)$$

式中，t_e 为药物制剂或药物浓度对靶器官的选择性。$t_e > 1$ 表示药物制剂对靶器官比某非靶器官的选择性；t_e 越大选择性越强；药物制剂的 t_e 值与药物溶液的 t_e 值相比，说明药物制剂靶向性增强数倍。

（3）峰浓度比（C_e）：指给予试验动物靶向制剂后，靶器官与非靶器官的最大血药浓度比。

$$C_e = (C_{max})_p / (C_{max})_s \qquad (5-3)$$

式中，C_{max} 为峰浓度。下标 p 和 s 分别表示药物制剂和药物浓度。C_e 表示药物制剂改变药物分布的效果，C_e 越大，表明改变药物分布的效果越明显。

（二）脂质体

脂质体是指将药物包封于类脂质双分子层内而形成的微型囊泡，脂质体由**胆固醇**和**磷脂**构成。

1. 脂质体的分类

（1）按脂质体的结构分类

①单室脂质体：是由一层双分子脂质膜形成的囊泡，分为小单层脂质体（直径约 20 nm）和大单层脂质体（直径一般 > 100 nm）。

②多层脂质体：是双分子脂质膜与水交替形成的多层结构的囊泡，通常由两层以上的磷脂双分子层组成多层同心层。

（2）按脂质体的性能分类

①常规脂质体：指由磷脂和胆固醇组成的普通脂质体，其粒径大小、脂质双层流动性、表面电荷等理化性质稳定性较差，能大范围地发生改变。

②特殊功能脂质体：通过一些特殊的脂质材料使脂质体具备某些特殊的性能。比如对热具有敏感性的热敏脂质体；对 pH 敏感的 pH 敏感脂质体；具有免疫活性的免疫脂质体等。

（3）按荷电性分类：脂质体按荷电性分为正电性脂质体、负电性脂质体和中性脂质体。

2. 新型靶向脂质体

（1）前体脂质体：采用增加脂质分散面积的方法，将脂质吸附在氯化钠、山梨醇等聚合糖类的极细的水溶性载体上，制成前体脂质体。此类脂质体遇水溶胀，载体溶解形成多层脂质体，脂质体的大小和均匀性与载体的大小相关。前体脂质体可预防脂质体之间相互聚集，更适合包封脂溶性药物。

（2）长循环脂质体：脂质体表面经适当的修饰后，可降低与单核巨噬细胞的亲和力，延长循环时间，称为长循环脂质体。如用 PEG 修饰，延长在体内的循环时间，对肝、脾以外的组织或器官的靶向性产生有利作用。若将抗体或配体结合在 PEG 的末端，还能使脂质体具有对靶点的识别作用。

（3）免疫脂质体：脂质体的表面与某种抗体联接后，产生对靶细胞的识别，从而提高靶向性。如阿昔洛韦脂质体上连接抗细胞表面病毒糖蛋白抗体，可以靶向性的识别眼部疱疹病毒结膜炎的病变部位。

（4）热敏脂质体：利用在相变温度时，脂质体中磷脂从胶态过渡到液晶态，脂质膜的通透性增加，药物释放速率增大的原理制成热敏脂质体。如将不同比例类脂质的二棕榈酸磷脂和二硬脂酸磷脂混合，可制得不同相变温度的脂质体。

（5）pH 敏感性脂质体：是用含有 pH 敏感基团的脂质制备的，在低 pH 时脂肪酸羧基脂质子化而成六方晶相的非相层结构，从而使膜融合达到细胞内靶向和控制药物释放的功能性脂质体。如二棕榈酸磷脂或十七烷酸磷脂为膜材制备成载药脂质体。

3. 脂质体的性质、特点与质量要求

（1）脂质体的理化性质

①相变温度：当温度升高时，脂质体双分子层中有序排列的酰基侧键可变为无序排列，从而引起膜的厚度减少、流动性增加等一系列变化。这种转变时的温度称为相变温度。相变温度的高低取决于磷脂的种类。

②膜的通透性：脂质体的膜具有半通透性，当不同的离子或分子进行扩散跨膜时，其跨膜的速率有极大的差异。

③膜的流动性：膜的流动性与脂质体的稳定性有关，在相变温度时膜的流动性增加，此时包裹在脂质体内的药物释放速度达到最大。胆固醇能调节膜的流动性，被称为流动性缓冲剂。当低于相变温度时，磷脂中加入胆固醇可使膜流动性增加（膜排列有序性增加）；当高于相变温度时，磷脂中加入胆固醇可使膜流动性降低（膜排列有序性降低）。

④脂质体的荷电性：含酸性的脂质体荷负电，如磷脂酸（PA）和磷脂酰丝氨酸（PS）等；含碱基（氨基）脂质体荷正电，如十八胺等；不含离子的脂质体显电中性。脂质体表面电性与其包封率、稳定性、靶器官分布及对靶细胞作用有关。

（2）脂质体的作用特点：脂质体作为药物载体的功能，不仅可包封水溶性药物，也可包封脂溶性药物。其主要特点有以下几个方面。

①靶向性和淋巴定向性：脂质体的靶向性主要包括主动靶向性、被动靶向性和物理与化学靶向性，是脂质体作为药物载体最突出的特点。包封于脂质体中的药物静脉给药时，能选择性地聚集在网状内皮系统中，如肝、脾、淋巴结等。其他途径给药时亦先进入局部淋巴结中。

②缓释性：将药物包封于脂质体中能有效减少肾排泄和代谢，从而延长药物在体内的滞留时间，延长疗效。

③细胞亲和性与组织相容性：脂质体的双分子层结构与生物膜类似，具有良好的细胞亲和性与组织相容性。

④降低药物毒性：药物制备成脂质体进入机体后大部分被内皮网状系统所摄取，因此，在心脏、肾中累积量较少，降低了对心、肾的毒性。

⑤提高药物稳定性：一些不稳定的药物通过脂质体的双分子层保护，可以免受体内外环境的影响，提高药物的稳定性。

（3）脂质体的质量要求

①形态、粒径及其分布：脂质体的形态为多层囊状或多层圆。一般用光学显微镜或电镜观察，并提供照片。粒径大小可采用激光散射法和激光扫描法等进行测定。脂质体的粒径要求应根据给药途径而定。

②载药量和包封率：载药量和包封率是评价脂质体质量好坏的两个重要指标。

$$载药量 = \frac{脂质体中所含药量}{脂质体总量} \times 100\% \qquad (5-4)$$

$$包封率 = \frac{脂质体中包封药量}{脂质体中包封与未包封的总药量} \times 100\% \qquad (5-5)$$

载药量的大小直接影响到药物的临床使用剂量，故载药量越大，越易满足临床需要。载药量与药物的性质有关，一般亲脂性药物或亲水性药物较易制成脂质体。脂质体的包封率通常要求达到 80% 以上。

③突释效应和渗漏率：药物在脂质体中的一般有吸附、包入或嵌入 3 种情况。在体外释放度试验时，表面吸附的药物会快速释放，称为突释效应。起始 0.5 小时内的药物累计释放率要求＜40%。

如果脂质体产品分散在液体介质中贮藏，应检查渗漏率。

$$渗漏率 = \frac{产品在贮藏一定时间后渗漏到介质中的药量}{产品贮藏前包封的药量} \times 100\% \qquad (5-6)$$

④氧化程度：脂质体中的磷脂容易被氧化。磷脂氧化指数计算如下：

$$氧化指数 = A_{233\,nm} / A_{215\,nm} \qquad (5-7)$$

式中，$A_{233\,nm}$ 和 $A_{215\,nm}$ 表示磷脂溶于无水乙醇配成一定浓度的澄明溶液，分别在波长 233 nm 和 215 nm 的吸光度。脂质体的磷脂氧化指数应控制在 0.2 以下。通常防止氧化的一般措施有充入氮气，添加抗氧剂，例如生育酚、金属络合剂等；也可直接采用氢化饱和磷脂。

⑤靶向性评价：靶向制剂应提供靶向性数据，如药物体内分布数据和体内分布动力学数据等。

⑥脂质体制剂：应符合《中华人民共和国药典》有关制剂通则的规定。

4. 脂质体的组成与结构　脂质体是由类脂质双分子层膜所构成，其双分子层厚度约为 4 nm。类脂质体膜由胆固醇和磷脂构成，与生物膜的结构相似，故脂质体又被称为人工生物膜。磷脂和胆固醇均为两性物质，磷脂在水相中分散开后，分子的亲水部分游离在水中，分子的疏水部分相互聚集在一起，形成外层亲水分子向外、内层亲水分子向内的双分子层结构。胆固醇本身不形成双分子层结构，但能镶嵌在磷脂的双分子层中。脂质体的双层结构可以是单层的封闭双层结构，也可以是多层的封闭双层结构。其外形通过电镜观察，多为直径在几十纳米到几微米之间的球形和椭圆形等。

5. 脂质体的作用机制和作为药物载体的用途

（1）脂质体的作用机制：脂质体在体内的组织分布及细胞水平上的作用机制有吸附、交换、内吞、融合、渗漏和磷酸酯酶消化等。

①吸附：是脂质体作用的开始，在适当条件下，通过静电、脂质特异性配体等吸附到细胞表面，使细胞周围的药物浓度增高，药物可慢慢地渗透到细胞内。

②脂质交换：脂质体吸附后，在细胞表面特异性交换蛋白的介导下。特异性地交换脂质的极性头部基团或非特异性地交换酰基链。脂质体内载药物在交换过程中进入细胞。交换发

生在脂质体双分子层中外部的单分子层和细胞质膜外部的单分子层之间。

③**内吞**：内吞是脂质体作用的主要机制。具有吞噬活动的细胞摄取脂质体进入吞噬体，在一定的环境和条件下发生细胞消化，溶酶体溶解脂质体后释放药物。磷脂被水解成脂肪酸，重新循环再掺入宿主质膜磷脂。内吞作用与脂质体的粒径有关。

④**融合**：脂质体的膜插入细胞膜的脂质层中，将内容物释放到细胞内，在多层脂质体情况下，脂质体内膜层与胞质接触，这样脂质体与亚细胞器之间按融合方式相互作用。

⑤**渗漏**：是考察脂质体稳定性的重要指标。含适量胆固醇可减少或防止脂质体渗漏。

⑥**酶消化**：脂质体被磷酸酯酶消化与体内的磷酸酯酶含量有正比例关系、肿瘤组织中的磷酸酯酶水平明显高于正常组织，所以脂质体在肿瘤组织中更容易释放药物。

（2）脂质体作为药物载体的应用

①抗肿瘤药物的载体：脂质体作为抗肿瘤药物载体，具有淋巴系统定向性和对肿瘤细胞的亲和性，增加肿瘤细胞对药物的摄取量、减少用药剂量、提高疗效、降低毒副作用。

②抗寄生虫药物载体：利用脂质体的天然靶向性，用含药脂质体静脉注射，可以治疗网状内皮系统疾病。例如利什曼病和疟疾。

③抗生素类药物载体：脂质体与生物细胞膜亲和力较强，将抗生素包封在脂质体内可提高抗菌、抗病毒效果，降低毒副作用。

④抗结核药物的载体：若将抗结核药物包封在脂质体中，不仅可将药物带入细胞内，还对杀死结核杆菌有很好疗效。此外，从提高机体的免疫功能方面上还能加快结核病的治愈。

⑤激素类药物载体：将甾醇类激素制成脂质体后，能减少用药剂量，避免游离药物与血浆蛋白作用，减少甾醇类激素因剂量过高引起的并发症和副作用。

⑥酶类药物的载体：脂质体是治疗酶原贮积病药物的优良载体，其天然靶向性使包封酶类药物的脂质体主要被肝摄取，使某些外源性酶导向累积组织，有利于对酶系统疾病的治疗。

⑦解毒剂的载体：用脂质体可将螯合剂转运到贮积重金属的细胞中螯合溶解金属，从而加速排出体外。

⑧免疫增强剂：脂质体是一种较为有效的免疫增强剂。将免疫调节剂巨噬细胞活化因子（MAF）和胞壁酰二肽（MDP）包封于脂质体，注入机体后，即可使巨噬细胞的摄取量明显增加，并能有效地活化巨噬细胞，抑制肿瘤的生长和转移。

⑨基因治疗载体：脂质体作为一种可供选择的基因载体，具有无毒、无免疫原性、可生物降解的特点，可携带多种基因片段，防止核酸酶降解，并且脂质与细胞膜融合能将目的基因特异传递到靶细胞中，脂质即被降解。

6. 脂质体存在的问题

（1）靶向问题：普通脂质体主要集中靶向网状内皮系统，特异靶向性脂质体需要对脂质体进行修饰或者使脂质体受到热、光及靶器官特定的 pH 的作用。

（2）稳定性问题

①因脂质体中磷脂等原料问题，造成某些水溶性药物容易从脂质体中渗透出来。可制成前体药物或修饰脂质体膜改善其稳定性。

②常规方法制得的脂质体容易聚集和融合，可采取使膜带电子或制成膜聚合脂质体方式改善。

③脂质体不易储存，稳定性差，容易受血液中的蛋白和酶等的影响，造成脂质体的破裂

和包封的药物快速渗漏等问题，大大限制了临床的使用。

7. 脂质体的给药途径　主要包括：①静脉注射给药；②肌内和皮下注射给药；③口服给药；④眼部给药；⑤肺部给药；⑥经皮给药；⑦鼻腔给药。

8. 典型处方分析

例：**盐酸柔红霉素脂质体浓缩液**

【处方】	柔红霉素	50 mg	二硬脂酰磷脂酰胆碱	753 mg
	胆固醇	180 mg	柠檬酸	7 mg
	蔗糖	2125 mg	甘氨酸	94 mg
	氯化钙	7 mg	盐酸或氢氧化钠水溶液	适量

【注解】　主药为柔红霉素；二硬脂酰磷脂酰胆碱和胆固醇为骨架材料；柠檬酸配制成溶液用于水化脂质薄膜；蔗糖的水溶液溶解柔红霉素，与甘氨酸一起配制脂质体分散液，用于空白脂质体载药。

【临床适应证】　白血病、急性淋巴细胞白血病。

（三）微球

1. 分类、特点与质量要求　**微球**是指药物分散或被吸附在高分子聚合物基质中而形成的微小球状实体，其粒径一般为 1～250 μm。微球是骨架结构高分子材料和药物混合均匀而成的一种中间体，可以根据需要制备成各种剂型。微球被动靶向的给药方式有静脉注射给药，主要是通过控制微球的粒径来实现药物的靶向性。

（1）微球按靶向性原理分类：①普通注射微球：1.0～15 μm 微球静脉或腹腔注射后，被网状内皮系统的巨噬细胞所吞噬。②栓塞性微球：一般用空白微球栓塞病变部位的血管，通过切断供血和营养达到抑制病变组织生长的目的。也可使载药的微球滞留在病变部位，提高局部浓度，延长作用时间，达到栓塞和靶向性治疗双重作用。③磁性微球：在制备微球时将磁性微粒包入其中，采用体外磁响应定位导向到靶部位。④生物靶向性微球：可将微球表面进行修饰，使其具有生物靶向性，如带正电荷的微球则首先聚集于肺、带负电荷的微球可大量地被肝摄取。

（2）微球的作用特点：①降低用药剂量，减少对正常组织的毒副作用；②药物被包封于微球后可缓慢释放药物，延缓作用时间，提高疗效；③不同粒径的微球经静脉注射后，可通过控制粒径大小达到被动靶向作用；④提高药物稳定性，如防止药物氧化、保护药物避免酶的破坏等；⑤介入栓塞作用，微球做栓塞剂时不仅靶向作用强、缓释作用明显，还能提高栓塞时间和治疗效果。

（3）微球的质量要求

①载药量：**载药量**是指单位重量或单位体积微球所负载的药量，其中能释放的药量为有效载药量。除药物与基质发生不可逆结合外，载药量可看成是微球的含药量。

②粒度分布与粒子大小：微球粒子大小分布是非常重要的质量指标之一，微球的粒径大小分布不一，对于栓塞型微球靶向制剂的作用很大程度上取决于粒子的大小。通常要求微球的形态为球形，表面光滑、圆整，粒径的分布范围较窄。微球的粒径分布有质量分布、体积分布、数目分布和跨度评价等多种表示方法。

跨度评价公式：

$$Span = (D_{90\%} - D_{10\%})/D_{50\%} \qquad (5-8)$$

式中，$Span$ 表示跨度，$D_{90\%}$、$D_{50\%}$、$D_{10\%}$ 分别指一定体积百分率的微球的粒径，$Span$

越小，粒径分布越窄，即粒径分布越均匀。

③有机溶剂残留检查：微球因制备工艺需求，常采用二氯甲烷、氯仿等有机溶剂，残留在微球中的有机溶剂会导致毒性和副作用。因此，需控制微球中残留的有机溶剂。

④体外释放度：微球体外释放度的测定方法尚未规范统一，尤其是与口服药物在胃肠道情况不同的动脉栓塞微球，其模拟更为困难。目前微球体外释放度测定常用的方法有：连续流动系统、动态渗析系统、桨法等。

2. 微球的载体材料和微球的用途

（1）微球的载体材料：作为埋植型或注射型缓释微球制剂的可生物降解的骨架材料主要有两大类，为明胶、葡聚糖、白蛋白、壳聚素等天然聚合物和聚乳酸、聚丙交酯、聚己内酯、聚羟丁酸等合成聚合物。

（2）微球的用途

①抗肿瘤药物微球制剂：可以靶向的使药物浓集于肿瘤部位，缓慢释放药物，延长作用时间，减少全身毒副作用。对于介入栓塞，可以达到靶向和栓塞的双重作用。

②多肽微球注射剂：采用生物可降解聚合物，包裹多肽、蛋白质药物制成可注射的缓释微球制剂，特别是用 PLA 和 PLGA 做骨架材料。

③疫苗微球注射剂：采用微球技术将佐剂或疫苗包裹在可生物降解的聚合物中，通过一次接种疫苗，使抗原在体内连续释放数周甚至数月，由此产生持续高抗体水平，或相当于疫苗多次注射的脉冲模式释药，以达到减少接种费用、提高接种率和完全免疫。

④局麻药长效微球：将局麻药制成长效制剂，使药物缓慢释放，使其进入全身循环系统的量减少并在局部达到长效，提高局麻药的作用效果。

3. 微球存在的问题　一方面微球的载药量有限，大剂量药物一般不宜制成微球制剂。另一方面微球的产业化关键问题是对于如何控制无菌或灭菌条件、突释现象、有机溶剂残留等。

4. 典型处方分析

例：**注射用利培酮微球**

【处方】利培酮　　　1 g

　　　　PLGA　　　　适量

【注解】利培酮为主药，PLGA 为生物可降解材料。

【临床适应证】用于治疗急性和慢性精神分裂症以及其他各种精神性状态的明显的阳性症状和明显的阴性症状。可减轻与精神分裂症有关的情感症状。

（四）微囊

微囊是将液体药物或固体药物作囊心物，外层包裹天然的或合成的高分子聚合物囊膜形成微小包囊。微囊的粒径一般为 $1 \sim 250\ \mu m$。

1. 微囊的特点与质量要求

（1）微囊的特点：①可以掩盖药物的苦味或异味；②防止药物在胃肠道内失活或减少药物对胃肠的刺激性；③能提高药物的化学稳定性和物理稳定性；④能使液态药物固态化，有利于药物制剂的生产、储存和使用；⑤能有效隔绝药物组分间的反应，减少药物的配伍变化；⑥若微囊使用缓释、控释囊材，药物能产生缓释、控释效果；⑦可以将药物浓集于肝、肺等靶区，提高疗效，降低副作用；⑧可以包裹活细胞或生物活性物质。

（2）微囊的质量要求

①微囊的囊形与大小：微囊的形状一般为圆球形或卵圆形的封闭囊状物，也可是不规则形。微囊的大小均匀，分散性好。微囊粒径应根据制剂要求符合相应规定。其大小可采用显微镜法、自动粒径测定仪等方法测定。

②微囊中药物的含量测定：微囊中药物含量即载药量，一般采用溶剂提取法测定。微囊的载药量和包封率公式如下。

$$载药量 = \frac{微囊内的药量}{微囊的总重量} \times 100\% \tag{5-9}$$

$$包封率 = \frac{微囊内的药量}{微囊内药量 + 介质中药量} \times 100\% \tag{5-10}$$

③微囊中药物的释放速率测定：按照《中华人民共和国药典》溶出度测定法中第二法（桨法）进行释放度测定，或将试样置薄膜透析管内，按第一法（转篮法）进行测定，也可采用流池法测定。

2. 药物微囊化的材料

（1）囊心物：囊心物是指微囊中被包裹的固体或液体药物，除主药外可以加入提高微囊化质量的附加剂。

（2）囊材：常用的囊材根据来源可分为 3 类，天然的、半合成和合成的高分子材料。

①天然高分子材料

a. 明胶：是由多种氨基酸交联形成的直链聚合物，不溶于冷水，能溶于热水形成澄明溶液，冷却后成为凝胶。根据其水解方法的不同，分为酸法水解明胶（A 型）和碱法水解明胶（B 型）。两者均可在体内生物降解。一般根据药物对 pH 的要求选择类型。用于制备微囊的用量为 20 ~ 100 g/L。

b. **阿拉伯胶**：是一种天然植物胶，由多糖和蛋白质组成。一般不单独用，常与明胶等量配合使用。也可与白蛋白配合作复合材料。

c. 海藻酸盐：是多糖类化合物，常用稀碱从褐藻中提取而得。海藻酸盐能溶于不同温度的水中，不溶于有机溶剂。可与甲壳质或聚赖氨酸合用作复合材料。通常可以使用海藻酸钠与 $CaCl_2$ 反应生成不溶于水的海藻酸钙来固化成囊。

d. 蛋白类：以白蛋白、玉米蛋白、鸡蛋白等作囊材，其在体内可生物降解，无明显抗原性。可用不同温度加热交联固化或化学交联固化，常用量 300 g/L。

e. 壳聚糖：由甲壳质经去乙酰化后得到的一种天然聚阳离子多糖。壳聚糖难溶于水及有机溶剂，可溶于酸性水溶液，无毒、无抗原性，在体内能被葡萄糖苷酶等酶解，具有优良的生物降解性和成膜性，在体内可溶胀成水凝胶。

f. 淀粉：常用玉米淀粉。淀粉不溶于水，无毒、无抗原性，在体内可由淀粉酶降解。因此，淀粉微球常用作动脉栓塞微球来暂时阻塞小动脉血管。

②半合成高分子材料：多系纤维素衍生物，具有毒性小、黏度大、成盐后溶解度增大；易水解，不宜高温处理，需现配现用的特点。

a. 羧甲基纤维素钠：属阴离子型的高分子电解质，常与明胶配合作复合囊材；邻苯二甲酸醋酸纤维素：在强酸中不溶，溶于 pH > 6 的水溶液。可单独作成球材料使用，也可和明胶配合使用。

b. 乙基纤维素：适用于多种药物的微囊化，化学稳定性高，但需加增塑剂改善其可塑性。遇强酸易水解，因此不适宜于强酸性药物。

c. 甲基纤维素：在水中溶胀成澄清或微混浊的胶体溶液，可与明胶、羧甲基纤维素、PVP 等配合作复合成球材料。

d. 羟丙基甲基纤维素：溶于水及大多数极性和适当比例的乙醇－水、丙醇－水、二氯乙烷等。

e. 羟丙基甲基纤维素苯二甲酸酯：物理化学性质稳定，成膜性好，无毒副作用，常用于肠溶微囊制备。

③**合成高分子材料**：合成高分子材料可分为生物降解和非生物降解两类。

a. 聚酯类：常用聚乳酸和乳酸－羟基醋酸共聚物两种。聚乳酸是利用乳酸直接缩聚而成的聚合物，无毒、安全，在体内可慢慢降解为乳酸，最后成为水和二氧化碳。乳酸－羟基醋酸共聚物是乳酸和羟基醋酸共聚得到。不溶于水能溶于三氯甲烷等有机溶剂。

b. 聚酰胺：又称尼龙，对大多数化学物质稳定，无毒、安全，在体内不分解，不吸收，主要用于动脉栓塞给药。

c. 聚酸酐：聚酸酐也是生物降解性的，不溶于水，可溶于有机溶剂二氯甲烷等，可采用加热熔化的方法制备微球。

3. 微囊中药物的释放　微囊中药物释放与很多因素有关，有的符合一级释放，有的符合零级释放，有的符合 Higuchi 方程，其规律主要和微囊的种类和药物性质有关。微囊的释药机制一般有扩散、囊壁溶解和囊壁材料的降解、水解和酶解 3 种。

常见的微囊中药物的释放因素包括

（1）微囊的粒径：若囊壁的材料和厚度相同，微囊的粒径越小表面积越大，释放速度越快。

（2）囊壁的厚度：若囊壁材料相同，则囊壁越厚的释放越慢。

（3）囊壁的物理化学性质：选择不同的囊材形成的囊壁其物理化学性质不同。孔隙率较小的释药慢，孔隙很大的释药较快，常用的几种囊材形成的囊壁释药速率如下：明胶＞乙基纤维素＞苯乙烯－马来酐共聚物＞聚酰胺。

（4）药物的性质：在微囊的囊材等各条件相同时，溶解度大的药物释放较快。

（5）附加剂的影响：若加入疏水性的物质作为附加剂，能有效地延缓药物释放。

（6）工艺条件：在制备微囊时采用不同的工艺条件，将影响药物的释放速率。如冷冻干燥或喷雾干燥的微囊比烘箱干燥的释药速率大。

（7）pH 的影响：不同的 pH 条件可能对微囊释药速率造成影响。如天然高分子材料的海藻酸盐在 pH 较高时可以缓慢溶解致使微囊破裂。

（8）溶出介质离子强度的影响：在不同离子强度的溶出介质中微囊的药物释放的速率不同。

4. 典型处方分析

例：**布洛芬－壳聚糖－阿拉伯胶微囊**

【处方】　布洛芬　　　　0.10 g　　　　壳聚糖　　　　0.75 g

　　　　　氯化钙　　　　0.37 g　　　　阿拉伯胶　　　0.75 g

　　　　　1% 醋酸溶液　25 ml　　　　适量蒸馏水

【注解】　布洛芬为主药，壳聚糖、氯化钙和阿拉伯胶为囊材材料。壳聚糖加 1% 醋酸溶液溶解后加氯化钙，制得壳聚糖氯化钙溶液；阿拉伯胶溶于蒸馏水制得阿拉伯胶溶液。

【临床适应证】　适用于缓解轻至中度的疼痛，也用于普通感冒或流行性感冒引起的发热。

【同步练习】

一、A 型题（最佳选择题）

1. 下面不属于主动靶向制剂的是

A. 修饰的微球　　　B. pH 敏感脂质体　　C. 靶向前体药物　　　D. 长循环脂质体

E. 免疫脂质体

本题考点： 靶向制剂，其中 pH 敏感脂质体属于被动靶向制剂。

2. 下列不属于物理化学靶向制剂的是

A. 热敏靶向制剂　　　B. 栓塞靶向制剂　　　C. 免疫靶向制剂　　　D. 磁性靶向制剂

E. pH 敏感靶向制剂

本题考点： 靶向制剂，免疫靶向制剂属于主动靶向制剂。

3. 下列关于脂质体叙述不正确的是

A. 脂质体是由类脂质双分子层膜所构成

B. 脂质体又被称为"人工生物膜"，由胆固醇和磷脂构成

C. 脂质体在体内的组织分布及细胞水平上的作用机制有吸附、交换、内吞、融合、渗漏和磷酸酯酶消化等

D. 脂质体膜是半通透性膜，不同的离子、分子扩散跨膜的速率有极大的不同

E. 脂质体的结构与表面活性剂的胶束相似

本题考点： 脂质体的内容，脂质体的结构与表面活性剂的胶束不同，脂质体是双分子层组成，胶束是单分子层组成。

4. 粒径＜7 μm 的被动靶向微粒，静脉注射后的靶部位是

A. 骨髓　　　　　　B. 肝、脾　　　　　　C. 肺　　　　　　　D. 脑

E. 肾

本题考点： 靶向制剂的分布，靶向制剂经静脉注射后在体内的分布取决于其粒径的大小，通常＞7 μm 的微粒被肺的毛细血管截留，被单核白细胞摄取进入肺组织或肺泡；＜7 μm 的微粒一般被肝、脾中的巨噬细胞吞噬；100～200 nm 的微粒被巨噬细胞吞噬后集于肝 Kupffer 细胞溶酶体中；200～400 nm 的微粒集中于肝后迅速被肝清除；50～100 nm 的微粒可进入肝实质细胞中；＜50 nm 的微粒可通过肝内皮细胞或淋巴传递到脾和骨髓中。

5. 下列不属于微球的合成载体材料是

A. 聚乳糖　　　　　　　　　　　　　B. 聚丙交酯乙交酯

C. 壳聚素　　　　　　　　　　　　　D. 聚己内酯

E. 聚羟丁酸

本题考点： 微球的载体材料，壳聚素为天然聚合物类。

6. 下列不属于微囊的特点的是

A. 防止药物在胃肠道失活　　　　　　B. 可使某些药物迅速达到作用部位

C. 可使液态药物固态化　　　　　　　D. 可使某些药物具有靶向性

E. 可使药物具有缓控释的功能

本题考点：微囊的特点，可以掩盖药物的苦味或异味；防止药物在胃肠道内失活或减少药物对胃肠的刺激性；能提高药物的化学稳定性和物理稳定性；能使液态药物固态化；能有效隔绝药物组分间的反应，减少药物的配伍变化；若微囊使用缓释、控释囊材，药物能产生缓释、控释效果；可以将药物浓集于肝、肺等靶区，提高疗效，降低副作用；可以包裹活细胞或生物活性物质。

7. 微球的质量要求不包括

A. 粒子大小　　　B. 载药量　　　C. 有机溶剂残留　　D. 融变时限

E. 释放度

本题考点：微球的质量要求，包含载药量、粒度分布与粒子大小、有机溶剂残留检查、体外释放度。

二、X 型题（多项选择题）

8. 影响微囊的药物释放度的因素有

A. 微囊的粒径和囊壁的厚度　　　　　B. 囊壁的物理化学性质

C. 药物的性质　　　　　　　　　　　D. 附加剂的影响

E. pH 的影响

本题考点：影响微囊的药物释放度的因素，包含微囊的粒径、囊壁的厚度、囊壁的物理化学性质、药物的性质、附加剂的影响、工艺条件、pH 的影响、溶出介质离子强度的影响。

9. 评价靶向制剂靶向性的参数有

A. 相对摄取率　　　B. 靶向效率　　　C. 峰浓度比　　　D. 波动度

E. 平均稳态血药浓度

本题考点：评价靶向制剂靶向性的参数，包含相对摄取率、靶向效率、峰浓度比。

10. 微囊的质量要求有

A. 微囊的囊形与大小　　　　　　　　B. 微囊中药物的载药量

C. 微囊中药物的释放速率测定　　　　D. 囊材对药物的吸附率

E. 微囊中药物的包封率

本题考点：微囊的质量要求，包括微囊的囊形与大小、微囊中药物的载药量和包封率、微囊中药物的释放速率测定。

参考答案：1. B　2. C　3. E　4. B　5. C　6. B　7. D　8. ABCDE　9. ABC　10. ABCE

第6章 生物药剂学

一、药物体内过程

【复习指导】本部分内容是高频考点，历年常考，应重点复习。需熟练掌握药物的吸收、分布，药物的转运方式及特点。

大多数药物需进入体循环才能发挥全身治疗作用，而药物必须透过生物膜才能进入体循环。药物在进入机体后，既可以作用于机体而影响某些器官组织的功能；也可以在机体的影响下，发生一系列的运动和体内过程。

（一）药物从吸收到消除的过程

1. 定义

（1）吸收：是指药物从给药部位进入体循环的过程。

（2）分布：药物从给药部位吸收进入体循环并输送到各种组织、器官或体液的过程称为分布。

（3）代谢：药物在进入体循环或吸收过程后，在体内肠道菌群或酶系统的作用下，可发生一系列化学反应，导致药物化学结构的变化，这个过程被称为药物代谢。

（4）排泄：体内药物以原型或代谢物的形式通过排泄器官排泄出体外的过程称为排泄。

（5）转运：药物的**吸收、分布**和**排泄**过程统称为转运。

（6）处置：分布、代谢和排泄的过程称为处置。

（7）消除：代谢与排泄过程被称为消除。

2. 意义 药物效应产生是有其物质基础的，通常药物效应的产生与药物作用的药物量有关，其在不同时间的浓度水平，决定了药物效应产生的快慢、效应持续的时间及影响药物效应的强弱。因此药物的体内过程决定药物的血液浓度和靶部位的浓度，从而影响治疗效果。

药物进入体循环的速度和量与药物吸收过程密切相关，改变药物的效应。控、缓释制剂就是通过调控药物从制剂中释放的速度与量，来影响药物吸收进入体内的速度与数量，从而表现其药物的作用特征。

药物是否能及时到达需治疗的组织和器官受药物分布过程的影响，靶向药物制剂就是通过对药物体内分布的影响，使药物在作用部位的浓度升高而提高药物的治疗效果，同时使药物在毒靶器官的量减少而降低药物的毒性。

代谢与排泄过程关系到药物在体内存在的时间。若药物的代谢速度快，那么在体内清除速率快，药物就不能发挥应有的药效或是疗效不能持久。还有一部分药物本身没有药理活性，在体内经代谢后可产生具有活性的代谢药物，如硝酸异山梨酯在体内脱硝基后，生成具有活性的代谢物单硝酸异山梨酯从而产生药效。药物的排泄与药效作用时间、药物疗效及毒副作用等有密切关系。当药物的排泄速度增大时，血液中药物量减少，药物的疗效降低；因为受药物相互作用或疾病等因素的影响，随着排泄速度降低，血液中药量增大，血药浓度增高，如果不对药物剂量进行调整，便容易产生蓄积从而产生毒副作用。

（二）药物的跨膜转运

1. 生物膜的结构与性质 动物细胞的表面包围着一层极薄的膜，称为细胞膜（质膜）。

除质膜外，真核细胞中构成各种细胞器的膜称为细胞内膜。生物膜是细胞膜和细胞内膜的统称。物质通过生物膜（细胞膜）的现象称为膜转运，膜转运是重要的生命现象之一，药物在体内转运、信息识别各种动态过程都与药物的膜转运现象有关。

（1）结构：生物膜是细胞的重要组成成分，生物膜的主要成分为类脂质、蛋白质和糖类等物质。蛋白质和类脂质聚集在生物膜中，类脂质构成双分子层，两个脂质分子的末端相连，形成对称膜结构。通常类脂分子的极性部分暴露于膜的外部，非极性部分向内形成疏水区，具有多种多样的结构形态。膜中的蛋白质有的镶嵌在脂质双分子层表面，有的部分或全部嵌入脂质双分子层内部，有的蛋白质则横跨整个膜，构成膜的基本骨架，其示意图见图6-1。镶嵌在膜内的蛋白质具有不同的结构和功能，可以可逆的与药物结合，并在转运药物载体中发挥作用。磷脂中的脂肪酸不饱和度高，因其熔点低于正常体温而呈液晶状态，所以双分子层中的分子具有流动性。膜中蛋白质也可以发生侧向扩散运动和旋转运动，因此膜的结构与物质转运密切相关。

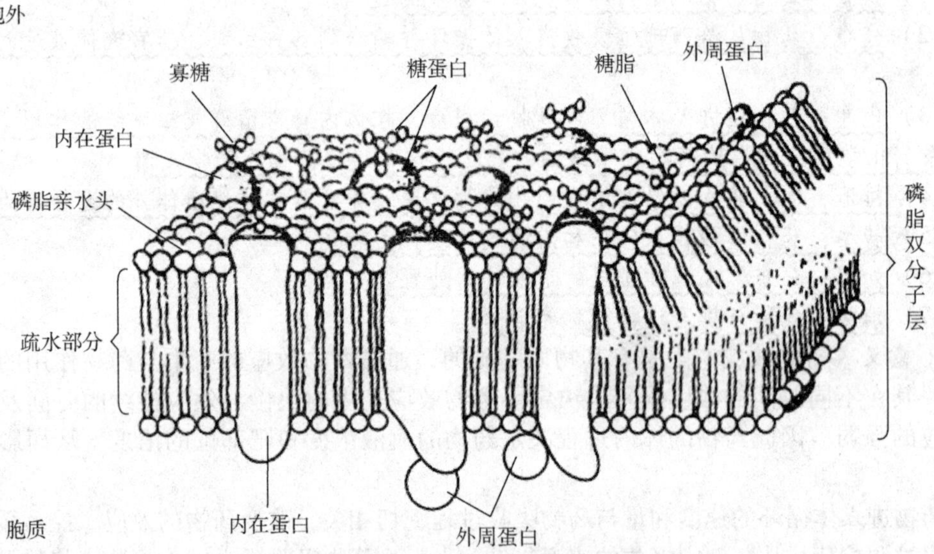

图6-1　生物膜液态镶嵌模型示意图

（2）性质：膜具有流动性、不对称性、半透性。这些性质与物质转运、细胞融合、信息识别、细胞表面受体功能调节等息息相关。

①膜的流动性：生物膜的流动性是脂质与膜蛋白处于连续运动的状态，脂质从液晶态转变为晶态的温度称为相变温度，在相变温度下，膜脂处于流动状态，膜脂分子有不同形式的运动（如侧向运动、旋转运动、缩振荡运动等），膜蛋白也处于运动状态（包括侧向扩散或旋转运动）。胆固醇、脂肪酶链的长度和不饱和程度、卵磷脂与鞘磷脂的比值等都可能会影响膜的流动性。

②膜的不对称性：膜的蛋白质、脂类及糖类等主要成分分布不对称。膜脂分布的不对称主要体现在膜内外两层脂质成分存在明显差异。如磷脂酰胆碱主要位于脂质双层膜的外部，而磷脂酰丝氨酸则主要分布在其内部。

③膜的半透性：生物膜具有半透性，这使药物能够选择性地通过膜运动，一般来说，脂溶性药物容易透过而脂溶性较小的药物则不容易透过生物膜。

2. 药物的转运方式（被动转运、载体介导转运和膜动转运）　见表 6 - 1。

表 6 - 1　药物的跨膜转运方式

转运方式	借助载体	逆浓度差	消耗能量	饱和、竞争抑制性	部位特异性
被动转运：滤过、简单扩散	不需要	不需要	不需要	无	无
主动转运	需要	需要	需要	有	有
易化扩散	需要	不需要	不需要	有	有
膜动转运：胞饮、吞噬	不需要	不需要	需要	无	有

（1）**被动转运**：是指在细胞膜的两侧存在**药物浓度差**或电位差时，生物膜两侧的药物由高浓度侧向低浓度侧跨膜转运的过程。被动转运包括滤过和简单扩散。

被动转运既不需要载体也不消耗能量，顺浓度梯度转运。膜对通过的物质无特殊选择性，不受共存的其他物质影响，即无饱和现象和竞争抑制现象，一般也无部位特异性。大多数药物都是通过被动转运透过生物膜。

①滤过：滤过又称膜孔扩散，凡分子量＜100、直径＜0.4 nm 的水溶性或极性药物，可通过细胞膜的亲水膜孔扩散。如药物通过肾小球膜的滤过过程。滤过需要借助膜两侧的渗透压差、浓度差和电位差而扩散，水、尿素、乙醇等通过该方式转运。

②简单扩散：是指药物从浓度高侧直接穿过生物膜向浓度低侧进行的扩散性转运，简单扩散是很多药物经细胞转运的主要方式。其特点有：

a. 扩散过程与细胞代谢无关，不消耗能量，不受细胞代谢抑制剂和温度的影响；影响因素为物质的脂溶性、分子大小和带电性。

b. 顺浓度梯度转运，即从高浓度侧向低浓度侧转运。

c. 多种药物共存时，在药物之间不发生理化相互作用的情况下，各种药物的透过速度与其单独存在的情况下相同。

d. 扩散速度与浓度梯度差成正比，且受到药物的脂水分配系数及药物在膜内的扩散速度的影响。

e. 不需要转运蛋白，生物膜对通过物质无特殊选择性、无竞争抑制性和饱和性，一般也无部位特异性。简单扩散的物质膜转运过程符合一级动力学。

（2）载体介导转运

①**主动转运**：是指需要消耗能量，生物膜两侧的药物借助载体蛋白的帮助由**低浓度侧向高浓度侧**（逆浓度梯度）转运的过程。例如钠离子、钾离子、葡萄糖、水溶性维生素和有机酸、碱及弱电解质的离子型化合物等，都是以主动转运方式通过生物膜。主动转运按利用能量方式可分为原发性主动转运和继发性主动转运。其特点包括以下几点。a. 逆浓度梯度运输；b. 需要消耗能量驱动，能量主要来源于 ATP 水解；c. 在结构相似的物质存在的情况下，会出现竞争性抑制现象；d. 转运需要载体的参与，载体通常对药物结构具有高度特异性，一种载体只转运一种或一类底物；e. 载体数量有限，因此转运能力具有饱和性；f. 主动转运的过程可能受到代谢抑制剂的影响，例如二硝基苯酚、氟化物等；g. 吸收部位具有特异性，例如维生素 B_2 和胆酸的主动转运只发生在小肠的上部，维生素 B_{12} 在回肠末端被吸收。

②**易化扩散**：是指某些物质在细胞膜的载体帮助下，沿着浓度梯度，从高浓度侧向低浓度侧跨细胞膜转运的过程。具有与载体转运相同的特点：a. 易化扩散具有选择性；b. 速度快、效率高，高于被动扩散；c. 对转运物质有结构特异性要求，具有竞争抑制现象；d. 载体数量有限，具有饱和现象；e. 许多具有重要生理功能的营养物质如葡萄糖、核苷酸等物质转运为易化扩散。

易化扩散与主动转运的区别在于：**易化扩散不消耗能量且是顺浓度梯度转运**。

（3）**膜动转运**：生物膜具有一定的流动性，细胞膜可以主动变形将物质摄入细胞内或从细胞内释放到细胞外，此过程称为膜动转运。膜动转运不需要载体，需要能量，具有部位特异性。其中细胞内摄入为入胞作用（又分为饱饮和吞噬），摄取固体颗粒或者大分子物质时称为**吞噬**，摄入液体物质时称为**饱饮**。向外释放为出胞作用，膜动转运是蛋白质和多肽的重要吸收方式，并且有一定的部位特异性。

【同步练习】

一、A 型题（最佳选择题）

1. 关于易化扩散的特征不正确的是
A. 不消耗能量
B. 需要载体
C. 具有结构特异性
D. 有饱和状态
E. 从低浓度向高浓度转运

本题考点：生物药剂学中各种跨膜转运的特点。易化扩散：是指某些物质在细胞膜的载体帮助下，由高浓度侧向低浓度侧顺浓度梯度跨细胞膜转运的过程。具有与被动转运相同的特点：易化扩散具有选择性；速度快、效率高，高于被动扩散；对转运物质有结构特异性要求，具有竞争抑制现象；载体数量有限，具有饱和现象；许多具有重要生理功能的营养物质葡萄糖、核苷酸等物质转运为易化扩散。

2. 影响药物吸收的生理因素不包括
A. 药物在胃肠道中的稳定性
B. 胃肠道运动
C. 胃肠道代谢作用
D. 疾病因素
E. 食物

本题考点：影响药物吸收的生理因素。包括胃肠道的生理环境、循环系统的生理环境、食物对药物吸收的影响以及特殊人群的药物吸收特点等。

3. 药物扩散速度与膜两侧药物的浓度差、药物的脂质－水分配系数和药物在膜内的扩散速度有关的药物转运方式是
A. 易化扩散
B. 膜动转运
C. 主动转运
D. 简单扩散
E. 滤过

本题考点：药物各种转运的特点和区别。简单扩散：是很多药物经细胞转运的主要方式。其特点有：扩散过程与细胞代谢无关，既不消耗能量，也不受细胞代谢抑制剂和温度的影响，受到物质的脂溶性、分子大小和带电性影响；物质从高浓度侧向低浓度侧转运；多种药物共存时，在药物之间不发生理化相互作用的情况下，各种药物的透过速度与其单独存在的情况下相同；扩散速度与浓度梯度差成正比；且与药物的脂水分配系数及药物在膜内的扩散速度有关。不需要转运蛋白，生物膜对通过物质无特殊选择性。

二、B 型题（配伍选择题）

(4—7 题共用备选答案)

A. 药物顺浓度梯度转运

B. 需要消耗能量

C. 在细胞膜的载体帮助下，从高浓度侧向低浓度侧转运

D. 小于膜孔的药物分子通过膜孔进入细胞膜

E. 黏附于细胞膜上的某些液体物质随着细胞膜向内凹陷而进入细胞

4. 易化扩散

5. 胞饮作用

6. 被动扩散

7. 主动转运

本题考点： 生物药剂学中各类跨膜转运的特点。药物的转运方式分为被动转运、载体转运和膜动转运。被动转运是指在细胞膜的两侧存在药物浓度差或电位差时，生物膜两侧的药物由高浓度侧向低浓度侧跨膜转运的过程。被动转运的转运速度与膜两侧的浓度差成正比，转运过程中不需要载体，也不需要消耗能量。没有特殊选择性，没有饱和现象以及竞争抑制现象，一般也没有部位特异性。被动转运是大多数药物通过生物膜的转运方式。被动转运包括滤过和简单扩散。载体转运由载体介导，生物膜中的蛋白质具有载体作用。载体转运包括主动转运和易化扩散两种。主动转运是指在载体蛋白的帮助下生物膜两侧的药物由低浓度侧向高浓度侧（逆浓度梯度）转运的过程，需要消耗能量。易化扩散是指在细胞膜的载体的帮助下，某些物质从高浓度侧向低浓度侧跨细胞膜转运的过程。膜动转运：生物膜具有一定的流动性，细胞膜可以主动变形将物质摄入细胞内或将物质从细胞内释放到细胞外，这一过程称为膜动转运，包括吞噬和饱饮。

三、X 型题（多项选择题）

8. 与药物吸收有关的生理因素是

A. 胃肠道的 pH　　　　　　　　　B. 药物的 pKa

C. 食物中的脂肪量　　　　　　　　D. 药物的分配系数

E. 药物在胃肠道的代谢

本题考点： 影响药物吸收的生理因素。包括胃肠道的生理环境、循环系统的生理环境、食物对药物吸收的影响、特殊人群的药物吸收特点等。

9. 关于被动转运的叙述正确的是

A. 物质顺浓度梯度转运

B. 转运过程不需要载体，但需要消耗能量

C. 无饱和现象和竞争抑制现象，一般也无部位特异性

D. 转运过程需要载体，不需要消耗能量

E. 细胞膜的两侧存在药物浓度差或电位差

本题考点： 被动转运的特点。被动转运是指在细胞膜的两侧存在药物浓度差或电位差时，生物膜两侧的药物从高浓度侧向低浓度侧（顺浓度梯度）跨膜转运的过程。被动转运包括滤过和简单扩散。转运速度与膜两侧的浓度差成正比，转运过程中不需要载体，也不需要消耗能量。膜对通过的物质无特殊选择性，不受其他共存物质的影响，即没有饱和现象和竞

争抑制现象，一般也没有部位特异性。它是大多数药物通过生物膜的转运方式。

　　参考答案：1. D　2. A　3. D　4. C　5. E　6. A　7. B　8. ACE　9. ACE

二、药物的胃肠道吸收

　　【复习指导】本部分内容是历年常考，应重点复习。影响药物吸收的生理因素、药物因素、剂型因素应重点掌握。

　　（一）影响吸收的生理因素

　　胃肠道中的酸、碱性环境可能对某些药物稳定性产生影响。消化道中不同的 pH 的变化可对药物的稳定性、溶解度、溶解速度和解离度产生影响，从而影响药物的吸收。弱酸性和弱碱性药物的解离状态由 pH 环境决定，离子型药物比分子型药物难于吸收。胃肠液中含有胆盐，能增加难溶性药物的溶解，从而使药物的吸收速率和程度提高。主动转运的药物是在特定部位受载体或酶系统的作用吸收，不易受到消化道 pH 变化的影响。

　　1. 胃肠道的生理环境　胃肠道由胃、小肠、大肠 3 部分组成，具有储存、混合、消化和吸收的功能。十二指肠或小肠上段是大多数药物的最佳吸收部位。

　　（1）胃肠液的成分和性质：胃酸是胃液的主要成分，正常人每日分泌 1.5～2.5 L 胃液。胃肠道各区段 pH 有显著的差异。胃液的 pH 约为 1.0，使弱酸性药物解离少，分子型比例高，脂溶性高，有利于药物的吸收；弱碱性药物在酸性环境下解离多，分子型比例小，脂溶性低，吸收少。小肠由十二指肠、空肠和回肠组成，十二指肠的 pH 为 4.0～5.0，空肠和回肠的 pH 为 6.0～7.0，大肠的 pH 为 7.0～8.0，弱碱性药物在较高的 pH 环境更有益于吸收。主动转运的药物是在特定部位受载体或酶系作用下吸收，不易受到消化道 pH 变化的影响。

　　（2）胃排空和胃排空速率：胃排空是指胃内容物从幽门排入十二指肠的过程。胃排空速率是指单位时间内胃内容物的排出量，大多数药物的主要吸收部位在小肠。

　　①影响胃排空速率的因素：a. 食物的理化性质会对胃排空速率产生影响；b. 胃排空速度也会受到胃内容物的黏度、渗透压的影响，胃内容物的黏度低、渗透压低时，胃排空速率通常较大；c. 一些药物能影响胃排空速率，如麻醉药、抗胆碱药、止痛药等都能减小胃排空速率；d. 其他因素：如大量饮水、食物的组成、精神因素等也会影响胃排空速率。

　　②胃排空速率对药物吸收可能产生的影响：胃排空速率会影响药物到达肠道的速度，进而影响药物的起效时间。

　　a. 在肠道吸收的药物吸收会加快或增多，如阿司匹林、地西泮、左旋多巴等；b. 因胃排空速率慢，延长了药物在胃中停留时间，增大药物与胃黏膜接触机会及面积，所以可以促进主要在胃中吸收的弱酸性药物的吸收；c. 在胃内容易被破坏的药物破坏减少，吸收增加；d. 在肠道特定部位吸收的药物吸收减少；e. 作用点在胃的药物，作用时间缩短，可能导致药物疗效减弱；f. 需要在胃中溶解的药物和某些不易溶解的药物，在胃排空迟缓的情况下，药物在胃内停留时间延长，药物的降解程度会增加，导致药物的吸收减少。

　　（3）胃肠道蠕动：通过胃蠕动食物和药物可以充分混合，并且具有粉碎和搅拌的作用，使药物、食物和胃黏膜充分接触，从而促进胃中药物的吸收，同时也吸收了胃中的药物。胃的运动包括全胃性的慢紧张性收缩和以波形向前推进的蠕动两种形式。

　　小肠的固有运动包括：分节运动、蠕动运动以及黏膜与绒毛运动 3 种。分节运动主要为肠环型肌的舒张和收缩运动，它使在小肠的内容物不断分离又不断混合，并反复与吸收黏膜接触，然后再通过蠕动运动，开始分节运动，局部刺激而发生的黏膜肌肉层收缩造成黏膜与绒毛的运动。经过肠固有运动的崩解、分散、混合能够促进难溶性药物的吸收。

此外，药物与吸收部位的接触时间越长，药物的吸收越好，从十二指肠、空肠到回肠，内容物通过的速度依次减慢。

2. 循环系统的生理因素　通过消化道上皮细胞吸收的药物经循环系统转运至全身各部，因此药物吸收及血液浓度会受到循环系统的循环途径和循环流量等因素的影响。如饮酒的同时服用苯巴比妥，其吸收量增加，因为小肠黏膜本身血流量充足，所以这种现象在小肠中不显著。

胃肠道吸收的药物经过门静脉，进入肝继而进入体循环。在肝药诱导作用下，药物可能会发生生物转化。药物进入体循环前的降解或失活被称为**首过效应**。药物的首过效应越大，药物被代谢的越多，其有效血药浓度也随之下降，生物利用度越低，进而使药效受到明显的影响。

药物从消化道向淋巴系统转运也是药物的另一种吸收途径。多数情况下药物在消化道的吸收主要是通过毛细血管向循环系统转运，淋巴系统转运基本可忽略。但一些难以进入毛细血管的脂肪及与化学结构类似的药物或大分子药物则相对容易进入毛细淋巴管。因此脂肪能加速淋巴液流动速度，使药物的淋巴系统转运量增加。经过淋巴系统吸收的药物不经过肝，因此不受肝首过效应的影响。淋巴系统转运对于大分子药物和易在肝中代谢的药物吸收有较大意义。此外，癌细胞的转移也是通过淋巴途径并存在于淋巴结内，因此合理利用抗癌药物的靶向淋巴系统转运可增强药物疗效、降低副作用。

3. 食物对药物吸收的影响　食物对药物吸收的影响涉及多个方面。食物影响吸收主要通过两个途径，一是改变胃排空速率，二是改变胃肠道内容物的 pH。

（1）食物大多能减慢药物的胃排空速率，因此会使大多数主要在小肠吸收的药物吸收延缓。

（2）食物需要消耗胃肠内的水分来减少胃肠道内的体液，从而延缓固体制剂的崩解和药物的溶出。

（3）胃肠道中因为食物的存在而增加胃肠道内容物的黏度，这阻碍了药物向胃肠道壁的扩散，减缓了吸收。

（4）食物（特别是脂肪）能够促进胆汁分泌，使血液循环增加，从而促进一些难溶性药物的吸收量。

（5）食物可以影响胃肠道 pH，因而对弱酸、弱碱性药物的吸收产生影响。

（6）食物可与药物产生物理或化学相互作用而影响吸收。

（7）食物通过影响胃排空，能提高一些主动转运及有部位特异性转运药物的吸收（如维生素 B_2）。

4. 胃肠道代谢作用的影响　药物在进入体循环前，首先在胃肠道和肝脏处进行代谢。肠壁细胞黏膜是药物代谢的主要部位，整个胃肠道均存在代谢活性酶，其中小肠的代谢活性最高。消化道黏膜内存在代谢活性酶。这些酶对经口服用的药物也会产生代谢作用，进而使部分药物失去活性。随着药物在肠道内停留的时间越长，这种代谢反应发生概率越高。药物在胃肠道内的代谢是药物首过效应的一部分，对药物的生物利用度有较大的影响。

5. 特殊人群的药物吸收特点　疾病可造成生理功能紊乱、胃肠道 pH 的改变从而影响药物的吸收。例如：胃酸分泌长期减少的贫血者服用 Fe^{2+} 吸收减少，影响治疗效果；乳糖或盐性诱发的腹泻时，药物的吸收时间减少或肠绒毛生理功能改变，从而干扰吸收；甲状腺功能不足时，维生素 B_2 的吸收可能增加；部分或全部胃切除的患者在口服给药时，药物进入十二指肠的速度加快，使某些药物的吸收增加；门脉高压症伴有小肠黏膜水肿或结肠异常时，会减少药物从消化道的吸收作用。

此外，孕妇、儿童、老年人等特殊人群的药物吸收也将受到年龄、生理等多种因素的影响。

（二）影响吸收的药物因素

1. 药物理化性质对药物吸收的影响

（1）脂溶性和解离度：胃肠道上皮细胞膜是药物被动扩散吸收的通道和屏障，通常只有当药物的脂溶性较大，且以**未解离型**存在时才容易通过生物膜吸收。因此非解离型药物的比例及非解离型药物脂溶性大小会对胃肠道内已溶解药物的吸收速度产生影响。评价药物脂溶性大小的参数是**油（水）分配系数**。药物在有机溶媒中的溶解度与在水中溶解度的比值称为油（水）分配系数。

弱酸或弱碱性药物在胃肠道不同的 pH 环境中，以**分子型**和**解离型**两种形式存在，两者所占比例由药物的解离常数 pK_a 和吸收部位的 pH 所决定。一般情况下弱酸性药物在胃液中几乎完全不解离，因此吸收较好；弱碱性药物在胃液中解离度高，因此吸收较差。而药物在小肠中的吸收情况与胃中相反。

（2）溶出速度：药物溶出速度是指在一定溶出条件下，单位时间从制剂中溶解出的药物量。药物在体内的吸收，只有溶解后才能进行。固体制剂药物经口服后，必须经过崩解、分散、溶出过程，也只有溶解的药物才能经过生物膜被吸收。药物的溶出速率影响药物的起效时间、药效强度和作用持续时间。

溶出速度的理论是基于 Noyes – Whitney 的扩散溶解理论解释的：

$$dC/dt = DS（Cs - C）/h$$

式中，dC/dt 为药物的溶出速度，D 为溶解药物的扩散系数，S 为固体药物的表面积，C 为 t 时间时药物在溶液中的浓度，Cs 为药物在饱和层的浓度，相当于药物的溶解度，h 为扩散层的厚度。

因此，增加药物颗粒的表面积和溶解度可以增加药物的溶出速率。影响药物溶出的因素包括：

①药物的溶解度：药物的溶解度影响因素有多晶型、表面活性剂、pH 与 pK_a、粒径纳米化、形成复合物、溶剂化合物等。在大多数情况下，水中的溶解度和溶解的速度是按照水合物≤无水物≤有机溶剂化物的顺序递增的。

多晶型包括稳定型、亚稳定型和无定型 3 种类型。不同固体晶型具有不同的物理性质。通常稳定型的结晶熵值最低、熔点高、溶解度低，因此溶出速度慢；无定型与稳定型相反，但是很容易转化成稳定型。亚稳定型介于上述两者之间，熔点较低，溶解度和溶出速度较高。亚稳定型可以逐渐转化为稳定型，但是这种转变速度较缓慢，在常温下比较稳定，因而有利于制剂的制备。所以掌握晶型转型条件，就能制成吸收性良好的药物制剂，最终产生理想的生物利用度。

②溶出的有效表面积：影响因素有溶出介质体积、溶出介质黏度、扩散层厚度，加入表面活性剂促进粉末表面的润湿，使药物的溶出提高以及增加药物的粒子大小等。

药物的粒径越小，则与液体的接触表面积越大，提高药物的溶出速度，也加快了药物的吸收。药物粒子与溶剂接触的物质表面积越大，溶出速率越快。具有相同重量的药物粉末，其比表面积随粉末粒子直径的减小而增加。采用微粉化技术，可改善某些难溶性药物的溶出速度和吸收，提高药物在胃肠道中的稳定性。

2. 药物剂型因素对药物吸收的影响　除静脉给药外，大多数药物的吸收都易受到药物的剂型因素的影响。口服溶液型制剂药物的吸收比口服其他制剂吸收快而完全，生物利用度高。通常认为口服剂型药物的生物利用度的大小顺序依次为：**溶液剂、混悬剂、颗粒剂、胶囊剂、片剂、包衣片剂**。

（1）溶液型制剂：溶液型药物是以分子或离子状态分散在介质中，所以口服溶液型制剂药物比其他口服制剂吸收更快更完全，生物利用度高，服用方便，特别适用于儿童和老年人。溶液的黏度、渗透压、络合物的形成、胶团的增溶作用及化学稳定性等因素都可能影响药物在溶液中的吸收。口服液体制剂中通常会添加一些增加黏度或改善气味的附加剂，这也可能影响药物的吸收。当某些难溶性药物制成溶液时，通常通过加入混合溶剂、成盐剂、助溶剂或增溶剂等方法来提高溶解度。口服药物油溶液必须将药物从油溶液中转移到胃肠液中才能从油溶液中转移到胃肠液中才能的吸收，所以其吸收速率受药物从油相到水相体液中的分配速率的影响，这种分配过程是该药制剂的限速过程。

（2）混悬剂：药物的溶解度和溶出速率决定混悬剂中药物的吸收过程，剂型中的附加剂会对药物溶解产生较大影响。因为混悬剂中药物颗粒小，与胃肠液充分接触，所以混悬液的吸收速度仅次于水溶液，而快于胶囊剂和片剂。混悬剂在吸收前，药物颗粒必须在胃肠液溶解，因此药物颗粒大小、晶型、分散溶剂种类、附加剂、黏度等因素均会影响混悬剂的生物利用度。常采用加入亲水性高分子物质作为助悬剂的方法来增加黏度，从而提高混悬剂动力学的稳定性。但是黏度增加会减小扩散系数，甚至可能形成难溶性络合物，从而影响药物的溶解和吸收。微粉化可使药物颗粒粒径减小，提高药物的溶出速度。

（3）乳剂：口服乳剂具有较高的生物利用度。如果乳剂的黏度不是限制吸收的主要因素，则乳剂的吸收比混悬剂快。乳剂能够高度分散油相，有利于药物的溶解和吸收。乳剂中含有乳化剂，可以改变胃肠道黏膜的性能，也能够促进药物的吸收；乳剂具有较好的分散性，有效表面积大，因此有利于药物的释放、溶解和吸收；乳剂中的油脂可以促进胆汁分泌，吸收后可增加血液和淋巴液的流速，从而有助于药物的溶解和吸收；乳剂中的油脂被消化后可产生亚油酸和油酸，从而抑制胃肠道的蠕动，使药物在小肠停留的时间延长；乳剂中的油脂性物质也可以通过淋巴系统转运的方式吸收。

（4）散剂：散剂容易分散，表面积大，服用后不经过崩解和分散过程，溶出和吸收较快，通常生物利用度高于其他固体制剂。药物的溶出速度、粒子大小、稀释剂、药物和其他成分之间发生的相互作用等因素都可能影响散剂中药物的吸收。散剂中药物粒子的大小对其溶解性能和生物利用度影响较大，难溶性药物微粉化后，显著提高其在体内的吸收率。同时还需要考虑散剂粒子的大小在治疗要求和应用方面的特点。

（5）胶囊剂：胶囊剂的药物吸收优于片剂。胶囊壳在胃中破裂后，药物迅速分离并能以较大面积暴露在胃液中，其溶解速度快，吸收良好。胶囊壳对药物的溶出具有屏障作用，因此与散剂胶囊剂相比会使药物的吸收延迟，但大多数药物的影响不明显。此外，胶囊剂的储存时间和条件也会影响胶囊的崩解性，从而影响药物的释放。影响胶囊剂药物吸收的因素包括药物溶出速度、粒子大小湿润性、晶型、分散状态、附加剂的选择、药物与附加剂之间的相互作用等。

（6）片剂：片剂表面积较小，含有大量辅料，通过制粒、压片、包衣等一系列工艺过程可以减缓药物的释放过程，从而影响药物吸收。影响片剂药物吸收的因素包括药物的颗粒大小、晶型、pKa值、脂溶性，以及片剂的崩解度、溶出度、处方组成、制备工艺和储存条件等。

3. 药物制剂因素对药物吸收的影响　制剂处方影响药物吸收的因素众多，其中最显著的影响因素有主药和辅料的理化性质及它们之间的相互作用等。

（1）黏合剂：片剂制粒过程中常加入某些具有黏性的辅料，以便以物料粉末聚结成颗粒或压缩成型，这类具有黏性作用的辅料成为黏合剂。因此黏合剂所起的作用与崩解剂相反，使片剂的崩解的作用延迟。

（2）增稠剂：增稠剂的影响机制包括胃排空、肠道运行、延缓药物分子到达吸收表面、降低混悬剂药物溶出速度。增稠剂通常被添加到许多药物溶液和混悬剂中，以改善制剂的物理性质。通常药物的溶出度和扩散速度与黏度关系成反比，因此药物的吸收通常会受到制剂的黏度影响。

（3）稀释剂：药物与稀释剂之间的相互作用主要是稀释剂对主药的分散和吸附作用，对药物溶出速度有较大影响。当吸附物的解离趋势较大时，不一定会影响药物的吸收，有的可能只影响药物的吸收率，但不会影响药物的吸收总量。

（4）润滑剂：颗粒在压片前常需加入一定量具有润滑作用的物料，以降低颗粒或片剂与冲模间摩擦力的辅料称为润滑剂。润滑剂多数是疏水性和水不溶性物质，可增加颗粒的滑动性，使填充良好、片剂的密度分布均匀，也保证了冲模推出片剂的完整性。润滑剂可分为以下3类：提高颗粒流动性的助流剂、减轻物料对冲模的黏附性的抗黏剂、降低颗粒间及其与冲头、模空壁间摩擦力的润滑剂。常用润滑剂有硬脂酸镁、硬脂酸、滑石粉等。

（5）崩解剂：片剂中加入崩解剂可以达到消除黏合剂或加压压片时形成的结合力的目的，促进片剂的崩解，提高其溶出速率。崩解剂种类繁多，如淀粉、羧甲基纤维素钠、阳离子树脂、海藻酸钠等。不同的崩解剂及其用量对溶解速率的影响也不同。

（6）表面活性剂：表面活性剂在药剂中使用较为广泛，常会影响药物的吸收。表面活性剂除能降低表面张力外，还有形成胶团增溶作用。表面活性剂既可以促进药物的吸收，但也可以推迟药物的吸收。表面活性剂的浓度、理化性质、可能与生物膜发生的相互作用以及表面活性剂本身所具有药理作用等因素，均有可能影响药物的吸收。难溶性药物加入少量的表面活性剂，可以降低药物与胃肠液之间的界面张力，增加药物的润湿性，从而提高药物的溶解度，促进吸收；当表面活性剂浓度达到临界胶束浓度以上时，胶团的形成可以降低溶液中游离的药物浓度，从而降低药物吸收度；当胶团中的药物能迅速分布到溶液中时，能够转变成游离药物，药物的吸收则不容易受其影响。

4. 制剂工艺对药物吸收的影响　混合与制粒、压片、包衣等制备工艺均可能影响药物的吸收。

（1）混合与制粒：不同的混合方法能够引起不同的药物溶出速率，对小剂量的药物的影响尤其明显。粉体的性质、混合方式、混合时间、操作条件以及设备等因素均会影响混合效果。

制粒是把粉末、浆液或溶剂等状态的物料加工成具有一定形状与大小的粒状物的操作过程。颗粒的质量对片剂吸收影响也很大，即使同样的处方，不同的制粒方法，不仅所得颗粒的形状、大小、密度和强度不同，而且其崩解性、溶解性也可能有很大差别，药物疗效也会受到影响。

（2）压片与包衣：压片是指在压力作用下压制颗粒状或粉末状药物的过程。片剂的孔隙率受压力大小的影响，从而影响片剂的崩解与药物的溶出。通常情况下随着压力的增加，片剂的孔隙率降低，溶出速率减慢。硬度变大，比表面积变小，崩解时间延长，溶出速度变慢。当压力大到一定范围时，也可能被压碎成更小的粒子，甚至暴露出药物结晶，导致表面积增加而溶出增加。如果压力继续增大，则其表面积密结合成坚实的片剂，则该片剂具有高度的致密性，液体不易透入片剂内部，使崩解成颗粒的现象不易发生。

包衣是指在普通压制片（称片芯或素片）表面上包裹上适宜的材料衣层的操作。包衣种类通常分为糖衣和薄膜衣两大类，其中薄膜衣又分为胃溶性和肠溶性两种。包衣制剂中的药物首先经过包衣层的溶解才能被吸收，因此药物吸收的速度和血液浓度的高低会受包衣材料和衣层的厚度的影响。另外，包衣制剂中药物的吸收还与包在其中的药物的溶解性有关。当一部分衣层溶解时，衣层上就会出现小孔，胃肠液通过小孔向片剂内渗透，易溶性药物就较容易从小孔中溶出。

【同步练习】

一、A 型题（最佳选择题）

1. 大部分的药物在胃肠道中最主要的吸收部位是

A. 胃　　　　　　　B. 小肠　　　　　　　C. 盲肠　　　　　　　D. 直肠

E. 结肠

本题考点：药物在胃肠道的吸收。小肠是大部分药物在胃肠道中最主要的吸收部位。

2. 对于同一药物的不同晶型其溶出速度大小为

A. 稳定型＞亚稳定型＞无定型　　　　　B. 无定型＞稳定型＞亚稳定型

C. 亚稳定型＞稳定型＞无定型　　　　　D. 稳定型＞无定型＞亚稳定型

E. 无定型＞亚稳定型＞稳定型

本题考点：药物多晶型对药物溶解度的影响。多晶型包括稳定型、亚稳定型和无定型 3 种类型。不同固体晶型具有不同的物理性质。通常稳定型的结晶熵值最低、熔点高、溶解度低，因此溶出速度慢；无定型与稳定型相反，但是很容易转化成稳定型。亚稳定型介于上述两者之间，熔点较低，溶解度和溶出速度较高。

3. 下列不属于药物胃肠道吸收机理的是

A. 主动转运　　　　B. 促进扩散　　　　C. 吞噬作用　　　　D. 胞饮作用

E. 被动扩散

本题考点：药物在胃肠道的吸收机制。

4. 口服剂型在胃肠道中吸收快慢的顺序一般是

A. 混悬剂＞溶液剂＞胶囊剂＞片剂＞包衣片

B. 胶囊剂＞混悬剂＞溶液剂＞片剂＞包衣片

C. 片剂＞包衣片＞混悬剂＞溶液剂＞胶囊剂

D. 溶液剂＞混悬剂＞胶囊剂＞片剂＞包衣片

E. 包衣片＞片剂＞混悬剂＞溶液剂＞胶囊剂

本题考点：药物剂型对药物吸收的影响。一般而言，释放药物快，吸收也快。通常认为口服剂型药物的生物利用度的大小顺序依次为：**溶液剂、混悬剂、颗粒剂、胶囊剂、片剂、包衣片。**

二、X 型题（多项选择题）

5. 以下属于影响药物胃肠道吸收的生理因素有

A. 胃排空速率　　　　　　　　B. 胃肠液的成分与性质

C. 药物理化性质　　　　　　　D. 药物的解离度与脂溶性

E. 药物在胃肠道中的稳定

本题考点：影响胃肠道吸收的生理因素。受药物胃肠道吸收影响的生理因素包括：胃肠液的成分与性质，胃排空与胃肠道蠕动，循环系统的影响以及食物的影响。

6. 下列属于胃排空速度的影响因素是

A. 空腹与饱腹　　　　　　　　B. 药物的理化性质

C. 食物的组成和性质　　　　　D. 药物的多晶型

E. 药物的解离度与脂溶性

本题考点：胃排空的影响因素。影响胃排空速率的因素包括：食物的理化性质；胃内容物的黏度、渗透压等。胃内容物的黏度低、渗透压低时，胃排空速率通常较大；一些药物能影响胃排空速率，如麻醉药、抗胆碱药、止痛药等都能减小胃排空速率；其他因素：如大量饮水、食物的组成、精神因素等也会对胃排空速率造成影响。

7. 某药物首过效应较大，适宜的剂型有

A. 透皮贴剂　　　B. 肠溶剂　　　C. 注射剂　　　D. 泡腾片

E. 舌下片

本题考点：不同剂型的药物的吸收影响因素，给药途径和方法所产生的代谢过程的差异与有无"首过效应"有关。

8. 胃排空速率快对药物吸收可能产生的影响

A. 水杨酸盐、螺内酯吸收减少，阿司匹林、红霉素吸收增多

B. 氢氧化铝凝胶、胃蛋白酶疗效下降

C. 在肠道特定部位吸收的药物吸收减少

D. 影响止痛药药效及时发挥

E. 延迟肠溶制剂疗效的出现

本题考点：胃排空速率对药物吸收的影响因素。有：药物到达肠道的速度由胃排空速率决定，从而影响药物的起效时间。①主要在肠道吸收的药物吸收会加快或增多，如阿司匹林、地西泮、左旋多巴等；②因胃排空速率慢，延长药物在胃中停留的时间，使药物与胃黏膜充分接触，因此促进主要在胃中吸收的弱酸性药物吸收；③在胃内易破坏的药物破坏减少，吸收增加；④在肠道特定部位吸收的药物吸收减少；⑤作用点在胃的药物，缩短作用时间，可能降低其疗效；⑥需要在胃中溶解的药物和某些难溶性药物，在胃排空迟缓的情况下，药物在胃内停留时间延长，药物的降解程度会增加，导致药物的吸收减少。

9. 食物影响药物吸收的因素有

A. 使胃肠道内的体液减少
B. 促进胆汁分泌
C. 与药物产生物理或化学相互作用
D. 增加胃肠道内容物的黏度
E. 延长胃排空时间

本题考点： 食物影响药物吸收的因素。食物影响吸收主要通过两个途径，一是改变胃排空速率，二是改变胃肠道内容物的 pH。①食物大多能减慢药物的胃排空速率，因此会使大多数主要在小肠吸收的药物吸收延缓；②食物需要消耗胃肠内的水分来减少胃肠道内的体液，从而延缓固体制剂的崩解和药物的溶出；③胃肠道中因为食物的存在而增加胃肠道内容物的黏度，这阻碍了药物向胃肠道壁的扩散，减缓了吸收；④食物（特别是脂肪）能够促进胆汁分泌，使血液循环增加，从而促进一些难溶性药物的吸收量；⑤食物可以影响胃肠道 pH，因而对弱酸、弱碱性药物的吸收产生影响；⑥食物可与药物产生物理或化学相互作用而影响吸收。

10. 影响药物胃肠道吸收的因素有

A. 使胃肠道内的体液减少
B. 促进胆汁分泌
C. 与药物产生物理或化学相互作用
D. 延长胃排空时间
E. 增加胃肠道内容物的黏度

本题考点： 影响药物胃肠道吸收的因素。影响药物吸收的因素有生理因素及剂型因素。生理因素有胃肠液的成分与性质、排空与胃肠道蠕动、循环系统的影响和食物的影响。剂型因素有药物的解离度与脂溶性、药物的溶出速度、药物的剂型与给药途径对吸收。

参考答案： 1. B　2. E　3. C　4. D　5. ABE　6. ABC　7. ACE　8. ABC　9. ABCDE　10. ABCDE

三、药物的非胃肠道吸收

【复习指导】：本部分内容是高频考点，历年常考，应重点复习。需熟练掌握注射部位的吸收及影响吸收的因素，注意区分几种注射途径的特点及它们之间的异同点。

（一）注射部位的吸收

1. 注射途径与吸收的关系　注射给药是一种有效且重要的给药途径，起效迅速，主要用于一些急救或无法口服给药的患者。对于不宜口服的药物，通常也可采用注射给药。药物以注射形式几乎可以对任意器官给药，注射途径按给药部位可分为**静脉注射、肌内注射、皮下注射、皮内注射、动脉注射**等。

（1）静脉注射：静脉注射是指将药物**直接**注入静脉血管进入血液循环的给药方式，其**无吸收过程**，起效迅速，生物利用度高。注射结束时血药浓度最高，注射后药效维持时间取决于初始注射药量以及药物的分布、代谢、排泄过程。药物经静脉注射进入血药循环非常迅速，因此要求注射需缓慢进行，否则易引起药物性休克、过敏反应等危险的副作用。可静脉注射的药物制剂通常为水溶液或水醇溶液，有时也可以制备成乳剂或脂质体制剂。

（2）肌内注射：肌内注射是将药物注射到骨骼肌中，通常选择臀部肌肉作为注射部位，这样可以将碰到神经的危险降到最小。肌内注射吸收过程包括，药物首先经注射部位的结缔组织扩散，再经毛细血管和淋巴吸收进入血液循环，所以药物的起效比静脉注射稍慢，且比静脉注射更简单安全，比皮下注射刺激性小，因此应用较为广泛。肌内注射可以为溶液剂、混悬剂或乳剂，常用溶剂包括水、复合溶剂或油等，容量一般在 2～5 ml。难溶性药物常制备成非水溶剂、药物混悬液等，注射后在局部组织形成贮库，缓慢释放以达到长效的目的。

（3）皮下与皮内注射：皮下注射是指将药液注射于真皮与肌肉之间的松软组织内的给药方式；皮内注射是将药液注射于表皮与真皮之间，一次剂量 0.2 ml 以内。皮内注射吸收差，适用于诊断与过敏试验。

皮下与皮内注射的给药方式，因为皮下组织血管少，血流速度慢，药物吸收较肌内注射慢，甚至慢于口服给药。一些需延长作用时间的药物如治疗糖尿病的胰岛素可采用皮下注射。另外，皮下注射也有利于局部疗效的发挥，如局麻药。

（4）其他部位注射：动脉内给药、腹腔内注射、鞘内注射等。

2. 影响注射给药吸收的因素

（1）生理因素的影响：注射部位的**血流状态**是影响皮下或肌内注射吸收的主要生理因素。肌肉组织内的血管非常丰富，皮下或者肌内注射时，血流量丰富的部位吸收快。所以三角肌、大腿外侧、臀大肌的血流量依次减小，吸收速度也依次减慢。淋巴的流速则影响水溶性大分子药物或油溶媒注射液的吸收。毛细血管壁是具有微孔的脂质膜，药物以扩散的方式转运，血流速度越快，浓度压力差越大，药物吸收越快。肌内或皮下注射后，注射部位的按摩与热敷亦能促进药物的吸收。运动使肌肉血管扩张，血流加快，因此药物吸收加快。

（2）药物理化性质的影响：药物吸收可受药物理化性质的影响。**药物分子量越大吸收越慢**，分子量小的药物可以穿过毛细血管内皮细胞膜上孔隙迅速扩散继而进入毛细血管，分子量大的药物主要通过淋巴吸收，但因为淋巴液流速缓慢，因此吸收速度慢于血液系统；可能成为药物吸收的主要限速因素是混悬型注射剂中药物的溶解度，而当非水溶剂注射液的溶剂被吸收或遇水性组织液析出沉淀时，药物的溶解度亦可能成为药物吸收的主要因素。药物注射进入皮下或肌肉组织后，可能与体液中的蛋白质结合成为结合型药物。药物与蛋白质的结合一般是可逆的平衡过程，当药物扩散通过生物膜的速率大于药物与蛋白质结合物的解离速率时，蛋白结合能对药物的吸收有明显的影响。

（3）剂型因素的影响：注射剂一般是灭菌的溶液剂、混悬剂或乳剂，可以以水或适宜的非水溶剂为介质、血管注射后，药物吸收的限速因素可能受药物从制剂中释放速率的影响，注射剂中药物的释放速率按以下次序排序依次递增：**W/O 型乳剂＜ O/W 型乳剂＜油混悬液＜油溶液＜水混悬液＜水溶液**。

①溶液型注射剂：在水溶液型注射剂中，药物通常以分子或离子形式分散在水中，与体液混合迅速，吸收速度快。溶液型注射剂若以油为溶媒，则溶剂与组织液不相溶，因而在注射部位扩散缓慢且较少，在肌肉内可形成贮库而使吸收减慢。药物从油溶剂向水性组织液的分配过程是影响油溶液型注射剂的主要因素。②混悬型注射剂：药物被吸收前，需经历溶出与扩散过程，因而吸收较慢，药物的结晶状态与粒径大小等因素影响药物吸收的快慢，助悬剂增加黏度，延缓药物的吸收。③乳剂型注射剂：药物吸收需从内相向外相转移，再扩散进入体液，因此吸收较水溶液型注射药物慢。

（二）肺部吸收

1. 肺部吸收的特点　肺部给药能产生局部或全身的治疗作用。与其他给药途径相比，吸收表面积大、吸收迅速且起效快、首过效应小、患者服用方便。肺部给药主要是通过口腔吸入，经过咽喉进入呼吸道，到达吸收或作用部位。

正常人的肺部大约有几亿个肺泡，肺部总表面积约为 100 m^2。肺泡由单层扁平上皮细胞构成，厚度仅 $0.1\sim0.5\ \mu m$，是血液与气体进行交换的主要场所，细胞间隙中的毛细血管致密。肺泡腔至毛细血管腔间的距离仅约 $1\ \mu m$，是气体交换和药物吸收的场所。肺泡上皮细胞膜薄、通透性高；吸收部位的血流丰富，酶的活性相对较低，能够有效避免肝的首过效应，生物利用度高。

2. 影响肺部药物吸收的因素

（1）生理因素：呼吸道对于外来异物有防御作用，气管壁上的纤毛运动可使停留在该部位的异物在几小时内排除。呼吸道的直径对药物粒子到达的部位也有很大影响。此外，患者的呼吸量、呼吸频率和类型都可能影响药物粒子到达肺的部位。一般情况下药物粒子进入肺的量与呼吸量成正比，与呼吸频率成反比。

呼吸道黏膜中存在多种代谢酶，如磷酸酯酶和蛋白酶。药物可能在肺部上皮组织被代谢，从而失去活性，因此酶代谢也是肺部药物吸收的屏障因素之一。

（2）药物的理化性质：药物主要通过肺部吸收的被动扩散的方式转运。药物的脂溶性、油/水分配系数、分子量大小、粒子大小、吸湿性等都会影响其在肺部的吸收。脂溶性药物比水溶性药物更易吸收；当分子量＜1000时，吸收速率不受分子量的显著影响，一般来说，分子量越小吸收速度越快，而分子量越大的药物吸收较为缓慢。当药物通过吸入给药时，药物粒子大小可以决定药物到达的部位，＞10 μm 的粒子通常沉积在气管中，$2\sim10\ \mu m$ 的粒子可以到达支气管和细支气管，$2\sim3\ \mu m$ 的粒子可以到达肺部。粒径尺寸太小的粒子则很难停留在呼吸道内，可以随着呼吸排出。

粉末吸入剂的吸收也受药物的吸湿性的影响，在呼吸道运行时受环境的湿度的影响，吸湿性强的药物微粒会聚集增大，使其易在上呼吸道截留，进入肺深部的量减少。

（3）制剂因素：目前肺部给药的剂型主要有气雾剂、喷雾剂和粉雾剂 3 种。因为制剂的处方组成、吸入装置的结构会影响药物雾粒或粒子大小和性质、粒子的喷出速度等，所以会影响药物的吸收。将药物制成脂质体和微球后给药，可以使药物在呼吸道和肺部的停留时间延长，从而提高药物的生物利用度。

（三）黏膜吸收

1. 鼻腔黏膜的生理环境与影响药物吸收的因素　鼻黏膜给药不仅可用于治疗鼻腔局部疾病，也是治疗全身性疾病的新型给药方式之一。其优点有包括：①鼻黏膜内血管丰富、渗透性高，能够帮助药物的全身吸收；②可避免肝的首过效应、降低消化道内代谢和药物在胃肠液中的降解；③某些药物的吸收程度和速度高，有时甚至可相当于静脉注射；④鼻腔内给药途径操作方便易行。

（1）鼻黏膜的生理环境：鼻腔的主要吸收部位是鼻中隔和鼻甲黏膜，鼻黏膜表面分布着一层假复层纤毛的柱状上皮细胞，黏膜上水性孔道分布丰富，因此药物吸收速率快、渗透性高。

（2）影响鼻黏膜吸收的因素

①生理因素：鼻黏膜吸收包括经细胞的脂质通道和细胞间的水性孔道两种吸收途径。其中脂质通道途径是主要途径，一些脂溶性的药物经鼻黏膜吸收的生物利用度可接近静脉注射。鼻黏膜极薄，黏膜内毛细血管丰富，能促进药物的渗透吸收，药物吸收后直接进入体循环，可避免肝的首过效应、减少药物在胃肠液中的降解；成人鼻腔分泌物中含多种酶，例如胰岛素即可被鼻腔分泌物中的亮氨酸氨基肽酶水解。鼻黏膜纤毛运动的清除作用可能使药物在鼻腔吸收部位的滞留时间缩短，影响药物的生物利用度。有些药物对鼻黏膜纤毛具有严重

毒性，可使纤毛运动不可逆地停止。防腐剂和吸收促进剂如去氧胆酸钠也可影响纤毛的正常运动。

②剂型因素：鼻黏膜给药常采用溶液剂、混悬剂、凝胶剂、气雾剂、喷雾剂以及吸入剂等，发挥局部或全身治疗作用。鼻黏膜给药吸收易受到药物制剂的剂型因素及给药途径的影响。鼻腔气雾剂、喷雾剂、吸入剂给药方便易行，剂量准确。由于鼻腔中的弥散度和分布面积广，因此溶液剂在鼻腔中的扩散速度较快，分布面积较广，生物利用度也相对较高，药效较其他液体制剂更好。混悬剂的作用与其粒子大小与其在鼻腔吸收部位中保留的位置与时间相关。由于凝胶剂和生物黏附性微球具有较大的黏性，可使鼻腔纤毛的清除作用降低，使药物与鼻黏膜接触时间延长，从而提高药物的吸收。

2. 口腔黏膜的生理环境与影响药物吸收的因素

（1）口腔黏膜的生理环境：口腔黏膜给药主要指药物经口腔黏膜吸收后直接进入循环系统的给药方法。具有局部或全身治疗作用，口腔黏膜吸收既不受胃肠道 pH 的影响，也不会遭到酶系统的破坏，可避免肝的首过效应。给药方便、起效迅速、无痛无刺激，能够随时终止继续给药，患者耐受性好。较皮肤给药更容易吸收，与鼻黏膜相比，口腔黏膜不容易损伤，修复功能较强，比较适合于作为给药部位。

（2）影响药物吸收的因素：口腔黏膜的结构和性质在分布上存在区域差别，不同给药部位的药物吸收速度和程度也存在不同。口腔黏膜作为全身性药物途径，主要有**颊黏膜吸收**和**舌下黏膜吸收两种形式**。

口腔黏膜主要通过被动扩散吸收，低分子量的水溶性药物主要通过细胞间通道穿过口腔黏膜，而对于脂溶性药物，由于口腔黏膜细胞膜具有双脂质层结构，药物可经上皮细胞的多层结构才能到达毛细血管。口腔黏膜给药制剂吸收的最大因素是唾液的冲洗作用。舌下黏膜具有较强的渗透能力，药物吸收速度快，服用方便，舌下给药可提高许多经口服首过效应大或在胃肠道中易被降解的药物的生物利用度。舌下给药的主要缺点是易受到唾液冲洗作用的影响，滞留时间短。颊黏膜表面积较大，但药物渗透能低于舌下黏膜，药物吸收速率和生物利用度通常低于舌下黏膜。然而口腔中唾液冲洗作用对颊黏膜的影响较小，可在黏膜上停留相当长的时间，有助于多肽和蛋白质类药物的吸收，促进控释制剂的释放。

唾液的 pH 和渗透压也会影响药物的口腔吸收。唾液的缓冲能力较差，药物制剂本身可能改变口腔局部环境的 pH。唾液中酶活性较低，所含其他有机与无机成分一般对药物吸收无影响。

药物的脂溶性、解离度和分子量大小也可影响药物经口腔黏膜渗透的能力。

颊黏膜渗透性能相对较差，因此制剂处方中常加入吸收促进剂，常用的吸收促进剂有金属离子络合剂、脂肪酸、胆酸盐、表面活性剂等。

3. 眼部的生理环境与影响药物吸收的因素　眼部给药主要用于发挥局部治疗作用，如缩瞳、散瞳、降低眼压、抗感染等。眼部给药后药物能够到达眼内病灶部位，发挥疾病的治疗作用，近年来也开始通过眼部给药治疗全身性疾病。常用制剂有各类灭菌的水溶液、水混悬液、油溶液、油混悬液、眼膏和眼用膜剂等。

（1）眼部的生理环境：眼由眼睑、眼球和眼附属器组成。眼部药物吸收途径主要有经角膜渗透和结膜渗透两种。角膜渗透经前房到达虹膜和睫状肌，主要用于眼局部疾病的治疗。结膜渗透经巩膜转运至眼球后部，可以治疗全身性疾病。

（2）影响药物吸收的因素：有角膜的通透性、角膜前影响因素、药物的理化性质如脂溶性、相对分子质量、电荷及离子化程度等影响、制剂的 pH 和渗透压等。

（四）皮肤吸收

皮肤吸收是指药物从特殊设计的装置中释放，通过完整的皮肤吸收进入全身血液系统的一种给药剂型。通常称为经皮给药系统或经皮治疗系统。可以用于局部皮肤病的治疗，也可以皮肤吸收后治疗全身性疾病。

1. 皮肤吸收的特点　皮肤由表皮、真皮和皮下组织 3 部分组成，表皮由外向内依次为角质层、透明层、颗粒层、网状层和胚芽层，其中角质层是药物吸收的主要屏障，因此对于皮肤的吸收至关重要。其特点有：能够避免药物在胃肠道的灭活及肝的首过效应；可减少药物对胃肠道的刺激；使血药浓度平稳并能较长时间保持在有效浓度范围内；安全性较高，患者可以随时中止用药。

药物在皮肤内的转运：药物应用到皮肤上后，先从制剂中释放到皮肤表面，通过表皮层经真皮进入皮下组织，然后进入血液循环，有些药物可以通过皮肤附属器即通过汗腺、毛囊和皮脂腺进入真皮和皮下，进入体循环。药物在皮肤内的主要转运途径为**表皮途径**。

2. 影响药物经皮渗透吸收的因素　皮肤的生理情况因种族、年龄、性别、个体因素及部位的不同而有明显差异，其差异主要来源于角质层的厚度、致密性和附属器的密度，由此对皮肤的通透性产生的影响显著。

皮肤的渗透能力对药物吸收的非常重要：药物经皮渗透速率与药物理化性质有关，脂溶性大的药物，即脂水分配系数大的药物易于分配进入角质层，所以透皮速率大；但组织液是极性的，因此同时具有脂溶性和水溶性的药物其穿透性更强；药物的分子量与吸收成反比；分子型药物易于渗透经过皮肤，而离子型药物难以分配进入角质，透皮率小。对于弱酸或弱碱性药物，药物的解离状态也会影响药物的透皮速率；低熔点的药物容易渗透通过皮肤。

可用加入透皮吸收促进剂、离子导入技术、超声导入法等方法以提高药物经皮吸收。

【同步练习】

一、A 型题（最佳选择题）

1. 眼部给药的说法，错误的是
A. 角膜渗透是眼部给药的主要吸收途径
B. 眼部给药可以避免肝的首过效应
C. 脂溶性的药物更易吸收
D. 眼用制剂角膜前流失是影响其生物利用度的主要因素
E. 眼部给药只能达到局部治疗作用

本题考点： 眼部给药的特点及吸收。眼部药物吸收途径主要有经角膜渗透和结膜渗透两种。角膜渗透经前房到达虹膜和睫状肌，主要用于眼局部疾病的治疗。结膜渗透经巩膜转运至眼球后部，可以治疗全身性疾病。影响眼部药物吸收的因素有角膜的通透性、角膜前影响因素、药物的理化性质影响、制剂的 pH 和渗透压等。

2. 无吸收过程，直接进入体循环的注射给药方式是
A. 肌内注射　　　B. 椎管给药　　　C. 皮下注射　　　D. 皮内注射
E. 静脉注射

本题考点： 不同吸收的途径。静脉注射是指将药物**直接**注入静脉血管进入血液循环的给药方式，其**无吸收过程**，起效迅速，生物利用度高。

二、B 型题（配伍选择题）

（3—4 题共用备选答案）

A. 经皮给药　　　B. 直肠给药　　　C. 吸入给药　　　D. 口腔黏膜给药

E. 静脉给药

3. 生物利用度最高的给药途径是

4. 一次给药作用持续时间相对较长的给药途径是

本题考点：非胃肠道吸收给药途径的特点。静脉注射：静脉注射是指将药物**直接**注入静脉血管进入血液循环的给药方式，它具有**无吸收过程**、起效迅速、生物利用度高的特点。皮肤给药可以减少药物在胃肠道的灭活及避免肝的首过效应；可减少药物对胃肠道的刺激；使血药浓度平稳并能较长时间保持在有效浓度范围内；安全性较高，患者可以随时中止用药。

（5—7 题共用备选答案）

A. 静脉注射　　　B. 皮下注射　　　C. 皮内注射　　　D. 鞘内注射

E. 腹腔注射

5. 能让药物避免血－脑屏障，使其向脑内分布的给药途径是

6. 给药后药物经门静脉进入肝，可能对药物的生物利用度产生影响的给药途径是

7. 注射吸收差，只适用于诊断与过敏试验的给药途径是

本题考点：注射部位吸收的特点。静脉注射属于血管内给药，所以没有吸收过程。皮下与皮内注射的给药方式，因为皮下组织血管少，血流速度慢，药物吸收较肌内注射慢，甚至慢于口服给药。一些需延长作用时间的药物如治疗糖尿病的胰岛素可采用皮下注射。另外，皮下注射也有利于局部疗效的发挥，如局麻药。皮内注射吸收更差，仅适用于诊断与过敏试验。鞘内注射能够避免血－脑屏障，使药物向脑内分布。腹腔注射后药物经门静脉首先进入肝脏，可能影响药物的生物利用度。

三、X 型题（多项选择题）

8. 以下属于影响眼部吸收的因素的是

A. 角膜的通透性　　　　　　　　B. 制剂角膜前流失

C. 药物理化性质　　　　　　　　D. 制剂的 pH

E. 制剂的渗透压

本题考点：影响眼部吸收的因素。眼部给药主要用于发挥局部作用，影响眼部吸收的主要生理因素有：角膜的通透性、制剂角膜前的流失、药物的理化性质、制剂的 pH 和渗透压。

9. 若某药肝首过作用较大，可选用的剂型是

A. 鼻黏膜吸入剂　　B. 舌下片剂　　C. 口服乳剂　　　D. 透皮给药系统

E. 气雾剂

本题考点：各种剂型的吸收特点及首过效应的概念。药物经胃肠道吸收过程中，在到达体循环前，首先经过门静脉进入肝，在首次通过肝的过程中，有相当大的一部分药物在肝组织被代谢或与肝组织结合，使进入体循环的原形药量减少的现象，称为首过效应。

10. 下述制剂中可快速起效的是

A. 鼻黏膜给药　　B. 舌下片剂　　C. 静脉滴注给药　　D. 气雾剂

E. 经皮吸收制剂

本题考点：经皮吸收制剂能够避免药物在胃肠道的灭活及肝的首过效应；可减少药物对胃肠道的刺激；使血药浓度平稳并能较长时间保持在有效浓度范围内；安全性较高，患者可以随时中止用药。

参考答案：1. D　2. D　3. E　4. A　5. D　6. E　7. C　8. ABCDE　9. ABDE　10. ABCD

四、药物的分布、代谢与排泄

【复习指导】本部分内容是历年常考，应重点复习。需熟练掌握药物的分布、代谢的定义及影响因素，理解首过效应、肠肝循环的过程和意义。

（一）药物的分布

经过吸收进入血液的药物，经过血液循环被转运至身体的各处，进入不同的组织、器官的细胞间液或细胞内液中，这一过程称为药物的分布。由于药物理化性质及生理因素的不同，绝大多数药物在体内的分布存在差异，在一些血管丰富、血流量大的器官（心脏、肝、肾）往往药物浓度较高。此外，一些药物与特异的组织或器官具有较大的亲和力，如碘在甲状腺的浓度较高。

1. 药物的分布及其影响因素

（1）血液循环与血管通透性对体内分布的影响：药物通过血液循环分布至体内各组织。除中枢神经系统外，血液循环对分布的影响主要取决于组织的血流速率，又称灌注速度。其次是毛细血管的通透性，血流量丰富的组织和器官，药物的分布速度快且转运量大；反之，药物转运速度慢，转运量相对较小。

大多数药物通过被动转运方式通过毛细血管壁，毛细血管的通透性主要取决于管壁的类脂质屏障和管壁上的微孔。小分子的水溶性药物分子可以由毛细血管的微孔中透出，而脂溶性药物也能够通过血管的内皮细胞扩散。

（2）药物与血浆蛋白结合率对体内分布的影响：血浆药物浓度通常指血浆中药物的总浓度，包括游离药物和结合药物，但其药物的疗效取决于游离度。在血液中一部分药物与血浆蛋白结合形成结合型药物，而另一部分药物则以非结合的游离型状态存在于血液中。由于分子量变大，不利于跨膜转运，对药物的分布和排泄产生影响。与蛋白质结合的药物和血浆中的所有药物的比例，称血浆蛋白结合率。血浆蛋白结合率是影响血浆中游离药物浓度和血浆蛋白总浓度的重要因素。

药物与血液蛋白的结合是可逆的，结合后药物暂时失去药理活性，未结合的游离型药物具有药理活性。结合型药物和游离型药物按照一定比例处于动态平衡，当游离型药物被转化或排泄时，血药浓度降低，结合型药物可从血浆蛋白释放出来以呈现出游离型药物。不同的药物有不同的血浆蛋白结合率，结合率高的药物，起效速度缓慢且作用时间较长。当同时使用两种药物时，可能发生置换现象，而出现竞争与同一蛋白结合。毒性作用较大的药物与血浆蛋白结合使用，能起到降低毒性且保护机体的作用。因此，药物的蛋白结合不仅会影响药物在体内的分布，还会影响药物的代谢和排泄。

（3）药物的理化性质对体内分布的影响：药物的理化性质主要影响药物在体内分布时的跨膜转运过程。药物跨膜转运有细胞膜微孔透入和细胞脂质双分子层扩散两个途径。脂溶性药物或水溶液小分子药物都容易通过毛细血管进入组织；水溶液大分子药物或离子型药物则不容易通过血管壁进入到组织。大多数药物通过简单扩散方式通过细胞膜。药物的物理化学性质，如脂溶性、分子量、解离度、异构体以及与蛋白质结合能力等都将影响被动转运方式，从而影响药物的体内分布。

药物常通过被动扩散方式转运，通常只有非离子型药物易于渗透细胞膜，药物的透过速度主要取决于油/水分配系数、解离度以及膜两侧药物的浓度差等因素。生理情况下细胞内液的酸碱度（pH）约为 7.0，细胞外液酸碱度（pH）约为 7.4。弱酸性药物在酸性环境下解离度较低，容易透过细胞膜，因此在细胞内液的浓度略低于细胞外液；而弱碱性药物则与之相反。当血液的酸碱度（pH）上升时，弱碱性药物可以转移到细胞内，而弱碱性药物可以转移出细胞外。例如，当苯巴比妥中毒发生时，碳酸氢钠用于碱化血液和尿液，则可以促进药物从脑组织转移到血浆中，促进药物从尿液中排出，并降低毒性。

（4）药物与组织的亲和力对体内分布的影响：有些药物与某些组织细胞有特殊的亲和力，这使得药物在其中的浓度更高，从而反映出药物分布的选择性。

在体内与药物结合的物质，除血浆蛋白外，存在于其他组织细胞中的大分子物质如蛋白、脂肪、酶以及黏多糖类等也可以与药物发生非特异性结合。这种结合与药物和血浆蛋白结合的作用原理相同。通常组织结合具有可逆性，保持着药物在组织和血液之间的动态平衡。

（5）药物相互作用对体内分布的影响：大多数药物与蛋白的结合具有非特异性，很多相似理化性质的药物、代谢物可能竞争相同的结合位点。药物相互作用主要影响药物蛋白结合率高的药物。一些具有高结合率的药物与另一种药物竞争结合蛋白位点，增加游离型药物数量，改变该药的分布容积、半衰期、肾清除率、受体结合量等，最终引起药物疗效的改变，导致不良反应的发生。

（6）药物的剂型因素的影响：将药物制成脂质体、纳米粒、胶束、微乳等微粒给药系统，通过改变药物的理化性质来增加与靶组织的亲和性，可以改变药物在体内原有的分布，使药物浓集于靶器官、靶细胞、靶组织提高疗效，降低全身不良反应。可明显改变原药物在体内的分布情况。

2. 药物淋巴转运的特点　体循环包括血液循环和淋巴循环，通常血流速度快于淋巴流速，因此血液循环转运是药物主要的转运方式。淋巴是静脉循环系统的辅助组成部分，主要由淋巴管、淋巴器官（淋巴结、脾、胸腺等）淋巴液和淋巴组织组成。

药物从血液向淋巴液的转运是被动扩散，所以淋巴液中药物浓度一般不会高于血浆药物浓度。淋巴液在淋巴系统中的运行为淋巴循环。淋巴循环起始于毛细淋巴管，淋巴管中有瓣膜，能防止淋巴液倒流，以保证药物从组织间隙流向淋巴管，最后进入静脉的单向流动。淋巴循环可以阻止药物通过肝从而避免首过效应；脂肪和蛋白质等大分子物质依赖于淋巴系统的转运；当传染病、炎症、癌转移等时淋巴系统将成为靶组织，药物可以转运到淋巴系统。

3. 血-脑屏障及转运机制

（1）血-脑屏障：大脑属于人体的中枢神经系统，包括血液、脑脊液和脑组织 3 个部分。血液和脑组织之间存在一道屏障，脑组织选择性吸收外来物质的能力被称为**血-脑屏障**。血-脑屏障可以减少循环血液中有害物质对脑组织的损害，从而维持脑组织内部环境的基本稳定，这对维持中枢神经系统的正常生理状态极其重要。根据中枢神经系统的结构，血-脑屏障包括以下 3 种屏障：①从血液中直接转运到脑内的**血液-脑屏障**；②从血液转运到脑脊液的**血液-脑脊液屏障**；③通过脑脊液转运到脑内的**脑脊液-脑屏障**。

（2）转运机制：脑内的药物不能直接从脑内排出体外，须先经过中枢神经系统向血液排出，才能通过体循环排出体外。药物主要通过蛛网膜绒毛滤过方式从脑脊液向血液中排出。蛛网膜绒毛具有较大孔隙，药物通过这种孔隙的滤过并没有特别的制约，另一条排出途径为从脑脊液经脉络丛的主动转运机制进入血液。

药物主要以被动扩散方式向脑内转运，即扩散速度是其限速因素，取决于在 pH 为 7.4 时的分配系数大小和解离度。一般脂溶性较高、分子量较小的药物比较容易透过血 - 脑屏障。药物在 pH 为 7.4 的体液时，解离度小的药物从血液向脑内转运极快，并迅速在脑脊液、脑内之间达到平衡；而油/水分配系数接近、解离度大的药物则极其不易进入脑脊液和脑内，转运速度也非常缓慢，远低于其在血液中的浓度水平。

在血浆 pH 为 7.4 时，弱酸性药物大多以解离型存在，弱碱性药物大多以非解离型存在，通常情况下弱碱性药物向脑脊液转运容易。大多数水溶性及在血浆 pH 为 7.4 时能解离的抗生素无法进入中枢神经系统，但是当脑内存在感染时（如脑膜炎），膜通透性增大，使青霉素 G、林可霉素等均可透入脑脊液，提高了药物的疗效。

另外，药物由血液向脑内的转运还存在主动转运机制，如葡萄糖、氨基酸等就是通过主动转运进入脑内。

4. 胎盘屏障及胎盘转运机制

（1）胎盘屏障：胎盘是由母体和胎儿双方的组织构成的，由绒毛膜、绒毛间隙和基蜕膜组成。胎盘屏障是胎盘绒毛组织与子宫血窦间的屏障，胎盘屏障对母体与胎儿间的体内物质和药物交换有着非常非常重要的意义。

（2）胎盘转运机制：包括被动转运和主动转运，以被动转运为主，但葡萄糖等可按促进扩散的方式转运；一些金属离子如钠离子、钾离子，内源性物质（如氨基酸等），维生素类及代谢抑制剂可以主动转运的方式通过胎盘。

影响药物通过胎盘的因素较多，如药物的理化性质、脂溶性、解离度、分子量、生理因素等。一般弱酸、弱碱性药物易于通过，非解离型药物脂溶性越小越难以透过。小分子药物易于透过胎盘，大分子水溶性药物则难以透过。此外药物的血浆蛋白结合率也能影响胎盘中药物透入，只有不与蛋白结合的游离型药物才能通过胎盘。给药量大时，由于蛋白结合率降低，游离药的浓度增多，脂溶性低的一些药也能通过胎盘；随着妊娠时间延长，绒毛表面积增加，膜厚度下降，药的通透性也随之增加。进入胎儿体内的药，大部分要经过肝的首过作用，也会有较多的代谢损失；进入胎儿静脉中的药，在流动到胎儿各组织器官时，会进一步被末梢血液所稀释，因此浓度与脐静脉相比要低很多。胎儿的脑组织相较于其他组织未成熟，同时血 - 脑脊液屏障也尚未成熟，因此许多药物易于透入胎儿脑内。

（二）药物代谢

1. 药物代谢与药理作用 药物代谢指药物在体内多种药物代谢酶（尤其肝药酶）的作用下，化学结构发生改变的过程，又称生物转化或药物代谢。生物转化的能力反映了机体对外来异物或者药物的处置能力。药物代谢产物的极性一般比原药大，有利于排出体外，但也有一些药物代谢产物的极性降低，不利于药物的排泄。

其药理作用包括：

（1）药物代谢可使药物失去活性或降低活性，药物的活性基团发生代谢反应后，能够使具有药理活性的药物变为无药理活性或活性降低的代谢产物。如局麻药普鲁卡因，在体内被水解后迅速失去活性；磺胺类药物在体内通常是乙酰化后生成无活性的代谢物。氯丙嗪在体内代谢为活性较低的代谢产物去甲氯丙嗪。

（2）药物代谢使药理作用激活或使药物活性增强，一些药物经代谢后，生成的代谢产物比原形药物的活性更强。体内代谢可使一些本身不具有药理活性的药物，代谢成具有活性的产物。通常前体药物，就是根据此原理设计。如左旋多巴在体内经酶解脱羧后再生成为多巴胺，从而发挥治疗作用。硝酸异山梨酯主要代谢产物 2 - 单硝酸异山梨酯和 5 - 单硝酸异山梨酯的药理活性比原药强。

（3）药物的代谢可产生毒性代谢物，一些药物本身没有毒性或毒性较低，在体内经过代谢生成具有毒性的代谢产物。如异烟肼在体内代谢物乙酰肼可对肝脏造成损害。

药物代谢特征与药物的药理作用密切相关，因此研究药物代谢特征对临床合理用药有重要意义。药物代谢特征是重要的生物药剂学特征，对药物的吸收、分布和排泄均有不同程度的影响。药物代谢不仅对药物作用的强弱和持续时间的长短有直接影响，而且还对药物治疗的安全性有影响。因此对于设计更合理的给药途径、给药方法、给药剂量及对药物制剂的设计、工艺的改革等，药物代谢研究都具有非常重要的指导意义。

2. 药物代谢的部位与首过效应

（1）药物代谢的部位：药物的代谢部位与药物代谢酶的分布及局部器官和组织的血流量密切相关。

①**因为肝**中存在大量的药物代谢酶，且血流丰富，所以成为机体最重要的药物代谢器官，多数药物在肝要经过氧化、还原、分解、结合等不同程度的结构变化。其药理作用经过代谢被减弱或消失。然而少数药物经过代谢才能发挥治疗作用。

②由于胃肠道是药物进入体内和吸收的主要途径，因此在胃肠道的代谢也十分重要，除肝以外最常见的代谢部位是**胃肠道**，还有一些代谢反应也可在血浆、肺、皮肤、脑、肾脏、鼻黏膜等组织中进行。

（2）首过效应：药物经胃肠道吸收过程中，在到达体循环前，首先经过门静脉进入肝，在首次通过肝的过程中，有相当大的一部分药物在肝组织被代谢或与肝组织结合，使进入体循环的原形药量减少的现象，称为"首过效应"。首过效应使药物的生物利用度降低，有些药物因为首过效应强烈，被大部分代谢甚至几乎全部被代谢，以至无法通过口服给药，如硝酸甘油片必须舌下含服，吞服无效。目前常采用改变给药途径和增加淋巴转运的方法来避免首过效应。

3. 药物的代谢特点、代谢过程及其影响因素

（1）药物代谢酶系统：药物在体内的代谢大多系酶系统催化反应。参加药物代谢反应的酶系通常分为微粒体酶系和非微粒体酶系两类，前者主要存在于肝，后者除存在于肝外，还可出现于血液及其他组织。

①微粒体药物代谢酶系统：在肝中存在的细胞色素 P450 引起的氧化反应特异性不高，能催化体内多种反应，是药物体内代谢的主要途径。一个肝细胞中可能含有多种 P450 酶，而一个 P450 酶可对多种药物进行代谢。与药物代谢有关的细胞色素 P450 主要为 CYP1、CYP2、CYP3 家族中 7 种重要的亚型。

②非微粒体酶体系：除微粒体外，在肝线粒体内也含有在代谢中起作用的酶。凡是结构类似于体内正常物质、脂溶性较小、水溶性较大的药物均是由这组酶系代谢。在体内除与葡萄糖醛酸结合外的其他缩合，以及某些氧化、还原及水解（除酰胺键外）反应都会受到该酶系的催化。尽管只有少数药物是由非微粒体酶代谢，但这些酶对药物代谢也有重要意义。

（2）药物代谢反应的类型：药物代谢中所涉及的化学反应主要分为两类：**第Ⅰ相反应和第Ⅱ相反应**。**第Ⅰ相反应包括氧化、还原和水解，主要是脂溶性药物产生极性基团的反应，是引入官能团的反应**。**第Ⅱ相反应是结合反应**，含有极性基团的原型药物或第Ⅰ相反应产生的代谢物与机体内源性物质反应生成结合物，改善了药物的极性和水溶性，促进了药物的排泄。**第Ⅱ相反应包括葡萄糖醛酸结合、硫酸结合、谷胱甘肽结合、甲基化、乙酰化、氨基酸结合**等。通过结合反应，几乎所有药物完全失活，并且水溶性增加，易于从体内排出。

（3）药物代谢的影响因素

①药物的理化性质：药物的物理和化学性质是药物代谢的决定性因素，理化性质决定了药物的血浆蛋白结合率、肝组织亲和力、代谢途径以及酶催化机制。血浆蛋白结合率和肝组织亲和力决定了肝组织中游离的药物浓度。不同的代谢途径会影响药物的反应难易程度，如水解反应很容易发生而去甲基化速度相对较慢。不同的催化机制也会影响药物代谢的速率。

②给药途径对药物代谢的影响：一种药物能够制成多种剂型通过不同的给药途径和方法给药。药物代谢受给药途径和方法的影响，进而影响疗效。药物代谢酶在体内的分布以及局部器官和组织的血流量与给药途径和方法所产生的代谢过程的差异密切相关。因为肝和胃肠道含有多种药物代谢酶，所以口服药物的首过效应显著，使药物生物利用度低于其他给药途径。因此，**首过效应**是导致药物体内代谢差异的主要原因。

为避免首过效应，常采用注射、舌下、鼻腔、肺部、直肠下部给药或经皮给药，药物吸收过程不经过肝，直接进入体循环，从而减少首过效应的损失。

③给药剂量和剂型对药物代谢的影响：药物在体内的代谢反应大都是酶反应，因此机体对药物的代谢能力与体内各种药物代谢酶的活性和数量密切相关。通常药物的代谢速度与体内的药量成正比，即代谢速度随着给药剂量的增加而增加。药物代谢需要酶的参与，当体内药物的量超过酶的代谢反应能力时，代谢反应就会出现饱和现象。此时会导致体内血药浓度异常升高，造成中毒反应，应予以重点注意。剂型可以通过改变药物吸收速度和吸收途径来影响药物代谢。

④生理因素对药物代谢的影响：影响药物代谢的生理因素主要包括年龄、性别、种族、个体、饮食、疾病等。

a. 儿童和老年人通常比成年人代谢药物的能力更弱。由于胎儿和新生儿体内各功能尚未发育健全，药物代谢酶的活性低，甚至缺乏，因此药物容易蓄积，从而产生较强的药理效应或毒副作用。老年人体内药物代谢的特点是速度慢，耐受性差。老年人肝血流量和功能性肝细胞减少也会影响药物的代谢。由于老年人体内的药物代谢比年轻人慢，药物半衰期延长，因此老年人中同一剂量药物的血药浓度相对较高，容易引起不良反应和毒性反应。

b. 性别也会对药物代谢产生影响。女性个体的生理状况相对复杂，月经周期、妊娠期、绝经期等不同时期内分泌状况不同，药物代谢也随之不同。同时女性在血浆容量、体重及脂肪分布、血浆白蛋白、胃肠道吸收速率、药物肝肾清除率等均与男性有较大差异。因此，临床用药时应根据性别适当调整用药剂量。

c. 药物代谢的个体差异主要由药物代谢酶的个体差异引起，而造成药物代谢酶的个体差异的原因有遗传学因素和非遗传学因素。遗传因素是药物代谢差异的决定因素，不同种族间由于药物代谢酶遗传基因的突变也可以导致药物代谢酶活性差异，同一种族不同个体间由于药物代谢酶遗传基因突变也可以导致药物活性代谢差异，致使药物代谢差异。受遗传因素影响，有些药物代谢酶的活性在人群中的频率分布呈不连续的多峰曲线，这种现象称为遗传多态性。非遗传因素如年龄、性别、肝功能、体温、营养状态以及环境因素等也可以引起药物代谢差异。有时非遗传学因素引起代谢差异较大，甚至可超过遗传因素的差异。

d. 疾病通常会对药物代谢有一定影响。肝是药物代谢的主要器官，因此肝脏病变会导致生物转化能力下降，患者体内药物的消除半衰期显著延长；一些药物的首过效应减弱，使体内血药浓度异常升高；多剂量给药后药物在体内蓄积、稳态血药浓度有超过中毒量的危险。肾脏是药物排泄的主要器官，肾功能受损后，代谢产物不能及时排泄，导致葡萄糖醛酸分解、形成肠肝循环或葡萄糖酸化过程被抑制。

e. 饮食对药物代谢的影响主要取决于食物中的糖、蛋白质、脂肪微量元素和维生素等营养成分。糖、蛋白质、脂肪对药物代谢酶的活性均有一定程度的影响，其中蛋白质的影响较为重要，但是这种影响一般不会表现出来，只有在营养物质极度缺乏时才表现出来。许多金属元素、维生素也能影响药物代谢，但作用不像蛋白质那样明显，仅在严重缺乏时才表现出来。某些食物中含有特殊成分可以对 CYP 产生抑制或者诱导作用，从而影响药物代谢。如葡萄柚汁中含有一些可以抑制肠壁组织上的 CYP3A4 的成分，从而抑制多种药物的代谢；蔬菜芥蓝中含有诱导 CYP1A2 的成分，可以加快多种药物的代谢。

（4）酶诱导作用和抑制作用：一些药物重复使用或与其他药物联用时，可增强酶的合成、抑制酶的降解或两种以上药物与代谢酶竞争性结合，引起药物代谢变化。

药物代谢被促进的现象称为酶诱导作用，具有酶诱导作用的物质叫酶诱导剂。酶诱导的结果是促进代谢，通常可降低大多数药物的药理作用，包括诱导剂本身和一些同时应用的药物。对于一些通过代谢产生活性的前体药物，则由于酶诱导作用，使药理作用加强或产生毒性。如苯巴比妥、苯妥英钠、利福平等有肝药酶诱导作用。

许多药物能对肝微粒体中酶产生抑制作用，减慢其他药物的代谢速率称**酶抑制**。能使代谢减慢的物质称为**酶抑制剂**，分为可逆抑制和不可逆抑制。酶抑制剂可使合用的其他药物代谢减慢，血药浓度提高，药理作用增强，甚至出现不良反应及毒副反应，如氯霉素、异烟肼、西咪替丁等都具抑制肝微粒体酶的作用。竞争性抑制剂主要与底物竞争结合部位，从而影响底物与酶的结合部位，发挥抑制作用。竞争性抑制剂较多，凡是由同一种酶催化的底物，浓度足够高时，都可能彼此相互抑制。

（三）药物的排泄

药物排泄是指体内药物以**原形或代谢物**的形式通过排泄器官排出体外的过程。最重要的途径是肾排泄和胆汁排泄。

药物的排泄与药效强度、药效维持时间和副作用等有重要关系。随着药物的排泄速度增大，血液中药物的量减少，药物的治疗效果降低，甚至导致无效；当药物受到相互作用或疾病等因素的影响时，药物排泄速度降低，血液中的药物量增加，如果此时不及时调整药物剂量，往往容易出现副作用甚至导致中毒现象。例如肾功能不全时，会延长氨基糖苷类抗生素如卡那霉素、链霉素、庆大霉素等在体内的滞留时间，出现不良反应。

1. 药物的肾排泄　肾是人体排泄药物及其代谢物的最重要器官。一些药物在通过肾小球滤过到达肾小管后，可被肾小管部分重吸收。其他药物则由肾小管主动分泌。因此药物的肾排泄是肾小球滤过、肾小管分泌和肾小管重吸收的综合结果。前两个过程将药物释放到肾小管腔内，而后一过程则将肾小管中的药物转运到血液中。肾排泄是许多药物的主要排泄途径，非挥发性的、低相对分子质量的、水溶性的药物，或难以通过肝进行生物转化的药物主要通过肾排泄。

肾排泄率 = 肾小球滤过率 + 肾小管分泌率 − 肾小管重吸收率

（1）肾小球滤过：药物经肾排泄的共同机制是肾小球滤过。肾小球毛细血管的血压高，管壁上的微孔较大，除血细胞和大分子蛋白质外，一般物质均可无选择性地滤过。肾血流量和有功能的肾单位的数量可影响肾小球滤过率。当血浆中游离药物浓度增加时，药物的肾小球滤过率也相应提高，从而加快某些药物的肾排泄。

（2）肾小管的分泌：肾小管分泌是将药物转运至尿中的排泄过程，主要发生在近曲肾小管。该过程是一个主动转运过程，逆浓度梯度转运，肾小管主动分泌属于载体介入系统，需要能量供应。当分泌机制相同的两类药物经同一载体转运时，还可发生竞争性抑制。如临床应用丙磺舒抑制青霉素和吲哚美辛等主动分泌而提高后者的浓度和效应。当血浆药物浓度逐渐增高至一定值时，药物的转运量将达到饱和，饱和的恒定值即为肾小管分泌的饱和转运量。肾小管的最大分泌量则是指每种物质的最大分泌速度。

（3）肾小管的重吸收：肾小管的重吸收是指被肾小球滤过的药物，在通过肾小管时药物重新转运回血液的过程。重吸收存在主动重吸收和被动重吸收两种形式。身体必需物质如葡萄糖、氨基酸、电解质和维生素等内源性物质，虽然被肾小球大量滤过，但在近曲小管处由主动转运几乎被全部重吸收。药物等外源性物质在肾小管重吸收主要是被动重吸收。这种被动重吸收会受到药物的脂溶性、pKa、尿的 pH 和尿量等的影响。脂溶性大的药物易于重吸收；水溶性大的药物不利于重新收，易被肾脏排泄。弱酸和弱碱性药物的解离度随尿液的 pH 而变化，从而影响药物在肾小管的重吸收。尿液呈酸性，可使弱碱性药物解离型增多，在肾小管内的重吸收减少，排泄量增加；尿液呈碱性，可使弱酸性药物解离度增大，排泄量增加。反之，弱碱性药物在碱性尿液中解离型少，弱酸性药物在酸性尿液中解离型少，从而排泄减少。大部分药物在肾小管中的重吸收属于被动转运，符合一级速度过程，肾小管内液的药物浓度决定其重吸收的速率。随尿量减少，药物在尿液中的浓度增大，重吸收量增加；而随尿量增加，药物在尿液中的浓度降低，重吸收量减少。

（4）影响肾排泄的因素：药物的脂溶性影响肾小管的重吸收。在尿液中，药物的解离分数受 pKa 和尿液 pH 影响，继而影响重吸收。血浆蛋白结合率影响肾小球滤过。尿量、合并用药及疾病等也会影响肾排泄。

（5）肾清除率：各种不同的药物通过肾排泄而被清除的情况差别很大。肾清除率能反映药物排泄的机制、肾对不同物质的清除能力，当肾对某物质的清除能力强时，就有较多的血浆中的药物被清除掉。肾在一定时间内对药物的清除能力用肾清除率（CLr）表示。

肾排泄率（每分钟肾排泄率）= 血浆浓度（C）× 肾清除率（CLr）

假定 U 为药物在尿中浓度（mg/ml），V 为每分钟的尿量（ml/min），则每分钟从尿中排出该药物的量为 $U \cdot V$，除以该药物血浆中的浓度 C（mg/ml），就得到肾每分钟清除该药物的毫升数。

2. 胆汁排泄　胆汁排泄是肾外排泄中最主要的途径。

除了尿排泄外以外，通过胆汁排泄也是药物及其代谢物的主要排泄途径。例如：当维生素 A、D、E、B_{12}，性激素，甲状腺素及这些药物从血液排泄到胆汁时，它们首先从血液进入肝细胞并继续转运至毛细胆管。

药物向胆汁转运机制可分为被动扩散和主动转运，但前者所占比例小，如甘露醇、蔗糖、菊粉等的分泌。一部分小分子药物可通过细胞膜的小孔扩散，即膜孔滤过；另一部分药物是通过细胞膜类脂质部分扩散，脂溶性大的药物通过此方式转运。

胆汁主动转运存在饱和现象，能逆浓度梯度转运，具有饱和现象及易受代谢抑制剂的影响等。通过主动分泌过程，许多药物或其代谢产物在胆汁中的浓度明显高于血液浓度。

3. 肠肝循环　随胆汁排入十二指肠的药物或其代谢物，可由小肠上皮细胞吸收，经门静脉返回肝，再次进入全身循环；有些药物在肝细胞与葡萄糖醛酸等结合后排入胆汁中，随胆汁到达小肠，在肠内被水解，成为原形药物，再分泌直至最终从尿中排出的现象称为**肠肝循环**。

肠肝循环的意义在于决定药物在胆汁的排出率，药物在胆汁排出量多时，肠肝循环能延长药物作用的时间，如果能阻断该药物的肠肝循环，则能加速该药物的排泄。体内必需物质经过肠肝循环，可获得有效的利用，因此肠肝循环对药物治疗有着重要意义。

【同步练习】

一、A型题（最佳选择题）

1. 药物在脑内的分布说法不正确的是

A. 血液与脑组织之间存在屏障，称为血－脑屏障

B. 血－脑屏障使脑组织有稳定的内部环境

C. 药物透过血－脑屏障的决定因素是药物的亲脂性

D. 脑内的药物可以直接从脑内排出体外

E. 药物从脑脊液向血液中排出，通过蛛网膜绒毛滤过方式进入

本题考点：脑内分布和血－脑屏障。大脑属于人体的中枢神经系统，包括血液、脑脊液和脑组织3部分。血液和脑组织之间存在一道屏障，脑组织选择性吸收外来物质的能力被称为**血－脑屏障**。血－脑屏障可以减少循环血液中有害物质对脑组织的损害，从而维持脑组织内部环境的基本稳定，这对维持中枢神经系统的正常生理状态极其重要。转运机制：脑内的药物不能直接从脑内排出体外，须先从中枢神经系统向血液排出，才能通过体循环排出体外。药物从脑脊液向血液中排出，主要通过蛛网膜绒毛滤过方式进行。蛛网膜绒毛具有较大孔隙，药物通过这种孔隙的滤过并没有特别的制约，另一条排出途径为从脑脊液经脉络丛的主动转运机制进入血液。

2. 影响药物肾排泄的因素不包括

A. 血浆蛋白结合率　　　　　　B. 药物的脂溶性

C. 合并用药　　　　　　　　　D. 基因多态性

E. 尿液 pH 和尿量

本题考点：药物肾排泄的影响因素。主要包括药物的脂溶性、血浆蛋白结合率、尿液 pH 和尿量、合并用药及肾疾病。

3. 随胆汁排出的药物或代谢物，经体循环重新回到门静脉的现象称为

A. 肠肝循环　　　　B. 零级代谢　　　　C. 首过效应　　　　D. 肾小管重吸收

E. 被动扩散

本题考点：肠肝循环的过程。随胆汁一同排入十二指肠的药物或其代谢物，可被小肠上皮细胞吸收，通过门静脉返回肝脏，并再次进入体循环；有些药物在肝细胞与葡萄糖醛酸等结合后排入胆汁，随胆汁到达小肠，在肠内水解，成为原形药物，再分泌直至最终从尿中排出的现象称为**肠肝循环**。

4. 在肾小管中，弱酸性药物在酸性尿液中的特点是

A. 解离多，重吸收多，排泄快　　　　　　B. 解离多，重吸收多，排泄慢

C. 解离少，重吸收多，排泄快　　　　　　D. 解离多，重吸收少，排泄快

E. 解离少，重吸收多，排泄慢

本题考点：肾小管的重吸收是指被肾小球滤过的药物，在通过肾小管时药物重新转运回血液的过程。重吸收存在主动重吸收和被动重吸收两种形式。身体必需物质如葡萄糖、氨基酸、电解质和维生素等内源性物质，虽然被肾小球大量滤过，但在近曲小管处由主动转运几乎被全部重吸收。药物等外源性物质在肾小管重吸收主要是被动重吸收。这种被动重吸收会受到药物的脂溶性、pKa、尿的 pH 和尿量等的影响。脂溶性大的药物易于重吸收；水溶性大的药物不利于重新收，易被肾排泄。弱酸和弱碱性药物的解离度随尿液的 pH 而变化，从而影响药物在肾小管的重吸收。尿液呈酸性，可使弱碱性药物解离型增多，在肾小管内的重吸收减少，排泄量增加；尿液呈碱性，可使弱酸性药物解离度增大，排泄量增加。反之，弱碱性药物在碱性尿液中解离型少，弱酸性药物在酸性尿液中解离型少，从而排泄减少。

二、B 型题（配伍选择题）

（5—6 题共用备选答案）

A. 诱导效应　　　B. 首过效应　　　C. 抑制效应　　　D. 肠肝循环

E. 生物转化

5. 药物在体内经药物代谢酶的催化作用，发生结构改变的过程称为

6. 经胃肠道吸收的药物进入体循环前的降解或失活的过程称为

本题考点：药物代谢、生物转化及首过效应的过程。药物代谢指药物在体内多种药物代谢酶（尤其肝药酶）的作用下，化学结构发生改变的过程，又称生物转化或药物代谢。生物转化的能力反映了机体对外来异物或者药物的处置能力。药物代谢产物的极性一般比原药大，有利于排出体外，但也有一些药物代谢产物的极性降低，不利于药物的排泄。由于胃肠道是药物进入体内和吸收的主要途径，因此在胃肠道的代谢也十分重要，除肝以外最常见的代谢部位是胃肠道，还有一些代谢反应也可在血浆、肺、皮肤、脑、肾、鼻黏膜等组织中进行。药物经胃肠道吸收过程中，在到达体循环前，首先经过门静脉进入肝，在首次通过肝的过程中，有相当大的一部分药物在肝组织被代谢或与肝组织结合，使进入体循环的原形药量减少的现象，称为首过效应。首过效应使药物的生物利用度降低，有些药物因为首过效应强烈，被大部分代谢甚至几乎全部被代谢，以至无法通过口服给药，如硝酸甘油片必须舌下含服，吞服无效。目前常采用改变给药途径和增加淋巴转运的方法来避免首过效应。

三、C 型题（综合分析选择题）

（7—8 题共用题干）

药物吸收入血液由循环系统运送至靶部位后，并在该部位保持一定浓度，才能产生疗效；并且药物在体内分布是不均匀的，有些药物分布进入肝、肾等清除器官，有的药物分布到脑、皮肤和肌肉组织。

7. 以下不属于药物分布的影响因素的有

A. 药物的理化性质　　　　　　　　　B. 药物与组织亲和力

C. 药物与血浆蛋白结合能力　　　　　D. 给药时间

E. 体内循环与血管通透性

8. 以下有关药物与血浆蛋白的结合叙述不正确的是
A. 药物与血浆蛋白结合的过程是可逆的
B. 药物与血浆蛋白结合的过程具有解毒功效
C. 药物与血浆蛋白结合不具有饱和性
D. 药物在与蛋白结合后不会通过跨膜转运
E. 药物在体内的分布将受到药物与血浆蛋白结合的影响

本题考点： 血浆蛋白结合。血浆药物浓度通常指血浆中药物的总浓度，包括游离药物和结合药物，但其药物的疗效取决于游离度。在血液中一部分药物与血浆蛋白结合形成结合型药物，而另一部分药物则以非结合的游离型状态存在于血液中。由于分子量变大，不利于跨膜转运，对药物的分布和排泄产生影响。与蛋白质结合的药物和血浆中的所有药物的比例，称血浆蛋白结合率。血浆蛋白结合率是影响血浆中游离药物浓度和血浆蛋白总浓度的重要因素。

药物与血液蛋白的结合是可逆的，结合后短暂失去药理活性，未结合的游离型药物具有药理活性。结合型药物与游离型药物按照一定比例处于动态平衡，当游离型药物被转化或排泄时，血药浓度降低，结合型药物可从血浆蛋白释出呈现出游离型药物。不同的药物其血浆蛋白结合率也不同，结合率高的药物，生效速度缓慢且作用时间较长。两种药物同时使用，可能发生置换现象，而出现竞争与同一蛋白结合。毒性作用较大的药物与血浆蛋白结合可起到减毒和保护机体的作用。因此药物的蛋白结合不仅影响药物的体内分布，也影响药物的代谢和排泄。

四、X 型题（多项选择题）

9. 下列属于药物分布影响因素的是
A. 药物对组织的亲和力　　　B. 药物结合血浆蛋白的能力
C. 血液循环系统　　　　　　D. 胃肠道生理环境
E. 微粒给药系统

本题考点： 药物分布的影响因素。影响药物分布的主要因素有药物与组织的亲和力、血液循环系统、药物与血浆蛋白结合的能力和微粒给药系统。

10. 以下属于影响药物代谢的因素的是
A. 给药途径和剂型　　　　　B. 给药剂量
C. 代谢反应的立体选择性　　D. 基因多态性
E. 生理因素

本题考点： 影响药物代谢的因素。影响药物代谢的因素主要包括药物物理化学性质、给药途径、给药剂量和剂型，以及年龄、性别、种族、个体、饮食、疾病等生理因素对药物代谢的影响。

参考答案： 1. D　2. D　3. A　4. E　5. E　6. B　7. D　8. C　9. ABCE　10. ABCDE

第7章 药效学

一、药物的作用与量－效关系

【复习指导】本部分内容重在理解，对药物作用的选择性、药物治疗作用的对因治疗和对症治疗、药物的量－效关系熟练掌握。

（一）药物的基本作用

1. 药物作用 即药物同机体生物大分子彼此作用产生的初始作用，为动因，如去甲肾上腺素作用于血管平滑肌细胞的 α 受体；药理效应属于机体反应的详细体现，为药物作用之后出现的结果，像去甲肾上腺素引起血管收缩，血压随之升高等。

2. 药物作用的性质

（1）兴奋，是指机体器官原有功能水平的增强，如肾上腺素使心肌收缩力加强、心率加快、血压升高，咖啡因使中枢神经兴奋。

（2）抑制，是指机体器官原有功能水平的减弱，如苯二氮䓬类的镇静催眠功效、阿司匹林的退热效用。

（3）一些药物并不是针对机体本身发挥作用，比如抗生素、化学合成抗菌药主要针对的是病原微生物或者寄生虫；抗肿瘤药物主要针对的是肿瘤细胞，但是这些药物也会或多或少地对机体本身发挥作用。

（4）一些药物是补充机体的不足，如维生素、激素、微量元素不足时。

3. 药物作用的选择性 为大部分药物于限定的剂量范围内，由于机体各个组织器官的信号通路、受体种类、代谢类型的不同，所以对各个组织及器官所产生的药理效应和强度存在一定的差异。药物是根据药物作用的选择性来进行分类的。选择性高的药物作用范围小，影响机体少数几种，甚至只有一种功能，如洋地黄对心脏有较高的选择性；选择性差的药物作用范围宽，可以对多种组织器官起作用，从而对机体众多功能能够造成一定的干扰。

（1）药物对受体的特异性作用同药理作用的选择性之间并不是一一对应关系。例如阿托品对 M 胆碱受体特异性阻断，可是其具有的选择性较低，同血管、平滑肌、心脏和中枢神经等的功能之间存在紧密的联系，此种联系可能是兴奋也可能是抑制，若以其中一种作用治疗某种疾病时，其他作用就可表现为副作用。青霉素存在较高的特异性和选择性。临床上用药一般应尽量选用选择性高的药物。

（2）药物的选择性是相对的，有时与剂量相关。例如小剂量的阿司匹林具有很好的抗血小板聚集、降低血栓出现概率的功能，剂量较大时能够发挥不错的解热镇痛功效，大剂量抗炎抗风湿。

（3）药物对不同器官的同一组织，可产生不同效应。例如肾上腺素可以使得瞳孔散大，促使骨骼肌以及血管平滑肌松弛，可是会造成内脏平滑肌兴奋；他莫昔芬在骨骼中的雌激素受体起激动作用，但对乳腺组织中的雌激素受体起拮抗作用。

（4）药理效应与药物体内分布也有关。如放射性碘可治疗甲状腺（对其亲和力高，在甲状腺浓度较大时表现为功能亢进）、链霉素能够对尿路感染进行救治（不低于 90% 的原形经肾排泄）。

4. 药物作用的方式 药物作用一般分为局部作用和全身作用。

（1）局部作用：直接在用药部位发挥作用而不需要经过药物吸收，比如局部麻醉药、一部分抗菌药物口服不易被吸收，可用于细菌性胃肠炎的治疗。

（2）全身作用（又称吸收作用）：药物需要经过吸收或注射直接进入血管，经血液循环而分布到机体有关部位发挥的作用，比如口服降糖药、降血压药。

5. 药物的两重性　有时药物的治疗作用和不良反应可以根据治疗目的的不同而互换。治疗作用是指与用药目的相符合，可用于防治疾病的药物作用；不良反应是指与用药目的不符合，对不利于机体甚至会产生危害的药物作用。某些药物有多方面的作用，其中与治疗目的无关的作用有时可能会引起对患者不利的不良反应，但是这种不良反应在其他情况下使用时也可以称为治疗作用。

（二）药物的治疗作用

药物的治疗作用即病人运用药物治疗之后产生该药物所具有的疾病预防功效。依照药物表现出的治疗功效，大体存在对因与对症两种治疗。

1. 对因治疗　即用药之后可以消除原发致病因子，使疾病能够得到切实控制的药物治疗。例如抗生素具有对病原微生物的灭杀功效，铁制剂可以很好地治疗缺铁性贫血等。

2. 对症治疗　即用药之后能够缓解患者病情。像解热镇痛药能够对高热体温患者具有不错的降温功效，降低患者疼痛；抗高血压药可以有效地控制高血压患者症状；硝酸甘油缓解患者心绞痛等。

当诊断明确，了解病因，且能根除病因的，对因治疗一般比对症治疗重要；若诊断未明，病因不清或不能根除病因对症治疗缓解患者病痛，维持生命指征，且为对因治疗赢得时间（如昏迷、抽搐、惊厥、心力衰竭、休克时）。

遵循"急则治其标，缓则治其本""标本兼治"的原则。

3. 药物的不良反应　在治疗剂量下，药物发挥的与治疗作用无关，大都是人们不愿意发生的一些其他作用，比如阿托品可以用于缓解腹痛，但是又能抑制腺体分泌产生口干。具体内容详见第8章。

（三）药物的量-效关系

1. 药物的量-效关系与量-效关系曲线

（1）**量-效关系**：药物剂量同效应之间存在的联系称量-效关系，即于一定剂量中，药物的剂量同效应之间存在一定的正比关系。

（2）**量-效曲线**：量-效关系可用量-效曲线或浓度-效应曲线呈现，量-效曲线又可分为质反应量-效曲线和量反应量-效曲线，这里主要讲的是量反应的量-效曲线，横纵坐标分别表示药物剂量或浓度与药理效应强度，得到直方双曲线，纵坐标为最大效应的百分率。若药物浓度或剂量改用对数值作图，则为典型S形曲线，即量-效曲线（图7-1）。在离体实验中，用药物浓度表示；在整体动物试验中，用给药剂量表示。

2. 量反应与质反应　药理效应按性质可分为量反应和质反应。

（1）**量反应**：研究对象为单一生物体，药理效应的高低表现为连续性量的改变，能够通过数或量或最大反应的百分率予以呈现（例如血压、心率以及血糖浓度等）。

（2）**质反应**：研究对象是一个群体，药理效应表示的是性质改变，不随着药物的浓度或剂量的增减呈连续性量的变化，结果以反应的阳性率以及阴性率来作为统计量表示的反应。（例如全或无，阳性或阴性予以呈现，像存活和死亡、惊厥和不惊厥、睡眠与否）。

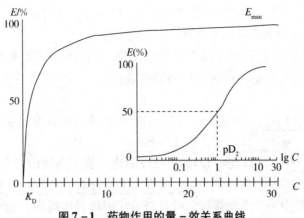

图 7 – 1　药物作用的量 – 效关系曲线

E. 效应强度；C. 药物浓度

3. 量反应的量 – 效曲线的药效学参数

（1）**斜率**：斜率较高的药，其剂量微小改变，便能够造成效应的大显著变化，相反也是如此。斜率于某种程度中表明了临床用药量的安全范围。

（2）**最小有效量（阈剂量）**：即产生药理效应的最低药量或最低浓度，也称阈剂量或阈浓度。

（3）**最大效应（E_{max}）或效能**：即于某个范围中，提高药物浓度，相应的药效随之提高，可是当效应抵达峰值时，接着提高浓度，效应不会持续增加，这个效应便是极限，称最大效应，又称效能（表示药物的内在活性）。

例如阿片类镇痛药能有效地缓解剧痛（具有较大的镇痛效能）；阿司匹林类解热镇痛药的适用范围通常是轻、中度疼痛（镇痛效能低）。

（4）**效价强度**：即可以引起等效反应（通常运用 50% 效应量）的相对浓度或剂量，其值同强度之间存在一定的反比关系，能够对作用性质一致的药物之间进行等效剂量或浓度对比。

效价强度同效能表示药本身所具有的不同性质，常用于评价同类药物中不同品种的作用特点。

各种利尿药的效价强度及最大效应比较见图 7 – 2。

效价强度：环戊噻嗪＞氢氯噻嗪＞呋塞米＞氯噻嗪

效能：呋塞米＞环戊噻嗪＝氢氯噻嗪＝氯噻嗪

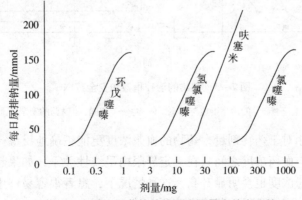

图 7 – 2　各种利尿药的效价强度及最大效应比较

药物临床上更多的是考虑药物作用的效能及其结合相应受体的能力。

4. 质反应的量－效曲线的药效学参数

（1）**半数有效量（ED_{50}）**：即出现50%阳性反应（质反应），又或者50%最大效应（量反应）时所具有的浓度或剂量，可表示药物的药效，其值越小，表明药效越强；其值越大，表明药效越差。

（2）**半数致死量（LD_{50}）**：引起50%试验动物死亡或惊厥的浓度或剂量，可表示药物的毒性，其值越小，毒性越大；其值越大，毒性越小。

（3）**治疗指数（TI）**：常以药物LD_{50}与ED_{50}的比值表示药物的安全性，称为治疗指数，其值越大越安全。药物的安全性通常和LD_{50}呈现出正比关系，同ED_{50}表现为反比关系，是用来衡量药物安全性的其中一个重要指标，可是将治疗指数当作药物安全性评价的唯一指标欠合理。

（4）**药物安全范围**：由于某些药物的量－效曲线的斜率不同，即使药物治疗指数比较大，但毒－效曲线与量－效曲线的首尾也有存在重叠的可能，就是说在药物没有充分发挥疗效的剂量下，就可能已经出现少数动物中毒死亡的现象，也就是$ED_{95} > LD_5$，所以不能单纯地以药物治疗指数作为安全指标。药物安全指数指ED_{95}和LD_5之间的距离，是较好的药物安全指标，距离越大越安全（图7－3）。

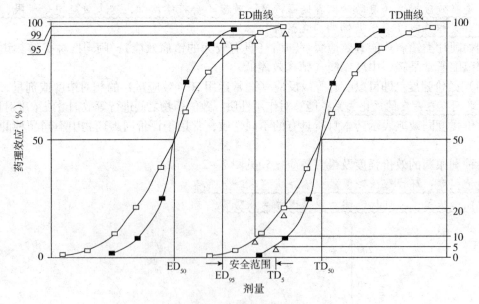

图7－3　药物的治疗指数和安全范围

注：A剂量（—■—）的治疗指数与B药物（—□—）相同，但A药的安全范围比B药大

需要注意的是，相对于药物剂量，药物的血浆浓度更能正确地反应药理效应强度。比如苯妥英钠，药物剂量与血药浓度之间只在一定界限内呈线性关系，如果超出此限度，就算增加一点药物剂量，血药浓度也会明显升高，这种情况下，患者很容易产生不良反应，所以在临床应用苯妥英钠时，应该进行血药浓度监测。

【同步练习】

一、A 型题（最佳选择题）

1. 以下不属于对症治疗的是

A. 抗高血压药降低血压
B. 硝酸甘油缓解心绞痛
C. 抗生素杀灭病原微生物
D. 解热镇痛药降低高热体温、缓解镇痛
E. 止咳药缓解咳嗽。

本题考点： 药物的治疗功效中对因和对症治疗的认识程度。前者是用药之后能够消除原发致病因子，有效根除疾病的治疗，对症治疗指用药后能改善患者疾病的症状。

2. 以下属于质反应的是

A. 血糖浓度
B. 血压
C. 睡眠
D. 尿量
E. 心率

本题考点： 对药物量反应与质反应进行考查。量反应：研究对象为单一生物体，药理效应的高低表现为连续性量的改变，能够通过数或量或最大反应的百分率予以呈现（像血压、心率以及血糖浓度等）。质反应：研究对象是一个群体，药理效应表示的是性质改变，不随着药物的浓度或剂量的增减呈连续性量的变化，结果以反应的阳性率以及阴性率来作为统计量表示的反应（例如全或无，阳性或阴性予以呈现，像存活和死亡、惊厥和不惊厥、睡眠与否）。

3. 下列量 - 效关系曲线呈对称 S 型的是

A. 质反应：阳性反应率的对数同剂量进行作图
B. 质反应：最大效应百分率同对数剂量进行作图
C. 量反应：最大效应百分率同剂量进行作图
D. 质反应：阳性反应数同对数剂量进行作图
E. 量反应：最大效应百分率同对数剂量进行作图

本题考点： 对药物的计量和效应之间存在关系的考查。量 - 效关系可用量 - 效曲线或浓度 - 效应曲线表示，横纵坐标分别表示药物剂量或浓度以及药理效应强度，得到直方双曲线。若药物浓度或剂量改用对数值作图，则为典型 S 形曲线。

二、B 型题（配伍选择题）

（4—7 题共用备选答案）

A. LD_{50}
B. ED_{50}
C. LD_5/ED_{95}
D. LD_{50}/ED_{50}
E. LD_1/ED_{99}

4. 治疗指数
5. 安全指数
6. 半数有效量
7. 半数致死量

本题考点： 药理学基本概念的表示方式。

（8—10 题共用备选答案）

A. 阿司匹林
B. 肾上腺素
C. 青霉素
D. 放射性碘
E. 链霉素

8. 药物的选择性与剂量有关的是

9. 药物对不同器官的同一组织产生不同效应的是

10. 特异性强、选择性高的药物是

本题考点：药物的选择性。药物对受体产生的特异性同药理效应的选择性之间也许存在一定的差异；药物的选择性并非一成不变，其和剂量之间存在一定的联系；药物对不同器官的同一组织，可产生不同效应；药理效应与药物体内分布也有关。

三、X 型题（多项选择题）

11. 下列关于效能与效价强度说法正确的是

A. 效能和效价强度反映药物的不同性质

B. 效价强度越大则药效越大

C. 效能反映不同药物的内在活性大小

D. 效能表示药物能产生的最大效应

E. 效价强度表示可引起等效反应对应的剂量或浓度

本题考点：药物的效能与效价强度。

参考答案：1. C　2. C　3. E　4. D　5. C　6. A　7. B　8. A　9. B　10. C　11. ACDE

二、药物的作用机制与受体

【复习指导】本部分内容在历年考试中均有出现，着重对药物的作用机制及受体的各种分类并结合具体例子进行掌握。

（一）药物的作用机制

药物作用机制可以分为特异性作用机制和非特异性作用机制，药物特异性机制即研究药物怎样同机体细胞相结合从而发挥其功效作用，少数药物是药物作用的靶点就是药物与机体结合的部位（靶点涉及受体、离子通道、酶、核酸、免疫系统、基因等）。

1. 作用于受体　作用于受体是大多数药物产生药理作用的作用机制。例如阿托品激活 M 胆碱受体，胰岛素激活胰岛素受体，肾上腺素激活 α、β 受体等。

2. 影响酶的活性　部分药物将酶当作作用靶点，对其产生了激活以及抑制等作用。

（1）抑制酶的活性：抗高血压药物卡托普利抑制血管紧张素转化酶、抗充血性心力衰竭药地高辛抑制 Na^+，K^+ – ATP 酶、解热镇痛抗炎药阿司匹林抑制环氧合酶（COX）。

（2）激活酶的活性：碘解磷定复活胆碱酯酶，尿激酶激活血浆纤溶酶原。

（3）作用于药物代谢酶：肝药酶诱导剂苯巴比妥，肝药酶抑制剂氯霉素。

（4）药物本身就是酶：胃蛋白酶、胰蛋白酶等。

3. 影响细胞膜离子通道　作用于 Na^+、K^+、Ca^{2+}、Cl^- 通道，使通道开放或关闭从而影响细胞内外无机离子的转运，可以迅速改变细胞功能。

例如钙通道阻滞剂氨氯地平阻滞 Ca^{2+} 通道，致血管舒张，产生降压作用；局麻药利多卡因抑制 Na^+ 通道，使神经冲动传导受阻，出现局麻功效；抗心律失常药能够分别作用于 Na^+、K^+ 或 Ca^{2+} 通道，治疗各类心律失常；米诺地尔激活 K^+ 通道，阿米洛利阻滞肾小管 Na^+ 通道等。

4. 干扰核酸代谢　部分药物化学结构同体内正常代谢物的化学结构极为相似，尽管能够参与到机体代谢过程中，可是通常无法产生代谢的生理功能，最终出现代谢遭到抑制或阻断的状况，称伪品掺入，也称抗代谢药。某些肿瘤药就是通过干扰肿瘤细胞核酸代谢而产生相应的功效。

例如：氟尿嘧啶同尿嘧啶的结构相似度较高，抵达肿瘤细胞核酸内以后，影响蛋白质的生成；喹诺酮类抑制拓扑异构酶Ⅳ和细菌 DNA 回旋酶发挥杀菌作用；磺胺类抗菌药干扰敏感细菌体内叶酸的代谢从而干扰核酸的合成；抗人类免疫缺陷病毒（HIV）药齐多夫定则抑制核苷逆转录酶，使 DNA 链的不能增长，阻碍 HIV 病毒复制，治疗艾滋病。

5. 补充体内物质　某些药物利用对生命代谢物质的补充，对部分缺乏症进行治疗。

例如：对缺铁性贫血具有治疗效果的补铁剂，对糖尿病具有一定治疗效果的胰岛素等。

6. 改变细胞周围环境的理化性质　部分药物利用一般的物理作用或化学反应所出现的药理效应。

例如：服用抗酸药氢氧化铝和三硅酸镁等可以使胃酸中和，能够对胃溃疡进行治疗；甘露醇静脉注射，产生高渗透压进而发挥利尿功能；络合剂二巯基丁二酸钠能够同汞、砷等重金属离子进行络合产生成环状物，促进金属离子随尿排出以解毒；血容量扩张药右旋糖酐以及渗透性泻药硫酸镁等利用某些部位产生高渗透压发挥对应的功效。

7. 影响生理活性物质及其转运体　大部分神经递质、无机离子以及激素等于体内主动转运，离不开转运体的加入，药物对此环节进行作用可以发挥显著的药理效应。

例如：丙磺舒竞争性降低肾小管对弱酸性代谢物的转运体活性，阻碍尿酸的再次吸收，能够针对痛风进行救治，噻嗪类利尿药抑制肾小管 $Na^+ - Cl^-$ 转运体而发挥排钠利尿作用。

8. 影响机体免疫功能　免疫抑制药（环孢素）对器官移植所产生排斥反应的治疗，免疫调节药（左旋咪唑）对免疫缺陷性疾病的治疗，两者作用机制皆为通过影响机体免疫功能发挥疗效。与此同时，部分药物自身便属于抗原（疫苗）或抗体（丙种球蛋白）。

9. 非特异性作用　部分药物不存在特异性机制，同其理化性质具有密切的关系。

例如：消毒防腐药可以让蛋白质发生变性，仅能够外用，严禁内服；除此之外还有蛋白沉淀剂（醇类以及重金属盐类等）。碳酸氢钠以及氯化铵基于自身所具有的酸碱性，对血液酸碱平衡进行调控，或者产生一定的中和反应等；维生素、多种微量元素补充机体缺乏的物质等。

（二）药物的作用与受体

1. 药物与受体相互作用学说

（1）占领学表示：一定要占领受体药物方可产生相应的效果，药效的高低不仅同被占领的受体量之间存在一定的正比，此外还和药物所具有的活性以及二者间存在的亲和力之间存在紧密的联系。药物效能高的药物只需占领少数受体就可产生最大效应。

（2）速率学说：药物的作用同其和受体的结合以及分离速率之间存在紧密的联系，同药物占领受体数量之间不存在明显的联系，药物作用的效应同占有受体的速率之间存在一定的正比关系。

（3）二态模型学说：受体的状态结构大体分为两种即活化态与失活态，它们能够彼此转化，保持动态平衡。激动药与活化状态受体之间存在较高的亲和力，进行结合发挥效应，拮抗药和失活状态受体之间存在较大的亲和力，它们结合之后，受体不可转化为活化态，从而导致受体失去发挥效应的功能。在激动药同拮抗药共同存在时，彼此竞争受体，出现的效应同活化状态受体—激动药复合物与失活状态受体—拮抗药复合物的配比之间存在密切的联系，如果比例低时，出现拮抗药降低或者抑制激动药的功效。

2. 受体的类型和性质

（1）受体的类型：依据受体蛋白结构及位置、信号传导通路及过程、效应器性质等多个特征，能够将受体划分成下述的几个种类。

①G蛋白偶联受体：也就是与鸟苷酸结合调节蛋白偶联的受体。其主要的特征是：与激动剂结合后，如果要将信号传递给效应器，则需要经由G蛋白进行转导，G蛋白是细胞外受体及细胞内部的效应分子的偶联体。目前发现M胆碱受体、多巴胺受体、5-HT受体等40余种神经递质或激素的受体通过G蛋白偶联机制产生作用。

目前发现了多种G蛋白类型，大致可分为抑制性G蛋白（Gi），抑制AC，使cAMP减少；兴奋性G蛋白（Gs），激活腺苷环化酶（AC），使cAMP增加；磷酸二酯酶G蛋白（G_T）；激活磷脂酶CG蛋白（Gp），介导内质网Ca^{2+}释放G蛋白（Gca），刺激钾通道开放G蛋白（Gk）等。

②配体门控的离子通道受体：主要有两种，即配体门控及电压门控离子通道，而配体门控通道受体主要由离子通道及受体两部分组成。药物或内源性配体与受体结合后，受体变构使通道开放或关闭，改变离子跨膜转运，引起膜电位的变化，传递信息产生生理效应。这类受体存在于快反应细胞膜上。

配体门控的离子通道主要有N胆碱受体、兴奋性氨基酸（谷氨酸、精氨酸）受体等。

③酶活性受体：其被激活后直接调节蛋白磷酸化，主要有酪氨酸激酶受体（如表皮生长因子受体以及胰岛素受体）、非酪氨酸激酶受体（如干扰素受体以及生长激素受体）。酪氨酸激酶在与其相应的受体结合以后，受体变构，使效应器蛋白的酪氨酸碱基磷酸化，激活酪氨酸蛋白激酶而引起一系列细胞内信息传递。

④细胞核激素受体：在细胞核上会有甲状腺激素、维生素D、维A酸等对应的受体，这些受体就是细胞核激素受体。

细胞核激素受体以及调控这类细胞核激素受体的激素或药物都为转录因子。

（2）受体的性质

①饱和性：是指在某一定量的组织里或者某一个细胞里，受体数量有限，具有饱和性，饱和后在药物的作用反映为最大效应，药物达到一定浓度后，其效应不再随浓度的增加而继续增加，因为受体的饱和性，作用于同一受体的配体会出现竞争现象。

②特异性：受体对其配体辨识能力高，对配体具有很高的专一性，因为配体与受体结合对双方都有很高的构象要求，受体与同种化合物的不同对映体的亲和力都会有所差异，特定受体只能与特定配体结合产生特定生理效应。

③可逆性：绝大多数配体通过非共价键与受体结合，如范德华力、氢键、离子键是可逆的，配体可以以原型的形式从配体-受体复合物上解离出来，也可以与受体特异性结合。但是少数药物是以共价键的形式与受体结合，不能解离，必须等药物代谢后才能失去作用。

④灵敏性：很低浓度的配体就能和受体结合而产生显著效应，如乙酰胆碱。

⑤多样性：同一受体可分布于不同组织或同一组织不同区域，是受体亚型分类的基础。

⑥高亲和力：受体与它的配体具有高亲和力，与内源性配体的生理浓度相当。

3. 受体作用的信号转导

（1）第一信使（位于细胞外）：主要指的是神经递质、多肽类激素及药物等多种细胞外的信使物质，一般第一信使使无法进入细胞内的，而是能够结合靶细胞膜表面的特异性受体，从而激活受体，进而使得细胞发生一系列的生物学特性的变化。

（2）第二信使（位于细胞内）：第一信使在作用于靶细胞之后，会在胞浆内产生相应的信息分子，而第二信使会强化、分化、整合、传递这些信息分子给相应的效应器，从而发挥出相应的生理机理功能或者药物药理效应。

①环磷酸腺苷（cAMP）：是最早被发现的第二信使，其是三磷酸腺苷（ATP）经腺苷酸环化酶（AC）作用的产物，被 PDE 灭活，D_1 受体、β 受体、H_2 受体等多种受体的激动药，在经由 Gs 作用之后，使得 AC 出现活化，从而使 ATP 发生水解，进而造成胞内的环磷酸腺苷（cAMP）水平上升。M 乙酰胆碱受体、D_2 受体、阿片受体等的激动药，在经由 Gi 作用之后，会抑制 AC，使细胞内 cAMP 减少。cAMP 能激活蛋白激酶 A（PKA），PKA 能在 ATP 存在的情况下使细胞内许多蛋白酶磷酸化，从而出现活化，比如脂酶、磷酸化酶等。Ca^{2+} 通道磷酸化之后被激活，从而使得 Ca^{2+} 发生内流，进而使得神经、心肌和平滑肌等的兴奋。

②环磷酸鸟苷（cGMP）：是 GTP 经鸟苷酸环化酶（GC）作用的产物，激活蛋白激酶 G（PKG），被 PDE 灭活，使心脏抑制、血管舒张、腺体分泌等。

③二酰基甘油（DG）和三磷酸肌醇（IP_3）：DG 在 Ca^{2+} 协同下，激活蛋白激酶 C（PKC），使靶蛋白出现磷酸化，从而出现相应的效应，如腺体分泌、血小板聚集及细胞生长、代谢等；IP_3 促进细胞内释放 Ca^{2+}，通过钙调蛋白和 PKC 而产生效应。

④钙离子：膜电位、受体、G 蛋白及 PKA 等可调节细胞外 Ca^{2+} 进入胞内，IP_3 可调节细胞内钙池的释放，细胞内的 Ca^{2+} 激活 PKC，与 DG 有协同作用，引起肌肉收缩、腺体分泌、白细胞和血小板活化、调节胞内各种酶的激活。

⑤廿碳烯酸类：G 蛋白通过水解反应产生花生四烯酸，后者通过环氧酶的作用可以生成各种前列腺素或者通过脂氧酶的作用生成各种白三烯，直接在细胞内或邻近细胞发挥作用。

⑥一氧化氮（NO）：一氧化氮（NO）是 ATP、乙酰胆碱、缓激肽等通过促进 Ca^{2+} 内流使细胞内的一氧化氮合酶（NOS）被激活而生成的，NO 具有自分泌和旁分泌的作用，既有第一信使特征，也有第二信使特征，NO 激活可溶性鸟苷酸环化酶（sGC），升高细胞内 cGMP 浓度，可抑制血小板聚集、松弛血管平滑肌、参与神经传递等生物效应。NO 生成后对自身细胞和邻近细胞中的靶分子都能发生作用，发挥细胞或突触的信息传递作用。

（3）第三信使（位于细胞核内）：主要指的是细胞核内外信息传递的物质（如转化因子、生长因子），参与基因调控、细胞增殖和分化及肿瘤形成等过程。

（4）药物与受体相互作用的动力学：K_D 为平衡常数，代表的是药物与受体之间的亲和力，其反映的是出现最大效应一半时的药物剂量或浓度。K_D 越大，则亲和力越小，反之亦然。

药物与受体结合产生效应不仅需要亲和力，还需要内在活性，用 α 表示，$0 \leq α \leq 100\%$。

4. 药物的分类　根据与受体作用情况，可将作用于受体的药物分为激动药及拮抗药。

（1）激动药：其指的是药物与受体之间不仅有亲和力还有内在活性，其能够与受体结合，使受体激活，从而出现相应的效应。激动药可以分为完全激动药和部分激动药。

①完全激动药：对受体的亲和力及内在活性均比较高（α=1），如吗啡。

②部分激动药：对受体的亲和力较高，但是内在活性较低（α<1），最大效应 E_{max} 较低，如喷他佐辛，效能不高，即使提高药物的浓度，也不能使得其达到完全激动药的最大效应，然而却可以由于其占据受体，从而抑制激动药的某些药理效应。

③反向激动药：对失活态的受体亲和力大于活化态，与受体结合后引起与激动药相反的效应，如苯二氮䓬类。

吗啡和喷他佐辛联合运用时，如果两药的浓度较低，则会出现两者作用相加的效应；如果两药的使用量位于某个临界值时，前者出现的效应会等同于后者的最大效应，随后却会由于后者药物浓度的逐渐上升，反而会出现竞争性拮抗吗啡的作用，也就表明喷他佐辛在小剂量时会产生激动作用，在大剂量时反而却产生拮抗作用。

（2）拮抗药：虽与受体具有较强的亲和力，但无内在活性（α=0），因此，不会出现效应，然而由于其占据了部分受体，反而会对激动药产生拮抗作用，如普萘洛尔是 β 肾上腺素受体拮抗药、纳洛酮为阿片受体拮抗药。有些药物为部分拮抗药，是以拮抗作用为主，却又能产生一定的激动受体的效应，比如 β 肾上腺素受体的部分拮抗药氨烯洛尔。拮抗药分为非竞争性拮抗药和竞争性拮抗药两种。

①竞争性拮抗药：由于激动药与受体之间出现可逆性结合，因此，此类药物能够与激动药互相竞争，结合一样的受体，从而出现竞争性拮抗作用，可以通过提高激动药的药物浓度，从而使得其恢复至之前只用激动药时出现的效应水平，进而使得其量－效曲线向右平行移动，但最大效应E_{max}不会改变，比如乙酰胆碱的竞争性拮抗药阿托品，可以使乙酰胆碱的量－效曲线向右平行移动，但不会改变乙酰胆碱的最大效应。拮抗参数 pA_2 用来表示竞争性拮抗剂与受体的亲和力，能够运用 pA_2 值的大小代表此类药物对其激动药的拮抗强度，如果这个数值比较大，则表明其拮抗作用比较强。

②非竞争性拮抗药：能够比较牢固地结合受体（一般是以共价键的形式结合），所以解离的速度比较慢，或不可逆性的结合受体，从而使得受体的构型发生变化，进而导致激动药不能正常地与受体结合，也不可以运用提高激动药浓度的方法使其恢复到之前只用激动药时出现的效应水平，使最大效应 E_{max} 下降（图7-4）。

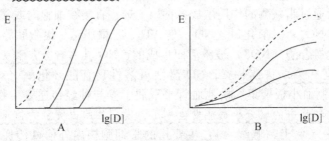

图7-4 量－效曲线

A. 竞争性拮抗药的量－效曲线；B. 非竞争性拮抗药的量－效曲线；D. 药物浓度；E. 效应强度；虚线均表示单用时激动药的量－效曲线；实线表示联合不同类型拮抗药使用时激动药的量－效曲线

5. 受体的调节　受体主要有两种调节方法，即脱敏及增敏，其是保持机体内环境稳定的关键要素之一。

（1）受体脱敏：指的是在长时间运用一种激动药之后，对应受体对药物的敏感性及反应性出现降低的现象。

例如，异丙肾上腺素长时间治疗哮喘后，会使得产生的疗效渐渐地降低；维生素 A 能够使得胰岛素产生脱敏。

受体脱敏又能分成两种，即同源脱敏及异源脱敏。

①同源脱敏：指的是仅会对某一种类型受体的激动药出现反应降低的情况，但是对其他种类受体的激动药反应性不发生改变，如黄体生成素受体、胰岛素受体、生长激素受体等肽类配体的受体均有同源脱敏。

②异源脱敏：指的是受体对某一种激动药脱敏，并且对其他种类受体的激动药同样不敏

感，如 β 肾上腺素受体，可被糖皮质激素、甲状腺激素、性激素调节。

（2）受体增敏：是因长期应用拮抗药，造成受体数量或敏感性提高，是与受体脱敏相反的一种现象，例如，普萘洛尔突然停止服用后，会使得 β 受体的敏感性上升，从而出现反跳现象；而磺酰脲类会使得胰岛素受体增敏。

（3）受体的调节对药效学的影响：受体的激动药应用时间过久或者应用时剂量过大，引起的受体脱敏现象和受体下调现象，是机体产生耐受性的原因之一；一些拮抗药一旦停用就会出现反跳现象是因为受体拮抗药的长期使用，使得受体增敏和受体上调，这以后再使用激动药，即使是低浓度也会出现过强的反应。因此，这类药在临床上应用时需要密切观察，依据受体调节变化的情况来对用药方案进行调整。

【同步练习】

一、A 型题（最佳选择题）

1. 药物的作用机制不包括

A. 影响酶的活性　　　　　　　　　　B. 改变细胞周围环境的理化性质

C. 作用于生理活性物质及其转运体　　D. 影响细胞膜离子通道

E. 影响药物的吸收

本题考点： 药物的作用机制很多，比如不仅对受体、对酶的活性、膜的离子通道、核酸代谢产生影响，还能够补充机体内的物质，使细胞周围环境的理化性质发生改变，对生理活性物质及其转运体产生影响，还会对免疫力及非特异性作用产生影响。

2. 下列不属于第二信使的是

A. 生长因子　　　B. 钙离子　　　　C. 一氧化氮　　　D. 环磷酸腺苷（cAMP）

E. 环磷酸鸟苷（cGMP）

本题考点： 第二信使包括环磷酸腺苷（cAMP）、环磷酸鸟苷（cGMP）、钙离子、一氧化氮（NO）、二酰基甘油（DG）和三磷酸肌醇（IP3）、廿碳烯酸类。

3. 下列关于受体的叙述，正确的是

A. 可以配体特异性结合　　　　　　　B. 受体的数目没有限制

C. 拮抗剂与受体结合时没有结构专一性　D. 拮抗剂与受体结合无饱和性

E. 药物不需与受体结合即可产生生物效应

本题考点： 受体的性质。饱和性、特异性、可逆性、灵敏性。

4. 受体拮抗药的特点，是与受体

A. 有亲和力，有内在活性　　　　　　B. 无亲和力，无内在活性

C. 有亲和力，无内在活性　　　　　　D. 有亲和力，有较弱的内在活性

E. 无亲和力，有内在活性

本题考点： 受体抗体与受体有亲和力但无内在活性。

5. 普萘洛尔突然停药引起的反跳现象的原因是

A. 受体增敏　　　B. 受体脱敏　　　　C. 耐药性　　　　D. 生理性拮抗

E. 药理性拮抗

本题考点： 受体增敏是因长期应用拮抗药，造成受体数量或敏感性提高，是与受体脱敏相反的一种现象，如普萘洛尔突然停药 β 受体敏感性增高引起的反跳现象；磺酰脲类使胰岛

素受体增敏。

二、B 型题（配伍选择题）

（6—10 题共用备选答案）

A. 丙磺舒抑制尿酸再吸收，治疗痛风　　B. 胰岛素治疗糖尿病

C. 硝苯地平降压作用　　　　　　　　　D. 齐多夫定治疗艾滋病

E. 尿激酶激活血浆纤溶酶原

6. 属于影响酶的活性的是

7. 属于影响细胞膜离子通道的是

8. 属于影响转运体的是

9. 属于补充体内物质的是

10. 属于干扰核酸代谢的是

本题考点：对药物的作用机制及其具体例子的考查。

（11—15 题共用备选答案）

A. 竞争性拮抗药　　B. 非竞争性拮抗药　C. 拮抗药　　　　D. 部分激动药

E. 完全激动药

11. 与受体有亲和力，无内在活性的是

12. 与受体有亲和力，内在活性弱的是

13. 与受体有亲和力，内在活性强的是

14. 可以通过提高激动药的浓度使其恢复到原先单用激动药时产生最大效应的水平，使激动药的量－效曲线平行右移的是

15. 无法通过提高激动药浓度恢复到原先单用激动药是产生的最大效应水平，使最大效应 E_{max} 下降的是

本题考点：完全激动药：对受体的亲和力及内在活性均较高（$\alpha=1$）；部分激动药：对受体的亲和力较高，但内在活性较低（$\alpha=1$）；拮抗药：虽与受体有亲和力，但无内在活性（$\alpha=1$）；竞争性拮抗药：由于激动药与受体之间出现可逆性结合，因此，此类药物能够与激动药互相竞争，结合一样的受体，从而出现竞争性拮抗作用，可以通过提高激动药的药物浓度，从而使得其恢复至之前只用激动药时出现的效应水平，进而使得其量－效曲线向右平行移动，但最大效应 E_{max} 不会改变；非竞争性拮抗药：能够比较牢固地结合受体（一般是以共价键的形式结合），所以解离的速度比较慢，或不可逆性地结合受体，从而使得受体的构型发生变化，进而导致激动药不能正常地与受体结合，也不可以运用提高激动药浓度的方法使其恢复到之前只用激动药时出现的效应水平，使最大效应 E_{max} 下降。

（16—19 题共用备选答案）

A. 依那普利　　　　B. 胃蛋白酶　　　C. 氯霉素　　　　D. 尿激酶

E. 硝苯地平

在药物的作用机制中以下情况属于影响酶的活性中的

16. 药物本身就是酶的是

17. 抑制酶活性的是

18. 作用于药物代谢酶的是

19. 激活酶活性的是

本题考点： 影响酶活性受体的分类与举例的考查。

三、X 型题（多项选择题）

20. 下列属于受体类型的是

A. 配体门控离子通道受体　　　　B. G 蛋白偶联受体

C. 酶活性受体　　　　　　　　　D. 细胞核激素受体

E. 电压门控离子通道受体

本题考点： 受体的类型。①G 蛋白偶联受体：目前发现有 M 胆碱受体、多巴胺受体、5 - HT 受体；②配体门控离子通道受体：主要有 N 胆碱受体、兴奋性氨基酸（谷氨酸、精氨酸）受体等；③酶活性受体：主要有酪氨酸激酶受体（如表皮生长因子受体以及胰岛素受体）、非酪氨酸激酶受体（如干扰素受体以及生长激素受体）；④细胞核激素受体：在细胞核上会有甲状腺激素、维生素 D、维 A 酸等对应的受体。

21. 药物与受体结合的特点，正确的是

A. 选择性　　　　B. 可逆性　　　　C. 特异性　　　　D. 饱和性

E. 持久性

本题考点： 受体的性质。受体的性质包括饱和性、特异性、可逆性、灵敏性、多样性、高亲和力。

参考答案： 1. E　2. A　3. A　4. C　5. A　6. E　7. C　8. A　9. B　10. D　11. C　12. D　13. E　14. A　15. B　16. B　17. A　18. C　19. D　20. ABCDE　21. ABCD

三、影响药物作用的因素

【复习指导】这部分内容是考核重点，对药物剂量尤其首剂量加倍的药物种类、药物疗程的具体表现、给药途径、机体方面影响因素重点掌握。

在临床应用药物时，即使对不同患者使用同一给药方案，也会有产生不同疗效的可能。这是由于药物发挥相应的疗效受到很多方面的影响，主要包括 3 个方面，即药物方面、机体方面和其他因素。其中，药物因素包括药物本身的理化性质、特性及药物的剂量、给药时间及途径、疗程联合用药的药物间的相互作用等，这些因素都会对药物发挥其作用产生影响；而机体方面主要考虑患者的年龄、性别、种族和患者自身的精神状况、疾病状况和遗传因素等影响因素。所以在临床用药时应尽可能地考虑影响药物作用的各种情况，进行个性化、合理化的用药。

（一）药物方面的因素

1. **药物的理化性质**　药物除去血管内给药以外，其他方式的给药途径药物都需要经过跨膜转运，大多数都是以被动转运的方式吸收，药物的脂溶性、解离度以及分子量都是影响药物经过被动吸收的主要因素。

（1）脂溶性：水溶性的药物如果经过主动转运机制（比如经过转运体转运），则容易被吸收，单纯地通过被动扩散是不容易被吸收的；而脂溶性的药物因为可以溶解于生物膜的类脂质中而扩散，所以比较容易被吸收。

（2）解离度：如果药物具有弱酸性或者弱碱性，因为受到胃肠道内 pH 的影响，常以解离型或者非解离型的形式存在。因此弱碱性药物在酸性环境中解离度大，不易被吸收，反之亦然。

（3）分子量：药物的吸收与其分子量有关，分子量小的水溶性药物可以通过生物膜膜孔的扩散被吸收，分子量大的水溶性药物不易被吸收。分子量大的脂溶性药物的吸收也会受限。

其溶解性、挥发性、保存期限、氧化和光解等理化性质都可影响药物的作用。

如青霉素在水溶液中不稳定，需临用前现配；乙醚易挥发；硝酸甘油、维生素 C 易氧化；去甲肾上腺素、肾上腺素、硝普钠易光解。

2. 药物的剂量　根据临床上患者的病情需要，规定了不同等级的剂量，比如有常用量、维持量、极量、负荷量，使用时应该严格控制好用药量。

药物的剂量不同，机体对药物的反应程度不同，临床运用药物时，多使用常用剂量。

（1）如果同一种药物予以不同剂量，则其产生的作用强度及用途均有差异。例如，镇静催眠类药物中的苯二氮䓬类，不同剂量间的用途均不同，小剂量时镇静抗焦虑，中剂量催眠，大剂量抗惊厥抗癫痫。

（2）同一药物不同剂量与药物不良反应密切相关。例如，治疗男性勃起功能障碍药西地那非，随着用药剂量的加大，服药者发生（蓝视）的概率也在上升，甚至可致缺血性视神经病变以及失明，大剂量时可致卧位血压下降，甚至当其血药浓度达到峰值发生性活动时可诱发心脏事件。

（3）不同个体对同一药物的反应性存在差异。例如，普萘洛尔和胍乙啶对不同人群的需要剂量不同，应当注意调整用量，做到个体化给药。

（4）首剂量加倍原则。例如，大环内酯类和 β－内酰胺类抗生素需按规定给药次数原则给药或适当增加给药次数，使血药浓度平稳维持在有效浓度从而有效地发挥杀菌作用。

因为某些药物的半衰期较长，稳态血药浓度水平需要较长时间才能够达到。为了能够及时发挥疗效，对安全性相对较大的药物可以采用首次剂量加倍的方法，以便使血药浓度能较快地达到有效治疗浓度，例如，某些抗生素和磺胺类药物等可采用首剂量加倍剂量。

3. 给药时间及方法　给药时间应考虑药物的性质、病情的需要、机体昼夜的节律变化等因素来选择合理的给药时间，从而可以起到增强药效和减少不良反应的作用。

（1）宜饭前服用：胃黏膜保护药、促消化药、降血糖药。

（2）宜饭后服用：苯妥英钠、维生素 B_2、螺内酯、阿司匹林、硫酸亚铁、抗酸药；

（3）睡前服用：催眠药。

（4）晨起后高血压患者血压容易上升，可给予抗高血压药物。

（5）利尿药白天用药最好，避免晚间影响患者休息。

（6）正确的用药方法：用药宜站立，多饮水服下，稍活动后，再行卧位（口服抗生素、抗肿瘤药物、抗胆碱药尤其注意）。

连续用药时，为了达到稳定的血药浓度进而能发挥最佳疗效，也尽量减少不良反应，必须考虑间隔时间，比如洋地黄类药物与口服抗凝药合用时，很容易发生蓄积进而中毒，必须注意用药间隔时间。

4. 疗程

（1）给药次数：需根据药物的消除速率、病情需要来定，对 $t_{1/2}$ 短的药物，相应增加给药次数，肝、肾功能减低时，给药次数或给药剂量应适当减少，以防止蓄积中毒。

（2）耐受性：某些药物在机体内被连续运用很多次之后，其反应性会渐渐下降，从而需增加药物的剂量，使其保持之前的疗效，停药后可消失，再次连续用药又可出现。例如，硝酸甘油的扩血管作用，连续几天用药就可产生耐受性，但停药 10 天后再次使用，又可恢复其作用。快速耐受性是指在短时间内连续几次用药后，能很快产生耐受性，例如麻黄碱静脉注射 3～4 次之后，升压功能将不再有，而口服 2～3 天之后，其平喘功能也可消失。

（3）交叉耐受性：某些药物的化学结构相似或者作用机制相同，如果机体对其中的一种药物出现耐受性之后，同样会使得其对另外一种药物的敏感性下降，如巴比妥类药物。

人类的药物耐受性是可逆的，当停止使用该药一段时间后，人类对该药的耐受性会消失，再次使用时，对该药的反应性可恢复到最初用药时期的程度。所以当药物滥用者长时间停用该药物后再度滥用，所用剂量与停用前相同时，可产生滥用药物的急性中毒。

（4）耐药性或抗药性：病原微生物对抗菌药物的敏感性降低，甚至消失，需要加大剂量或者换用其他的药物才能起效。

（5）多重耐药：由某一种药物诱发，从而使得机体对其余多种结构及作用机制完全不相同的药物出现交叉耐药，从而使得治疗失效。最严重的是出现完全耐药，如金黄色葡萄球菌现基本对青霉素耐药，耐甲氧西林的金黄色葡萄球菌（MRSA）选用万古霉素与利福平联合治疗。

（6）药物依赖性：分为心理依赖性和精神依赖性。

①生理依赖性：是由于反复用药所产生的一种适应状态，对药物产生生理的一种依赖和需求，中断用药后可产生一种以中枢神经系统反应为主的强烈戒断综合征，产生明显的生理功能紊乱和流泪、流涕、哈欠、腹痛、周身疼痛等和极为痛苦的感受。一般出现戒断综合征的同时还会出现觅药行为和希望再次用药的心理体验。

②精神依赖性：又称心理依赖性，精神上对药物产生连续性地用药欲望，对药物产生心理的一种依赖和需求，产生强迫性觅药行为。一旦精神依赖性产生就很难去除。

5. 药物的剂型和给药途径

（1）药物的剂型：每种药物根据其理化性质、用药目的等因素都有相适宜的剂型用于不同途径给药以达到理想的药效，为保证药物吸收和药效发挥的一致性，需用生物等效性作为比较的标准来对药物制剂予以评价。

①注射剂：指药物制成的供注入人体内的灭菌溶液、混悬液、乳状液制剂以及供临用前配成的混悬液或者溶液的无菌粉末或浓溶液制剂。具有起效迅速、可用于危重患者的抢救、剂量准确、作用可靠的优点，适用于不能口服给药的患者和不能口服的药物。但也有一定的缺点，如使用不便、注射疼痛、生产过程复杂等。

②片剂：指药物与适宜辅料混匀压制而成的圆形片状或者异形片状的固体制剂。具有质量稳定、剂量准确、应用方便、携带方便、生产成本低，可以适应医疗预防用药的多种要求的特点，但对如果处方及工艺设计不妥则会出现溶出和吸收等方便的问题，且对婴幼儿和昏迷患者不适宜应用。

近年来，随着生物制剂学的发展，也生产出了一些新的制剂来供临床应用。

③缓释制剂：药物按一级速率非恒速地缓慢释放，与普通制剂相比，给药频率有所减少，增加了患者的依从性。

④迟释放剂：以缓慢释放为主的缓释制剂。

⑤续释放剂：迅速生效和较长时间维持药效的组合缓释剂。

⑥控释剂：药物按照零级速率释放，以恒速或者接近恒速释放药物，使得血药的浓度平稳地保持在有效浓度的水平，产生持久药效（例如，芬太尼透皮贴剂每 3 天 1 次、硝酸甘油透皮贴每天 1 次、子宫内避孕药每年 1 次）。

⑦靶向药物制剂：给药后药物可在某些器官和组织中分布浓度较高（例如，微球制剂、脂质体制剂、纳米囊、纳米球制剂、单克隆抗体制剂等）。

口服制剂安全、经济、方便，临床应优先选择。

（2）给药途径：可影响药物的吸收和分布，从而影响药效的强弱，详见表 7－1。

口服用药会受消化系统（胃肠液的成分与性质、胃排空速率、肠内运行、食物等）、循环系统（胃肠血流速度、肝首过作用、淋巴循环等）、病理因素（胃酸缺乏、腹泻等）还有药物的理化性质等的影响。药物被胃肠道生物膜吸收后，经肝门静脉入肝，药物经过肝药酶的作用产生生物转化。肝首过效应是指药物在进入人体循环前的降解或者失活，肝首过效应越大，药物则被代谢的越多，它的血药浓度也会越小，因此，药效也会受到明显的影响。

表 7-1　给药途径对药效的影响

给药途径	作用特点	优点	缺点	举例
消化道给药	口服给药	—	方便、经济、安全、无感染发生	易受胃内容物影响，可发生首过效应	—
	口腔给药	通过口腔黏膜下丰富的毛细血管吸收	可避免首过效应、胃肠道刺激、吸收不全	吸收面积小，吸收量有限	硝酸甘油片舌下给药迅速缓解心绞痛急性发作
	直肠给药	由直肠黏膜血管吸收，经直肠下静脉和肛管静脉吸收进入下腔静脉	可避免胃肠道刺激和药物被破坏，部分药物可避开肝首过效应，提高药物的生物利用度	不适宜成人，适宜儿童	—
注射给药	肌内注射	通过肌肉内丰富的血管吸收	吸收完全、生效迅速，存在吸收过程，所以比静脉注射起效稍慢	—	吸收速率顺序：水溶液＞混悬液＞油溶液
	皮下注射	经注射部位毛细血管吸收	吸收较快且安全	对注射容量有限制，仅适合水溶液	肾上腺素皮下注射抢救青霉素过敏性休克
	静脉注射	直接进入血液循环	生效迅速，没有吸收过程	对剂量、给药速度、配伍禁忌有严格要求，药物可能会经过"肺首过效应"	用于急、重症患者的治疗
	椎管内给药	蛛网膜下腔的脑脊液中产生局部作用	—	—	腰麻
呼吸道给药	挥发性药物	通过肺泡扩散进入血液			全身局麻药用于外科手术
	气雾性药物	通过微小的液滴附着在支气管和细支气管黏膜，发挥局部作用	迅速生效	对呼吸道有刺激	沙丁胺醇气雾剂治疗支气管哮喘急性发作
皮肤黏膜给药	—	通过皮肤、黏膜局部发挥局部疗效或全身疗效	脂溶性大的药物可以通过皮肤的角质层，亲水性物质则被阻止进入皮肤	硝酸甘油贴膜剂预防心绞痛发作

多种给药方法出现效应的速度快慢次序依次是：静脉注射＞吸入给药＞肌内注射＞皮下注射＞直肠给药＞口服给药＞贴皮给药。

同种药物给药途径不同，产生的药物作用也不同。如硫酸镁，肌内或静脉注射时，可以产生镇静、解痉和降低血压的作用，口服因为其可以形成高渗透压从而阻止了肠内水分的吸收进而产生导泻作用。

（二）机体方面的因素

1. 生理因素

（1）年龄：因为机体处于不同的生长发育和衰老的阶段，不同年龄的患者对药物的反应可能有所不同存在差异，所以各个年龄段的给药剂量不同。小于 14 岁时应用儿童剂量，14～60 岁，应用成人剂量，超过 60 岁，应用老人剂量，儿童和老人尤其需要注意，所以他们的用药剂量应参考成人剂量并酌情减量。

①儿童血－脑屏障和脑组织发育不完善，对中枢兴奋药和中枢抑制药非常敏感，如吗啡、哌替啶易出现呼吸抑制，尼可刹米、氨茶碱、麻黄碱易出现中枢兴奋而致惊厥，氨基糖苷类抗生素易造成听觉损害。

②儿童因肝、肾功能发育不全而对药物代谢和排泄的能力较低，如新生儿应用氯霉素可造成灰婴综合征。

③儿童体液占体重比例较大导致对水盐的调节能力差，如高热时使用解热药会因出汗过多造成脱水，对利尿药特别敏感，可致水盐代谢紊乱。

④新生儿及儿童应尽量避免对抗细菌感染药物的不合理用药，氟喹诺酮类药物因其影响软骨发育，故 18 岁以下禁用；四环素类药物（四环素、多西环素、替加环素、米诺环素）和喹诺酮类药物（氧氟沙星、左氧氟沙星、加替沙星）易对儿童的骨骼牙齿生长造成影响，故 7 岁以下儿童禁止使用；1 个月新生儿禁止使用氯霉素，3 岁以下禁止使用奥硝唑，4 岁以下慎用克林霉素，12 岁以下禁止使用替硝唑。

⑤婴幼儿的气道较狭窄，呼吸道发生炎症时，应以消炎祛痰为主，不宜使用可待因等中枢性镇咳药，防止加重气道阻塞和呼吸困难。儿童腹泻时可使用调整肠道微生态制剂，也可口服补液防止脱水和电解质紊乱，不宜过早使用止泻药；若发生便秘时也不宜使用导泻药，应以调整饮食为主，以免腹泻不止致脱水。儿童的内分泌系统容易在药物的作用下发生紊乱。

⑥老年人神经系统结构和功能发生改变，对一些中枢神经系统抑制药反应增加更易产生不良反应，比如氯丙嗪和苯二氮䓬类，而部分药物还会使得机体出现特殊的不良反应，比如巴比妥类药物会出现兴奋、烦躁；吗啡会出现敌对情绪；阿托品会使其出现兴奋；三环类抗抑郁药可能出现精神失常。

⑦老年人的心血管系统出现变化，作用于心血管系统的药物易使老年人心律失常和血压下降，如钙阻滞剂和 β 受体拮抗药可使得充血性心力衰竭加剧，老年人可运用坐姿或者卧床状态来舌下含服硝酸甘油，从而避免血流灌注不足，进而出现昏厥。老年人或有心脑血管病的人拔牙时禁用含肾上腺素的局麻药。老年人对口服抗凝药和肝素药物非常敏感，一般常用剂量就可引起持久性血凝障碍，甚至有自发性内出血的危险。老年人或肾病、心脑血管病者不宜使用含有收缩血管药物的复方制剂，易诱发中风、肾衰竭、心肌梗死等。

⑧老年人服用非甾体抗炎药较易出现胃肠道出血，而抗胆碱药还较易出现大便秘结、尿潴留以及青光眼等不良反应；老年人对葡萄糖和胰岛素的耐受能力下降，所以使用胰岛素容易产生昏迷或低血糖反应。

⑨老年人在服用利尿药时，易出现高钾、低钠、低氯，服用血管转化酶抑制剂时易出现高钾，因此老年人在服用以上药物时，应降低剂量，监测水、电解质的变化。

老年人对药物的代偿和排泄功能降低，故老年人用药剂量应酌情减量。

（2）体重与体型：比较科学的给药剂量应以体表面积为计算依据，体重因素和体型因素一并考虑。

（3）性别：女性在用药时应考虑月经期、妊娠期、分娩期和哺乳期对药物作用的反应。

①月经期：子宫对刺激性强、易引起子宫收缩的药物较为敏感，易出现月经过多、痛经等。

②妊娠期：妊娠早期（妊娠3～12周期间）是胎儿各器官高度分化和迅速发育的时期，也是胎儿最易受药物影响的最敏感时期，所以在妊娠早期妇女用药必须特别注意。此期内应禁用的药物有抗肿瘤药（白消安、环磷酰胺）、激素类药物（甲羟孕酮、可的松）、抗癫痫药与抗惊厥药物（苯妥英钠、卡马西平）、镇静药（沙利度胺）、抗抑郁药（丙咪嗪）、抗过敏药（氯苯那敏）、放射性药物（放射性碘）、抗菌药物（伏立康唑、四环素）；妊娠中期和晚期（妊娠4个月至分娩期间）应禁用的药物有促进蛋白质合成的药物、口服抗凝药、氯霉素、四环素、伏立康唑、己烯雌酚、碘化物类等；分娩前2周孕妇用药应特别慎重，因为胎儿一旦出生成为新生儿，将必须独立承担药物代谢和消除的负担，有的药物会抑制新生儿造血功能，有的会使新生儿产生低血糖，此时期需要特别注意的药物有：抗菌药物（大剂量青霉素、喹诺酮类药物、红霉素氯霉素）、维生素（维生素K）、麻醉药（乙醚）、镇痛药（吗啡、哌替啶、美沙酮）、解痉药（颠茄制剂、东莨菪碱）、散瞳药（阿托品）、抗心律失常药（利多卡因）、利尿药（氢氯噻嗪）等。

③分娩期：应注意在分娩前使用药物在母体内的维持时间，临产前的孕妇不能运用吗啡，这主要是因为吗啡能够穿过胎盘，从而使得胎儿分娩时出现呼吸抑制，哌替啶作为常用的分娩镇痛药，应在胎儿娩出前1～4小时应用较为合适，从而降低其对胎儿呼吸抑制的不良作用。

④哺乳期：药物可以通过血乳屏障至腺腔乳汁，被乳儿吸收，将可能会对乳儿的生长发育产生影响，因此哺乳期不适合应用的抗菌药物主要有磺胺类、红霉素、氯霉素、甲硝唑、四环素、庆大霉素、喹诺酮类等；而慎重应用的有青霉素、链霉素等；卡那霉素和异烟肼禁止使用。

2. 精神因素　精神振奋和情绪激动时可影响镇静催眠药、降压药的效果，精神萎靡和情绪低落可影响抗菌药、抗肿瘤药的治疗作用。

针对情绪低落以及精神萎靡的患者，在运用具有精神类不良反应的药物时（比如利血平以及氯丙嗪和肾上腺皮质激素或中枢抑制药）一定要高度重视，防止患者精神过度抑郁，乃至自杀。

患者的乐观情绪以及对医护人员的信任可对疗效产生积极作用，相反也可能对疗效产生消极作用。在评价药物的疗效时应该尽量排除精神因素的影响。

3. 疾病因素

（1）心脏疾病：心功能不全时，血液循环障碍，药物吸收、表观分布容积、消除速率均下降（如普鲁卡因），从而降低药物作用；治疗后血液循环恢复正常，蓄积在给药部位的药物有可能被大量吸收从而产生中毒症状。

（2）肝疾病：肝细胞受损的疾病可使肝药酶的减少，因此主要经过肝代谢灭活的药物的作用会增强，因此影响肝代谢活化的药物，经肝灭活的药物减量慎用。泼尼松和可的松需要先经肝代谢转化为泼尼松龙和氢化可的松才能发挥作用，因此肝功能不足时应选用无需肝活化的药物（氢化可的松、卡托普利），减量甚至禁用氯霉素、甲苯磺丁脲、奎尼丁。

（3）肾疾病：损伤肾小球功能和让肾血流量减少的疾病可导致药物的滤过减少，对肾小管的重吸收和主动排泄功能。肾功能异常可能造成内源性有机酸类堆积，影响弱酸类药物的肾小管排泄。使对氨基糖苷类、头孢唑林、卡那霉素这些主要经肾消除的药物的半衰期延长，应改变给药剂量或给药间隔，严重者应禁止使用此类药物。肝肾功能不全时，服用他汀类药物会增加发生横纹肌溶解的危险。

（4）胃肠疾病：胃肠道 pH 改变、胃排空时间改变、腹泻及便秘均可影响药物的吸收。

（5）营养不良：营养不良者体重减轻，脂肪组织含量少，血浆蛋白含量下降，药物与血浆蛋白的结合量降低，使游离药物浓度增加，可引起药物效应增加。严重的营养不良患者全身状况均不佳，免疫功能、应激反应、代谢调节能力都下降，影响药物发挥其作用，使药物的不良反应增多，因此，对营养不良患者使用药物时，除了考虑适当剂量外，还需要对其补充营养，改善身体状况，让药物充分发挥药效。

（6）酸碱平衡失调：影响药物在体内的分布。

（7）电解质紊乱：电解质紊乱时，细胞内外钠、钾、钙、氯浓度改变，影响药物效应。缺 K^+ 时，洋地黄类药物易引起心律失常，Ca^{2+} 减少时，洋地黄类药物加强心肌收缩力的作用减弱；Ca^{2+} 浓度过高时，洋地黄类药物易致心脏毒性，K^+ 协助胰岛素降低血糖。

4. 遗传因素

（1）种属差异：种属差异是指不同种属动物之间（包括人类）对同一药物的产生的效应和药动学都存在有很大的差异。动物和人之间也存在各种生理和代谢等方面的差异，例如，人体和大鼠对沙度利胺的代谢存在差异。因此在研究新药试验时更倾向于采用"专家式"的动物，如解热发热和热原检查用家兔；变态反应试验选用豚鼠；抗动脉粥样硬化试验选用兔或者鹌鹑；抗高血压试验选用大鼠或者兔。临床前药效学试验既要考虑种属问题也要考虑种属之间剂量的换算问题，不能直接将动物剂量用于人体。

（2）种族差异：①经乙酰基转移酶代谢的药物为磺胺类药物、异烟肼、普鲁卡因、对氨基水杨酸，中国人为快乙酰化型，白种人为慢乙酰化型。运用抗结核病药物异烟肼，使得黄种人不良反应易出现肝损害以及白种人不良反应易出现多发性神经炎。②白种人服用 β 受体阻断药、抗高血压药、抗心律失常药、神经节阻断剂、镇痛药、三环类抗抑郁药时，不良反应高于黄种人。③黄种人服用奥美拉唑、普萘洛尔、地西泮副作用出现概率较白种人要高。④运用吗啡进行治疗，白种人出现呼吸抑制及血压降低的副作用较中国人要高，出现恶心、呕吐等副作用我国的概率较高。

各个种族所具有的药物的敏感性有所不同，虽然白种人和黑种人同时服用普萘洛尔，药动学参数基本无差异，但是白种人对普萘洛尔敏感性显著高于黑种人，虽然黄种人的血药浓度较低，但是对普萘洛尔的反应性却高于白种人，所以黄种人在服药后，脉搏、血压等指标变化比白种人更明显。

（3）个体差异：①强代谢型与弱代谢型：CYP2C19 弱代谢型人，服用美芬妥因、奥美拉唑后，其血药浓度高于强代谢型的人，所以易产生不良反应。氯胍对 CYP2C19 弱代谢型人群几乎无抗疟疾作用；可待因对 CYP2D6 弱代谢型人群镇痛作用低。②高敏性与低敏性：高敏性是指一些个体对某些药物的剂量非常敏感，就算使用低于常用量药物作用表现也很强烈（儿童对中枢兴奋药和中枢抑制药特别敏感，巴比妥类药物和抗组织胺药物一般的临床表现为镇静，但对有些儿童就可产生"超敏"反应）。低敏性是指一些个体需要使用高于常用的药物剂量，才能发挥药物作用（患者肝中维生素 K 环氧化物还原酶发生变异，需要常规剂量的 5～20 倍香豆素类药物才能起抗凝血作用）。

（4）特异质反应：①缺乏遗传性葡萄糖－6－磷酸脱氢酶的病人，服用对乙酰氨基酚、伯氨喹、磺胺类药物以及阿司匹林时，能够诱发溶血性贫血；②遗传性血浆胆碱酯酶活性减弱的病人，运用琥珀胆碱能够造成呼吸麻痹严重的出现呼吸停止；③具有遗传性肥大性主动脉阻塞的病人，服用洋地黄将发生特异性的异常反应；④高铁血红蛋白还原酶缺失的病人禁止运用磺胺及硝酸酯类药物。

5. 时辰因素　对时辰药理学的研究，特别是对时辰药动学、时辰药效学和时辰毒理学的深入研究，可根据药物的代谢、疗效以及毒性的时间节律来选择最佳的用药时间。最佳的用药时间是最好的发挥药物作用、毒性最小的时候，所以它比传统的用药方案更加科学合理，近年来已经在许多疾病的治疗中取得了很好的成绩。

（1）胃液 pH 在上午 8 时最高（茶碱此时吸收好），哮喘患者晚间发作较白天重，故白天和晚间应调整给药方案（但也要考虑治疗哮喘各种药物的作用最强时间与最弱时间来给药）。

（2）肾上腺皮质激素上午 8 时一次给药最好；镇痛药效果白天高于夜间；西咪替丁晚间用药效果好（夜间组胺对胃酸基础分泌的作用较强）。

（3）氨基糖苷类抗生素夜间容易形成体内蓄积，应减少夜间用药；青霉素过敏反应午夜最重，中午最轻。

（4）硝酸甘油在上午 6 时给药可有效地预防患者运动性心绞痛的发作和心电图的异常。

6. 生活习惯与环境

（1）高蛋白饮食、菜花、圆白菜可使氨茶碱和安替比林代谢加快；低蛋白饮食使肝药酶活性降低，血液中游离药物浓度升高。

（2）吸烟使肝药酶活性增强，加快药物代谢速率；急性大量饮酒可以抑制肝药酶从而使药物作用加强，长期嗜酒者可以诱导肝药酶，加快药物代谢从而使药物作用减弱。

（3）饮茶影响药物吸收，茶叶中的鞣酸可与某些药物结合减少其吸收。

【同步练习】

一、A 型题（最佳选择题）

1. 病原微生物对抗菌药物的敏感性降低，甚至消失的现象是

A. 耐受性　　　　B. 成瘾性　　　　C. 多重耐药性　　　　D. 耐药性

E. 交叉耐受性

本题考点：耐药性或抗药性指病原微生物对抗菌药物的敏感性降低，甚至消失。

2. 宜饭前服用的药物是

A. 螺内酯　　　　B. 地西泮　　　　C. 二甲双胍　　　　D. 硫酸亚铁

E. 阿司匹林

本题考点：宜饭前服用胃黏膜保护药、促消化药、降血糖药。

3. 缺乏高铁血红蛋白还原酶者不能服用磺胺类药物是因为

A. 生活习惯于环境因素　　　　　　B. 高敏性与低敏性

C. 种族差异　　　　　　　　　　　D. 强代谢型与弱代谢型

E. 特异质反应

本题考点：遗传因素里的个体差异里的特异质反应。

4. 下列说法错误的是

A. 儿童和老人的用药剂量应酌情减量　　B. 儿童对中枢兴奋药非常敏感

C. 新生儿可以应用氯霉素　　　　　　　D. 四环素类对儿童的骨骼牙齿生长造成影响

E. 老年人拔牙时禁用含肾上腺素的局麻药

本题考点：影响药物的生理因素。

5. 哺乳期女性不宜使用的药品不包括

A. 庆大霉素　　　　B. 四环素　　　　C. 异烟肼　　　　D. 叶酸

E. 喹诺酮

本题考点：哺乳期不建议使用的抗菌药物大体为红霉素、四环素、磺胺类、替硝唑以及喹诺酮类等；对青霉素、克林霉素以及链霉素等抗菌药物进行严格的把控；卡那霉素和异烟肼禁止使用。

二、B 型题（配伍选择题）

（6—10 题共用备选答案）

A. 由直肠黏膜血管吸收

B. 经注射部位毛细血管吸收

C. 通过肺泡扩散进入血液

D. 通过微小液滴附着在支气管和细支气管黏膜，发挥局部作用

E. 可避免首过效应、胃肠道刺激、吸收不全

6. 口腔给药途径的作用特点是

7. 挥发性药物给药途径的作用特点是

8. 皮下注射给药途径的作用特点是

9. 直肠给药途径的作用特点是

10. 气雾性药物给药途径的作用特点是

本题考点：各种给药途径的特点。

（11—14 题共用备选答案）

A. 人体和大鼠对沙利度胺的代谢存在差异

B. 白种人对普萘洛尔的敏感性显著高于黑种人

C. 儿童对中枢兴奋药和中枢抑制药特别敏感

D. 茶碱在上午 8 时吸收最好

E. 饮酒和吸烟加快药物代谢速率

11. 属于时辰因素影响药物作用的是

12. 属于种属差异影响药物作用的是

13. 属于个体差异影响药物作用的是

14. 属于生活习惯影响药物作用的是

本题考点：机体方面影响药物作用的因素结合举例。

(15—17题共用备选答案)

A. 阿卡波糖　　　　B. 阿司匹林　　　　C. 肾上腺素　　　　D. 地西泮

E. 异烟肼

15. 宜饭前服用的药物是

16. 宜饭后服用的药物是

17. 宜睡前服用的药物是

本题考点：宜饭前服用胃黏膜保护药、促消化药、降血糖药；宜饭后服用苯妥英钠、维生素 B_2、螺内酯、阿司匹林、硫酸亚铁、抗酸药；睡前服用催眠药。

(18—22题共用备选答案)

A. 西地那非　　　　B. 硫酸镁　　　　C. 普萘洛尔　　　　D. 青霉素

E. 地西泮

18. 同一药物给予不同剂量时，作用强度不同，用途也不同

19. 同一药物不同剂量与药物不良反应密切相关

20. 首剂量加倍

21. 不同个体对同一药物的反应性存在差异

22. 同种药物给药途径不同，产生的药物作用也不同

本题考点：影响药物作用因素里的药物的剂量因素的分类举例。

三、X型题（多项选择题）

23. 影响药物效应的因素包括

A. 生理因素　　　　B. 精神因素　　　　C. 疾病因素　　　　D. 遗传因素

E. 时辰因素

本题考点：药物效应机体方面的影响因素有：生理因素、精神因素、疾病因素、遗传因素、时辰因素。

24. 哺乳期不宜使用的药物有

A. 红霉素　　　　B. 氯霉素　　　　C. 替硝唑　　　　D. 头孢唑林

E. 卡托普利

本题考点：哺乳期红霉素、庆大霉素、氯霉素、替硝唑以及喹诺酮类等抗菌药物不建议使用。

25. 肝功能不足时，应选用的药物是

A. 氢化可的松　　　　B. 头孢唑林　　　　C. 辛伐他汀　　　　D. 卡托普利

E. 青霉素

本题考点：肝功能不足时应选用无需肝活化的药物（氢化可的松、卡托普利），减量甚至禁用氯霉素、甲苯磺丁脲、奎尼丁。

26. 关于皮下注射的说法正确的是
A. 经肌肉内丰富血管吸收
B. 吸收较快且安全
C. 可避免首过效应、胃肠道刺激、吸收不全
D. 对注射容量有限制，仅适合水溶液
E. 经注射部位毛细血管吸收

本题考点： 皮下注射是药物经注射部位的毛细血管吸收，吸收较快且完全，但对注射容量有限制。另外仅适合水溶液药物，如肾上腺素皮下注射抢救青霉素过敏性休克。

参考答案： 1. D　2. C　3. E　4. C　5. D　6. E　7. C　8. B　9. A　10. D　11. D　12. A
　　　　　　13. C　14. E　15. A　16. B　17. D　18. E　19. A　20. D　21. C　22. B
　　　　　　23. ABCDE　24. ABC　25. AD　26. BDE

四、药物相互作用

【复习指导】 本部分对药动学方面的药物相互作用及药效学方面的药物相互作用重点掌握。

（一）联合用药与药物相互作用

1. **联合用药**　即于同时一起使用或间隔特定的时间使用不低于两种药物。

联合用药的意义：①增加药物的效果；②减轻规避药物不良反应；③延迟机体产生耐受性或者病原体产生耐药性，降低用药疗程时间，增强药物治疗效用。

临床上常采用联合用药是以增加药物疗效和减少不良反应为目的。如氢氯噻嗪与其他各类降压药联合使用治疗各期高血压病，既增加了药物疗效，又减少了各药的剂量，还能对抗不少降血压容易引起水钠潴留的不良反应。无目的的联合用药，不但不能提高药物疗效，反而会因为药物间的相互作用而增加药物不良反应的发生率，而这种不良反应是单独用药时所没有的，且发生率可随着用药种数的增加而增加，因此为了使联合用药获得预期的治疗效果，应尽量避免联合用药中不良反应的发生。

2. **药物相互作用**　指同时应用两种或两种以上的药物，一种药物效用机制因受其他药物作用，致使此药的疗效有所改变，甚至出现不良反应。药物相互作用可致作用加强或作用减弱。

药物相互作用大体存在 3 种类型：①药物在体外彼此作用；②药物在药动学方面彼此作用；③药物在药效学方面彼此作用。

3. **药物的配伍禁忌**　即患者运用药物治疗前（也就是药物还没有进入机体），药物彼此间出现的物理性或者化学性相互间作用，让药性产生改变。

（二）药动学方面的药物相互作用

药动学方面的药物彼此作用即一种药物让除此之外的另一种共同运用的药物出现药动学变化，进而让后面一种药物的血浆浓度出现变化。

药动学过程分为药物的吸收、分布、代谢和排泄 4 个环节，这 4 个环节都有可能发生药物相互作用，其后果均能影响药物在作用靶位的浓度，进而改变药物的作用强度。

1. **影响药物的吸收**

（1）pH 的影响：药物主要通过被动扩散的方式在胃肠道进行吸收，因此药物的脂溶性

是决定药物被动扩散吸收的重要因素。非解离型药物脂溶性高，易扩散入血；解离型药物脂溶性低，不易扩散入血，而胃肠道 pH 又对药物的解离程度有重要影响。碱性药物于碱性环境以及酸性药物于酸性环境的解离程度较低，大部分属于非解离型，很容易扩散经过细胞膜被吸收；碱性药物于酸性环境或者酸性药物于碱性环境解离程度较高，通过细胞膜的难度较大，吸收降低（如当酸性环境时，水杨酸药物的吸收较好，但同时服用碳酸氢钠就会使水杨酸的吸收降低）。

（2）离子的作用：①四环素类抗生素同铁制剂或含镁、铝离子的抗酸药像氧化镁以及氢氧化铝凝胶还有碳酸钙等一起服用易形成难溶性络合物，使抗生素在胃肠道的吸收减少，进而在体内达不到有效的药物药效浓度。②考来烯胺（一种阴离子交换树脂）因为它对酸性分子有很强的亲和力，所以不宜与阿司匹林、保泰松、地高辛、洋地黄毒苷、华法林、甲状腺激素等有酸性分子的药物同服，干扰此部分药物的吸收。

（3）胃肠运动的影响：①改变胃排空、肠蠕动速率使得药物于小肠中的吸收遭到影响，也会影响药物在小肠的滞留时间。胃肠蠕动速度增加，药物起效时间更快，滞留于小肠的时间缩短，也许无法充分吸收；胃肠蠕动降低，药物起效时间延长，但滞留于小肠的时间增加，能够充分吸收。②抗胆碱药丙胺太林使得胃排空时间延长，使乙酰氨基酚于小肠中吸收的时间减慢。③甲氧氯普胺（灭吐灵）加速胃排空，使得胃排空时间缩短，使小肠对对乙酰氨基酚吸收的速度加快，同理，阿托品使得利多卡因的吸收时间延缓。④泻药使得肠道蠕动加快，降低了药物于肠道内的吸收率。

（4）肠吸收功能的影响：①新霉素以及环磷酰胺等可以影响肠黏膜的吸收能力，干扰药物吸收；②新霉素与地高辛合用，地高辛吸收降低，血浆浓度减弱；③对氨基水杨酸同利福平联合运用，能够让后者血药浓度减少 50%；④环磷酰胺同地高辛联合运用，能够让后者吸收降低，血药浓度降低。

影响肠道药物吸收的重要因素——P 糖蛋白，P 糖蛋白的底物广泛，对很多药物的吸收过程起到重要作用，它的功能变化是导致生物利用度和药物吸收变化的一个重要原因。P 糖蛋白的底物如环孢素、地高辛、他克莫司等的吸收容易受到 P 糖蛋白诱导剂（利福平）和 P 糖蛋白抑制剂（奎尼丁、维拉帕米）的影响，使生物利用度减少或增加。

（5）间接作用：抗生素能够对肠道细菌起到一定的抑制作用，降低维生素 K 的产生数量，进而提高口服抗凝药的抗凝血活性。

2. 影响药物的分布

（1）竞争血浆蛋白结合部位，改变游离型药物的比例。药物吸收之后，一部分可以同血浆白蛋白产生可逆性结合，属于结合型药物，存在下述特性：①无显著的药理活性；②无法经过血 - 脑屏障；③无法由肝代谢灭活；④肾无法排泄，剩下的属于游离型（发挥药物作用，特性与结合性相反）。

应注意同时应用多种药物时，在血浆蛋白结合部位发生竞争，有可能使某种药物游离型增加，提高了此药的毒性。

阿司匹林、水合氯醛、氯贝丁酯、吲哚美辛和磺胺药等均存在蛋白置换功能（表 7-2）。①阿司匹林提高甲氨蝶呤的肝毒性；②保泰松使华法林延长凝血酶原时间的效用作用变强，诱发出血；③水合氯醛提高了华法林抗凝血功能；④磺胺药增强了甲苯磺丁脲的降糖功能，诱发低血糖。

表 7 - 2　药物在蛋白结合部位的置换作用

被置换药	置换药	结果
甲磺胺丁脲	水杨酸盐、保泰松、磺胺药	低血糖
华法林	水杨酸盐、氯贝丁酯、水合氯醛	出血
甲氨蝶呤	水杨酸盐、磺胺药	粒细胞缺乏症
硫喷妥钠	磺胺药	麻醉时间延长
胆红素	磺胺药	新生儿胆红素脑病

（2）改变组织分布量，从而影响药物的消除。一些心血管系统的药物能改变组织的血流量。①去甲肾上腺素能够有效地降低肝血流量，减少利多卡因于肝内的分布量，进而使得此药的代谢降低，血内利多卡因浓度上升。②异丙肾上腺素可以提高肝脏血流量，促进利多卡因于肝内的分布与代谢，致使血药浓度降低。

3. 影响药物的代谢　大多数药物基本都是通过肝的肝微粒体酶（药酶）催化代谢的，将脂溶性药物转化为极性较高的水溶性代谢物，再由肾排泄出体外；也有其他组织中的酶如肾和血浆中的酶对药物也有转化作用，但是次要途径。所以，肝药酶活性的高低直接影响大多数药物的代谢。

（1）酶的诱导

①部分药物利用酶的诱导（提高肝微粒体酶的活性）提高另一种药物的代谢速率而影响该药的作用。酶的诱导可减弱或缩短受影响药物的作用。与此类药物合用，必须应用较大剂量才能维持疗效。

②加服苯巴比妥使患者口服抗凝药双香豆素的浓度下降，抗凝作用减弱，凝血酶原时间缩短。

③癫痫患儿长期服用苯妥英钠和苯巴比妥易出现佝偻症，因两药都存在酶诱导作用，加快维生素 D 代谢，干扰钙的吸收，致使佝偻病患病率增加，所以需密切关注维生素 D 的浓度，及时补充。

④泼尼松治疗后加服苯巴比妥，可导致哮喘患者发作次数增加。

⑤利福平的酶诱导作用使器官移植者应用的免疫抑制剂环孢素和泼尼松增加代谢，使机体出现排斥反应。

⑥口服避孕药加服利福平可出现避孕失败。

⑦诱导剂卡马西平与异烟肼合用，可加重后者的肝毒性。

（2）酶的抑制

①一些药物通过酶的抑制（减弱肝微粒体酶的活性）减慢另一种药物的代谢而提高或延长其作用。

②甲苯磺丁脲口服的病人再服用氯霉素能够诱发低血糖休克。

③氯霉素同双香豆素联合运用，能够提高后者的抗凝血功能，延长出血时间或发生出血。

④雷尼替丁可提高华法林的血药浓度，使后者抗凝血作用增强。

⑤灭活酶代谢：服用单胺氧化酶抑制剂过程内假如进食奶酪以及红葡萄酒等酪胺含量较高的食物，易引起去甲肾上腺素大量释放，出现高血压危象；普鲁卡因同琥珀胆碱联合运

用，由于二者竞争胆碱酯酶，影响琥珀胆碱水解，使得后者呼吸肌抑制作用进一步加重。

诱导肝药酶活性的药物：尼可刹米、卡马西平、苯巴比妥、利福平、水合氯醛、苯妥英钠、格鲁米特、灰黄霉素、螺内酯。

抑制肝药酶活性的药物：雷尼替丁、异烟肼、吩噻嗪类药物、红霉素、三环类抗抑郁药、甲硝唑、西咪替丁、咪康唑、氯霉素、氯胺酮、哌甲酯。

4. 影响药物的排泄

（1）肾小球的滤过：可以干扰药物同血浆蛋白结合的药物，能够通过对肾小球滤过的调整，实现对药物由肾排出的调控，可是并没有切实的临床价值。

（2）肾小管分泌：肾小管分泌是主动转运过程，是通过肾小管的特殊转运载体的。同转运过程有关的载体大体存在有酸性和碱性两种药物载体，在酸碱性相同的药物联合运用时，能够彼此竞争载体，出现竞争性抑制，致使一种药物由肾小管分泌量大幅度降低，从而造成其疗效或者毒性上升。

丙磺舒抑制青霉素经肾小管分泌，使青霉素排泄延缓而发挥较持久的作用；呋塞米和依他尼酸均可阻碍尿酸排泄，诱发痛风；阿司匹林抑制甲氨蝶呤的排泄，使得甲氨蝶呤毒性增加；双香豆素与保泰松都能够抑制氯磺丙脲的排泄，加大氯磺丙脲降糖作用。

（3）肾小管重吸收：肾小管重吸收分为主动重吸收和被动重吸收，药物的脂溶性属于决定药物被动扩散过程的关键因素，解离型同非解离型于肾小管滤液内同时存在时，非解离型并脂溶性高的则肾小管更容易将其重吸收。解离型和非解离型两者的比例主要取决于肾小管滤液的 pH。当肾小管滤液为碱性时，碱性药物大部分不解离而呈现脂溶性状态，容易被肾小管重吸收，酸性药物则与上述情况相反。例如能够利用碳酸氢钠碱化尿诱导水杨酸类的排泄。

（三）药效学方面的药物相互作用

1. **药物效应的协同作用**　药理效应相似或者相同的药物，若合用时可能发生药物效应的协同作用，主要表现为联合用药时的效果等于或者大于单用各个药物的效果之和，药物的主要药理学作用和副作用也都可以相加，有的相互作用只是毒性的相加，如肾毒性、耳毒性和骨髓抑制等详见表 7 - 3。

药物的协同作用即两药一起或依次运用，能够让原本的药效提升。

（1）相加作用：即两药联合运用的效应为二者分开作用的代数和。①阿司匹林同对乙酰氨基酚联合运用能够使解热镇痛作用大幅度提升；②阿替洛尔、氢氯噻嗪合用可致降压作用相加；③阿片类、解热镇痛药合用可致镇痛作用相加，减少两药用量，避免不良反应；④氨基糖苷类抗生素相互合用可致毒性增加应避免联合使用。

（2）增强作用：两药合用时的作用大于单用时的作用之和或两种药物联合应用时，一种药物虽无某种生物效应，却可增强另一种药物的作用。①磺胺甲噁唑同甲氧苄啶联合应用（SMZ + TMP），抗菌作用上升 10 倍，由抑菌转变为杀菌；②普鲁卡因与肾上腺素合用延长前者局麻作用；③克拉霉素、阿莫西林、奥美拉唑合用使治疗溃疡疗效增强。④可卡因可增强肾上腺素作用；⑤呋塞米、甾体类激素、两性霉素 B 可增加洋地黄类对心肌的毒性，也可增加胺碘酮、奎尼丁、普鲁卡因胺、索他洛尔心室节律紊乱的危险性；⑥髓袢利尿药增加庆大霉素毒性；⑦钾可加重螺内酯及卡托普利的高钾血症。

（3）增敏作用：某药可使组织或受体对另一药的敏感性增强。钙增敏药增加肌钙蛋白 C

对 Ca^{2+} 的亲和力。

药物的治疗作用以及不良反应都相应地上升，见到最多的协同作用为对于同一体统、器官、细胞或酶的作用。

表7-3 药物效应的协同作用

A 药	B 药	相互作用结果
抗胆碱药	抗胆碱作用药（抗帕金森病药以及三环类抗抑郁药、丁酰苯类、吩噻嗪类等）	抗胆碱作用提升，麻痹性肠梗阻，中毒性精神病，湿热环境易中暑
降血压药	引起低血压的药（血管扩张药、硝酸酯类药、吩噻嗪类）	降压作用提高，直立性低血压
中枢神经抑制药	中枢神经抑制药（抗组胺药、乙醇、镇静催眠药、抗精神病药等）	损害神经运动机能、呼吸抑制、降低灵敏性、困倦、昏迷及死亡
肾毒性药	肾毒性药（庆大霉素、妥布霉素、头孢噻吩）	神经毒性上升
甲氨蝶呤	复方磺胺甲噁唑	巨幼红细胞症
补钾药	螺内酯、保钾利尿药（氨苯蝶啶）	高钾血症
神经肌肉阻滞药	有神经肌肉阻滞作用的药物（氨基糖苷类）	神经肌肉阻滞增加、引起窒息

2. 药物效应的拮抗作用 药物效应的拮抗作用即不低于两种药物作用相反，或出现竞争性或者生理性拮抗作用，呈现出联合用药效果较单独用效果之和（表7-4）；又或者一种药物部分或全部拮抗另一种药物的作用，合用时引起药效降低；或两种药物的生理或药理作用相反。

表7-4 药物间的拮抗作用及其作用结果

受影响药物	影响药物	相互作用结果
华法林	维生素 K	抗凝作用下降
催眠药	咖啡因	阻碍催眠
降糖药	糖皮质激素	影响降糖作用
甘珀酸	螺内酯	妨碍溃疡愈合
左旋多巴	抗精神药（存在震颤麻痹不良反应者）	抗震颤麻痹功能减低

药物可以在靶点上直接竞争特殊受体产生拮抗作用，比如酚妥拉明拮抗肾上腺素激动地 α 受体；药物拮抗也可发生在生命活动过程中的生理或者生化反应的关键节点，比如青霉素对静止期的细菌作用弱但对生长繁殖旺盛的细菌具有强大的杀菌作用。

（1）生理性拮抗：即两种激动药分别作用于生理作用相悖的两个特异性受体。例如，应用胰岛素治疗糖皮质激素升高血糖的作用，两者激动地受体截然不同；组胺类药物与肾上腺素合用使后者抗休克作用降低；单胺氧化酶抑制剂与拟肾上腺素药或者合成去甲肾上腺素的前体物合用时可出现高血压危象。

（2）药理性拮抗：即在一种药物同特异性受体进行结合后，干扰激动剂同其结合。①克林霉素同红霉素联合运用，抑制克林霉素同细菌核糖体 50s 亚基的结合；②化学性拮抗：具有抗凝作用的肝素浓度过高致使的出血利用鱼精蛋白进行解救；③生化性拮抗：肝微粒体酶诱导剂苯巴比妥使避孕药效应减弱；④脱敏作用：即某药能够让组织或受体对除本身以外的另一药物的敏感性降低。

（四）药物相互作用的预测

临床上常用的药物治疗手段是联合用药，主要目的是为了提高药物疗效和减轻药物的不良反应。但如果没有目的的联合用药，不仅不能够提高药物疗效，反而会增加药物的不良反应，而且药物不良反应的发生率还可能随着用药种类的增加而增加，因此当联合用药时，应该尽可能避免毒性加大或者疗效降低等不好的药物相互作用。为了更好更有效地预测不好的药物相互作用，首先要求药物研究人员在新药研发阶段即对可能的药物相互作用进行筛查，以期尽早发现，降低临床用药风险。另一方面，要求临床医药工作者应该在充分掌握药物性质的基础上，根据疾病情况制定合理的治疗方案，有效规避有害的药物相互作用。

药物相互作用的预测方法大体涵盖体外筛查、依照体外代谢数据推测以及依照患者个体情况预测 3 种方法。

1. 体外筛查　利用体外评估方法判断的药物于机体内彼此作用状况，已作为判定候选药开发前途的一种可行方法。以往临床前研究多采用哺乳动物整体实验筛查药物相互作用，但由于动物与人类在药物代谢途径、药酶表达和调节等方面存在差异，其结果与临床实际有时有较大差距。体外研究药物代谢最成熟的工具与细胞色素 P450 超家族中的系列酶（CYP）相关。这些酶负责体内大多数药物的代谢。因此，肝微粒体、肝细胞、肝组织薄片和重组人 CYP 均已用于评估候选药物能否影响合用的另一些药物的代谢。

2. 根据体外代谢数据预测　应用体外代谢数据构建数学模型是定量预测新药可能引起体内药物相互作用的有效方法之一。应用体外代谢数据构建数学模型是定量预测新药可能引起体内药物相互作用的有效方法之一。应用 $[I]/K_i$ 预测体内药物相互作用是其中一种简化预测方法。其中 $[I]$ 为给予最大剂量后的血浆药物浓度，K_i 为体外试验中抑制剂的解离常数。如果 $[I]/K_i$ 值<0.1，提示药物相互作用的风险低，可免做体内试验；如果 $[I]/K_i$ 值>0.1，同时<1，提示药物相互作用的风险较低，推荐做体内试验；如果 $[I]/K_i$ 值>1，提示药物相互作用的风险高，应进行临床药物相互作用试验。目前该方法主要用于严重药物相互作用的保守预测，可以排除假阴性结果，最大限度地预测新药开发阶段的药物相互作用。

3. 根据患者个体的药物相互作用预测　根据药物的特性预测和根据患者个体间差异预测。

（1）根据药物的特性预测：熟悉药物的基本特性包括药物药动学和药效学特性对预测临床药物相互作用十分重要。临床上发生药物相互作用最明显的几乎都是药效强、量－效曲线陡的药物，如细胞毒药物、地高辛、华法林、降血糖药等，这些药物的安全范围小，药物相互作用的影响易使其血药浓度处于治疗窗之外，导致疗效下降或出现毒性。临床工作者应熟悉影响 CYP 的主要药物类别，包括各亚族的主要底物、抑制剂和诱导剂。药物的相互作用有些短时间内即可发生，有些则需治疗数日或数周才出现。例如，氯霉素半衰期长，对酶（CYP2C9）抑制的相互作用需要数周才明显，且在患者停药后数月内，如接受主要经 CYP2C9 代谢的药物治疗，仍可能由于明显的酶抑相互作用而导致临床不良后果。

（2）根据患者个体间差异预测：临床上，不同个体对同一种药物治疗方案的反应存在差异，其原因与遗传、年龄、营养和疾病状态等有关。如老年人受酶的诱导影响较小，肝硬化或肝炎患者也不易发生酶诱导作用。长期吸烟、嗜酒分别对肝 CYP1A2、CYP2E1 有诱导作用。肝、肾等重要脏器的功能状况对药物的体内代谢、排泄有影响。在这些因素中，遗传基因的差异是构成药物反应差异的主要因素。基因的多态性使药物代谢酶、转运体、药物作用靶点呈现多态性，影响了药物反应。因此在了解患者的基因型的基础上，根据每一名患者对特定药物的代谢、排泄、反应的遗传能力来选择药物和决定其应用剂量将会有效降低不良药物相互作用的发生率。

【同步练习】

一、A 型题（最佳选择题）

1. 属于受肠吸收功能影响药物吸收的是

A. 考来烯胺不宜与阿司匹林合用

B. 四环素类不宜与铁制剂合用

C. 甲氧氯普胺加快对乙酰氨基酚的吸收

D. 新霉素与地高辛合用，地高辛吸收减少

E. 抗生素增加抗凝药的抗凝血活性

本题考点： 受肠吸收作用影响的药物。①新霉素以及环磷酰胺等可以干扰肠黏膜的吸收功能，影响药物的吸收；②新霉素与地高辛合用，地高辛吸收降低，血浆浓度下降；③对氨基水杨酸同利福平联合运用，能够让后者血药浓度减少 50%；④环磷酰胺同地高辛联合运用，能够让后者吸收降低，血药浓度下降。

2. 与丙磺舒联合应用，有增效作用的药物是

A. 红霉素　　　　B. 罗红霉素　　　　C. 万古霉素　　　　D. 青霉素

E. 四环素

本题考点： 丙磺舒阻碍青霉素经肾小管分泌，使青霉素排泄延缓而发挥较持久的作用。

3. 运用单胺氧化酶抑制剂进行治疗时假如进食奶酪和红葡萄酒等酪胺含量高的食物，易产生高血压危象，属于

A. 酶的诱导　　　　B. 酶的抑制　　　　C. 灭活酶代谢　　　　D. 生理性拮抗

E. 药理性拮抗

本题考点： 灭活酶被代谢。运用单胺氧化酶抑制剂治疗过程内假如进食奶酪以及红葡萄酒等酪胺含量高的食物，很可能产生大量的去甲肾上腺素，出现高血压危象；普鲁卡因同琥珀胆碱联合运用时，由于普鲁卡因同琥珀胆碱竞争胆碱酯酶，干扰琥珀胆碱的水解，使得后者的呼吸肌抑制效果加重。

4. 阿司匹林阻碍甲氨蝶呤的排泄，加大甲氨蝶呤的毒性，属于

A. 影响肾小球的滤过　　　　　　　　B. 影响肾小管的分泌

C. 影响肾小管的重吸收　　　　　　　D. 生理性拮抗

E. 药理性拮抗

本题考点：因影响肾小管的分泌而影响药物排泄的有：丙磺舒抑制青霉素经肾小管分泌，使青霉素排泄延缓而发挥较持久的作用；呋塞米和依他尼酸均可阻碍尿酸排泄，诱发痛风；阿司匹林抑制甲氨蝶呤的排泄，使甲氨蝶呤毒性增加；双香豆素与保泰松都能够抑制氯磺丙脲的排泄，加大氯磺丙脲的降糖作用。

5. 普鲁卡因与肾上腺素合用延长前者局麻作用，属于

A. 相加作用　　　　B. 增强作用　　　　C. 增敏作用　　　　D. 生理性拮抗

E. 药理性拮抗

本题考点：增强作用。①磺胺甲噁唑同甲氧苄啶联合应用（SMZ＋TMP），抗菌作用提高10倍，进而由抑菌变成杀菌；②普鲁卡因与肾上腺素合用延长前者局麻作用；③克拉霉素、阿莫西林、奥美拉唑合用使治疗溃疡疗效增强；④可卡因可增强肾上腺素作用；呋塞米、甾体类激素、两性霉素B可增加洋地黄类毒素亦可增加奎尼丁、索他洛尔、普鲁卡因胺、胺碘酮心室节律紊乱的危险性；髓袢利尿药增加庆大霉素毒性；钾可加重螺内酯及卡托普利的高钾血症。

二、B型题（配伍选择题）

（6—10题共用备选答案）

A. 相加作用　　　　B. 增强作用　　　　C. 增敏作用　　　　D. 化学性拮抗

E. 生理性拮抗

6. 钾可加重螺内酯及卡托普利的高钾血症属于

7. 磺胺甲噁唑同甲氧苄啶联合应用（SMZ＋TMP），抗菌作用提高10倍，由抑菌转变成杀菌为

8. 阿司匹林、对乙酰氨基酚合用可致解热镇痛作用相加属于

9. 钙增敏药增加肌钙蛋白C对Ca^{2+}的亲和力属于

10. 氨基糖苷类抗生素相互合用可致毒性增加应避免联合使用

本题考点：药物效应的协同作用的具体例子。

（11—13题共用备选答案）

A. 相加作用　　　　　　　　　B. 增强作用

C. 生理性拮抗　　　　　　　　D. 药理性拮抗

E. 脱敏作用

11. 指两种激动药分别作用于生理作用相反的两个特异性受体的是

12. 指当一种药物与特异性受体结合后，阻止激动剂与其结合的是

13. 指某药可使组织或受体对另一药物的敏感性减弱

本题考点：药物效应的拮抗作用相关概念。

（14—16题共用备选答案）

A. 苯巴比妥　　　　B. 氯霉素　　　　C. 保泰松　　　　D. 利多卡因

E. 呋塞米

14. 属于酶诱导药的是

15. 属于酶抑制药的是

16. 有蛋白置换作用的是

本题考点： 诱导肝药酶活性的药物：尼可刹米、卡马西平、苯巴比妥、利福平、水合氯醛、苯妥英钠、格鲁米特、灰黄霉素、螺内酯。抑制肝药酶活性的药物：雷尼替丁、异烟肼、吩噻嗪类药物、红霉素、三环类抗抑郁药、甲硝唑、西咪替丁、咪康唑、氯霉素、氯胺酮、哌甲酯。有蛋白置换作用的药物：水杨酸盐、保泰松、磺胺类药。

三、X 型题（多项选择题）

17. 干扰药物吸收的原因有

A. pH 的影响

B. 离子的作用

C. 胃肠运动的影响

D. 肠吸收功能的影响

E. 间接作用

本题考点： 影响药物吸收的因素。包括：①pH 的影响；②离子的作用；③胃肠运动的影响；④肠吸收功能的影响；⑤间接作用：抗生素能够对肠道细菌起到一定的抑制作用，降低维生素 K 的产生数量，进而提高口服抗凝药的抗凝血活性。

18. 下列属于酶诱导药的是

A. 苯巴比妥   B. 水合氯醛   C. 卡马西平   D. 异烟肼

E. 西咪替丁

本题考点： 诱导肝药酶活性的药物。包括：尼可刹米、卡马西平、苯巴比妥、利福平、水合氯醛、苯妥英钠、格鲁米特、灰黄霉素、螺内酯。

19. 下列属于酶抑制药的是

A. 西咪替丁   B. 氯霉素   C. 卡马西平   D. 利福平

E. 异烟肼

本题考点： 抑制肝药酶活性的药物。包括：雷尼替丁、异烟肼、吩噻嗪类药物、红霉素、三环类抗抑郁药、甲硝唑、西咪替丁、咪康唑、氯霉素、氯胺酮、哌甲酯。

20. 下列关于联合用药的说法合理的有

A. 联合用药能够增加药物的疗效

B. 联合用药为同时或间隔特定的时间中运用不低于 2 种的药物

C. 联合用药过程中临床药物治疗的常用手段

D. 联合用药可以减少或降低不良反应

E. 联合用药能够减慢机体耐受性或者病原体产生耐药性，降低治疗时间，增加药物治疗作用

本题考点： 联合用药即共同或间隔特定时间中运用不低于 2 种药物，联合用药意义：①增加药物的效果；②减少或者避免药物不良反应；③提高机体的耐受性或病原体出现的耐药性，缩短治疗时间，增加药物治疗效果。

参考答案： 1. D　2. D　3. C　4. B　5. B　6. B　7. B　8. A　9. C　10. A　11. C　12. D　13. E　14. A　15. B　16. C　17. ABCDE　18. ABC　19. ABE　20. ABCDE

第8章 药品不良反应与药物滥用监控

一、药品不良反应与药物警戒

【复习指导】本部分内容属于高频考点，历年必考。其中需要掌握的内容包括：药品不良反应的定义和分类，重点复习药品不良反应按性质分类并熟记典型例子。

作为活性物质中十分特殊的一种类型，药物的作用体现在了很多方面，例如能够表达基因、对机体的生理功能进行调节等。但是药物还具有二重性，从正向的角度看是可以对疾病进行治疗，但是同样也会给人体造成一些后遗症。而在我国，药品引起的不良反应发生率很高，因此对于药品进行不良反应的监测，对于全世界都是需要共同关注的重点内容。国际药品不良反应的监测的范围已从一般的化学药品扩展到中草药、血液制品、疫苗以及医疗器械。且关注的安全性工作已经不只是药品不良反应报告制度所要求的范围，而涉及临床可能发生的任何药源性损伤，比如：错误用药、使用假劣药品、临床使用缺乏疗效的药品、滥用药物、无科学依据的扩大药品的适应证、误用药物、药物的急慢性中毒等导致的潜在的安全性问题，即为"药物警戒"。

（一）药品不良反应的定义和分类

1. **药品不良反应的定义** 世界卫生组织（WHO）做出了如下定义：在正常用量用法下的合格药品，为了作用于人体的预防、诊断治疗等用途时，机体却产生了和用药目的并无关联或者是意外发生的有害反应。这个定义将治疗失败、药物过敏以及滥用等情况排除在外。

而在我国，通过相关的监测管理办法对于药品产生的不良反应做出的定义如下：在正常用量用法下的合格药品，产生了同用药目的没有关系的有害反应。药品具备的一种固有的特性就是不良反应的产生，也就是说任何类型的药物都存在引发不良反应的可能性。药品的不良事件：病人或者临床试验受试者在药物进行治疗的这段时间内，产生的任何不良的医疗事件。药品的不良反应和不良事件并非是同一种概念，通常来说，因果关系已经被确定了的反应是药品不良反应，而因果关系没有被确定下来的才是药品的不良事件。药物的治疗并不一定与其不良事件存在因果关系，其中包含的内容有：①药品不良反应；②药品质量问题；③药品标准缺陷；④用药失误；⑤药物滥用等。药品不良事件说明了医疗系统中仍存在缺陷与不合理用药。

按照长久的发展趋向来看，药品的不良反应事件会随着时间的推移而逐渐地形成，这就是药品不良反应信号的含义。世界卫生组织对药品不良反应信号的定义是：未知或者尚未确定的药品不良事件可能有因果关系的报告信息。药品不良反应信号是基于以前已经发生过的药品不良事件报告，用来证明药品使用和可疑不良反应发生之间可能存在的某种关系。通常情况下，信号的产生至少需要超过一个的报告，并要依赖于事件的信息质量高低和严重程度。信号的产生是药品不良反应监测工作的一项基础任务。

2. **药品不良反应的传统分类** 药品的药理作用以及不良反应的关系是划分不良反应分类的依据，通常情况下会分成 A、B、C 3 种类型。

（1）**A 型不良反应（量变型异常）**：药物的药理作用增强会引起 A 型不良反应，通常和剂量有着直接的联系。此类反应大部分都可以被预测，虽然发病的概率比较高，不过致死率偏低，其程度轻重与用药剂量有关，若药物减量或者停药后，症状就很迅速地减轻或者消失了。A 类反应通常包括后遗效应、副作用、首剂效应、毒性反应以及停药综合征等，比如普萘洛尔治疗高血压时引起的心脏传导阻滞、抗胆碱药引起的口干等。这类反应一般所呈现的特点是：①常见；②明确剂量相关；③时间关系；④可重复性；⑤在上市前常可发现。

（2）B 型不良反应（质变型异常）：同药物的固有且正常的药理作用没有关系，通过异常或者重新排查都没有被发现的不良反应，也就是 B 型不良反应，是一种发生率较低死亡率较高的反应。B 型不良反应包含了特异质反应和过敏反应，特异质反应是指由于基因遗传而造成的药物不良代谢，例如患者由于缺乏红细胞葡萄糖 - 6 - 磷酸脱氢酶（G6PD）所致的溶血性贫血。过敏反应是很常见的不良反应，例如：青霉素治疗量或极少量都能引起过敏性休克、氟烷引起的恶性高热。此类反应的特点是：①不常见；②较严重；③非预期；④时间关系明确。

（3）C 型不良反应：同药品自身的药理作用没有关系的不正常反应就是 C 型不良反应。通常只有在长期使用药物之后才会出现该种类型的不良反应，因为缺乏时间关系上的确定性，因此呈现出了潜伏期长进而难以预测的特点。发病的机制和某些致癌、致畸以及长期用药后心血管疾患、纤溶系统变化等有关，不过大部分的机制到目前都没有一个确切的答案，仍然在进行研究分析。药品和不良反应之间没有明确的时间关系，比如：抗疟药和视觉毒性，非那西丁和间质性肾炎。此反应的特点是：①背景发生率高；②非特异性；③没有明确的时间关系；④潜伏期较长；⑤不可重视；⑥机制不清。

3. 根据药品不良反应的性质分类　根据治疗目的、用药剂量的多少或者不良反应的严重程度，药品不良反应可分为以下几类。

（1）副作用（副反应）：尽管在使用药物时是按照正常标准和方法去使用的，但是却出现了同治疗的目的没有关系的不适反应。治疗时所用一个作用，其他作用就成了副作用。该反应通常情况下都是药物自身一直具备的药理学作用而出现的，选择性较低，作用广泛，一般反应较轻微，多是可逆性的功能变化，伴随治疗作用同时出现。例如，阿托品用于解除胃肠痉挛时，心悸、便秘、口干就是其副作用。但是副作用和治疗作用之间是可以相互转换的，例如：阿托品麻醉前给药时，它抑制腺体分泌作用可以减少呼吸道分泌，阻止分泌物阻塞呼吸道及肺炎的发生，便成了它的治疗作用，因此当治疗效果出现不同的情况时，副作用同样可以转化成治疗作用。因为药物的副作用是在药物在治疗量时发生的，不可避免，所以应提前和患者沟通，以免被患者误认为病情加重。有些副作用是可以纠正的，比如麻黄碱治疗支气管哮喘时，引起患者失眠，这时服用催眠药可纠正它的副作用。

（2）毒性作用：当用药时间过长、剂量过大时，机体发生了组织器官损伤为主的严重的不良反应。毒性作用通常情况下都是可以预测的，不过毒性的敏感性同样也会受到内外部因素的影响而使其增加，例如患者自身的病理状态、药物互相的联合以及个体本身存在的差异等，情况严重的话甚至会使得某器官发生功能性损害。毒性反应可分为基因毒性、药理学毒性以及病理性毒性。临床用药时，应掌握用药的时间和剂量，必要时应采取停药或者更换药品，应时刻考虑到服用过量的药物而增大中毒的危险性，注意掌握用药和间隔时间及剂量且对某些病人用药应个体化。肝肾功能不全者、儿童、老年人易发生毒性反应，存在某些患者对于药品的作用深度敏感，或者是本身的肝肾功能就较差，因此就算是在正常的用药范围内，也会出现其他人在过量用药时才会出现的各种症状。慢性以及急性毒性反应时毒性反应的两种类型，对于神经和循环以及呼吸等系统产生危害的是急性毒性反应，慢性毒性反应多损害肾、骨髓、肝、内分泌等功能。过度作用在定义上与毒性作用相似，指在常规剂量时出现了过强的药理作用。

（3）**后遗效应**：在患者停止用药之后，血药的浓度甚至已经下降到了最低有效值，但是药物中依然存在药理效应，后遗效应的持续时间是不一样的，既可以很短暂，也可以持续很长的时间，并且在严重程度上也有差异。比如长时间地使用肾上腺皮质激素，那么产生的危害就是导致肾上腺的皮质萎缩，只要停止使用药物，那么就会造成肾上腺的皮质功能急剧下降，短时间都很难恢复。服用镇静催眠药后，第2天早晨有"宿醉"现象。

（4）**首剂效应**：也称首剂现象，具体指的是某些患者因为机体没有适应某种药物，进而由于不可耐受而产生了剧烈的反应。如：降压药哌唑嗪按常规剂量第一次服用用于治疗高血压时常常导致血压骤降。

（5）**继发性反应**：由于药物的治疗作用所引起的不良后果，也被称作是治疗矛盾。产生继发性反应时，是由药品作用的间接结果产生的，而并非是其自身的效用。此类反应一般都不会发生在首次用药，它需要诱导期，若停止给药，则反应就消失。如：青霉素引起的赫氏反应、噻嗪类利尿药导致的低血钾使患者对强心苷不耐受。

（6）**变态反应**：过敏反应是变态反应的另一种称呼，指的是药物在人体内代谢之后的产物，被当作是全抗原或者半抗原对机体进行刺激作用，进而使得机体产生了非正常性的免疫反应，此种反应会导致组织损伤或者生理功能紊乱等不良反应。变态反应的发生与药物的剂量大小、性质无关。该类反应通常情况下都不会在第一次用药的时候产生，第一次接触时由于存在诱导期，因此只要停掉用药该反应就会消失。临床上对于容易发生过敏体质的患者，用药前应该进行过敏试验，比如头孢类、青霉素类抗生素以及局麻药普鲁卡因等都需要在使用前进行过敏试验。变态反应分为速发型（Ⅰ～Ⅲ型）、迟发型Ⅳ型。①速发Ⅰ型变态反应包括食物过敏、外源性支气管哮喘、过敏性休克、麻疹、血管神经性水肿等（如青霉素、头孢、链霉素、普鲁卡因、免疫血清、有机碘引起的过敏反应）；②Ⅱ型溶细胞反应，包括血小板减少性紫癜、溶血性贫血、粒细胞减少症、输血反应（如甲基多巴、奎宁、硫脲类、磺胺引起的抗红细胞的自身抗体反应）；③Ⅲ型免疫复合物反应包括类风湿关节炎、血清病、内源性支气管哮喘；④Ⅳ型迟发型变态反应包括药热、接触性皮炎移植性排斥反应（比如：氯霉素、磺胺药）。

（7）**特异质反应**：该反应同时也被称作是特异性反应，主要是由于先天性的遗传发生了异常，存在少数的患者在使用了药物之后会产生有害反应，该反应同药物自身药理作用并没有关联，而是同遗传有关。当机体缺乏某种酶时，那么药物在人体内的代谢就会受到阻止，该反应就会产生。例如，①假性胆碱酯酶缺乏者，应用琥珀胆碱后，由于肌肉松弛作用被延长，因此经常会出现呼吸暂停的反应。②某些人肝细胞内缺乏乙酰化酶的人群服用异烟肼药物后出现多发性神经炎。

（8）**药物依赖性**：由于重复地使用同一种药物，进而对人的生理和心理都造成了药物依赖的情况。药物依赖性，分为了精神依赖性和生理依赖性，精神依赖性又称心理依赖性，身体依赖性是生理依赖性的另一种说法，患者重复地使用同一种药物，进而对于身体造成了一种适应的状态，一旦停止使用此种药物，那么对于患者来说会显得很痛苦，严重的情况还会对生命造成威胁。例如：反复使用镇静催眠的药物，一开始产生精神的依赖性，随后再产生身体的依赖性，随着剂量增大，患者慢慢也会产生生理依赖。存在数量较少的一类药物具有特殊性，比如致幻剂只对身体产生依赖性，对于心理并不存在这种状况。

（9）**停药反应**：停药反跳反应也是停药反应的另一种说法，在长时间的服用了某一种药物之后，机体就会产生适应性，如果突然就把用药量减少甚至停止，那么机体自身的调节功能就会产生混乱，病情不仅不会改善还会加重。例如：长时间的服用可乐定降压后突然停药，次日血压也会剧烈回升以及出汗、心悸等症状；长期应用糖皮质激素，停药后会引起原发疾病的复发，导致病情恶化严重；长期应用普萘洛尔治疗高血压、心绞痛等，若突然停药，则会出现血压升高或心绞痛发作。临床对于这类药物，如需停药，应逐步减量，以免发生停药反应。

（10）**特殊毒性**：特殊毒性包括致畸、致癌和致突变作用，三者称为"三致"反应。经由药物所引起的 3 种特殊的毒性，其产生的原因均是由遗传物质或者细胞表达之间相互产生作用而引发的。因特殊毒性在早期不容易被发现，发生延迟，且其表现可能与非药源性疾病相似，所以很难将它与引起毒性的药物联系起来，应特别注意。

药物或者是化学物质引发的良性以及恶性肿瘤的现象，就被称为是致癌。发生在人体中的恶性肿瘤绝大多数情况都是由于化学物质而导致的。由于长时间服用药物的缘故，人体的部分器官、细胞以及组织都会增生过度，进而形成恶性肿瘤或者良性肿瘤。致癌作用一般都有数年或者数十年的潜伏期，并且与用药时间与药物剂量有关。癌症发生率不高，因此确定与用药的因果关系需要进行长时间的监测、大量的试验。主要靶物质是 DNA。代表药物：①抗肿瘤药（环磷酰胺、多柔比星、丝裂霉素等）；②其他药（氯霉素、甲硝唑、苯妥英、非那西汀等）。

致畸作用是指药物影响胚胎发育而形成畸胎的作用，最终的结果是导致胎儿死亡、婴儿出现机能或结构异常。畸胎的发生取决于胚胎组织接触畸原的时间和数量以及遗传因素等原因。而造成畸原最重要的原因之一就是药物的过度使用，依据相关的数据统计可知，在所有的先天性畸形中，药源导致的畸形占据了 1%。孕妇在第 3～8 周时，这段时间是胎儿器官形成期，就是药物致畸作用的敏感期，此时，致畸原对胚胎的影响主要为结构畸形并伴随自发性流产和胚胎死亡，因此在这段时间应避免使用此类药物。例如，广泛用于孕妇早期的沙利度胺，几年后发现用过此药的孕妇常分娩四肢短小的畸形胎儿。代表药物有：①抗肿瘤药（环磷酰胺、白消安、秋水仙碱、甲氨蝶呤等）；②激素类（雄激素、异维 A 酸、孕酮类）；③其他类（沙利度胺、苯妥英钠、丙戊酸钠等）。

致突变是药物存在引起细胞遗传物质不正常的可能性，这种情况一旦产生，就会使得遗传结构发生永久性的变化。若是在卵子和精子这类生殖细胞中发生突变的情况，那么最终将会造成遗传性缺损。若是突变发生在了体细胞的部分，那么组织细胞就会产生变异，进而引发恶性肿瘤。现已确认致突变的代表药物有抗肿瘤药烷化剂、咖啡因等。骨髓细胞的突变可导致白血病。

4. 世界卫生组织关于药品不良反应的分类

（1）副反应：按照标准用量使用，但是仍然引发了同药理学特征相关却并非用药目的的作用。

（2）不良反应：为预防、治疗、诊断疾病或改变生理功能使用于人体的正常剂量发生的有害的和非目的的药物反应。

（3）不良事件：在药物使用的这段时间内产生的所有不良事件，并且并非同治疗有因果关系。

（4）严重不良事件：在任何剂量下发生的不可预见的临床事件，如死亡、危及生命、需要住院治疗或延长目前的住院时间、导致持续的或显著的功能丧失及导致先天性急性或出生缺陷。

（5）非预期不良反应：能预料的不良反应。

（6）可疑不良反应：不良事件同药物间存在因果关系的可能性报告信息，此种信息的关联性还没有得到具体的证实、这是可疑的不良反应。

5. 药品不良反应新的分类　由于传统分类的局限性，一些专家药品按照发生机制分型，包含了以往无法归类总结的赋性剂的继发反应和给药方法，可具体分为 A、B、C、D、E、F、G、H、U 类。

（1）A 类反应（扩大反应）：对于人体产生的药物作用，和剂量之间存在关联的反应。可以通过对药性或者赋性剂的药理学以及作用模式来作为预知的依据，这部分反应想要得到改善，必须减少或者停掉该制剂。在所有的不良反应里，A 类反应是其中最为常见的一种类型，通常都与药动学以及药效学有关联。

（2）B 类反应（过度反应/微生物反应）：存在部分微生物会因为药物的作用而生长后引起不良反应。在药理学上此种反应是能够进行预测的，但是主体不是人而是针对微生物体。比如，因为含糖的药物会引发龋齿，而抗生素的过度使用会引发肠道的耐药菌群过度生长，过度使用某种可产生耐药菌的药物而使之再次使用时无效。抗生素的二重感染属于 B 类反应，但是不包括药物致免疫抑制产生感染。

（3）C 类反应（化学反应）：存在很多的不良反应，都是由于药物或者是赋形剂的化学性质引起的，而并非是其中的药理学性质。起因药物的浓度是决定其严重程度的关键，剂量反而不是其中的关键，不良反应中较为典型的包括有：静脉炎、药物外渗反应、接触性皮炎以及酸碱灼烧等。

（4）D 类反应（给药反应）：是由于特定的给药方式而引起的。这类反应并不依赖于制剂成分中的各类物理或者化学的性质，产生的原因是因为剂型的给药方式来决定的。这类反应并不是同一种模式，只需要把给药的方式进行改变，那么不良反应也会随之发生改变。不过也具备共同点就是，改变给药方式，那么就可以停止不良反应。尤其需要引起重视的是，同注射产生关联的感染是 D 类反应的范畴，并不属于 B 类。这类感染的产生和给药的方式存在直接的联系，但是同药物的性质没有关联，药物和微生物间可以直接进行相互的作用，这类反应才被称为 B 类反应。

（5）E 类反应（撤药反应）：它们只发生在停止给药或剂量突然减小后，该反应是生理依赖的表现。给药时程是此类反应产生的主要原因，剂量的关系反而不大。尽管这类反应可以依据药理学进行一定程度上的预测，不过撤药反应也并非是一种会普遍产生的情况，因此存在很多患者长时间的持续性服用大剂量的药物，也并不一定会产生撤药反应。据此可知撤药反应是有类别之分的，常见的撤药反应药物为：苯二氮䓬类、阿片类、三环类抗抑郁药以及可乐定和尼古丁等。

（6）F 类反应（家族性反应）：具有家族性，反应特性由家族性遗传疾病（或缺陷）决定。一些不良反应只发生在一些由遗传因子界定的代谢障碍的敏感个体中。

（7）G 类反应（基因毒性反应）：这是一类基因毒性反应，会对基因造成损伤，出现致癌、致畸等是不良反应。不过某些致癌物或者遗传的毒物具有潜伏性，这些致畸物在胎儿期就会对人体基因造成损伤。

（8）H 类反应（过敏反应）：该类反应是过敏反应，极有可能是摒除掉 A 类反应之后，最为常见的一种不良反应的类型，拥有很多种类别，并且都包含到了免疫应答活化的内容。在药理学上是不能够对这类反应进行预测的，和剂量之间也不存在什么关联，因此想要症状得到改善，减少剂量是不会产生效果的，只有停止使用药品才能够真正改善症状。如过敏反应、光敏性皮炎、急性血管性水肿、重症多形性红斑性药疹都是此类反应。

（9）U 类反应（未分类反应）：这类反应在机制上目前还没有一个明确的定论，例如药源性味觉障碍、横纹肌溶解症以及和吸入性麻醉药引起的恶心呕吐等。

（二）药品不良反应发生的原因

药品不良反应是在机体与药物相互作用下出现的，其发生受很多隐私的影响。

1. 药物方面的因素

（1）药物作用的选择性低，作用范围广：如氯喹对黑色素的亲和力大，容易在含黑色素的眼组织内蓄积，导致视网膜变性；又如抗肿瘤药在治疗的同时也要杀伤正常细胞。

（2）药物的相互作用：药品联用，很可能会导致不良反应，有时候甚至还会引发严重的后果。例如，他汀类药物与贝特类药物合用会引起横纹肌溶解症，强利尿药和氨基糖苷类合用会导致肾功能损害发生率增加。

（3）药物的附加剂（稳定剂、赋性剂、着色剂、增溶剂）的影响：药物的附加剂都有可能成为诱发不良反应的因素，如胶囊染料引起固定性皮疹。

（4）药物的理化性质、副产物、分解产物、代谢产物的影响：青霉素分解后所产生的青霉烯酸有可能会引发过敏的症状。

（5）药物质量（杂质的影响）：由于生产厂家的差异，因此在药品的制作上也存在技术上的差别，杂质去除率的不同会导致不良反应产生的概率也不一样。在整个药物的生产过程里，很多情况下都没有办法做到完全的分离出伴随的产物，有的时候还会添加赋形剂，因此会借由这些物质而引发不良反应。例如，氨苄西林中的蛋白质能引起药疹。

（6）用药时间：若连续用药时间越长，发生不良反应的可能性越大。

2. 机体方面的因素

（1）种族差别：种族不同，药物的不良反应也有差别，如甲基多巴所诱发的溶血性贫血在不同种族间发生率不同。异烟肼乙酰化代谢在中国人身上和日本人身上快，在白种人身上慢。

（2）性别：一般情况，对于药品不良反应，女性在和男性进行对比之后可以发现，女性的敏感度会更高，不过也存在一些特殊情况，男性药性皮炎发生率高于女性。而在妊娠期、月经期及哺乳期服用药物时，女性所产生的药品不良反应的概率就会高于平常时期，且哺乳期、妊娠期还会影响胎儿的健康。

（3）年龄：由于婴幼儿的脏器官并没有完全发育好，因此他们对于药物的敏感性也很高，药物在婴幼儿体内代谢的速度很慢，并且肾的排泄功能较差，因此极易产生不良反应。儿童通常对影响酸碱平衡、影响水盐代谢的药物及中枢抑制药更容易出现不良反应。老年人由于脏器功能变差，血浆蛋白含量降低，药物代谢慢，药物血浆半衰期长，较成年人更易发生不良反应。

（4）个体差异：因代谢酶遗传多样性，不同的个体对同一剂量的相同药物有不同的反应。个体的差异使得对于药物代谢的具体情况也会有所不同，这也是为什么不同的个体对于同一种药物会产生不同反应的最主要原因。相同剂量的药物，有的患者出现了毒性反应，而有的患者却还未达到疗效。这些反应都受遗传因素的控制。因一些患者药物代谢遗传差，其代谢能力低，导致了药物或其毒性代谢药物蓄积。这就是一些患者在常用剂量下都出现了非预期的毒性反应的原因。

（5）用药者的病理状况：患者病理状态可影响药物在体内过程，使药物的吸收、分布、代谢、排泄发生变化，进而影响到药品不良反应的发生和影响药物的效应。如果病人的靶器官敏感性被改变，那么对于药物在体内的过程也会产生影响，若肝肾功能减退时，则不利于药物的代谢和排泄，使药物的血药浓度增高，作用时间延长，不良反应发生率增高。比如：肾功能排泄受损时，排泄功能就会降低，药物半衰期就会延长，会导致或者加重不良反应。

（6）外在因素：患者生活环境中许多物理化学因素，除了对于人体的生理功能造成影响之外，情况严重时甚至会直接危害到人体的健康，药物在人体中的吸收、代谢以及排出同样会受到影响。患者的生活饮食习惯是诱发不良反应的因素，如高脂饮食会影响脂溶性口服药物的吸收，饮酒后，会引起消化道血管扩张，长期饮酒的患者，肝功能会受到很大的损伤。服用甲硝唑及部分头孢菌素类药物期间，如果喝了酒，那么就极有可能引发双硫仑样反应。且当今社会，在家畜、家禽的饲养过程中，为了促进生长，在饲料中加入己烯雌酚、抗生素、磺胺药等来改变脂肪与蛋白质的比例。

3. **其他因素** 包括患者给药途径、联合用药、用药时间间隔和医师药师的职业道德等。

4. **给药方法的影响**

（1）给药途径的影响：通常情况下进行静脉注射、肌内注射比口服给药不良反应发生率高，"能口服不肌内注射，能肌内注射不输液"的原则需要去尽量遵循。

（2）给药间隔的影响：若给药时间时辰不对，不但药效达不到预想，还会引起不良反应。若患者服用时间依赖性抗菌药物，那么一天之内应该多次地用药。

（3）给药剂量和持续时间的影响：使用的剂量过大或过小，静脉滴注途径给药并没有依据规定的时间，这些因素都是造成不良反应的诱发因素。

（4）配伍和给药速度的影响：药物配伍不当或者给药速度不正确也会引发不良反应。

（5）减药或停药的影响：如糖皮质激素、降压药（普萘洛尔、可乐定等）突然停药会发生反跳现象。

综上所述，影响药品不良反应的因素很多。无论是认识还是对待不良反应，态度都应该严谨认真，对不良反应进行监控，必要时，采取有效措施，尽量减少不良反应的发生，保障患者用药安全。

（三）药品不良反应因果关系评价依据及评定方法

1. **药品不良反应因果关系评定依据** 药品不良反应因果关系评价是药物安全性监测管理中一项十分复杂但是又很重要的步骤。对不良反应发生的因果关系进行分析研究，药品不良反应的上报，来确定其发生是否由药品引起，药物使用不当或由疾病变化等其他因素而引起的。分析主要依据以下 5 个方面：

（1）时间相关性：指不良反应的出现与用药有无合理的时间关系。在治疗前，先对于患者发生不良反应前后的用药情况进行仔细地问询，以此来判断不良反应发生的具体时间，不良反应是在未使用此药品前存在还是用药期间发生的，并评估判断不良反应出现的时间和不同药物反应潜伏期的长短是否合理。

（2）文献合理性：与现有资料是否是一致的，也就是从其他相关的文献中，通过已经获取的观点去看待因果关系是否合理。在审核是否有类似报道的时候，应注意文献的出处，只有出版物的资料或者专业学术刊物才有可信度，当今信息社会各网络平台、报纸、电视等都会有很多相关的报道，应去伪存真。若只参考以往出版的教科书或者说明书则会遗漏很多现在更新的知识，但是也不能只参照最新发表的资料，因其缺乏时间的验证，不够确定。

（3）撤药结果：在产生了不良反应之后，对于用药的剂量上进行减少，或者是直接停止继续用药，从而让症状能够得到改善或者痊愈，那么依据这个现象就可以认为这两者之间或许会存在一定的因果关系。通常情况下，主要产生了不良反应，采取停药并采取对症治疗措施。可能出现 3 种情况：①未采取措施，不良反应就改善，就情况看不像是怀疑药物引起，可以考虑是否身体出现了耐受性。②采取措施后，症状已改善，可以考虑是病情变化的结果或者是采取措施的结果。③采取措施后病情未得到改善，可以考虑一些特殊的不良反应是不可逆的损害。

（4）再次用药结果：当不良反应症状消失后，再次用药后出现相同的症状，停药再次消失，也就意味着该因果关系得到了验证。①进行再次用药时，必须先依据相关的参数和手段让人体中的药物被完全消化排泄出之后，再进行用药。②若是不良反应情况较为严重，那么进行再实施时会存在伦理道德上的批判，这种情况是不被再次允许的。③若同时中断使用两种药物，再暴露使用其中一个药物时，如果反应不是阳性，那不能判断认为该不良反应是另外一个药物引起的。若是进行再次用药之后，并没有再出现同上次相同的症状，那么就需要依据现有的理论来判断是否能够对该现象进行合理的解释，如果可以那么仍然存在因果关系，如果不能，也就对这类因果关系持怀疑的态度。

（5）影响因素区别：在对不良反应进行判断时，看是否和患者自身病情的进展、药物的作用或者另外的治疗手段之间存在联系，如果能够通过其他方式对其进行解释，那么也就意味着两者间因果关系存在的可能性极小，具体的确定需要把各个因素综合起来考虑。应详细询问病史，寻找是否存在干扰或影响这种因果关系的其他因素，比如：环境因素、饮食因素等。需要注意是否有几种药物的不良相互作用、应用了其他药物所致或是本身原有疾病并发症引起，再是患者的心理作用等因素。逐个排除确定上述的因素，把各种关系组合起来，最终去确定因果关系，进而使报告完成。

2. 药品不良反应因果关系评定方法　药品不良反应监测中最关键也是最困难的问题就是药品不良反应因果关系，到目前也仍然缺乏统一的评价标准。大致分为了宏观和微观的评价。

对药物和某种不良事件间因果关系的判断，也就是微观评价的含义；利用流行病学的方式对于某种药物进行反驳或者验证其同不良事件间存在的因果关系的假说，也就是所谓的宏观评价。为了避免只是单纯地依赖专家自己的诊断鉴别，对可疑的药品不良反应进行因果评价可能导致的偏差，很多流行病学的专家以及研究人员，发明创造或引用了一些可以量化以及更好的控制评价质量科学的药品不良反应因果关系的判断方法。

（1）微观评价：依据 Karch 和 Lasagna 的评定方法，可以把因果关系的关联程度分为：肯定、很可能、可能、条件和可疑，共 5 级标准。

①肯定：用药和反应发生时间在顺序上存在合理性；停药后反应停止；重新用药该反应又会再次发生；同已知药品的不良反应存在一致性。

②很可能：用药和反应发生时间在顺序上存在合理性；停药后反应停止，但无法用患者的疾病进行合理解释。

③可疑：用药和反应发生时间在顺序上存在合理性；与已知药品不良反应只存在一部分相符合的地方，但是并没有办法对其进行一个合理的解释。

④可能：用药和反应发生时间在顺序上存在合理性；与已知药品不良反应只存在一部分相符合的地方，在对该患者进行另外的治疗时也可能会发生同样的情况。

⑤不可能：都不符合上述条件。

（2）宏观评价：数据集中后评价是宏观评价的另一种说法，在收到了同类报表之后，通过系统进行研究分析后再统一进行评价，具体分为了药物警戒信号以及采取措施等。一共有3期。

①信号出现期：这一时期是不良反应从潜伏到被发现的阶段。

②信号加强期：此时期积累数据加速，对药品不良反应的监测有着重要的意义。此时期的末尾，对该药的药政管理措施的出台或是医学刊物有关文章的发表和对药政管理措施的出台。

③信号评价期：此时期会产生大量的信号，对于产品来说需要采取一定的手段，使得不良反应能够得到确认，对其可以进行解释和定量，换句话说就是信号的随访期或者是检验期，但是需要去深入研究，如进行专题研究、药物流行病学的调查等。

（四）药物警戒

1. 药物警戒的定义和主要内容

（1）药物警戒的定义：世界卫生组织的定义，药物警戒是与发现、评价、理解认识及预防药品不良反应或其他任何可能与药物有关问题的科学研究与活动。到目前为止，药物警戒涉及的范围已经扩展到传统药物、草药、血液制品、生物制品、疫苗以及医疗器械了。

（2）药物警戒的主要内容：药物警戒从患者安全用药出发，发现、评估、预防药品不良反应。

①未知药品在早期被发现后所产生的不良反应以及相互的作用；②已知药品不良反应的增长趋势被发现；③对药品不良反应可能的机制以及相关的风险因素进行分析；④对风险（效益）评价进行定量分析，同时把相关的信息给发布出去，促进药品指导临床用药和监督管理。

2. 药物警戒的目的和意义

（1）药物警戒的目的：①针对已经上市的药品，在危害、效益、有效及风险等方面进行评价，从而使其合理、安全、有效地去对药品进行使用；②同用药相关的安全问题进行防范，把患者在用药、治疗及辅助医疗方面的安全性进行提高；③对患者进行教育培训、及时反馈相关信息，提高公众用药的健康与安全。

（2）药物警戒的意义：从宏观上来说，药物警戒对药品监管的法律法规体制的完善，有着深刻的意义，具有重要的意义，开展药品不良反应监测工作对安全、经济、有效地使用药品来说，开展相关的药品不良反应检测是必要的工作，不过若是想要该工作能够更加的深入和使其产生的效果更加明显，那么药物警戒的引导是十分有必要的。药物警戒工作既能挽救生命，还能节约资源，这对保障公民安全健康地用药具有重要的意义。

3. 药物警戒与药品不良反应监测　药品不良反应监测与药物警戒具有很多的相似之处。最主要在于，它们的最终目的都是为了使得公众临床合理用药的水平得到提升，让人们的身体更加健康，公众用药的安全性能够进一步被保障，公众的生活质量同样也能够进一步的提高。不过，药品不良反应监测和药物警戒的工作差异巨大。药物警戒涵盖了药物从研发直到上市使用的整个过程，但是药品不良反应监测仅仅只是针对上市之后的药品进行监测。

（1）监测对象的不同：药品不良反应监测的对象是质量合格的药品，但是并不涵盖由于药品质量不合格、药品疗效不好或者使用问题等造成的人体反应。在监测过程中，监测人员并不清楚患者出现的不良反应是什么原因引起的，但是"可疑即报"的原则，监测人员也将因药品使用问题、药品质量问题引起的药品不良事件报告给药品不良反应监测中心。而除了质量合格药品之外的其他药品，均是药物警戒的范畴，如药物与化合物的相互作用以及药物与食物的相互作用等。

（2）工作内容的不同：除了药品不良反应监测工作外，还有风险的发现、识别、评估到控制的全过程，这些都是药物警戒的范畴。例如检测风险信号、用药失误、药品定期安全性报告、药品风险管理以及药品上市后安全性研究等。

（3）监测工作本质的不同：药品不良反应的工作主要集中在药物不良信息的收集、分析与监测等方面，这种方式显得较为被动。而药物警戒开展的各种药物安全性相关的评价工作，都是十分积极和主动的，能够进一步去完善药品不良反应监测。在药物警戒被提出前，药品不良反应监测起着药物警戒作用。而和药品不良反应进行比较时可以获知，药物警戒的敏感性更高，因此采取的措施会更加具有针对性，反应的速度会更快。

（4）监测时间范围不同：我国的不良反应监测工作是对药品上市以后，不包括药品审批环节和上市前不良反应监测。而药物警戒是包含了上市前的研发阶段的风险评估和监测。

（5）监测方法不同：我国的不良反应监测方法很简单，仍然是以被动监测为主，即自己上报药品不良反应。但是药物警戒是对药品不良反应监测的完善，是药学监护更核心的工作，对于药物的安全性更加重视，提出的概念在和药品不良反应监测进行比较时，会更加的全面和科学。

【同步练习】

一、A 型题（最佳选择题）

1. 以下有关 A 型药品不良反应的说法不正确的是
A. 由于药物的药理作用增强而引起的不良反应
B. 发生率较低，死亡率较高
C. 一般容易预测
D. 普萘洛尔引起心脏传导阻滞抗胆碱药引起的口干
E. 其程度轻重与用药剂量有关

本题考点： A 型不良反应的特点。通常情况下都能够进行预测；同剂量有关联，减少使用量或者暂停用药后情况会得到缓解或者消失；产生的概率高但是死亡率较低。

2. 下列有关毒性作用说法不正确的是
A. 不可预期的
B. 会造成功能性或器质性的损害
C. 药物剂量过大时发生的危害机体的反应
D. 药物在体内蓄积过多时发生的危害机体的反应
E. 庆大霉素具有耳毒性

本题考点： 毒性作用特点。药品剂量过大或者服用时间过长都会造成毒性反应。

3. 哌唑嗪按常规剂量开始治疗可致血压骤降，属于
A. 毒性反应　　　　B. 首剂效应　　　　C. 副作用　　　　D. 继发性反应
E. 特殊毒性

本题考点： 药品不良反应的分类的典型案例。哌唑嗪首剂效应。

4. 下列说法正确的是

A. 药物警戒以及药品的不良反应监测对药物作用的选择性相同

B. 药物警戒以及药品不良反应监测有着一样的对象

C. 药物警戒以及药品不良反应监测有着一样的工作内容

D. 药物警戒以及药品不良反应监测有着一样的工作本质

E. 药物警戒提出之前，药品不良反应监测对药物有警戒的作用

本题考点： 药物警戒与不良反应监测的异同。两者监测对象不尽相同、监测时间范围上不同、工作内容不尽相同、进行监测的方式也不一致，但是目标都是一样的，都是为了能够把临床用药的合理水平进一步的提升，从而使得人们的身体健康状况得到改善，并且进一步地提高生活的品质。

二、X 型题（多项选择题）

5. 下列关于"特殊毒性"这个概念说法正确的是

A. 致畸、致癌、致突变属于药物的特殊毒性

B. 沙利度胺致畸作用就属于特殊毒性反应

C. 药物致畸作用最终的结果是导致胎儿死亡、婴儿出现机能或结构异常

D. 细胞的遗传物质可能会因为药物而造成异常，进而让遗传结构发生永久性变化

E. 链霉素具有耳毒性属于特殊毒性反应

本题考点： 特殊毒性概念以及其知识点的理解。特殊毒性包括致癌、致畸、致突变，均为药物和遗传物质在细胞的表达发生相互作用的结果。致畸作用是指药物影响胚胎发育而形成畸胎的作用。

参考答案： 1. B　2. A　3. B　4. E　5. ABCD

二、药源性疾病

【复习指导】 这章节高频考点是诱发药源性疾病的因素以及常见的药源性疾病，考生应重点掌握。

药源性疾病又称药物诱发性疾病，患者在使用药物进行相关的预防或者治疗等情况下，由于药物自身以及药物间互相使用而产生的作用，对于人体的组织器官会产生功能性或者器质性的损伤，进而造成组织结构发生改变，生理功能以及代谢等产生混乱的不良反应，由此产生临床症状和体征的疾病。据大量临床观察和研究数据，药物可引起 100 多种药源性疾病，有的可能给患者造成器官不可逆的损害，甚至死亡。

药源性疾病不仅包括药品在正常用法用量下所产生的不良反应还包括了患者错误服用、超剂量服用、错用、不正常的使用药物而引起的疾病。但是一般不包括药物过量导致的急性中毒。

（一）药源性疾病的分类

药源性疾病到目前为止都无统一的分类标准。按病因学分为与剂量相关的药源性疾病和与剂量不相关的药源性疾病。

1. 按病因学分类

（1）A 型药品不良反应：与剂量相关的药源性疾病，此类疾病因药理作用增强所致，通

常情况可以预测，常和剂量有关，发生率比较高，死亡率较低。如氨基糖苷类抗生素导致耳聋，抗凝血药导致出血。

（2）B 型药品不良反应：同剂量之间没有关联的药源性疾病，此类疾病同药物剂量和正常药理作用都没有关联，发生率低但是死亡率高，很难预测。如一些患者应用青霉素、头孢类等药物会产生过敏反应，在临床上的主要表现为：皮疹、血管神经性水肿以及过敏性休克等；缺乏 G6PD 患者服用磺胺、呋喃妥因等会引起溶血性贫血。

2. **按病理学分类**

（1）功能性改变的药源性疾病：药物只会引发组织功能以及人体器官的变化，通常情况停药后能迅速恢复，没有组织变化，如利血平引起心动过缓以及神经节阻滞、抗胆碱药物可引起无力性肠梗阻。

（2）器质性改变的药源性疾病：药物引发了某类疾病或者组织、器官的功能性或器质性损伤，无特异性，与非药源性疾病没有明显区别。所以，不能根据病理学诊断鉴别，主要依靠药源性疾病诊断。

药源性疾病也能按受损器官分类，如循环系统药源性疾病、血液系统药源性疾病以及消化系统药源性疾病等。

3. **按量－效关系分类**　量－效关系密切型（A 型）、量－效关系不密切型（B 型）、长期用药致病型和药物后效应型。

4. **按给药剂量及用药方法分类**

（1）与剂量有关的反应。

（2）与剂量无关的反应。

（3）与用药方法有关的反应。

5. **按药理作用及致病机制分类**

（1）药理作用相关性药源性疾病。

（2）药理作用不相关性药源性疾病。

（3）药物相互作用所致的药源性疾病。

（4）药物的杂质、异常性及污染所致的药源性疾病。

（二）诱发药源性疾病的因素

除了患者自身身体的特质以及性别、年龄等相关的因素影响之外，药物本身质量的好坏以及剂量的多少，同样会影响到药源性疾病的发生。不过依据相关的资料统计可知，不合理用药和机体易感性是重要的两个原因。

1. **不合理用药（药物的因素）**　①不了解患者的用药史；②联合用药时，忽视药物间的相互作用；③忽视患者原有疾病；④无明确治疗指征用药；⑤患者不遵循医嘱用药；⑥用药时间过长，剂量偏大；⑦对特殊群体未做适当的剂量调整用药；⑧由于经济利益驱使。

2. **机体易感因素**

（1）乙酰化代谢异常：药物在肝代谢过程中，第Ⅱ相反应必须经过乙酰化作用。体内的乙酰化代谢分为快速型和缓慢型，缓慢型乙酰化代谢异常易发生药物慢性蓄积中毒反应，快速型乙酰化代谢者的血浆半衰期比缓慢型短。

（2）葡萄糖－6－磷酸脱氢酶（G6PD）缺陷：我国缺乏 G6PD 人很多，当这种患者服用氧化性药物之后，很容易就引起药源性氧化性溶血性贫血。

（3）红细胞生化异常：一些患者对氧化性药物特别敏感，易引起高铁血红蛋白血症。

（4）性别因素：不同的性别，其药源性疾病发生的情况不同。女性比男性更敏感。

（5）年龄因素：不同年龄的人药源性疾病的发生率不同。特别是婴幼儿很容易就引起中毒，婴幼儿肝肾功能较差，过滤以及分泌的功能都不足，因此会影响到药物的消除代谢的过程，再加上婴幼儿的血浆蛋白同药物进行结合的能力也很低，因此药物在血浆中的浓度就会很高，药源性疾病发生的概率被大大地增加了。比如新生儿服氯霉素后，因肾发育不完全，药物清除率较慢，解毒能力差，导致"灰婴综合征"。老年人肝肾功能减退，药物代谢清除率降低，使药物血浆半衰期延长。并且，老年人用药时间较长，用药品种多，所以也容易发生药源性疾病。

（6）遗传因素：药源性疾病在个体之间的不同，可能与遗传因素有关。如：因纽特人和日本人和中国人不同，他们多为快乙酰化者，服用异烟肼容易产生肝损害，而犹太人和英国人慢乙酰化者较多，服用异烟肼较易产生周围神经炎。

（7）不良的生活方式：生活中有饮酒吸烟不良习惯的人群，加速了药物代谢转化，让药物疗效降低，诱发药源性疾病。

（三）常见的药源性疾病

1. 药源性肾病　肾是体内重要的排泄器官，通过肾排泄的药物数量和种类都很多，所以肾很容易受药物的损伤。药源性肾病分为急性肾衰竭、急性过敏性间质性肾炎、急性肾小管坏死、肾小管梗阻及肾病综合征。肾被损伤基本都为功能性的，所以当毒性药物停用后，肾功能就可以恢复正常。①急性肾衰竭：引起急性肾衰竭的常见药物有抑制前列腺素的合成，减弱对肾血管的扩张从而引起肾功能不全的非甾体抗炎药、血管紧张素转换酶抑制药、环孢素等。②急性过敏性间质性肾炎：最常见所致药物：青霉素类、头孢菌素类、磺胺类、噻嗪类利尿药等。③急性肾小管坏死：这是最常见的药源性肾病。如氨基糖苷类抗生素、两性霉素 B、造影剂和环孢素等。氨基糖苷类抗生素的肾毒性强弱比较：庆大霉素＞妥布霉素＞卡那霉素。④肾小管梗阻：尿酸或草酸盐是引起急性肾衰竭最常见的药物，抗肿瘤药物引起肿瘤组织溶解形成尿酸，尿酸盐沉淀后阻塞肾小管。

2. 药源性肝疾病　肝是人体的代谢器官，进行解毒及药物转化，所以肝也是最容易遭受药物或毒物的损害。药物或者药物代谢产物的毒性作用、过敏反应、特异性反应、干扰微粒体酶代谢活性等发挥作用导致发病。导致药源性肝疾病的药物有四环素类、他汀类、抗肿瘤药等，复方制剂如磺胺甲噁唑-甲氧苄啶、阿莫西林-克拉维酸、异烟肼-利福平的肝毒性比单种药严重，原因是其中一种药物能诱导 CYP450，从而增加另一种药物的毒性代谢产物生成增加。

3. 药源性皮肤病　药源性皮肤病可能出现在用药过程的任意时间，它的反应有轻有重，严重的可导致皮肤表皮坏死、血管性水肿、致残，最严重的可致死。引起药源性皮肤病的因素可能是药物本身或者它的代谢产物、其各种赋性剂、着色剂等。①Steven-Johnson 综合征和中毒性表皮坏死：发生此种情况一般是由于表皮被活化的淋巴细胞和巨噬细胞所导致的细胞毒反应。引起这类反应的药物有磺胺类、抗惊厥药、别嘌醇、非甾体抗炎药等。②血管炎和血清病：药源性血管炎常累及小血管。药物自身抗体和药物本身对血管壁产生的毒性作用及血管内皮细胞的反应也可能损害血管。别嘌醇、青霉素、氨茶碱、磺胺类、噻嗪类利尿药、丙硫氧嘧啶、雷尼替丁、喹诺酮类和免疫抑制药等可引起这类反应。头孢氨苄、米诺环素、普萘洛尔和链激酶等可致血清病样反应。③血管神经性水肿：血管紧张素转换酶抑制药可导致迟发性血管性水肿，一般在治疗的最开始或者治疗后的 1 周发生。常见药物有卡托普利、依那普利、赖诺普利、喹那普利和雷米普利等。

4. 药源性心血管系统损害　①药源性心力衰竭：一些药物能损害心血管系统，造成心力衰竭。肾上腺素引发室性期收缩；钾盐、胺碘酮，以及普鲁卡因等会引起心律失常；肼屈嗪可引起窦性心动过速或心绞痛；新斯的明引起心动过缓、血压下降或者休克。②心动过速：一些能引起心动过速的药物有多巴胺、麻黄碱、去氧肾上腺素、酚妥拉明等。③一些药物会引起尖端扭转性室性心动过速，如利多卡因、美心律、奎尼丁。

5. 药源性耳聋与听力障碍　能引起这类反应的药物主要有氨基糖苷类抗生素（万古霉素）、高效利尿药、抗疟药和抗肿瘤药等都有潜在的耳毒性。氨基糖苷类抗生素的耳毒性与它在体液中的浓度有关。一些动物实验证明部分氨基糖苷类抗生素对前庭毛细细胞破坏的严重程度：新霉素＞庆大霉素＞二氢链霉素＞阿米卡星＞大观霉素。此外，四环素、大环内酯类、万古霉素都有导致听力障碍的报道。

（四）药源性疾病的防治

1. 药源性疾病的诊断　①追溯用药史：在诊断患者疾病时，除了仔细询问病人病情外，应细致地了解病人的用药史。②确定患者用药剂量、用药时间和临床症状发生的关系：药源性疾病出现的时间因药而异。比如药源性肝炎一般在用药 1 个月后才出现，而青霉素过敏性休克在用药后几秒就出现了。一些药源性疾病的病情随剂量变化而变化，剂量加大时病情加重，剂量减少时症状减轻。③询问患者的家族史和过敏史。④治病药物的确定：按用药顺序来确定怀疑的致病药物。⑤必要的实验室检查：根据药源性疾病的临床表现特征来做一些必要的检查，如皮试、激发试验、免疫学检；还可根据病情检查患者受损器官的受损程度，如心电图、体格检查、器官的功能检查等。⑥流行病学调查：一些药源性疾病只能通过流行病学调查来确诊。

2. 药源性疾病的治疗　①停用致病物质：当停用药源性疾病后，一般情况下都能缓解甚至自愈。但是，有一些药源性疾病已经导致机体器质性损害，停药后不一定能立即恢复，甚至是不可逆的，对器质性损害的治疗可以按相应疾病的常规方法处理。②排除致病物质：首先终止致病药物继续进入体内，虽然去除了病因，但是残留在体内的致病药物仍在起作用，为了排除这些药物，可以采用洗胃、催吐、血液透析、输液、利尿等办法，加快排除残留物，清除病因。③对抗致病药物：某些药物的作用可被另外一些药物抵消，当致病物质有拮抗药存在时，及时使用拮抗药可以缓解或治疗症状。如鱼精蛋白的存在能使肝素失去抗凝活性。④调整治疗方案：根据患者具体情况，及时调整治疗方案，比如减少给药剂量、延长给药间隔时间，必要时进行 TDM。⑤对症治疗：当症状较严重时，应对症治疗。如发热时用解热药治疗、过敏时要用过敏药治疗。

3. 药源性疾病的预防　①加强认识，慎重用药；②加强管理；③加强临床药学服务；④坚持合理用药；⑤加强医药科普教育；⑥加强药品不良反应监测报告制度。

药源性疾病严重威胁着人类的身体健康，所以药源性疾病的防治与人类的健康息息相关。若发现病症是由某种药物引起，首先应立即停止使用此药，终结药物继续损伤身体。但有些病症，需要继续给药且患者也能耐受，如抗肿瘤药物引起恶心呕吐，则可给予止吐药对抗症状。若药物引起患者过敏反应，应理解告知患者，日后患者可远离过敏原或者药物。

【同步练习】

一、A 型题（单项选择题）

1. 下列说法不正确的是

A. 氨基糖苷类抗生素会引起药源性耳聋与听力障碍

B. 肾上腺素可引起室性前收缩，药源性心血管相同损害

C. 环孢素引发急性肾衰竭从而引起药源性肾病

D. 麻黄碱、多巴胺会引起心动过速

E. 酚妥拉明会引起尖端扭转性心动过速

本题考点：常见的药源性疾病，酚妥拉明引起心动过速。

2. 下列关于药源性疾病的防治，不正确的是

A. 加强认识，慎重用药　　　　　　　　B. 加强管理

C. 加强临床药学服务　　　　　　　　　D. 坚持合理用药

E. 尽量联合用药

本题考点：药源性防治的方法。①加强认识，慎重用药；②加强管理；③加强临床药学服务；④坚持合理用药；⑤加强医药科普教育；⑥加强药品不良反应监测报告制度。

3. 药品不良反应发生程度较严重，持续时间过长而引起药源性疾病，下列关于药源性疾病的防治，不恰当的是

A. 慎重使用新药

B. 根据药物的适应证，正确选用

C. 根据对象个体差异，建立合理给药方案

D. 监督患者的用药行为，及时调整给药方案和处理不良反应

E. 尽量联合用药

本题考点：对药源性防治的理解。当发现病症是由某种药物引起，首先应立即停止使用此药，终结药物继续损伤身体。但有些病症，需要继续给药且患者也能耐受，如抗肿瘤药物引起恶心呕吐，则可给予止吐药对抗症状。若药物引起患者过敏反应，应理解告知患者，日后患者可远离过敏原或者药物。

4. 某高血压高血脂患者，服用某药后，经检查发现肝功能异常，该药物是

A. 氨氯地平　　　B. 利福平　　　C. 维生素 C　　　D. 亚油酸

E. 缬沙坦

本题考点：常见的药源性疾病。能引起药源性肝疾病的药物是四环素类、他汀类、抗肿瘤药等，阿莫西林－克拉维酸钾、异烟肼－利福平的肝毒性比单个药严重，其原因是其中一种药能诱导 CYP450，增强另一种药物的毒性代谢产物。

5. 服用很多药物会引起药源性疾病，引起心律失常的药物的是

A. 胺碘酮　　　B. 阿米替林　　　C. 庆大霉素　　　D. 麻黄碱

E. 异丙肾上腺素

本题考点：常见的药源性疾病。能引起心律失常的药物有胺碘酮、普鲁卡因胺、钾盐等。

6. 下列说法不正确的是

A. 老人服药、儿童服药都应在他人帮助下完成

B. 使用细胞色素 C 等生化制剂之前，不需要做过敏试验

C. 使用普鲁卡因局麻药之前，需要做过敏试验

D. 使用新药，需要慎重使用，密切观察药效及药物毒性

E. 尽量减少联合用药，使用复方制剂一定要了解所含成分，避免不良的药物相互作用

本题考点：在使用青霉素类、头孢菌素类、细胞色数 C 以及普鲁卡因局麻药等药之前，需要询问患者的家族史和过敏史，做过敏试验。

二、B 型题（配伍选择题）

（7—9 题共用备选答案）

A. 缺少 G6PD 脱氢酶 　　　　　　B. 红细胞生化异常

C. 乙酰化代谢异常 　　　　　　　D. 与葡糖醛酸结合力低下

E. 不同性别、生理、心理以及精神等因素

7. 止痛药引起高铁血红蛋白血症

8. 氯霉素导致灰婴综合征

9. 应用伯氨喹后引起溶血性贫血

本题考点：坚持合理用药是药源性疾病防治的重要举措。

参考答案：1. E　2. E　3. E　4. B　5. A　6. B　7. B　8. D　9. A

三、药物流行病学在药品不良反应监测中的作用

【复习指导】这章节重点掌握药物流行病学的主要任务。

1. **药物流行病学的定义**　药物流行病学是临床药学与流行病学两个学科相互渗透，延伸而发展起来的新的医学研究领域。它是应用流行病学的原理和方法，研究人群中药物的利用及其效应的一门应用科学。

2. **药物流行病学的主要任务**　是研究和实施监测以及防止药品不良反应的方法，并且并不局限于在药物上市之后对其进行监测，该药物在临床以及临床前的研究分析和制作的阶段，同样的会对其产生监测。

（1）药品上市前临床试验的设计和上市后药品有效性再评价。

（2）上市后药品的不良反应或非预期作用的监测。

（3）国家基本药物的遴选（2009 年国家按照"防治必需、安全有效、价格合理、使用方便、中西药并重、基本保障、临床首选"的原则）。

（4）药物利用情况的调查研究。

（5）药物经济学研究。

3. **药物流行病学的主要研究方法**

（1）描述性研究：药物流行病学研究的起点就是描述性研究。把和该药物有联系的时间、人群、地区以及频率的分布等相关特征都进行描述，变动的趋势也在描述的范畴内。把同药物存在关联的引发变动的原因和线索进行对比，对于之后的分析性研究来说也能够建立起一个坚实的基础。涉及描述性研究的部分包括有生态学研究、病例研究和横断面调查。病例报告即可疑的药品不良反应的自发报告。在进行药品不良反应的调查过程里，对于某种类型的疾病以及具备某些特征的患者进行描述，这就是生态学研究的内容。而在特定的时间以

及范围内进行的同药物事件相关的研究也就是横断面调查。

（2）分析性研究：分析性研究可以筛选与检验病因假设，包括队列研究和病例对照研究。队列研究是将样本分为两个组，一组为暴露于某一药物的患者，同另外一组不暴露于该药物的患者进行对比观察，验证其结果的差异。队列研究可以是前瞻性研究，也可以是回顾性研究。

（3）实验性研究：按照随机分配的原则，把研究的人群分成了实验组和对照组，这就是实验性研究的内容。评价药物疗效和生物制品预防效果的根本方法，但是不能专门用于不良反应的确诊。随机对照试验是评价药物疗效和生物制品预防效果的根本方法，但是不能专门用于药品不良反应的确诊。

（4）其他研究方法：其他研究方法包括了病例交叉研究和病例 - 时间 - 对照研究。

4. 药物流行病学的应用　对特定人群（某种疾病患者的群体）的效应与价值进行的研究，也就是药物流行病学的研究。药物流行病学还能够利用药物的使用情况进行调查分析，以此来具体地获知该药物在大范围的群众中具体使用的情况是如何的，对于其用法、产生的效应和使用不当等方面的问题都进行具体的查询，以此来制定相应的措施改良这些情况，同时对于防御机制的建立也起到了一定的引导作用。

药物流行病学有其局限性，主要表现在两个方面：一方面，对于大量数据的研究是药物流行病学研究的基础，因此可以在进行研究时就建立起相应的数据库，使之能够在具体的研究过程里回顾之前的信息，不过这种大型的数据库在我们国家是十分匮乏的；另一方面，在和临床的随机试验进行比较之后可以获悉，在具体的研究设计的过程里，按照随机的原则去建立对照组是很难实现的，所以在选择研究的对象时，存在偏向性，因此不能够实现信息的精准度。

【同步练习】

一、A 型选择题（单项选择题）

1. 下列对国家基本药物遴选不正确的是

A. 基本药物能满足大部分人口卫生保健需要的药物

B. 基本药物在使用中首先选用的药物

C. 每一年对国家基本药物目录进行一次调整

D. 2009 年国家基本药物遴选原则是按照防治必需、安全有效、价格合理、使用方便、基本保障、临床首选

E. 遴选国家基本药物服务是药物流行病学的一项重要任务

本题考点：基本药物遴选的相关知识点。每 2 年对国家基本药物目录进行一次调整。

2. 列为国家重点监测药品不良反应报告范围的是

A. 上市 5 年内的药品　　　　　　B. 上市 4 年内的药品

C. 上市 3 年内的药品　　　　　　D. 上市 2 年内地药品

E. 上市 1 年内地药品

本题考点：上市 5 年内的药品列为国家重点监测药品不良反应。

二、X 型选择题（多项选择题）

3. 药物流行病学的主要任务是

A. 药物上市后的监测

B. 药物在临床的监测

C. 临床前的研制阶段中的监测

D. 研究和实施监测以及防止药品不良反应的方法

E. 国家基本药物的遴选

本题考点： 药物流行病学的主要任务。

4. 药物流行病学的研究方法主要有

A. 分析性研究　　　B. 描述性研究　　　C. 实验性研究　　　D. 对照性研究

E. 回顾性研究

本题考点： 药物流行病学的研究方法，主要有描述性研究、分析性研究和实验性研究。

5. 药物流行病学研究是以大量数据为基础的研究，包括

A. 用药补助计划数据库

B. 加拿大数据库

C. 欧洲各个国家的医学统计研究所

D. 初级的卫生服务数据库

E. 美国也要分析与调查计算机联网系统

本题考点： 药物流行病学研究的各类数据。

参考答案： 1. C　2. A　3. ABCDE　4. ABC　5. ABCDE

四、药物滥用与药物依赖性

【复习指导】这章节考生应重点掌握致依赖性药物的分类和特征，药物依赖性的治疗，这部分治疗方法是历年考试的重点中的重点，应着重复习这部分。

（一）精神性活性物质

精神活性物质包括了麻醉药品、精神药品、酒精、烟草以及挥发性溶剂等不同类型的物质。这类物质有以下共同的药理学特点：①反复的应用，机体敏感性减弱，呈耐受性或对其反应增强，呈现药物过敏化现象；②有强化作用即驱使用药者不间断反复用药的潜能；③连续反复的应用，导致机体对其产生适应状态，呈精神依赖性、生理依赖性以及渴求药物的现象。

1. **药物滥用**　在不是医疗目的的情况下，反复且没有节制地使用具有致依赖性潜能的精神活性物质。我国习惯称作"吸毒"。药物滥用会造成精神和身体的依赖，造成精神错乱和发生一些不正常的行为。药物滥用与医疗上的不合理用药不同，后者是指临床治疗过程中因用药适应证选择不当或无明确适应证、剂量过大或疗程过长，或配伍不合理等药物误用行为，导致所用药物治疗不仅未获预期效果，反而可能出现药物有害反应。此类用药一个很明显的特征就是反复且没有节制的过度使用，这样会导致药物依赖性，出现不正常的用药行为，即毒品滥用行为，因此造成了对身体的精神的伤害。

2. **药物的依赖性**　精神活性药物的一种特殊毒性就是药物依赖性，药物与机体相互作用所形成的一种特殊身体状态和精神状态。该类症状主要表现为定期或者是持续性地进行强迫性用药，目的是为了体会在药物使用过后的所产生的精神效应，抑或是为了避免引起身体的不适而拒绝暂停使用此类药物。在具体划分时可以分成精神和身体的依赖性两种类型。

（1）当持续且重复地使用药品时，身体会开始出现一种适应的状态，只要用药停止，那么人的身体所受到的损害会非常的强烈。用药者呈现很痛苦的感受以及生理功能紊乱甚至有可能危及生命，这也就是临床上所说的药物戒断综合征，该症状所表现出的临床特征依据滥用药品种类的不同，也会存在不同，但是都伴有渴望再次用药的心理状态和觅药的行为。很多生理依赖都可以采用药物替代疗法来基本消除各种症状。

（2）心理依赖性是精神依赖性的另一种说法，和身体依赖性之间存在很大的差异，只要产生了精神依赖性，那么就很难痊愈。精神依赖是由于滥用致依赖性药物对脑内奖赏系统产生反复的非生理性刺激所致的一种特殊精神状态。奖赏系统是指中脑－边缘多巴胺通路是产生奖赏效应的主要调控部位。精神依赖是一种以反复发作为特点的慢性脑病，使服药者产生幻觉、愉悦感以及很大的满足感。为了追求这种虚幻的精神感受，一般滥用者会表现出强烈的渴求，也会周期性强迫他自己觅药和用药。所以精神依赖产生就很难去除。

3. 药物耐受性　人的身体在长期持续的使用药品后，对于药品的反应，机体会呈现出越来越弱的情况，只有增加剂量才能够维持原本的效应。人体会对于药物产生耐受性，而耐受的程度也不是完全一致的，对于某些药物人体可能会迅速地产生耐受性，但是另一些就会相对减缓其产生的速度。人体的药物耐受性具有可逆性。人体的药物耐受性亦可能呈现交叉耐受性特征，也就是当人体对于某一种药物产生了耐受性之后，对于其他机制或者成分类似的药物在敏感度上也会同样降低。

（二）致依赖性药物的分类和特征

1. 致依赖性药物的分类　20世纪60年代初，联合国制定并通过《1961年麻醉药品单一公约》规定致依赖性作用很强的阿片类、可卡因类和大麻类药品按麻醉药品公约管制。麻醉药品特指上述在人群中易造成滥用的药品即毒品。1971年，联合国进一步制定并颁布《1971年精神药品公约》，上述两个规定苯丙胺类中枢兴奋药、镇静催眠药及致幻药纳入精神药品管制范畴。

（1）麻醉药品：麻醉药品是指连续使用后容易产生生理依赖性，能成瘾的药品。分类如下。①阿片类：阿片粗制品及其主要生物碱吗啡、可待因、二乙酰吗啡即海洛因以及人工合成麻醉性镇痛药哌替啶美沙酮和芬太尼等属于该范畴；②可卡因类：包括古柯树叶中的生物碱可卡因及其粗制品古柯叶和古柯糊；③大麻类：包括印度大麻、其粗制品大麻浸膏和主要成分四氢大麻酚。

（2）精神药品：作用于中枢神经系统，能让其兴奋或抑制，反复使用就会产生依赖性，按药理作用性质可分成以下几类。①镇静催眠药和抗焦虑药：如巴比妥类和苯二氮䓬类；②中枢兴奋药：如苯丙胺、右苯丙胺、甲基苯丙胺（冰毒）和亚甲二氧基甲基苯丙胺，俗称摇头丸、DMA，或迷魂药；③致幻药：如麦角二乙胺、苯环利定和氯胺酮（俗称"K"粉）等；④其他：包括烟草、酒精及挥发性有机溶剂等精神药品。

2. 致依赖性药物的依赖性特征

（1）阿片类：阿片类药物的镇痛作用及致欣快作用，常用于消除患者的剧烈疼痛。海洛因是目前全世界人群中滥用最为严重的毒品之一。海洛因具高度致依赖性特征，其制剂可通过鼻吸或注射使用。海洛因滥用可产生呼吸抑制、精神障碍、恶心呕吐及自发性流产等。过量海洛因会引起肌肉痉挛、瞳孔缩小呈针尖样、嘴唇和指甲发绀、舌头褪色等毒性反应。海洛因滥用静脉注射尚可造成病毒感染性疾病如乙肝、艾滋病的传播等严重后果。阿片类药物依赖性者一旦停药，即产生明显戒断综合征。

（2）中枢神经抑制药类：巴比妥类、苯二氮䓬类及水合氯醛等均属于中枢神经的抑制药。这类药物在医疗用药的一开始就会使用到，长期使用且增加用量的情况下，就会进入到依赖的状态。而若是长时间服用镇静剂，实际已经是中毒状态，会出现情绪不稳定、语言含糊、记忆力衰退、思维不清晰、肢体语言不协调等症状。

（3）大麻类：其中使用最为广泛的一种类型是印度大麻，大麻浸膏是粗制的产品。该物品的活性成分为大麻酚，而大麻酚的主要成分又是四氢大麻酚。大麻制品的通常是以吸入烟雾方式抽吸。一般 20mg 的四氢大麻酚就能明显影响人们的精神活动，会出现短程记忆受损、产生欣快感、情绪反常也可能无端发笑等现象。大麻滥用者对大麻制剂产生耐受性，出现较快，消失亦快。

（4）苯丙胺类兴奋药：苯丙胺类兴奋药曾用于消除疲劳和作为食欲抑制药用于治疗肥胖症。苯丙胺类药物的滥用可引起中毒性精神病，滥用的患者除了在精神上产生严重的依赖之外，身体上同样存在一定的依赖性，停止使用该药品之后，全身就会变得没有力气、萎靡不振、暴饮暴食以及睡眠时间过长等。

甲基苯丙胺和亚甲二氧基甲基苯丙胺滥用最广，通常经口服摄入，具很强的中枢神经兴奋作用，欣快效应甚强，成为目前国际上广泛滥用的新型毒品。

（5）可卡因：是古柯树叶中的活性成分，曾经被当作局部麻醉药在临床上应用。对于中枢神经系统，该物质能够明显地引起兴奋感，具有较强的滥用潜力。可卡因的精神依赖性潜力强，滥用者渴望用药。可卡因一般是以粉末状经鼻吸入，也可静脉注射用药获取更大的药物效应。但是频繁经鼻吸入，容易导致鼻中隔坏死或者鼻黏膜炎症出现。

（6）致幻剂：让人对现实的真实性产生各种奇妙虚假的感知的精神活性物质。其中被广为滥用的氯胺酮，有滥用者将氯胺酮与海洛因、大麻等毒品一起使用，导致毒品间相互作用并由此产生较各自单独使用更为严重的中毒反应，甚至致死。麦角二乙胺（LSD）曾作为镇痛药用于临终患者或心理疗法的辅助用药等，但效应尚不确定。滥用后会产生特殊的心理效应，包括幻觉（呈异常视觉效应）、焦虑、偏执、抑郁，甚至促发精神异常，导致突发事故与自杀的危险。

（三）药物滥用的危害

精神活性药物的滥用以及因此而造成的药物依赖性，无论是对于个人还是社会都有着很大的危害，已成为世界各国民众共同关注的严重社会问题。

1. 对个人的危害　①滥用药物过量，常致中毒死亡；②降低机体免疫力，引发各种感染；③药物滥用者身心健康遭受摧残。

2. 对社会的危害　药物滥用除了对于该药物产生依赖的患者本身造成伤害之外，对于患者的家庭同样也会造成极大的伤害，严重的情况甚至会对整个社会的安定都有影响。①破坏家庭生活和社会稳定；②损害国家经济，阻碍社会发展。

（四）药物依赖性的治疗

对药物依赖性患者进行治疗，应该实施个体化治疗方案。

1. 药物依赖性治疗原则　药物或毒品滥用的治疗目标包括控制戒断症状、预防复吸与回归社会 3 个方面。目前控制戒断症状的方法较为成熟，但消除精神依赖性、预防复吸尚缺少有效的方法。控制戒断症状，目前主要有替代疗法、非替代疗法和对症治疗。预防复吸与回归社会主要针对吸毒者对精神活性物质的心理渴求进行治疗。当前国内外预防复吸的模式主要有 3 种：①使用阿片受体阻断药纳曲酮；②用美沙酮终身替代；③以康复治疗为目的的社区治疗模式。

2. 阿片类药物的依赖性治疗

（1）美沙酮替代治疗：美沙酮系合成的阿片类镇痛药，是目前用作阿片类药物如海洛因依赖性患者替代递减治疗的主要药物。美沙酮脱瘾法有助海洛因和吗啡成瘾者在短时间内，在无太大的痛苦折磨情况下进行脱毒状态，可用于哌替啶和可待因的脱毒。美沙酮替代治疗只能相对地减轻戒断症状，治疗过程中还可能有一些戒断症状出现，应依靠心理治疗和对症治疗，逐渐减少替代药物，不应临时加用美沙酮或其他麻醉药品。

美国 FDA 对美沙酮脱瘾治疗分为：①短期脱瘾治疗，时间不超过 30 天；②长期脱瘾治疗，时间不超过 180 天。我国制定的脱瘾治疗原则选用 10 天的脱瘾方案。

（2）可乐定治疗：可乐定是肾上腺素受体激动药，对于中枢神经系统蓝斑核神经元去甲肾上腺素能神经冲动的传导能够进行有效地抑制，节前交感神经活动同样能够得到抑制。脱毒过程中应注意观察患者血压和心率，长期使用过程中突然停药，可能出现反跳性高血压、头痛、恶心等不良反应。可乐定在脱毒方面的应用是安全有效的，目前，第二代 a 肾上腺素受体激动药洛非西定，已经作为美沙酮递减后的门诊脱毒药物使用。

（3）东莨菪碱综合戒毒法：东莨菪碱不仅能减轻或逆转吗啡耐受，控制吗啡成瘾的戒断症状，还会促进毒品的排泄。东莨菪碱和美沙酮、可乐定相比，具有明显的优势，它不成瘾还能快速控制戒断症状，并经住院治疗脱失率低，部分可减轻精神依赖。

（4）预防复吸：脱瘾后服用长效阿片受体阻滞药纳曲酮可以防止吸毒引起的欣快感，起到屏障作用。坚持服用纳曲酮是预防患者复吸的好方法。

（5）心理干预和其他疗法：通过厌恶、认知疗法和心理矫治有助于成瘾者的脱瘾和预防复吸。药物脱毒治疗仅仅是药物依赖治疗重要的第一步。康复治疗是药物依赖治疗的关键环节。

3. 可卡因和苯丙胺类依赖性的治疗　可卡因和苯丙胺类戒断症状较轻，一般不需要治疗戒断反应，对出现的精神异常症状，可用多巴胺 D_2 受体阻断药氟哌啶醇治疗；停药后的抑郁症状可用地昔帕明治疗。

4. 镇静催眠药依赖性的治疗　镇静催眠药产生依赖性可用慢弱类镇静催眠药或抗焦虑药治疗，也可用递减法逐步脱瘾。

（五）药物滥用的管制

近年来滥用药物种类日趋增多，多药滥用现象严重。国内外已采取有效措施积极应对药物滥用问题。

1. 国际药物滥用的管制　在联合国主持下分别制定了《1961 年麻醉药品单一公约》《1971 年精神药物公约》以及 1972 年签署的《经"修正 1961 年麻醉药品单一公约议定书"》，这些麻醉品和精神药物国际管制公约在指导国际药物滥用管制方面发挥了重要作用。联合国 1981 年通过关于"国际药物滥用管制战略"，提出以下战略措施：①把药品管制系统进行完善；②合理用药作为前提下，让麻醉药品和精神药品的供需达到平衡；③断绝非法来源的药物供应；④降低药物的非法贩运；⑤降低对于非法药品的需求，防止不恰当地或非法使用合法药品；⑥使药物滥用者得到治疗和康复，并重返社会。

2. 我国药物滥用的管制　我国于 20 世纪 80 年代先后制定了《麻醉药品管理办法》和《精神药品管理办法》，2005 年 11 月又颁布《麻醉药品和精神药品管理条例》。

20 世纪 90 年代初，我国成立国家禁毒委员会，统一负责禁毒事务，加强对贩毒、吸毒的控制，使毒品蔓延得以遏制。我国政府十分重视有关防控药物滥用的社会性宣传教育，提高公众对毒品危害的认识，自觉抵制毒品，是有效制止药物滥用的基础。

【同步练习】

一、A 型选择题（单项选择题）

1. 下列治疗中，不属于阿片类药物依赖性治疗的是

A. 东莨菪碱戒毒法 　　　　　　　 B. 美沙酮替代疗法

C. 可乐定治疗 　　　　　　　　　 D. 心理干预

E. 丁螺环酮抑制觅药渴求

本题考点：阿片类药物的依赖治疗的典型案例。

2. 以下不属于精神药品的是

A. 可待因 　　　 B. 吗啡 　　　 C. 可卡因 　　　 D. 大麻

E. 苯巴比妥

本题考点：麻醉药品和精神类药品类别的区分。

3. 下列不属于精神活性物质的是

A. 烟草 　　　 B. 酒精 　　　 C. 麻醉药品 　　　 D. 精神药品

E. 放射性药品

本题考点：放射性药品不属于精神活性物质。

二、B 型题（配伍选择题）

（4—6 题共用备选答案）

A. 身体依赖性 　　 B. 药物滥用 　　 C. 药物耐受性 　　 D. 交叉依赖性

E. 精神依赖性

4. 长期使用麻醉药品，机体对药物的适应状态属于

5. 非医疗性质反复使用麻醉药品属于

6. 人体重复用药引起的身体对药物反应性下降属于

本题考点：考查考生对于身体依赖性、药物滥用、药物耐受性、交叉耐受性概念的理解。

　　参考答案：1. E 　2. ABCD 　3. E 　4. A 　5. B 　6. C

第9章 药物体内动力学过程

一、药动学参数及其临床意义

【复习指导】本部分内容较简单，历年偶考。了解药动学房室模型和药动学常见参数，速率常数、生物半衰期、表观分布容积、清除率的定义及其临床应用。

（一）药动学基本概念、房室模型分类及临床意义

药动学是采用数学处理方法结合动力学原理，定量地描述药物在体内的动态变化规律的一门学科。药物通过各种途径给药进入体内，其吸收、分布、代谢、排泄（即 ADME）过程均存在"量时"变化或"血药浓度经时"变化。为了分析药物在体内转运的动态规律，将身体视为一个系统，系统内部按动力学特点分为若干室，这样的模型称为**房室模型**。房室模型包括 3 种，即单室模型、双室模型和多室模型。其中应用广泛的为单室模型和双室模型，其数学处理上较为简单，而多室模型处理相当繁琐。所以从实际应用来看，模拟房室一般不宜多于 3 个。房室的划分具有相对性、抽象性和客观性。由于实验条件或数据处理能力不同，对于同一药物、同一机体可能采用不同的房室模型。

（1）**单室模型**：药物进入体内后，以相同或相似的转运速率迅速转移至全身各组织部位，在血液与各组织脏器之间达到动态平衡。此时把整个机体视为一个房室，称为单室模型。

（2）**双室模型**：药物进入体内后，一部分能很快进入机体某些部位，一部分需要一段时间方能进入，按照速度论的观点将机体划分为药物分布均匀程度不同的两个独立系统，即双室模型。一般情况将血液及血流供应充沛的组织如心、肝、肾、肺、内分泌腺及细胞外液等划为一室，称为中央室；将血流供应较少的组织，如肌肉、皮肤、脂肪组织等药物的分布比较缓慢的划为一室，称为周边室。

（二）药动学参数

1. 速率常数及其临床意义　一级速率过程是指药物在体内某部位的转运速率与该部位的药量或血药浓度的一次方成正比。零级速率过程是指药物的转运速率在任何时间都是恒定的，与药物量或浓度无关。速率常数用来描述这些过程速度与浓度的关系，它是药动学的特征参数。速率常数越大，体内过程进行得越快。速率常数有多种，如尿药排泄速率常数 k_u、一级吸收速率常数 k_a、一级总消除速率常数 k。一级速率常数用"时间"的倒数为单位，如 $\min^{-1}$ 或 h^{-1}。零级速率常数单位是"浓度/时间"。

药物消除速率常数具有加和性，体内总消除速率常数 k 是代谢速率常数 k_b、肾排泄速率常数 k_e 及胆汁排泄速率常数 k_{bi} 之和：

$$k = k_b + k_e + k_{bi} + \cdots \tag{9-1}$$

2. 生物半衰期及其临床意义　**生物半衰期**指药物在体内的量或血药浓度降低一半所需要的时间，以 $t_{1/2}$ 表示，单位"时间"。生物半衰期是衡量一种药物从体内消除快慢的指标。一般情况下，$t_{1/2}$ 短的药物其代谢快、排泄快；$t_{1/2}$ 长的药物其代谢慢、排泄慢。药物的消除过程若为零级动力学，其在体内的消除速度将取决于剂量的大小，药物的生物半衰期将随剂量的增大而延长。由于不同个体的生理和病理情况不同，当同一药物作用于不同个体时，$t_{1/2}$ 可能发生变化，因此应根据患者的具体情况制定个体化给药方案，如地高辛类等治疗浓度范围

窄的药物是非常必要的。若患者需要联合用药，药物的 $t_{1/2}$ 也可能发生改变，也应根据具体情况相应调整给药方案。

3. 表观分布容积及其临床意义　**表观分布容积**是指药物在体内达到动态平衡时，体内药量与血药浓度间相互关系的一个比例常数，用 V 表示。它可以设想为体内的药物按血浆浓度分布时，所需要体液的理论容积。

$$V = X/C \qquad (9-2)$$

式中，X 为体内药物量，V 为表观分布容积，C 为血药浓度。表观分布容积的单位通常以"L"或"L/kg"表示，药物的分布容积大小与很多因素相关，如药物的脂溶性、膜通透性、组织分配系数及药物与血浆蛋白等生物物质的结合率等。一般情况下，极性大或水溶性的药物不容易透过细胞膜进入细胞内或脂肪组织内，其血药浓度相对较高，表观分布容积较小；脂溶性高的药物组织亲和力较大，其血药浓度相对较低，表观分布容积较大，甚至超过体液总体积。除此之外表观分布容积还与个体的生理和病理情况有关。

4. 清除率的解释及其临床意义　**清除率**是指机体或机体内某些消除器官、组织在单位时间内能清除掉相当于多少体积的流经血液中的药物，即单位时间内从体内消除的药物表观分布容积，清除率常用"Cl"表示。Cl 是表示从血液或血浆中清除药物的速率或效率的药动学参数，单位用"体积/时间"表示，在临床上主要体现药物消除的快慢。计算公式为：

$$Cl = kV \qquad (9-3)$$

例如，某药物的血药浓度是 0.25 mg/ml，其消除速度为 20 mg/min，则每分钟被清除的容积为 20/0.25 = 80（ml/min）。清除率表示从血液中清除药物的速率或效率，并不表示被清除的药物量。

Cl 具有加和性，多数药物以肝的生物转化和肾的排泄两种途径从体内消除，此时药物的 Cl 等于肝清除率 Cl_h 与肾清除率 Cl_r 之和：

$$Cl = Cl_h + Cl_r \qquad (9-4)$$

【同步练习】

一、A 型题（最佳选择题）

1. 下列有关药物表观分布容积的叙述中，叙述正确的是

A. 表观分布容积表明药物在体内分布的实际容积

B. 若药物在血浆中浓度小则表观分布容积大

C. 表观分布容积具有生理学意义

D. 表观分布容积的单位通常以 L/h 表示

E. 表观分布容积不可能超过体液量

本题考点：药物的体内动力学过程中表观分布容积。是指给药剂量或体内药量与血浆药物浓度的比值，其单位为 L 或 L/kg。表观分布容积的大小可以反映药物在体内的分布情况。表观分布容积不代表药物在体内的真正容积，不具有生理学和解剖学意义。

2. 静脉注射某药，$X = 60$ mg，若初始血药浓度为 15 μg/ml，其表观分布容积 V 为

A. 20 L　　　　　B. 4 ml　　　　　C. 30 L　　　　　D. 15 L

E. 4 L

本题考点：表观分布容积 $V = X/C$，带入公式计算得 4 L。

3. 下列关于生物半衰期表述错误的是

A. 生物半衰期的长短与药物排泄速度有关

B. $t_{1/2}$ 短的药物排泄慢

C. 指药物在体内的量或血药浓度降低一半所需要的时间

D. 常以 $t_{1/2}$ 表示，单位"时间"

E. 代谢快、排泄快的药物，其 $t_{1/2}$ 短

本题考点：半衰期的意义。代谢快、排泄快的药物，其半衰期短，排泄慢的药物，其半衰期长。

4. 药物的半衰期主要用于衡量药物的

A. 吸收的速度   B. 消除的速度   C. 分布的速度   D. 给药的途径

E. 药物的溶解度

本题考点：半衰期的意义。半衰期是指药物在体内的药物量或血药浓度降低一半所需要的时间，是衡量一种药物从体内消除快慢的指标。

二、B型题（配伍选择题）
（5—6题共用备选答案）

A. 单室模型药物   B. 生物利用度   C. 生物半衰期   D. 表观分布容积

E. 双室模型药物

5. 在体内各组织器官中迅速分布并迅速达到动态分布平衡的药物是

6. 体内药量 X 与血药浓度 C 的比值

本题考点：药物的体内动力学过程中涉及的重要名词。

参考答案： 1. B   2. E   3. B   4. B   5. A   6. D

二、房室模型

【复习指导】本部分内容较难，历年偶考。了解单室模型静脉注射、静脉滴注、血管外给药的药动学方程、基本参数求算及临床意义；了解双室模型静脉注射、静脉滴注、血管外给药的药动学参数的意义。

（一）单室模型

1. 静脉注射的药动学方程、基本参数求算及临床意义

（1）血药浓度与时间的关系：单室模型药物静脉注射给药后，在体内没有吸收过程，能迅速完成分布，药物只有消除过程，药物的消除速度与该时刻体内的药物量（或药物浓度）成正比。其体内过程的动力学模型如图9-1所示。

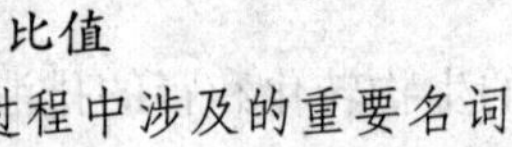

$$X_0 \longrightarrow \boxed{X = CV} \xrightarrow{k}$$

图9-1 单室模型静脉注射给药示意图

图9-1中，X_0 为静脉注射的给药剂量，X 为 t 时刻体内药物量。单室模型静脉注射给药后，按一级动力学消除，药物从机体消除的速率方程为：

$$-\frac{\mathrm{d}X}{\mathrm{d}t} = kX \tag{9-5}$$

式中，$-\dfrac{\mathrm{d}X}{\mathrm{d}t}$ 为药物的消除速度，k 为消除速度常数，负号表示体内药量 X 随时间 t 的不断减少。

从（9-5）式可推出下面的公式：

$$X = X_0 \cdot e^{-kt} \tag{9-6}$$

$$C = C_0 \cdot e^{-kt} \tag{9-7}$$

$$\lg C = -\frac{k}{2.303}t + \lg C_0 \tag{9-8}$$

其中，式（9-7）是由（9-6）两端除以表观分布容积 V 得到的，即 $C = X/V$，$C_0 = X_0/V$。表示单室模型静脉注射给药，血药浓度随时间变化的指数函数表达式。

（2）基本参数求算：据（9-8）式可知，药物浓度在体内随时间的变化规律取决于表观一级消除速率常数 k 和初始浓度 C_0。当静脉注射给药以后，测得不同时间 t_i 的血药浓度 C_i，以 $\lg C$ 对 t 作图，可得一条直线，如图9-2所示，采用最小二乘法作直线回归，可求得斜率 b 和截距 a，根据直线斜率（$-k/2.303$）和截距（$\lg C_0$）求出 k 和 C_0。

$$k = -2.303b \tag{9-9}$$

$$C_0 = \lg^{-1} a \tag{9-10}$$

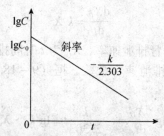

图9-2　单室模型静脉注射给药血药浓度对时间的半对数图

（3）其他参数求算

①半衰期（$t_{1/2}$）

$$t_{1/2} = \frac{0.693}{5} \tag{9-11}$$

据（9-11）式可见，药物的半衰期与消除速率常数成反比。半衰期除了与药物本身的特性有关外，还与患者机体条件有关，如肾功能不全或肝功能受损者，均可使药物的半衰期延长。

②表观分布容积（V）

$$V = \frac{X_0}{C_0} \tag{9-12}$$

据（9-12）式可见，X_0 为静注剂量，C_0 为初始浓度，可由（9-8）式回归直线方程的截距求得 C_0，代入上式即可求出 V。

③血药浓度时间曲线下面积（AUC）

据（9-7）：

由：

$$AUC = \int_0^\infty C\mathrm{d}t \tag{9-13}$$

解得：

$$AUC = \frac{C_0}{k} \tag{9-14}$$

$$AUC = \frac{X_0}{kV} \qquad (9-15)$$

据（9-14）和（9-15）得知，AUC 与 k 和 V 成反比，当给药剂量 X_0、表观分布容积 V 和消除速率常数 k 已知时，利用上式即可求出 AUC。

④体内总清除率（Cl）：药物**体内总清除率**是指机体在单位时间内能清除掉相当于多少体积的流经血液中的药物。Cl 与消除速率常数及表观分布容积成正比。

公式：
$$Cl = kV \qquad (9-16)$$

据（9-15）整理得：

$$Cl = \frac{X_0}{AUC} \qquad (9-17)$$

2. 尿药排泄数据法的药动学方程、特点　在某些情况下，血药浓度测定比较困难，如缺乏精密度、高灵敏度的药物定量测定方法；血液中存在干扰血药浓度检测的物质；药物用量甚微，血浓度过低；用药对象不方便进行多次采血等，此时可以考虑采用尿药排泄数据进行动力学分析。通过尿排泄数据求算动力学参数的前提要求是该药大部分以原形从尿中排泄，并且药物经肾排泄过程符合一级动力学过程。尿药排泄速度与时间的关系如下。

静脉注射某一单室模型药物，其原形药物经肾排泄的动力学过程，可表示为：

$$\frac{dX_U}{dt} = k_e X \qquad (9-18)$$

式中，dX_U/dt 为原形药物经肾排泄速率，X_U 为 t 时间排泄于尿中原形药物累积量，X 为 t 时间体内药物量，k_e 为一级肾排泄速率常数。据（9-18）、（9-6）式整理后两边取对数得：

$$\lg \frac{dX_U}{dt} = -\frac{k}{2.303}t + \lg k_e \cdot X_0 \qquad (9-19)$$

以 $\lg \dfrac{dX_U}{dt} \rightarrow t$ 作图，得一直线，如图9-3所示，该直线的斜率与血药浓度法（$\lg C \rightarrow t$ 作图）所得斜率相同。通过直线斜率即可求出药物的消除速率常数，所以药物的消除速率常数既可以从血药浓度得到，也可以从尿药排泄速度数据得到。若将直线外推与纵轴相交，即得该直线截距的对数坐标 A，则：

$$k_e = \frac{A}{x_0} \qquad (9-20)$$

因此，通过该直线的截距即可求出肾排泄速率常数 k_e。

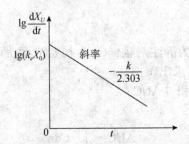

图9-3　单室模型静脉注射尿药排泄速率－时间半对数图

理论上，dX_U/dt 应为 t 时间的瞬时尿药排泄速度，在现实应用中只能在某段间隔时间

$t_1 \rightarrow t_2$ 内收集尿液，以该段时间内排泄的原形药物量 $x_{u2} - x_{u1}$ 即 ΔX_u 除以该段时间 $t_2 - t_1$ 即 Δt，得到一个平均尿药速度 $\Delta X_u / \Delta t$。该平均尿药速度对该集尿期的中点时间作图，可以近似地看作该集尿时间内，其中点时间的瞬时尿药速度。因此：

$$\lg \frac{\Delta X_U}{\Delta t} = -\frac{k}{2.303}t + \lg k_e \cdot X_0 \tag{9-21}$$

$$\frac{\Delta X_U}{\Delta t} = （尿药浓度）\times （尿液体积/集尿间隔时间）$$

3. 静脉滴注给药

（1）血药浓度与时间关系：**静脉滴注**是以缓慢、近乎恒定速度向血管内给药的一种方式。在滴注时间之内，药物以恒定速度 k_0 进入血液循环，同时药物又以一级速率常数 k 从体内消除。当输液滴注完全以后，体内则只存在消除过程。在 $0 \leq t \leq T$ 时间内，体内药物量一方面以 k_0 恒速增加，另一方面从体内消除，药物的消除速度与当时体内药物量的一次方成正比。用微分方程表示为：

$$\frac{\mathrm{d}X}{\mathrm{d}t} = k_0 - kX \tag{9-22}$$

$$X = \frac{k_0}{k}（1 - e^{-kt}） \tag{9-23}$$

$$C = \frac{k_0}{kV}（1 - e^{-kt}） \tag{9-24}$$

式中，$\mathrm{d}X/\mathrm{d}t$ 为体内药物量 X 的瞬间变化率；k_0 为零级静脉滴注速率；k 为一级消除速率常数。式（9-23）（9-24）即为单室模型静脉滴注给药，体内药量 X 或血药浓度 C 与时间 t 的函数关系式。

（2）稳态血药浓度：单室模型药物静脉滴注时，随着药物不断进入体内，血药浓度逐渐上升，然后趋近于一个恒定水平浓度，此时的血药浓度值称为**稳态血药浓度或坪浓度**，用 C_{ss} 表示。在达到稳态血药浓度时，药物的输入速度等于药物的消除速度。

据式（9-24），当 $t \rightarrow \infty$ 时，$e^{-kt} \rightarrow 0$，$（1 - e^{-kt}） \rightarrow 1$，血药浓度 C 用 C_{ss} 来表示，即单室模型静脉滴注给药稳态血药浓度公式：

$$C_{ss} = \frac{k_0}{kV} \tag{9-25}$$

从上式中可以看出，稳态血药浓度与静滴速度 k_0 成正比。

静脉滴注时，达坪浓度以前的血药浓度 C 一直小于 C_{ss}，期间任何时间的 C 值可用 C_{ss} 的某一分数来表示，即**达坪分数**，用 f_{ss} 表示。

$$f_{ss} = 1 - e^{-kt} \tag{9-26}$$

从上式可见，k 越大，滴注时间越长，f_{ss} 趋近于 1 越快，即达到坪浓度越快。$t_{1/2} = 0.639/k$，k 越大，药物的 $t_{1/2}$ 越短，达坪时间越快。若用 $t_{1/2}$ 的个数 n 来表示时间，则不论 $t_{1/2}$ 长短如何，何种药物，其达坪浓度某一分数所需要的 n 都相同。

$$n = -3.32 \lg （1 - f_{ss}） \tag{9-27}$$

式中，n 表示静脉滴注给药达到坪浓度某一分数所需 $t_{1/2}$ 的个数。由上式即可求出任何药物达 C_{ss} 某一分数 f_{ss} 所需的时间，即半衰期的个数，见表 9-1。

表9-1　静脉滴注半衰期的个数与达坪浓度分数的关系

半衰期个数（n）	达稳态浓度（C_{SS}%）	半衰期个数（n）	达稳态浓度（C_{SS}%）
1	50	5	96.875
2	75	6	98.437
3	87.5	6.64	99
3.32	90	7	99.22
4	93.5	8	99.61

4. 静脉滴注负荷剂量的意义　在静脉滴注开始时，血药浓度与稳态浓度的差距很大，若药物的半衰期＞0.5小时，则达稳态的95%需要2.16小时以上。因此在滴注开始时，需要静注一个负荷剂量，使血药浓度迅速达到或接近 C_{ss}，然后以静脉滴注来维持该浓度。负荷剂量又称为首剂量，公式：

$$X_0 = C_{ss}V \tag{9-28}$$

静脉滴注负荷剂量后，以恒速静脉滴注，体内药量的经时变化公式可用（9-6）和（9-23）之和来表示，得

$$X = X_0 e^{-kt} + \frac{k_0}{kV}(1 - e^{-kt}) \tag{9-29}$$

以 $C_{ss}V$ 取代 X_0，$C_{ss}Vk$ 取代 k_0，得

$$X = C_{ss}V \tag{9-30}$$

据上式可知静脉注射负荷剂量后，以恒速滴定形式继续给药，体内的药量在整个过程中是恒定不变的。

5. 单室模型血管外给药

（1）血药浓度与时间的关系：药物除了直接通过血管给入血液循环外，还可以通过血管外给药，如肌内注射、口服等给药方式。血管外给药存在吸收过程，药物逐渐进入血液循环。药物的吸收和消除常用动力学一级速度过程表示，如图9-4所示。

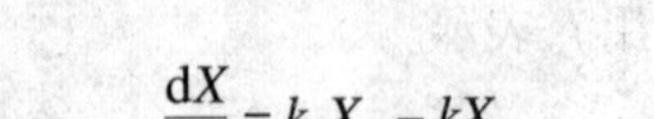

$$X_0 \xrightarrow{F} \boxed{X_0} \xrightarrow{k_a} \boxed{X} \xrightarrow{k}$$

图9-4　单室模型血管外给药示意图

图中，X_0 是给药剂量；F 为吸收率；X_a 为吸收部位的药量；k_a 为一级吸收速率常数；X 为体内药量；k 为一级消除速率常数。

血管外给药的一级吸收模型中，体内药物的变化速度等于吸收速度与消除速度之差，即：

$$\frac{dX}{dt} = k_a X_a - kX \tag{9-31}$$

由于血管外给药，药物吸收不一定很充分，所以习惯上在给药剂量 X_0 项前加上吸收系数 F（$0 \leqslant F \leqslant 1$），表示吸收与剂量的分数值，即吸收率。也称为狭义的生物利用度公式：

$$X = \frac{k_a F X_0}{(k_a - k)}(e^{-kt} - e^{-k_a t}) \tag{9-32}$$

（2）残数法求算吸收速度常数：残数法是药物动力学中把一条曲线分段分解成若干指数函数的一种常用方法，又称羽毛法、剩余法等。一般来说，血药浓度曲线由多项指数式表示时，均可用残数法求出各指数项中的参数。

公式:

$$C = \frac{k_a F X_0}{V(k_a - k)}(e^{-kt} - e^{-k_a t}) \tag{9-33}$$

假设 $k_a > k$, 若 t 充分大时, $e^{-k_a t}$ 首先趋于零, 则可简化为

$$C = \frac{k_a F X_0}{V(k_a - k)} e^{-kt} \tag{9-34}$$

上式描述血药浓度 – 时间曲线的吸收后相 (此时已不再存在吸收) 取两端对数可得:

$$\lg C = -\frac{k}{2.303} t + \lg \frac{k_a F X_0}{V(k_a - k)} \tag{9-35}$$

以血药浓度对时间作图得二项指数曲线, 其尾端为一条直线, 直线的斜率为 $-\frac{k}{2.303}$, 此直线外推至零时间的截距为 $\lg \frac{k_a F X_0}{V(k_a - k)}$, 如图 9 – 5, 因此, 从直线的斜率可求出消除速率常数 k。

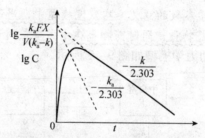

图 9 – 5 单室模型血管外给药后血药浓度、残数浓度曲线图

若 F、V 已知, 从截距中可继续求出 k_a, 一般情况 F、V 是未知的, 此时可用残数法求出吸收速率常数 k_a。整理后可得

$$\lg C_r = -\frac{k_a}{2.303} t + \lg \frac{k_a F X_0}{V(k_a - k)} \tag{9-36}$$

其中, C_r 为残数浓度, $\lg C_r \to t$ 作图, 得 "残数线", 该直线的斜率为 $-\frac{k_a}{2.303}$, 截距为 $\lg \frac{k_a F X_0}{V(k_a - k)}$。

为保证残数线能作出, 必须在吸收相内多次取样。一般不少于 3 点为宜; 在 $k_a \geqslant k$ 的前提下, 取样时间 t 应充分大, 才能使 $e^{-k_a t} \to 0$。

(二) 双室模型

1. 静脉注射给药的药动学参数的意义 部分药物静脉注射给药后, 血药浓度 – 时间曲线呈双指数下降, 分为分布和消除两个一级过程之和。即药物先进入中央室并分布平衡, 再逐渐在中央室与周边室之间进行可逆性的转运, 其体内动力学过程模型如图 9 – 6 所示。

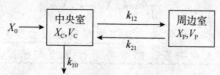

图 9 – 6 双室模型静脉注射给药示意图

图中，X_0 为静脉注射给药剂量；X_C 为中央室的药量；X_P 为周边室的药量；V_C 为中央室表观分布容积；V_P 为周边室表观分布容积，k_{12} 为药物从中央室向周边室转运的速率常数；k_{21} 为药物从周边室向中央室转运的速率常数；k_{10} 为药物从中央室消除的一级速率常数。

双室模型药物血药浓度与时间的关系为：

$$C = \frac{X_0 \ (\alpha - k_{21})}{V_c \ (\alpha - \beta)} \cdot e^{-\alpha t} + \frac{X_0 \ (k_{21} - \beta)}{V_c \ (\alpha - \beta)} \cdot e^{-\beta t} \tag{9-37}$$

简化后得

$$C = A \cdot e^{-\alpha t} + B \cdot e^{-\beta t} \tag{9-38}$$

α 称为分布相混合一级速度常数或快配置速度常数；β 称为消除相混合一级速率常数或称为慢配置速度常数。α 和 β 又称混杂参数，α 和 β 分别代表着两个指数项即药物体内分布相和消除相的特征。在实际应用中，定时采集血样测定血样浓度，作血药浓度－时间曲线能反映药物在体内的分布和消除特征，亦可采用残数法求出 α、β、A 和 B。必须注意的是取样时太迟或太少都有可能错过分布相。

2. 静脉滴注给药的药动学参数的意义　在双室模型中，当静脉滴注给药时，药物以恒定速度 k_0 逐渐进入中央室补充药物量，同时药物也在中央室与周边室转运及从中央室消除。双室模型药物静脉滴注给药的动力学模型如图 9－7 所示。

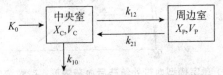

图 9－7　双室模型静脉滴注给药示意图

图中 k_0 为静脉滴注给药的速度；X_C、X_P、V_C、V_P、k_{12}、k_{21}、k_{10} 等符号与双室模型静脉注射给药的意义相同。

从上图可看出，剂量为 X_0 的，药物在 T 时间内，以恒速 $k_0 = X_0/T$ 进入中央室，中央室内药量产生 4 种变化：

①从体外以恒速（零级速率）输入；②从中央室以 k_{12} 的一级速率常数向周边室转运；③以 k_{10} 的一级速率常数从中央室消除；④从周边室以 k_{21} 的一级速率常数向中央室转运。

周边室内药物量 X_P 产生 2 种变化：

①以 k_{12} 一级速率常数从中央室进入周边室；②以 k_{21} 的一级速率常数从周边室返回中央室。

各隔室间药物的转运速率式为：

$$\frac{dX_C}{dt} = k_0 + k_{21}X_p - (k_{12} + k_{10}) \ X_C \tag{9-39}$$

$$\frac{dX_p}{dt} = k_{12}X_C - k_{21}X_p \tag{9-40}$$

3. 血管外给药的药动学参数的意义　双室模型药物以血管外途径给药时，药物首先通过胃肠道或肌肉等吸收部位进入中央室，然后再进行分布和消除。血管外途径给药的双室模型，见图 9－8。

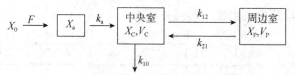

图 9 – 8　双室模型血管外给药示意图

图中，X_0 为给药剂量；F 为吸收率；X_a 为吸收部位的药量；k_a 为一级吸收速率常数；X_C 中央室内药物量；X_P 为周边室内药物量，X_P、V_C、V_P、k_{12}、k_{21} 和 k_{10} 等符号与双室模型静脉注射给药的意义相同。双室模型药物以血管外途径给药各房室药物转运式：

$$\frac{\mathrm{d}X_a}{\mathrm{d}t} = -k_a X_a \tag{9-41}$$

$$\frac{\mathrm{d}X_C}{\mathrm{d}t} = k_a X_a - (k_{12} + k_{10}) X_C + k_{21} X_p \tag{9-42}$$

$$\frac{\mathrm{d}X_P}{\mathrm{d}t} = k_{12} X_C - k_{21} X_p \tag{9-43}$$

式（9 – 41）中，$\dfrac{\mathrm{d}X_a}{\mathrm{d}t}$ 为吸收部位药物变化速率；式（9 – 42）中，$\dfrac{\mathrm{d}X_C}{\mathrm{d}t}$ 为中央室药物的转运速率；式（9 – 43）中，$\dfrac{\mathrm{d}X_P}{\mathrm{d}t}$ 为周边室药物的转运速率。

（三）多剂量给药

1. **多剂量函数**　多剂量给药又称重复给药，重复给药可能存在两种情况：①第一次给药后可能达到治疗浓度，但药物在体内的消除较快，第二次给药前体内的药物基本被完全消除；②第一次给药后血药浓度可能达到有效浓度或尚未达到有效浓度，但由于第二次给药前体内的药物尚未完全清除，所以后一次给药使体内的药量在前一次的基础上逐渐累积，经过多次累积后体内的血药浓度达到稳定并维持在有效范围内。达稳态后体内药物的消除速率相当于给药速率。本节主要对于第二种情况加以讨论。

对于符合单室模型按一级过程处置的药物，连续多次静脉注射给药后，血药浓度呈现出有规律的波动。若每次静脉注射给药剂量为 X_0，给药间隔时间为 τ，二次给药时，体内药物量即为给第二个剂量后体内最大药物量 $(X_2)_{\max}$ 与第一个剂量在体内剩余量 $(X_1)_{\min}$ 之和，依次类推，整理后得：

$$r = \frac{1 - e^{-nk\tau}}{1 - e^{-k\tau}} \tag{9-44}$$

即

$$r = \frac{1 - e^{-nk_i\tau}}{1 - e^{-k_i\tau}} \tag{9-45}$$

式（9 – 45）称为**多剂量函数**，n 为给药次数，k_i 为一级速率常数。

2. **第 n 次给药后血药浓度与时间关系式**　重复给药后的血药浓度 – 时间关系，可在单剂量给药后的血药浓度 – 时间方程式中，将每一个指数项乘以多剂量函数即可。多剂量函数的速率常数与指数项的速率常数相同。如单室模型静脉注射重复给药血药浓度与时间的关系为：

$$C_n = \frac{X_0}{V} \cdot \frac{1 - e^{-nk\tau}}{1 - e^{-k\tau}} \cdot e^{-kt} \tag{9-46}$$

单室模型血管外给药血药浓度 – 时间关系式：

$$C_n = \frac{k_a F X_0}{V\,(k_a - k)}\left(\frac{1 - e^{-nk\tau}}{1 - e^{-k\tau}} \cdot e^{-kt} - \frac{1 - e^{-nk_a\tau}}{1 - e^{-k_a\tau}} \cdot e^{-k_a t}\right) \qquad (9-47)$$

双室模型重复静脉注射给药后血药浓度 – 时间关系式：

$$C_n = A\left(\frac{1 - e^{-n\alpha\tau}}{1 - e^{-\alpha\tau}}\right) \cdot e^{-\alpha t} + B\left(\frac{1 - e^{-n\beta\tau}}{1 - e^{-\beta\tau}}\right) \cdot e^{-\beta t} \qquad (9-48)$$

3. 蓄积系数的定义及血药浓度波动程度的临床意义　重复给药时，由于给药间隔时间短导致药物在体内不断蓄积，最后达到稳态血药浓度，体内蓄积量保持一个定值。不同的药物，在体内蓄积程度不同。若未能对蓄积程度进行计算则可能导致中毒。蓄积程度用蓄积系数表示。**蓄积系数**又称蓄积因子或积累系数，即稳态血药浓度与第一次给药后的血药浓度的比值，以 R 表示。单室模型重复给药公式：

$$R = \frac{1}{1 - e^{-k\tau}} \qquad (9-49)$$

蓄积系数是一个很有价值的表示药物在体内蓄积程度的参数，它与消除速率常数（生物半衰期）和给药间隔时间有关。若已知药物的半衰期，则可计算出在任一给药间隔时间时该药在体内的蓄积系数。τ 越小，蓄积程度越大，若间隔时间相同，半衰期较大的药物容易产生蓄积。

药物重复给药后达到的稳态血药浓度 C_{ss} 也有波动。对于有效血药浓度范围很窄的药物，血药浓度的波动对作用其产生较大影响。如苯妥英钠为 $10 \sim 20\ \mu g/ml$，当血药浓度为 $20 \sim 30\ \mu g/ml$ 时出现眼球震颤，$30 \sim 40\ \mu g/ml$ 时出现运动失调。若血药浓度波动很大，则易引起中毒，或达不到有效的治疗目的。最高血药浓度与最低血药浓度的差值与给药方法、给药间隔时间以及药物生物半衰期等因素有关。因此，在设计合理的给药方案前需要了解血药浓度波动情况。常用的血药浓度波动程度表示方法有波动百分数、波动度、血药浓度变化率等。

缓释、控释制剂能减少体内药物浓度的波动程度，是其开发的重要目的之一。通过缓释、控释技术的应用，控制药物的释放速度，降低体内药物浓度的波动程度。因此，波动程度是评价缓控释制剂质量的重要指标之一。

（四）非线性动力学

1. 药物体内过程的非线性现象、特点和识别

（1）药物体内过程的非线性现象：一般而言在常规治疗剂量范围内，大多数药物在体内为线性药物动力学过程，药物的血药浓度与体内药物量成正比。在体内的吸收、分布、代谢与排泄都是按一级过程进行，都可以用线性微分方程组来描述这些体内过程的规律性。当有些过程有酶或载体参与，在高浓度时酶或载体可能被饱和，如吸收过程中主动转运系统的饱和、分布过程中药物与血浆蛋白结合部位的饱和、排泄过程中肾小管重吸收的饱和，都可能使这些过程的速度与药物浓度不成正比。这些药物在体内的动力学过程不能用一级速度过程或线性过程表示，这种药动学特征称为**非线性动力学**。主要表现为动力学参数随剂量不同而改变。药物在较大剂量时的表观消除速率常数比小剂量时的要小。当血液中的药物浓度较高时，消除过程达到饱和，此时血药浓度会急剧增大；当血药浓度下降到消除过程逐渐脱离饱和状态时，消除过程虽然受血药浓度影响，但不成正比；当血药浓度进一步下降到一定值时，此时消除速度与血药浓度成正比，表现为线性动力学特征。

图 9-9 显示了可饱和消除过程的血药浓度 – 时间曲线。曲线 B 为低剂量给药后呈线性动

力学消除的血药浓度–时间曲线；曲线 A 为高剂量给药后呈非线性动力学特征的血药浓度–时间曲线，开始时药物消除较慢，随着血药浓度的降低，消除加快，药物在体内消除一定时间后，曲线末端血药浓度较低，呈现与曲线 B 平行的具有线性动力学特征的血药浓度–时间曲线。

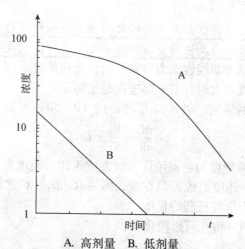

A. 高剂量　　B. 低剂量

图 9 – 9　非线性药动学药物静脉注射后血药浓度 – 时间曲线

（2）具有非线性动力学特征的药物的体内过程特点：①药物的消除不遵循一级动力学特征，而遵从米氏方程，表现出非线性的消除动力学；②血药浓度和 AUC 与剂量不成正比；③药物消除半衰期随剂量增加而延长；④药物代谢物的组成和（或）比例可因剂量变化而变化；⑤当与其他药物可能存在竞争酶或载体系统，其动力学过程可能受合并用药的影响。

非线性药动学对于临床用药的安全性和有效性有着较大的影响。机体内某一过程被饱和，产生的非线性药动学都会导致明显的临床效应和毒副作用，并且因体内消除过程饱和，清除率明显降低，半衰期延长，药物向体外的清除率明显减慢。若出现中毒现象，解毒过程也会比较慢。如果患者因生理病理情况导致在治疗量范围内出现非线性动力学现象，临床用药应予以重视。

（3）常用的识别非线性药动学方法：通常识别非线性药物动力学可通过静脉注射高、中、低 3 个不同剂量，得到各剂量下的一系列血药浓度–时间数据，可按下述方式对数据进行处理：①通过数据作血药浓度–时间曲线图，若 3 个不同剂量的曲线图互相平行，则证明在该剂量范围内呈现线性动力学过程，反之为非线性动力学过程；②分别用 3 个不同的剂量除相应的 AUC，若所得的比值之间无线性关系，则有可能存在非线性过程；③将 3 个不同的剂量对应相应的血药浓度进行归一化，再以单位剂量下血药浓度对时间作图，所得的曲线若无明显的重叠，则有可能存在非线性过程；④将 3 个血药浓度–时间数据按线性动力学模型处理，求得动力学参数（$t_{1/2}$、k、Cl 等），若动力学参数明显和剂量大小相关，则有可能存在非线性过程；⑤3 种剂量给药后尿排泄产物中原药及代谢产物的比值如发生改变，则可能存在非线性动力学过程。

2. 米氏方程及米氏过程的药动学特征　非线性药动学过程通常用**米氏方程**来表征。主要用于描述酶参与的物质变化动力学过程。其动力学方程式如下：

$$-\frac{\mathrm{d}C}{\mathrm{d}t} = \frac{V_m \cdot C}{K_m + C}$$

$$(9-50)$$

式中，$-\dfrac{\mathrm{d}C}{\mathrm{d}t}$ 为药物在 t 时间的消除速率，V_m 为药物在体内消除过程的理论的最大消除速率，K_m 为米氏常数，是指药物在体内的消除速度到达 V_m 的一半时所对应的血药浓度，即 $-\dfrac{\mathrm{d}C}{\mathrm{d}t}=\dfrac{2V_m}{2}$ 时，$K_m=C$。

米氏方程基于药物在酶或载体参与下进行体内转运或消除过程。由于**需要特定酶或载体参与**，而酶或载体的量有限，当反应物量增加到一定程度时，形成反应饱和。从式（9-50）中可以看出，药物的消除呈现非线性动力学特征时，血药浓度下降的速度与血中的药物量或血药浓度有关，当血药浓度很大时，其下降速度趋于恒定。

米氏方程有两种极端的情况。当 $K_m \gg C$ 时，式（9-50）可简化为：

$$-\frac{\mathrm{d}C}{\mathrm{d}t}=\frac{V_m}{K_m}\cdot C \qquad (9-51)$$

该式表明血药浓度消除速度与血药浓度一次方成正比，表现为一级消除过程，其消除速率常数（k）等于 V_m/K_m。此段曲线近似直线，即 $-\mathrm{d}C/\mathrm{d}t$ 与 C 之间为线性关系，其斜率为 V_m/K_m。这与具有线性动力学特征药物相似。

当 $C \gg K_m$，此时式（9-50）可以简化为：

$$-\frac{\mathrm{d}C}{\mathrm{d}t}=V_m \qquad (9-52)$$

药物浓度下降的速度与药物浓度无关。即以一个恒定速度 V_m 消除，基本上是一条水平线。

3. 血药浓度－时间关系式、K_m 与 V_m 值估算

（1）血药浓度－时间关系式：具有非线性消除动力学特点的药物，静脉注射给药后，血药浓度的经时过程可用米氏方程积分式来表达，如下：

$$\ln C=\frac{C_0-C}{K_m}+\ln C_0-\frac{V_m}{K_m}t \qquad (9-53)$$

（2）K_m 与 V_m 值估算：通过血药浓度变化速率采用将米氏方程直线化的方法，将式（9-48）移项后，其瞬时速率 $\left(\dfrac{\mathrm{d}C}{\mathrm{d}t}\right)$ 以平均速率 $\left(\dfrac{\Delta C}{\Delta t}\right)$ 表示，C 以取样间隔内中点时间的血药浓度或平均浓度 $C_{中}$ 表示，可得

$$\frac{1}{\dfrac{-\Delta C}{\Delta t}}=\frac{K_m}{V_m\cdot C_{中}}+\frac{1}{V_m} \qquad (9-54)$$

$$\frac{C_{中}}{\dfrac{-\Delta C}{\Delta t}}=\frac{K_m}{V_m}+\frac{C_{中}}{V_m} \qquad (9-55)$$

以 $\dfrac{1}{-\Delta C/\Delta t}$ 对 $\dfrac{1}{C_{中}}$ 作图得一条直线，其斜率为 $\dfrac{K_m}{V_m\cdot C_{中}}$，截距为 $\dfrac{1}{V_m}$；或以 $\dfrac{C_{中}}{-\Delta C/\Delta t}$ 对 $C_{中}$ 作图或回归，直线的斜率为 $\dfrac{1}{V_m}$，截距为 $\dfrac{K_m}{V_m}$，根据截距可求得 V_m，根据斜率可求得 K_m。

4. 生物半衰期与血药浓度的关系　**生物半衰期**在线性动力学中，生物半衰期为定值，与体内药物量无关，仅与消除速率常数有关。药物静脉注射后具有非线性消除过程的，其生物半衰期为：

$$t_{1/2} = \frac{\frac{1}{2}C_0 + 0.693 K_m}{V_m} = \frac{C_0 + 1.386 K_m}{2V_m} \tag{9-56}$$

据上式可见，具有非线性动力学药物由初浓度消除一半所需时间与初浓度成正比，随着血药浓度增大，其生物半衰期延长。当血药浓度较高时（$C \gg K_m$），$t_{1/2} = C/2V_m$，表明生物半衰期随血药浓度的增加而延长。当血药浓度降到很低时（$K_m \gg C$），$t_{1/2} = 0.639 \cdot \frac{K_m}{V_m}$，血药浓度对 $t_{1/2}$ 影响不明显，表现为线性动力学特征。

5. 血药浓度 – 时间曲线下面积与剂量的关系　若药物静脉注射后，体内消除按可饱和非线性过程进行，血药浓度 – 时间曲线下面积与剂量不呈正比。其血药浓度 – 时间曲线下面积可按下式计算：

$$\text{AUC} = \int_0^\infty C \mathrm{d}t = \frac{X_0}{V_m V}\left(K_m + \frac{X_0}{2V}\right) \tag{9-57}$$

当剂量低到 $K_m \gg \dfrac{X_0}{2V}$ 时，（9-55）可简化为

$$\text{AUC} = \int_0^\infty C \mathrm{d}t = \frac{K_m X_0}{V_m V} \tag{9-58}$$

此时曲线下面积直接与剂量成正比，相当于一级消除过程。

当剂量较大时，$X_0/2V \gg K_m$，（9-57）可简化为：

$$\text{AUC} = \frac{X_0{}^2}{2V_m V^2} \tag{9-59}$$

表明曲线下面积与剂量平方成正比，此时剂量的少量增加，会引起血药浓度 – 时间曲线下面积较大的增加，如阿司匹林等药物的体内过程就属于此类情况，在临床应用时应引起注意。

【同步练习】

一、A 型题（最佳选择题）

1. 下列关于单室模型相关表述错误的是

A. 单室模型静脉注射给药后，药物的消除按下列一级速度进行

B. 药物的半衰期与消除速度常数成正比

C. 药物体内总清除率是指单位时间内多少容积血浆中的药物被清除

D. 静脉滴注开始的一段时间内，血药浓度逐渐上升，然后趋近于恒定水平浓度，此时的血药浓度值称为稳态血药浓度或坪浓度

E. 在滴注开始时，需要静注一个负荷剂量，使血药浓度迅速达到或接近 C_{ss}，继之以静脉滴注来维持该浓度。负荷剂量也称为首剂量

本题考点： 单室模型相关内容。药物的半衰期与消除速度常数成反比，公式为 $t_{1/2} = 0.693/k$。

2. 单室模型给药中的吸收速率常数的计算可采用

A. 残数法　　　　　B. 对数法　　　　　C. 速度法　　　　　D. 统计矩法

E. 导数法

本题考点： 单室模型给药的残数法。血药浓度曲线由多项指数式表示时，可采用残数法求出各指数项中的参数，吸收速率常数 k_a 的计算即可用残数法。

3. 以下关于单室静脉滴注给药的错误表述是
A. k_0 是滴注速度
B. 稳态血药浓度 C_{SS} 与 k_0 成正比
C. 稳态时体内药量或血药浓度恒定不变
D. 滴注 5 个半衰期将达到稳态浓度的 99%。
E. 静脉滴注开始时，静注一个负荷剂量 (k_0/k)，可使血药浓度迅速达到或接近稳态浓度

本题考点： 单室模型静脉滴注给药药代动力学特征。欲将达稳态浓度的 99% 需要 6.64 个半衰期。

4. 单室模型药物恒速静脉滴注给药，达到 75% 稳态浓度所需要的滴注给药时间为
A. 1 个半衰期　　　B. 2 个半衰期　　　C. 3 个半衰期　　　D. 4 个半衰期
E. 5 个半衰期

本题考点： 达稳态血药浓度的百分数半衰期个数 $n = -3.323 \lg^{(1-f_{ss})}$，$n = 2$。

5. 非线性动力学参数中最重要的两个常数是
A. K，V_m　　　B. K，V　　　C. K_m，V　　　D. K，Cl
E. K_m，V_m

本题考点： 药物的体内动力学过程，非线性动力学参数 K_m，V_m。

6. 某药以一级速率过程消除，消除速率常数 $k = 0.095 \text{ h}^{-1}$，则该药的半衰期为
A. 8.0 小时　　　B. 8.5 小时　　　C. 4.0 小时　　　D. 7.3 小时
E. 5.6 小时

本题考点： 药物的体内动力学参数计算，$t_{1/2} = 0.693/k$，代入计算得 7.3 小时。

二、B 型题（配伍选择题）
(7—9 题共用备选答案)

A. $Cl = kV$　　　B. $t_{1/2} = 0.693/k$　　　C. $\text{AUC} = \dfrac{X_0}{kV}$　　　D. $-\dfrac{\text{d}C}{\text{d}t} = \dfrac{V_m \cdot C}{K_m + C}$

E. $C = k_0 \ (1 - e^{-kt}) \ /Vk$

7. 米氏方程

8. 生物半衰期

9. 血药浓度 – 时间曲线下面积

本题考点： 药物的体内动力学过程的相关计算公式。

三、X 型题（多项选择题）

10. 下列参数为混杂参数的是
A. k　　　B. α　　　C. β　　　D. γ
E. K_m

本题考点： 药物的体内动力学过程的双室模型静脉注射给药和血管外给药时，关系式中参数的含义。

11. 非线性药动学的特点包括

A. 药物的消除不遵循一级动力学特征

B. 药物消除半衰期随剂量增加而延长

C. 血药浓度和 AUC 与剂量不成正比

D. 当与其他药物可能存在竞争酶或载体系统，其动力学过程可能受合并用药的影响

E. 以剂量对相应的血药浓度进行归一化，所得的曲线重叠

本题考点： 非线性药动学的特点。将不同的剂量对应相应的血药浓度进行归一化，再以单位剂量下血药浓度对时间作图，所得的曲线若无明显的重叠，则有可能存在非线性过程。

参考答案： 1. B 2. A 3. D 4. B 5. E 6. D 7. D 8. B 9. C 10. BC 11. ABCD

三、非房室模型

【复习指导】 本部分内容较简单，历年偶考。了解统计矩概念和常用矩量法及其意义；了解矩量估算药物动力学参数。

统计矩及矩量法

1. 零阶矩、一阶矩、二阶矩及意义 药物输入机体后，其体内的转运是一个随机过程，具有概率性。与此相对应，血药浓度 – 时间曲线可看成是某种概率的统计曲线，可用统计矩分析。**统计矩分析** 作为一种研究药物在体内吸收、分布、代谢及排泄过程的非室模型方法，它不受数学模型的限制，适用于任何房室模型，故为非房室分析法之一。药物不论通过哪种给药途径，从统计矩理论可定义 3 个矩量。

（1）零阶矩：血药浓度 – 时间曲线下面积定义为药时曲线的零阶矩，代表药物的血药浓度随时间的变化过程。表示如下：

$$AUC = \int_0^{t^*} Cdt + \frac{C^*}{k} \tag{9-60}$$

曲线由零到 t^* 的曲线下面积用梯形法求出。

（2）一阶矩：药物在体内的**平均滞留时间（MRT）**，代表了药物在体内的滞留情况，与其作用时间等许多性质有关。表示如下：

$$MRT = \frac{AUMC}{AUC} \tag{9-61}$$

其中：

$$AUMC = \int_0^{\infty} tCdt = \int_0^{t^*} tCdt + \int_{t^*}^{\infty} tCdt \tag{9-62}$$

（3）二阶矩：平均滞留时间的方差（VRT）为二阶矩，表示药物在体内滞留时间的变异程度，表示如下：

$$VRT = \int_0^{\infty} (t - MRT)^2 Cdt / \int_0^{\infty} Cdt \tag{9-63}$$

二阶矩因误差较大，在药动学分析中应用不多。一般仅零阶矩与一阶矩用于药动学研究，其中若 k 值的估算误差大，对整个计算结果影响很大。

2. 半衰期、清除率与稳态表观分布容积及意义

（1）半衰期：通常用统计矩法计算平均滞留时间，MRT 代表给药剂量或药物浓度消除掉 63.2% 所需的时间，即：

$$MRT = t_{0.632} \qquad (9-64)$$

$$MRT \approx \frac{1}{k} \qquad (9-65)$$

对于静脉注射后具单室模型特征的药物，其半衰期 $t_{1/2} = 0.693/k$，则从式（9-65）推得：

$$t_{1/2} = 0.693 MRT_{iv} \qquad (9-66)$$

即半衰期为平均滞留时间的 69.3%。

平均滞留时间与给药方案有关，非瞬时给药的 MRT 值总是大于静脉注射时间的 MRT_{iv}。如静脉滴注时：

$$MRT_{inf} = MRT_{iv} + \frac{T}{2} \qquad (9-67)$$

其中，T 为输液持续时间。

（2）清除率与稳态表观分布容积：清除率定义为静脉注射给药后剂量标准化的血药浓度-时间曲线的零阶矩量的倒数，为表征药物消除的重要参数。

$$Cl = \frac{(X_0)_{iv}}{(AUC)_{iv}} \qquad (9-68)$$

药物单剂量静注后，稳态表观分布容积（V_{ss}）可定义为清除率与平均滞留时间的乘积。稳态表观分布容积为表征药物分布的重要参数。

$$V_{ss} = Cl \cdot MRT = \frac{X_0 \cdot MRT}{AUC} \qquad (9-69)$$

3. 平均滞留时间及意义　药物以固体剂型应用时，在吸收前还有崩解、溶出等过程。若将药物在体内的平均滞留时间进一步分解，可由 4 部分组成，即固体制剂的平均崩解时间（MDIT）、药物的平均溶出时间（MDT）、溶出药物的平均吸收时间（MAT）和药物在体内的平均处置（分布、代谢、排泄）时间（MRT_{iv}）。

$$MRT_{片} = MRT_{iv} + MAT_{溶液} + MDT_{颗粒} + MDIT_{片}$$

如果同一药物制成不同固体制剂，如片剂、散剂、溶液剂与注射剂同时进行体内试验，求出它们的 MRT，则可获得这个药物不同剂型的 MDT、MDIT、MAT。如片剂的平均崩解时间为：

$$MDIT_{片} = MRT_{片} - MRT_{散剂}$$

【同步练习】

一、A 型题（最佳选择题）

1. 下列关于非房室模型的表述错误的是

A. 血药浓度-时间曲线下面积为零阶矩

B. 药物在体内的平均滞留时间，代表了药物在体内的滞留情况，与其作用时间等许多性质有关

C. 平均滞留时间的方差为一阶矩

D. 二阶矩表示药物在体内滞留时间的变异程度

E. 固体制剂药物在体内的 MRT 应包括 MDIT、MDT、MAT、MRT_{iv}

本题考点： 非房室模型的基本内容。平均滞留时间的方差为二阶矩，表示药物在体内滞留时间的变异程度，用 VRT 表示。

二、B 型题（配伍选择题）

(2—6 题共用备选答案)

A. MRT　　　　　B. VRT　　　　　C. MDT　　　　　D. MDIT

E. AUC

2. 零阶矩

3. 一阶矩

4. 二阶矩

5. 平均崩解时间

6. 平均溶出时间

本题考点：非房室模型统计矩及矩量法。零阶矩是血药浓度–时间曲线下面积；一阶矩是药物在体内的 MRT；二阶矩是指 VRT、MDIT、MDT、MAT 和（MRT_{iv}）。

参考答案：1. C　2. E　3. A　4. B　5. D　6. C。

四、给药方案设计与个体化给药

【复习指南】本部分内容较简单，历年偶考。了解给药方案设计的一般原则，常用的设计方案，个体化设计方案及治疗药物的监测。

（一）给药方案设计

1. 一般原则　为达到安全有效的治疗目的，根据患者的具体情况和药物的药效学与药动学特点而拟订的药物治疗计划称**给药方案**。合理的给药方案能充分发挥药物的治疗作用，得到最佳的治疗效果和最小的副作用。应用药物动力学设计给药方案必须与临床效果评价和临床监测相结合。对于安全范围广的药物可以不需要严格的给药方案。例如青霉素、头孢菌素等抗生素只需将血药浓度保持在最低有效血药浓度以上即可。对于治疗指数较小的药物必须实行个体化给药，例如地高辛、抗心律失常药、平喘药等。对于在治疗剂量就表现出非线性动力学特征的药物也需要制定个体化给药方案，例如苯妥英钠等。

给药方案前期设计和后续调整，往往需要进行血药浓度监测。但是只有与临床疗效相关或与副作用相关时的血药浓度的监测才有意义。若患者病情明确诊断，治疗药物确定，可根据以下因素制订方案：①与药物的有效性和安全性有关因素；②药物的吸收、分布、代谢和排泄规律和特点等一般药物动力学性质；③患者自身生理、病理状况和遗传差异；④给药剂型、途径、顺应性、其他用药情况及环境因素。

若已确定有效治疗血药浓度的药物，可以根据药物治疗目的和药物性质，选择最适宜的给药途径和药物制剂，其次再利用半衰期和药物治疗指数等药物动力学参数计算确定最佳给药间隔和最适剂量来制定初步方案。

2. 维持剂量与首剂量的关系　对于一些需要长期应用的药物，为了尽快达到有效治疗目的，一般情况，第一次会给予一个较大的剂量使血药浓度迅速达到有效治疗浓度，然后再按给药周期给予维持剂量，使血药浓度能稳定维持在有效治疗浓度范围。这个第一次给予的较大剂量，称为**首剂量**。首剂量之后按周期给予的维持有效血药浓度水平的剂量称为**维持剂量**。

3. 根据半衰期、平均稳态血药浓度设计给药方案

（1）根据半衰期设计给药方案：常用药物按生物半衰期长短进行给药方案设计，对于中速处置类药物（$t_{1/2} = 4 \sim 8$ 小时），多采用首剂量方案，通过调节给药间隔时间来实现最佳

给药方案；对于半衰期很短的药物，根据药物治疗窗的大小选择给药方案：①治疗窗较宽的药物可适当加大给药剂量，并适当延长给药间隔的方案，但是必须确保血药浓度始终维持在有效血药浓度范围；②治疗窗较窄的药物可采用静脉滴注给药。对于半衰期较长的药物多采用适当缩短给药间隔时间或多次分量给药方案，以减小血药浓度波动。

由于给药剂量、个体差异、药物相互作用、生理病理因素等会引起 $t_{1/2}$ 的变动，所以必要时需测定患者的药物半衰期，再调整给药方案。具有非线性药物动力学特性的药物（如苯妥英钠、地高辛等）因其半衰期随剂量增加而延长，所以必须进行治疗药物监测。

（2）根据平均稳态血药浓度设计给药方案：平均稳态血药浓度与给药剂量 X_0 和给药间隔 τ 的关系如下。

$$\overline{C}_{SS} = \frac{FX_0}{kV\tau} \qquad (9-70)$$

则给药间隔和给药剂量为：

$$X_0 = \frac{\overline{C}_{SS}kV\tau}{F} \qquad (9-71)$$

$$\tau = \frac{FX_0}{\overline{C}_{SS}kV} \qquad (9-72)$$

据（9-70）可知，当给药剂量和给药间隔改变时，若给药速度（X_0/τ 的比值）不变，则平均血药浓度不变。但给药后的稳态最大血药浓度和稳态最小血药浓度将随 X_0 和 τ 的变化而变化，因此根据平均稳态血药浓度制定给药方案时必须选择最佳给药间隔时间。一般药物给药间隔为 1～2 个半衰期。对于治疗窗非常窄的药物，必须以小剂量多次给药或静脉滴注给药。对于治疗窗非常窄且半衰期又很短的药物，最好采用缓释或控释制剂。

4. 根据稳态血药浓度波动设计给药方案　药物治疗指数（TI）系指药物中毒或致死剂量与有效剂量的比值。在临床上，是指无不良反应的最低中毒浓度（MTC）与产生治疗效应的最低有效血药浓度（MEC）的比值（$TI = \dfrac{\text{MTC}}{\text{MEC}}$）。通常 MTC 定为稳态最大血药浓度 $C_{\max}^{SS}$，MEC 定为稳态最小血药浓度 $C_{\min}^{SS}$。在 MTC 和 MEC 之间的血药浓度范围称为安全有效治疗浓度。重复给药最佳给药周期的确定，应使 $TI \geqslant \dfrac{C_{\max}^{SS}}{C_{\min}^{SS}}$。

单室模型药物重复静脉注射给药时 $C_{\max}^{SS}$ 与 $C_{\min}^{SS}$ 关系为：

$$\tau = \frac{1}{k} \cdot \ln \frac{C_{\max}^{SS}}{C_{\min}^{SS}} \qquad (9-73)$$

通过上式将血药浓度的上限和下限分别代入，即可求出最佳给药间隔时间。

对于生物半衰期短且治疗指数小的药物，频繁的给药不仅不方便，还会使血药浓度的波动大，容易出现超出治疗窗的情况，因此临床上多采用静脉滴注给药。对于具有单室模型特征的药物，静脉滴注给药后稳态血药浓度（C_{SS}）与滴注速率 k_0 的关系为：

$$k_0 = C_{ss}kV \qquad (9-74)$$

（二）个体化给药

1. 血药浓度与给药方案个体化　药物剂量和所产生的药物动力学受很多因素影响，存在很大的个体差异。理想的给药方案是根据每个患者的具体情况量身定制，这就是给药方案个体化。对于治疗指数较小的药物，血药浓度的波动范围小，而患者个体差异又通常影响血药浓度水平，此类情况实行个体化给药就十分重要。对于在治疗剂量就表现出非线性动力学特征的药物也需要制定个体化给药方案。

在制定给药方案时可根据诊断结果及患者的身体状况等具体因素，选择适合的药物和给药途径，再拟定初步给药方案。当患者使用初步给药方案后，需持续观察疗效和反应，监测血药浓度，进行安全性、有效性评价和剂量的调整，直至获得患者临床用药最佳给药方案。

2. 给药方案个体化方法（比例法、一点法、重复一点法）

（1）比例法：是按常规的给药间隔、给药剂量给药，到达稳态后，选取某一个给药间隔的某一时间，采集一个血样，测定其药物浓度 $C_{\min}^{SS}$，即在下一次给药前取血，根据血药浓度与剂量成正比的关系，由测定的血药浓度结果按比例调整剂量。

（2）一点法：是给予患者一个试验剂量，然后选取药物消除相的某一时间点 t_x，抽取一个血样，分别测定血药浓度（C_x）和血清肌酐浓度（C_S），用该血清肌酐浓度换算出患者的肌酐清除率（Cl_{cr}），再用此肌酐清除率换算出患者的消除速率常数 $[k_{(r)}]$，根据患者的 C_x 和 $k_{(r)}$，推算出患者按照该试验剂量给药后可能达到的稳态最小血药浓度 $C_{\min,\text{试}}^{SS}$，然后根据此稳态最小血药浓度，按比例增大或减小剂量以达到治疗所需的最小稳态血药浓度 $C_{\min}^{SS}$。

（3）重复一点法：是通过一点法改变而得，通常给两个相同的试验剂量，在每一个试验剂量后的同一时间，分别取两次血样，根据两个血药浓度计算患者的消除速率常 $k_{(r)}$，然后计算出患者需要调整的剂量。

应用重复一点法时，首先给予第一个试验剂量，在消除相的某一时间点 t_1，取一个血液样本，测定血药浓度 C_1，然后再给予第二个相同的试验剂量，相隔同样时间 t_2，再取一个血液样本，测定血药浓度 C_2。两次取血时间之差为 τ，则：

$$C_2 - C_1 = C_1 e^{-k_{(r)}\tau} \tag{9-75}$$

患者消除速率常数 $k_{(r)}$ 为：

$$k_{(r)} = \frac{\ln \dfrac{C_1}{C_2 - C_1}}{\tau} \tag{9-76}$$

按下式计算稳态最小血药浓度：

$$C_{\min,\text{试}}^{SS} = \frac{C_X}{e^{-kt_x}} \cdot \frac{e^{-k\tau}}{1 - e^{-k\tau}} \tag{9-77}$$

$$X_{0,\text{调}} = \frac{C_{\min,\text{希望}}^{SS}}{C_{\min,\text{试}}^{SS}} \cdot X_{0,\text{试}} \tag{9-78}$$

C_x 为给患者一个试验剂量（$X_{0,\text{试}}$）后在消除相某一时间点 t_x 取血样所测得血药浓度。

3. 肾功能减退患者的给药方案设计　肾是机体排泄药物及其代谢产物的重要器官。药物肾排泄是许多药物的主要消除途径。药物通过肾排泄的分数越大，肾功能对药物消除的影响也越大。对于治疗指数较小的药物，肾功能减退的患者若不进行剂量调整，有可能发生药物中毒等不良反应。在临床实际应用中肾功能减退时的给药方案设计，主要根据患者的肾功能状况，通过预测药物的清除率或消除速度常数，进行剂量调整。

肌酐清除率是判断肾小球滤过功能的指标。肾功能正常的成年男性肌酐清除率为 100～120 ml/min，轻度肾功能减退者为 50～80 ml/min，中度肾功能减退者肌酐清除率可降至

$10 \sim 50$ ml/min，严重肾功能减退者< 10 ml/min。一般药物的肾清除率与体内肌酐清除率成正比。

药物的总清除率（Cl）＝肾清除率（Cl_r）＋非肾清除率（Cl_{nr}）

若给药间隔时间不变，即$\tau = \tau_{(r)}$，则肾功能减退患者的给药剂量为：

$$X_{0(r)} = \frac{k_{(r)}}{k} \cdot X_0 \qquad (9-79)$$

若给药剂量不变，即$X_{0(r)} = X_0$，则肾功能减退患者的给药间隔时间为：

$$\tau_{(r)} = \frac{k}{k_{(r)}} \cdot \tau \qquad (9-80)$$

其中，$\tau_{(r)}$为肾功能减退患者的给药间隔时间，$k_{(r)}$为肾功能减退患者的药物消除速率常数。

（三）治疗药物监测

1. 需要进行血药浓度监测的情况　治疗药物监测（TDM）是以药物动力学与药效动力学理论为指导，依靠现代先进技术和方法，通过对患者的血液或其他体液中药物浓度的检测，获得与患者相关的药物动力学参数，根据药物动力学理论实现完成给药方案个体化，充分提高药物疗效，减少或避免不良反应的发生；同时也是药物过量中毒的诊断和患者是否按医嘱用药的重要依据。

并不是所有药物都需要进行血药浓度监测，在血药浓度－效应关系已经确认的前提下，有下列情况需要进行血药浓度监测。

（1）患者个体差异很大的药物，即存在较大的药动学差异。

（2）治疗指数小、毒性反应强的药物，如强心苷类药、茶碱、普鲁卡因胺等。

（3）在治疗剂量范围内有非线性动力学特征的药物，如苯妥英钠。

（4）常规剂量下没有疗效或出现毒性反应，测定血药浓度有助于分析体内的吸收或消除发生改变，因此需要通过监测血药浓度对剂量进行调整。

（5）患有心、肝、肾、胃肠道等疾病的特殊人群用药；婴幼儿和老年人用药，其动力学参数与正常人会有较大的差别；如肾功能不全的患者应用氨基糖苷类抗生素。

（6）长期用药时有的药物可在体内逐渐蓄积而发生毒性反应；也有的血药浓度发生降低，导致无效，因此需测定血药浓度，调整剂量。

（7）毒性反应不容易识别，用量不当或用量不足时临床反应结果难以识别的药物，常见的如用地高辛控制心律失常时，药物过量也可引起心律失常。

（8）合并用药后出现异常反应时需要进行血药浓度监测，调整剂量。

（9）诊断和处理药物过量或中毒。

2. 治疗药物监测的临床意义

（1）可以有效指导临床合理用药，提高治疗效果，节约医疗资源。

（2）通过开展 TDM，了解药物的相互作用，确定合并用药原则。

（3）药物过量中毒的诊断，开展 TDM 对防止药物过量中毒和药物急性过量中毒的诊断具有重要意义，尤其是能发现一些仅临床观察不易及时确诊的病例。

（4）作为临床辅助诊断的手段，通常药物血药浓度与效应有较好的关联性，但有时给药剂量已达最大仍不见疗效，对临床诊断是否正确，开展 TDM 研究具有重要意义。

（5）评价患者用药依从性和作为医疗差错或事故的鉴定依据。

【同步练习】

一、A 型题（最佳选择题）

1. 研究 TDM 的临床意义不包括

A. 指导临床合理用药，提高治疗效果

B. 研究治疗无效的原因

C. 研究药物在体内的代谢变化

D. 确定合并用药的原则

E. 确定患者是否按医嘱服药

本题考点： 治疗药物监测（TDM）。除 B 选项外，均是 TDM 的临床意义。

2. 下列情况不需要进行血药浓度监测的是

A. 毒性反应不易识别的药物

B. 常规剂量下没有疗效或出现毒性反应的药物

C. 具非线性动力学特征的药物

D. 治疗指数小、毒性反应强的药物

E. 个体差异小的药物，治疗指数大的药物

本题考点： 临床血药浓度监测。并不是所有药物都需要进行血药浓度监测，对于个体差异很大、治疗指数小的药物需要监测 TDM。

二、X 型题（多项选择题）

3. 给药方案个体化方法包括

A. 比例法　　　　B. 一点法　　　　C. 两点法　　　　D. 重复一点法

E. 重复两点法

本题考点： 本题考查的是给药方案个体化方法，包括比例法、一点法和重复一点法。

4. 若患者病情明确诊断，治疗药物确定或者已确定有效治疗血药浓度的药物制定初步给药方案可根据的因素是

A. 药物的有效性和安全性

B. 患者自身生理、病理状况和遗传差异

C. 给药剂型、途径

D. 治疗目的和药物性质

E. 药物的吸收、分布、代谢和排泄规律和特点等一般药物动力学性质

本题考点： 本题考查的是给药方案的制订。以上均可作为初步给药方案的参考因素。

5. 下列关于半衰期设计给药方案表述正确的有

A. $t_{1/2} = 4 \sim 8$ 小时，多采用首剂量方案

B. 治疗窗较宽的药物可适当加大给药剂量，适当延长给药间隔的方案

C. 治疗窗较窄的药物可采用静脉滴注给药

D. 半衰期较长的药物多采用适当缩短给药间隔时间或多次分量给药方案

E. 半衰期不会因个体差异或生理病理因素等引起变动，所以给药方案可以优先考虑半衰期给药方案

本题考点： 本题考查的是给药方案的制订。由于给药剂量、个体差异、药物相互作用、

生理病理因素等会引起 $t_{1/2}$ 的变动，所以必要时需测定患者的药物半衰期，再调整给药方案。非线性药物动力学特性的药物（如苯妥英钠、地高辛等）因其半衰期随剂量增加而延长，所以必须进行治疗药物监测。

参考答案：1. B 2. E 3. ABD 4. ABCDE 5. ABCD

五、生物利用度

【复习指南】本部分内容较简单，历年偶考。了解生物利用度临床意义、研究方法、生物等效性；了解绝对生物利用度、相对生物利用度。

（一）生物利用度的临床应用及其意义

生物利用度是指药物被吸收进入体循环的速度与程度。生物利用度是衡量制剂疗效差异的重要指标。生物利用度包括生物利用速度与生物利用程度两方面的内容。生物利用速度即药物进入体循环的快慢。经常使用血药浓度－时间曲线的达峰时间比较制剂间的吸收快慢，达峰时间长，药物吸收慢。峰浓度不仅和吸收速度有关，还与吸收的量有关。生物利用程度是指药物进入体循环的多少，可通过血药浓度－时间曲线下的面积进行表示，因为血药浓度－时间曲线下的面积与药物吸收总量成正比。

吸收量和吸收速度都会影响药物的疗效。如图 9-10 中具有相同 AUC 的 A、B、C 3 种制剂。A 制剂吸收迅速，达峰时间短，峰浓度较大，但峰浓度已经明显超过最小中毒浓度，临床应用中产生中毒反应的概率较高。C 制剂的吸收速度和达峰时间均缓慢，峰浓度一直处于最小浓度以下，在临床应用中即使药物完全被吸收也可能无法达到治疗浓度，出现无效的概率较大。B 制剂处于 A、C 制剂之间，其血药浓度有较长时间保持在最小有效浓度和最小中毒浓度之间，临床上有较好的疗效和安全性。因此，制剂的生物利用度应该用峰浓度 C_{max}、达峰时间 t_{max} 和血药浓度－时间曲线下面积 AUC 3 个指标全面地评价，它们是制剂生物等效性评价的 3 个主要参数。

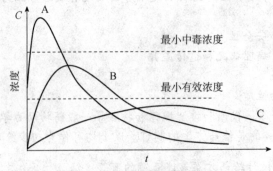

图 9-10 3 种制剂的药时曲线比较

（二）生物利用度的研究方法及生物等效性

1. 生物利用度研究的主要方法 生物利用度的研究方法的选择取决于研究的目的、药物的药动学特征和测定药物的分析方法，常用的方法有尿药浓度法、血药浓度法和药理效应法等。相对生物利用度是以其他血管外途径给药的制剂为参比制剂所获得的试验制剂中药物吸收进入体循环的相对量，即试验制剂与参比制剂给药后的 AUC 比值。相对生物利用度是剂型之间或同种剂型不同制剂之间的比较研究。绝对生物利用度是以静脉给药制剂（通常认为静脉给药制剂的生物利用度为 100%）为参比制剂所获得的试验制剂中药物吸收进入体循环的相对量，即试验制剂与静脉制剂给药后的 AUC 比值。

相对生物利用度：

$$F = \frac{AUC_T}{AUC_R} \times 100\%\tag{9-81}$$

绝对生物利用度：

$$F = \frac{AUC_T}{AUC_{iv}} \times 100\%\tag{9-82}$$

若给予试验制剂与参比制剂的剂量不同，则：

$$F = \frac{AUC_T \times X_R}{AUC_R \times X_T} \times 100\%\tag{9-83}$$

式中 T 和 R 分别代表受试制剂与参比制剂，iv 为静脉注射给药，X 为给药剂量。

2. 绝对生物利用度、相对生物利用度和生物等效性的意义　生物等效性是指一种药物的不同制剂在相同实验条件下，给予相同剂量，其吸收程度和吸收速度没有明显差异。生物等效性评价的指标主要有 C_{max}、t_{max}、AUC。常用的统计分析方法有方差分析、双单 t 侧检验、$(1-2\alpha)\%$ 置信区间法、贝叶斯法等。

通常制剂生物等效的标准为：供试制剂与参比制剂的 AUC 对数比值的 90% 可信限在 80%～125% 置信范围内；供试制剂与参比制剂的 C_{max} 对数比值的 90% 可信限在 70%～143% 置信范围内；t_{max} 经非参数法检验无差异，则供试制剂与参比制剂具有生物等效。

【同步练习】

一、A 型题（最佳选择题）

1. 生物利用度中以静脉注射制剂作为参比制剂的称

A. 有效生物利用度

B. 相对生物利用度

C. 绝对生物利用度

D. 参比生物利用度

E. 生物利用度

本题考点： 相对生物利用和绝对生物利用的区别。相对生物利用度是以其他血管外途径给药畅制剂为参比制剂所获得的试验制剂中药物吸收进入体循环的相对量。当参比制剂为静脉给药制剂时称绝对生物利用度。

二、X 型题（多项选择题）

2. 生物等效性评价的指标有

A. Cl

B. t_{max}

C. AUC

D. C_{max}

E. k

本题考点： 生物等效性评价的指标主要是达峰浓度 C_{max}、达峰时间 t_{max}、$C-t$ 曲线下面积 AUC。

3. 生物等效性评价常用的统计分析方法有

A. 方差分析

B. 双单 t 侧检验

C. $(1-2\alpha)\%$ 置信区间法

D. 贝叶斯法

E. 卡方检验

本题考点：常用的生物等效性评价的统计方法。

4. 生物利用度的研究方法有

A. 血药浓度法　　　B. 两点法　　　　C. 药理效应法　　　D. 尿药浓度法

E. 比例法

本题考点：生物利用度的研究方法，包括血药浓度法、尿药浓度法和药理效应法等。

5. 下列有关生物利用度的描述正确的是

A. 生物利用度主要是指药物吸收的速度

B. 相对生物利用度可用于比较同一品种不同制剂的优劣

C. 生物利用度主要是指药物吸收的程度

D. 绝对生物利用度以静脉注射剂为参比制剂

E. 生物利用度一般是用 $C-t$ 曲线下面积 AUC 计算吸收数量。

本题考点：生物利用度。生物利用度是指药物被吸收进入血液循环的速度与程度。生物利用度是衡量制剂疗效差异的重要指标。生物利用速度即药物进入血液循环的快慢。常用血药浓度－时间曲线的达峰时间比较制剂间的吸收快慢。

6. 下图为 3 种曲线的药时曲线比较，根据图所示下列选项表述正确的是

A. A 制剂吸收迅速，达峰时间短，峰浓度较大

B. A 制剂已经明显超过最小中毒浓度，临床应用中产生中毒反应的概率较高

C. 制剂 B 的安全性和治疗效果优于制剂 A 和制剂 C

D. 制剂 C 有较大可能达不到临床疗效

E. 制剂的生物利用应该用峰浓度、达峰时间和血药浓度－时间曲线下面积评价

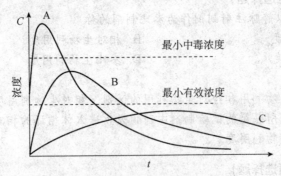

图 9 - 11　3 种制剂的药时曲线比较

本题考点：生物利用度 3 个评价指标及其意义。

参考答案：1. C　2. BCD　3. ABCD　4. ACD　5. ABCDE　6. ABCDE

第10章 药品质量与药品标准

一、药品标准与药典

【复习指导】本部分内容历年常考，应重点复习。其中，《中华人民共和国药典》凡例和正文的主要内容应熟悉掌握，熟悉国际药典的简称。

药品标准（俗称药品质量标准）是国家对药品质量指标及检测方法所做的技术规定，是药品生产、流通、使用单位和药品监管部门共同遵循的法定依据。药品从研发到生产和使用，主要包括临床前研究（非临床研究）、临床试验和生产上市3个阶段。与之相应，药品标准的制定也经过了研究起草、复核和注册的过程。药品标准根据使用范围不同，可分为企业标准、试行标准、法定药品标准等。

（一）国家药品标准

1. 国家药品标准的组成及效力　国家药品标准包括法定药品标准、临床研究用药品标准、暂行试行标准和企业标准。

（1）法定药品标准：主要有国家食品药品监督管理总局颁布的**《中华人民共和国药典》（简称《中国药典》）和国家药典委员会编纂、卫健委**或国家食品药品监督管理总局颁布的《中华人民共和国卫生部药品标准》或《中华人民共和国食品药品监督管理局颁布的标准》（简称部颁标准或局办标准），具有法律效力。是药品生产和临床用药的重要标志，更是药品监管部门对药品质量进行监督管理和评价的重要依据。

（2）临床研究用药品标准：《药品管理法》规定新药研制阶段，为了保证临床用药的安全和临床试验结果的可靠，需要新药研制单位根据药品临床前的研究结构制定一个临时性的质量标准。该标准仅在临床试验期间有效，并仅供研制和临床试验单位使用。

（3）试行标准：指经临床试验后的新药，在报试生产时需制定的药品标准称为"暂行药品标准"。该标准实行2年后，若药品质量稳定则转为正式生产，此时的药品标准称为"试行药品标准"。

（4）企业标准：是药品生产企业自己制定的药品质量标准，也称"内控标准"，仅在本企业内具有约束力，属于非法定标准。

2. 国家药品标准的制定原则　制定药品质量标准的初衷是保证用药的安全性、有效性和质量可控性。所以药品质量标准的制定要从实际出发，坚持质量第一。遵循"安全有效性、规范性、针对性、先进性和实用性相结合"的制定原则。

（1）安全有效性：药品质量的好坏主要表现在药品的疗效和毒副作用两个方面。其中毒副作用除药品本身作用外还可能在生产、流通等环节引入的杂质造成的，因此需严格控制毒性较大的杂质，以确保药品的安全、有效。

（2）规范性：药品的质量标准必须符合国家药典或其他法定标准，并且应遵从人用药品注册技术规范国际协调会议（ICH）的指导原则，结合我国医药工业的生产和技术能力所能达到的实际水平合理、规范的制订药品质量标准。

（3）针对性：药品质量标准的制定必须结合试验研究和生产的实际情况，充分考虑药品生产、流通、使用各环节对药品质量的影响，有针对性地制定检测项目，以加强对药品内在质量的控制。

（4）先进性和实用性相结合：应依据"准确、灵敏、简便、迅速"的原则，科学地制定检测方法。既要注意方法的普及性和适用性，又要采用国内外已有的先进分析技术，要高质量、严要求、高灵敏、高精度地进行药品质量标准方法学研究，提高药品内在质量的控制。体现出所制定的质量标准的科学性和先进性。

（二）国际药品标准

药典是一个国家记载药品标准、规格的法典，一般由国家药品管理部门主持编纂、颁布实施，国际性药典则由公认的国际组织或有关国家协商编订。除我国药典外，目前世界上已有40多个国家编制出版了药典，其中在国际上影响较大的药典有《美国药典》《英国药典》《欧洲药典》《日本药典》等。

1. 美国药典主要内容和特点　《美国药典》由美国药典委员会编制出版，全称为：The United States Pharmacopeia，缩写：USP。美国药典于1820年出版了第1版，1950年以后每5年出1次修订版，直至2005年的USP25。NF于1883年出版第1版，1980年NF15并入USP，并由美国药典委员会统一编制，合称为"美国药典－国家处方集"，简称《美国药典》，缩写：USP－NF，是美国药品生产、使用、管理、检验的法律依据。同年，第1部合订本USP20－NF15正式出版。USP－NF自2002年USP25－NF20起，每年发行1版，至2018年5月1日生效的版本为USP41－NF36。USP41－NF36分为5卷，基本内容由凡例、通则和标准正文组成。其中USP收载原料药、剂型的标准和食品补充剂标准；NF收载药用辅料的标准；正文收载品种按照法定名称首字母顺序排列，同一品种的原料药标准在前，制剂标准在后。

2. 英国药典主要内容和特点　《英国药典》由英国药典委员会编制出版，英文全称为：British Pharmacopoeia，缩写：BP，是英国药剂和药用物质的官方标准文集，属于制药标准的重要法定来源。《英国药典》不仅提供了药物原料、制剂和其他医药产品的法定标准，也包含了许多明确分类并可参照的欧洲药典专著。《英国药典》诞生于1864年，每年8月出版新版本，并在次年1月1日生效。《英国药典》按照BP加年份的形式命名。目前最新的版本为2018版，BP2018版共有6卷。主要内容包括：总体注意事项（提供适用于所有正文的总体信息）、总体的各论要求（适用于所有的剂型）、各论中各种强制性标准、红外参考图谱、附录、综合索引、兽药典等。

3. 欧洲药典主要内容和特点　《欧洲药典》是由欧洲药品质量管理局（简称EDQM）负责出版和发行，英文全称为：European Pharmacopoeia，缩写：Ph. Eur或EP。1964年发行了第1版欧洲药典，同年成立了欧洲药典委员会。自2002年EP第4版开始，每3年修订出版1次，每年出版3个增补版。目前EP第九版（即EP9.0）于2017年1月1日生效，增补版为9.5版本。收载内容包括凡例、附录方法、制剂通则、指导原则、药品标准。欧洲药典最大的特点是只收载原料药，没有收载制剂，但收载的制剂通则包括定义、生产和检查3项内容。正文内容包括药品名称（英文、法文及拉丁文名称），化学结构式，分子式和分子量，化学CA登记号，化学名称、含量限度，形状，鉴别，检查，含量测定，贮藏、可能的杂质结构与化学命名。欧洲药典的权威性和影响力正在不断扩大。现有欧盟36个国家以及欧盟委员会参与制定和执行欧洲药典。

4. 日本药典主要内容和特点　日本药典又名《日本药局方》，由日本药局方编集委员会编撰，英文全称为：Japanese Pharmacopoeia，缩写：JP。1886年6月出版第1版，JP每5年发行1版，现行版为JP17，为2016年4月生效的。JP17分两部出版，第1部收载原料药及其基础制剂，第 2 部收载生药、家庭药制剂和制剂原料。JP17 原料药质量标准的内容有：药品 INN 名称，药品日文名称，化学结构式，分子式和分子量，化学系统名称及 CAS 登记号，含量限度，形状，鉴别，物理常数，检查，含量测定，贮藏与容器，少量品种列出有效期限。制剂标准项下有：药品 INN 名称，药品日文名称，含量限度，制法，性状，鉴别，检查，含量测定，贮藏和容器。

（三）《中国药典》

《中华人民共和国药典》简称《中国药典》，是由国家药典委员会根据《中华人民共和国药品管理法》编撰和修订，由国家食品药品监督管理总局颁布执行。英文全称为：Pharmacopoeia of The People's Republic of China，英文简称：Chinese Pharmacopoeia，缩写：Ch. P. 或 ChP。《中国药典》是药品研制、生产、经营、使用和监管部门共同遵循的法定依据。中国药典第 1 版发行于 1953 年，由卫生部编印。紧接着 1963 年、1977 年、1985 年分别发行了第 2、3、4 版。1985 年后，每 5 年发行 1 版，在间隔期内会有相应版次的增补本发行。中国药典的现行版为 2015 年版，也就是中国药典第 10 版，即 2015 年版，英文缩写："ChP2015"。除特别标注外，本书引用的《中国药典》均为现行版，即《中国药典》2015 年版。

1. 《中国药典》的主要内容和结构　《中国药典》2015 年版由一部、二部、三部、四部及其增补本组成。一部主要收载中药，共收载 2598 个品种。二部收载化学药品，共收载 2603 个品种。三部收载生物制品，共收载品种 137 个。本版药典首次将上版药典附录整合为通则，并与药用辅料单独成卷作为《中国药典》四部。四部收载通则 317 个，其中制剂通则 38 个，检测方法 240 个，指导原则 30 个，标准品、标准物质及试液试药相关通则 9 个，收载药用辅料 270 种。《中国药典》2015 年版本完善了药典标准体系的建设，整体提升了质量控制的要求，药典标准体系由凡例、**正文及通则** 3 部分内容构成。

2. 凡例内容（类别、规格、贮藏、检验方法和限度、标准品、对照品、计量单位名称和符号、精确度等）　凡例是对《中国药典》的正文、通则与药品质量检定有关共性问题的统一规定，是正确使用《中国药典》进行药品质量检定的基本原则。凡例中的有关规定具有法定的约束力，位于各部药典的正文之前。凡例和通则中采用"除另有规定外"这一用语，表示存在与凡例或通则有关规定不一致的情况时，则在正文品种中另作规定，并按该规定执行。"凡例"是对本版药典收载的正文，通则，名称与编排，项目与要求，检验方法和限度，标准品与对照品，计量，精确度，试药、试液，指示剂，动物试验，说明书、包装、标签等内容的定义，检测方法与要求的统一规定。

（1）正文："凡例"指出《中国药典》正文即为其收载药品的质量标准。系根据药物自身理化与生物学特性，按照批准的来源、处方、制法和贮藏、运输等条件所制定的、用以检测药品质量是否达到用药要求并衡量其质量是否稳定均一的技术规定，并规定了正文内容的排列顺序。

（2）通则："凡例"规定了《中国药典》通则收载的内容及其效力，通则主要收载制剂通则、通用检测方法和指导原则。制剂通则系按照药物剂型分类，针对剂型特点所规定的基本技术要求；通用检测方法系各正文品种进行相同检查项目的检测时所应采用的统一的设备、程序、方法及限度等；指导原则系为执行药典、考察药品质量、起草与复核药品标准所制定的指导性规定。

（3）名称与编排："凡例"规定：《中国药典》正文收载的药品中文名称通常按照《中

国药品通用名称》（CADN）收载的名称及其命名原则，《中国药典》收载的药品中文名称均为法定名称，本版药典收载的原料药英文名除另有规定外，均采用国际非专利药品名称（INN）。药品化学结构式按照世界卫生组织（WHO）推荐的"药品化学结构式书写指南"书写。《中国药典》的正文按药品中文名称笔画顺序排列，同笔画数的字按起笔笔形一丨丿、乛的顺序排列；单方制剂排在其原料药后面；放射性药品集中编排；通则包括制剂通则、通用检测方法和指导原则，按分类编码；索引按汉语拼音顺序排序的中文索引和英文名、英文名和中文名对照索引排列。

（4）项目与要求：《中国药典》正文品种标准的项目主要是性状、鉴别、检查、含量测定、类别、规格、贮藏等。

①**性状**：记载药品的外观、臭、味、溶解度以及物理常数等，在一定程度上反映药品的质量特性。**外观性状**是对药品的色泽和外表感观的规定。**溶解度**是药品的一种物理性质。药品近似溶解度的术语表示方法见表 10 - 1。

表 10 - 1　药品的近似溶解度表示方法

近似溶解度名称	含义
极易溶解	系指溶质 1 g（1 ml）能在溶剂不到 1 ml 中溶解
易溶	系指溶质 1 g（1 ml）能在溶剂 1 至不到 10 ml 中溶解
溶解	系指溶质 1 g（1 ml）能在溶剂 10 至不到 30 ml 中溶解
略溶	系指溶质 1 g（1 ml）能在溶剂 30 至不到 100 ml 中溶解
微溶	系指溶质 1 g（1 ml）能在溶剂 100 至不到 1000 ml 中溶解
极微溶解	系指溶质 1 g（1 ml）能在溶剂 1000 至不到 10000 ml 中溶解
几乎不溶或不溶	系指溶质 1 g（1 ml）能在溶剂 10000 ml 中不能完全溶解

物理常数是药品的特征常数，包括有相对密度、馏程、熔点、凝点、比旋度、折光率、黏度、吸收系数、碘值、皂化值和酸值等。其测定结果不仅对药品具有鉴别意义，也可反映药品的纯度，是评价药品质量的主要指标之一。

②**类别**：指按药品的主要作用与主要用途或学科的归属划分，不排除在临床实践的基础上作为其他类别药物使用。

③**制剂的规格**：指每一支、片或其他每一个单位制剂中含有主药的重量（或效价）或含量（%）或装量。注射液项下，如为 1 ml∶10 mg，系指 1 ml 中含有主药 10 mg；对于列有处方或标有浓度的制剂，也可同时规定装量规格。

④**贮藏**：指为避免污染和降解而对药品储存与保管的基本要求，有贮藏相关名词术语表示，见表 10 - 2。

表 10 - 2　贮藏相关术语

术语	释义
遮光	系指用不透明的容器包装，例如棕色容器或黑色包裹的无色透明、半透明容器
避光	系指避免日光直射
密闭	系指将容器密闭，以防止尘土及异物进入

续表

术语	释义
密封	系指将容器密封以防止风化、吸潮、挥发或异物进入
熔封或严封	系指将容器熔封或用适宜的材料严封，以防止空气与水分的侵入并防止污染
阴凉处	系指贮藏处温度不超过 20 ℃
凉暗处	系指贮藏处避光且温度不超过 20 ℃
冷处	系指贮藏处温度为 2～10 ℃
常温	系指温度为 10～30 ℃

除另有规定外，贮藏项下未规定贮藏温度的一般系指常温。

"凡例"还明确指出，制剂中使用的原料药和药用辅料，均应符合本版药典的规定，本版药典未收载者，必须制定符合药用要求的标准，并需经国务院药品监督管理部门批准。制剂生产使用的药用辅料，应符合现行国务院药品监督管理部门关于药用辅料管理的有关规定，以及本版药典第四部药用辅料（通则 0251）的有关要求。

（5）检验方法和限度

"凡例"规定：采用本版药典规定的方法进行检验时应对方法的适用性进行确认，本版药典正文收载的所有品种，均应按规定的方法进行检验，如采用其他方法，应将该方法与规定的方法做比较试验，根据试验结果掌握使用，但在仲裁时仍以本版药典规定的方法为准。

"凡例"规定：制剂的含量限度范围系根据主药含量的多少、测定方法误差、生产过程中不可避免偏差和储存期间可能产生降解的可接受程度而制定的，生产中应按标示量 100%投料，如已知某一成分在生产或储存期间含量会降低，生产是可适当增加投料量，以保证在有效期内含量符合规定。原料药的含量（%），除另有注明者外，均按重量计。如规定上限为 100% 以上时，系指用本药典规定的分析方法测定时可能达到的数值，它为药典规定的限度或允许偏差，并非真实含量；如未规定上限时，系指不超过 101.0%。标准中规定的各种纯度和限度数值以及制剂的重量（装量）差异系包括上限和下限两个数值本身及中间数值。规定的这些数值不论是百分数还是绝对数字，其最后一位数字都是有效的。同时，试验结果在运算过程中，可比规定的有效数字多保留一位数，而后根据有效数字的修约规则进舍至规定有效位。计算所得最后数值或测定读数值均可按修约规定进舍至规定的有效位，取此数值与标准中规定的限度数值比较，以判断是否符合规定的限度。

（6）标准品与对照品：标准品与对照品系主要用于鉴别、检查、含量测定的标准物质。标准品系指用于生物检定或效价测定时所用的标准物质，其特性量值一般按效价单位（或 μg）计物质；对照品系指采用理化方法进行鉴别、检查或含量测定时所用的标准物质，其特性量值一般按纯度（%）计。标准品与对照品均应按其标签或使用说明书所示的内容使用或贮藏。

（7）计量

"凡例"规定：试验用的计量仪器均应符合国务院质量技术监督部门的规定。本版药典采用的法定计量单位名称和单位符号见表 10-3。

表 10 - 3　法定计量单位的名称和单位符号

名称	单位
长度	米（m）、分米（dm）、厘米（cm）、毫米（mm）微米（μm）、纳米（nm）
体积	升（L）、毫升（ml）、微升（μl）
质（重）量	千克（kg）、克（g）、毫克（mg）、微克（μg）、纳克（ng）、皮克（pg）
物质的量	摩尔（mol）、毫摩尔（mmol）
压力	兆帕（MPa）、千帕（kPa）、帕（Pa）
温度	摄氏度（℃）
动力黏度	帕秒（Pa·s）、毫帕秒（mPa·s）
运动黏度	平方米每秒（m^2/s）、平方毫米每秒（mm^2/s）
波数	厘米的倒数（cm^{-1}）
密度	千克每立方米（kg/m^3）、克每立方厘米（g/cm^3）
放射性活度	吉贝可（GBq）、兆贝可（MBq）、千贝可（kBq）、贝可（Bq）

　　"凡例"规定：本版药典使用的滴定液和试液的浓度，以 mol/L（摩尔/升）表示，其浓度要求精密标定的滴定液用"XXX 滴定液（YYY mol/L）"表示；作其他用途不需精密标定其浓度时，用"YYY mol/L XXX 溶液"表示，以示区别。

　　"凡例"规定：温度常以摄氏度（℃）表示，必要时也可采用绝对温度（K）表示。有关的温度描述见表 10 - 4。

表 10 - 4　有关的温度描述

名称	规定
水浴温度	除另有规定外，均指 98～100 ℃
热水	系指 70～80 ℃
微温或温水	系指 40～50 ℃
室温（常温）	系指 10～30 ℃
冷水	系指 2～10 ℃
冰浴	系指约 0 ℃
放冷	系指放冷至室温

　　"凡例"规定：符号"％"表示百分比，系指重量的比例；但溶液的百分比，除另有规定外，系指溶液 100 ml 中含有溶质若干克；乙醇的百分比，系指在 20 ℃时容量的比例。此外，根据需要可采用下列符号见表 10 - 5。

表 10 - 5　药典规定的其他符号含义

符号	含义
％（g/g）	表示溶液 100 g 中含有溶质若干克
％（ml/ml）	表示溶液 100 ml 中含有溶质若干毫升
％（ml/g）	表示溶液 100 g 中含有溶质若干毫升
％（g/ml）	表示溶液 100 ml 中含有溶质若干克

缩写 "ppm" 表示百万分比，系指重量或体积的比例。缩写 "ppb" 表示十亿分比，系指重量或体积的比例。液体的滴：系在 20 ℃时，以 1.0 ml 水为 20 滴进行换算。溶液后标示的 "（1→10）" 等符号，系指固体溶质 1.0 g 或液体溶质 1.0 ml 加溶剂使成 10 ml 的溶液；未指明用何种溶剂时，均系指水溶液；两种或两种以上液体的混合物，名称间用半字线 "－" 隔开，其后括号内所示的 ":" 符号，系指各液体混合时的体积（重量）比例。乙醇未指明浓度时，均系指 95%（ml/ml）的乙醇。

"凡例" 规定：本版药典所用药筛，选用国家标准的 R40/3 系列，粉末等级规定见表 10-6，法定粉末等级规定见表 10-7。

表 10-6　法定所用药筛等级规定

筛号	筛孔内径（平均值）	目号
一号筛	2000 μm ± 70 μm	10 目
二号筛	850 μm ± 29 μm	24 目
三号筛	355 pm ± 13 μm	50 目
四号筛	250 μm ± 9.9 μm	65 目
五号筛	180 μm ± 7.6 μm	80 目
六号筛	150 μm ± 6.6 μm	100 目
七号筛	125 μm ± 5.8 μm	120 目
八号筛	90 μm ± 4.6 μm	150 目
九号筛	75 pm ± 4.1 μm	200 目

表 10-7　法定粉末等级规定

名称	规格
最粗粉	指能全部通过一号筛，但混有能通过三号筛不超过 20% 的粉末
粗粉	指能全部通过二号筛，但混有能通过四号筛不超过 40% 的粉末
中粉	指能全部通过四号筛，但混有能通过五号筛不超过 60% 的粉末
细粉	指能全部通过五号筛，并含能通过六号筛不少于 95% 的粉末
最细粉	指能全部通过六号筛，并含能通过七号筛不少于 95% 的粉末
极细粉	指能全部通过五号筛，并含能通过九号筛不少于 95% 的粉末

（8）精确度："凡例" 规定了取样量的准确度和试验精确度。试验中供试品与试药等 "称重" 或 "量取" 的量，均以阿拉伯数码表示，其精确度可根据数值的有效数位来确定，如称取 "0.1 g" 系指可称取重量为 0.06~0.14 g；称取 "2 g" 系指称取重量可为 1.5~2.5 g；称取 "2.0 g" 系指称取重量可为 1.95~2.05 g；称取 "2.00 g"，系指称取重量可为 1.995~2.005 g。即遵循 "4 舍 6 入 5 成双" 的原则。精确度相关术语见表 10-8。

表 10 - 8 精确度相关术语

术语	释义
精密称定	系指称取重量应准确至所取重量的千分之一
称定	系指称取重量应准确至所取重量的百分之一
精密量取	系指量取体积的准确度应符合国家标准中对该体积移液管的精密度要求
量取	系指可用量筒或按照量取体积的有效数位选用量具
约	系指取用量不得超过规定量的 ±10%
恒重	除另有规定外，系指供试品连续两次干燥或炽灼后称重的差异在 0.3 mg 以下的重量；干燥至恒重的第二次及以后各次称重均应在规定条件下继续干燥 1 小时后进行；炽灼至恒重的第二次称重应在继续炽灼 30 分钟后进行
按干燥品（或无水物，或无溶剂）计算	除另有规定外，应取未经干燥（或未去水，或未去溶剂）的供试品进行试验，并将计算中的取用量按检查项下测得的干燥失重（或水分，或溶剂）扣除
空白试验	系指在不加供试品或以等量溶剂替代供试液的情况下，按同法操作所得的结果；含量测定中的"并将滴定的结果用空白试验校正"，系指按供试品所耗滴定液的量（ml）与空白试验中所耗滴定液的量（ml）之差进行计算
温度	系指在室温下进行；温度高低对试验结果有显著影响者，除另有规定外，应以 25 ℃ ± 2 ℃为准

（9）试药、试液、指示剂："凡例"规定，试验用的试药，除另有规定外，均应根据通则试药项下的规定，选用不同等级并符合国家标准或国务院有关行政主管部门规定的试剂标准。试液、缓冲液、指示剂与指示液、滴定液等，均应符合通则的规定或按照通则的规定制备。试验用水，除另有规定外，均系指纯化水。酸碱度检查所用的水，均系指新沸并放冷至室温的水。酸碱性试验时，如未指明用何种指示剂，均系指石蕊试纸。

（10）动物试验："凡例"规定，动物试验所使用的动物应为健康动物，其管理应按国务院有关行政主管部门颁布的规定执行。动物品系、年龄、性别、体重等应符合药品检定要求。随着药品纯度的提高，凡是有准确的化学和物理方法或细胞学方法能取代动物试验进行药品质量检测的，应尽量采用，以减少动物试验。

（11）说明书、包装、标签："凡例"规定，药品说明书应符合《中华人民共和国药品管理法》及国务院药品监督管理部门对说明书的规定。直接接触药品的包装材料和容器应符合国务院药品监督管理部门的规定，均应无毒、洁净，与内容药品应不发生化学反应，并不得影响内容药品的质量。药品标签应符合《中华人民共和国药品管理法》及国务院药品监督管理部门对包装标签的规定，不同包装标签的内容应根据上述规定印制，并应尽可能多地包含药品信息。麻醉药品、精神药品、医疗用毒性药品、放射性药品、外用药品和非处方药品的说明书和包装标签，必须印有规定的标识。

3. 通则和正文的结构与内容

（1）通则：通则是 2015 年版《中国药典》的一个重要变化，将 2010 年版《中国药典》的一部、二部、三部的附录（包含制剂通则、指导原则、药用辅料等）内容通过修订和完善整合独立成卷作为第四部。通则是药典的重要组成部分，对药品标准的检测方法和限度进行总体规定。

通则主要收载制剂通则、通用检测方法和指导原则。均用"XXYY"4 位阿拉伯数字作为查询编码，其中"XX"表示类别，"YY"表示亚类及条目。《中国药典》2015 年版的第四部主要收载了第一、二及四部共同引用的通则，第三部收载了生物制品与生物制品通则。

①**制剂通则**：系根据药物不同剂型特点制定的基本技术要求，收载有片剂、注射剂、口服溶液剂、软膏剂等中药和化学品种等，共 38 个制剂通则。每种剂型项下均有该剂型的定义、基本要求和检验项目。

②**通用检测方法**：系药典正文品种进行相同项目检测时，所使用的统一设备、程序、方法及限度等，包括光谱法、色谱法、物理常数测定法、限量检查法、特性检查法、生物学相关检查法、中药相关检查法、微生物限度检查法等共 240 个检测方法。

③**指导原则**：系为考察药品质量、起草与复核药品标准所制定的指导性规定，一般不作为强制性规定。《中国药典》2015 年版共收载有"9001 原料药物与制剂稳定性试验指导原则"到"9901 国家药品标准物质制备指导原则"，共 7 类 30 条。例如，"9001 原料药物与制剂稳定性试验指导原则"分别制定了原料药和药物制剂的稳定性研究的相关技术要求、试验方法以及稳定性重点考察项目，包括：影响因素试验、加速试验、长期试验以及原料药物及制剂稳定性重点考察项目参数表。

（2）正文：《中国药典》正文是药品标准的主要内容，是根据药物自身理化与生物学特性，按照批准的处方来源、生产工艺、贮藏运输条件所制定的，用以检测药品质量是否达到用药要求并衡量其质量是否稳定均一的技术规定。药典各部收载的正文内容存在一定的差异，二部收载的化学药品内容主要根据品种和剂型不同，按顺序分别列有：①品名（包括中文名、汉语拼音、英文名）；②有机药物的结构式；③分子式与分子量；④来源或有机药物的化学名称；⑤含量或效价规定；⑥处方；⑦制法；⑧性状；⑨鉴别；⑩检查；⑪含量或效价测定；⑫类别；⑬规格；⑭贮藏；⑮制剂及杂质信息等。一部收载的中药标准还包含：炮制、性味与归经、功能与主治等。三部收载的生物制品标准中则包含：制造、检定、使用说明等。

①品名：《中国药典》正文收载的药品名称包括中文、中文的汉语拼音和英文名称。其中中文名称通常按照《中国药品通用名称》（CADN）收载的名称及其命名原则命名，是药品的法定名称。药品的英文名称，除另有规定外，均采用国际非专利药名（INN）命名。有机药物的化学名称均根据中国化学联合会编撰的《有机化学命名原则》命名，母体的选定须与国际纯粹与应用化学联合会（IUPAC）的命名系统一致。

②有机药物的结构式：有机药物的化学结构式均按照世界卫生组织（WHO）推荐的"药品化学结构式书写指南"书写。

③分子式与分子量：分子量按最新国际原子量表计算，数字书写至小数点后第二位。例如：阿莫西林的分子式 $C_{16}H_{19}N_3O_5S \cdot 3H_2O$ 的元素符号按分子式惯例排列，C 排在首位，H 排在第二，其余元素符号按英文字母顺序排列，原子数以下标的形式写在该元素符号右侧。分子量为 419.46（$^{12}C = 12.00$）。

④来源或有机药物的化学名称：对于质量单一的化学提取物或检验方法完善的化学合成药物，可不写来源但需标明有机药物的化学名称。例如，阿莫西林的化学名为"（2S，5R，6R）-3，3-二甲基-6-［（R）-（一）-2-氨基-2-（4-羟基苯基）乙酰氨基］-7-氧代-4-硫杂-1-氮杂双环［3.2.0］庚烷-2-甲酸三水合物"。对于某些动植物的提取物，其检验方法不够完善，便需标明来源。例如，胰岛素的质量标准中规定：本品系自猪

胰中提取制得的由 51 个氨基酸残基组成的蛋白质。

⑤含量或效价规定：对于用"含量测定"的药品，其含量限度均用有效物质所占的百分数（%）表示，例如：尿素的含量限度表示为：本品含 $CH_4N_2O_4$ 不得少于 99.5%。此百分数，除另有注明者外，均系指重量百分数。用"效价测定"的抗生素或生化药品，其含量限度用效价单位或 μg 表示。对于制剂，含量（效价）的限度一般用含量占标示量的百分率表示。例如，胰岛素注射液的含量限度表示为：其效价应为标示量的 90.0% ~ 110.0%。

⑥性状：药品质量标准的性状主要是对药品的外观、臭、味、溶解度以及物理常数等的规定，可一定程度上反映药品的内在质量。其中外观形状是对药物的色泽和外表感官的规定；臭、味主要是对药品散发的气味通过正常的嗅觉功能进行描述。溶解度是药品的一种物理性质，在药品标准中使用近似溶解度表示，详细规定见表 10 - 1。物理常数是药品的特征常数，能反映药品的纯杂程度，包括有相对密度、馏程、熔点、凝点、比旋度、折光率、黏度、吸收系数、碘值、皂化值和酸值等。

⑦鉴别：鉴别是指用规定的检验方法来辨别药品与名称是否一致，也是药品真伪的鉴别。药典收载的鉴别包括区分药物类别的一般性鉴别试验和证实具体药物的专属性鉴别试验，常用的方法有化学法、光谱法、色谱法和生物学法等。例如，《中国药典》收载的阿司匹林片的鉴别项下内容如下，鉴别 1：取本品的细粉适量（约相当于阿司匹林 0.1 g），加水 10 ml，煮沸，放冷，加三氯化铁试液 1 滴，即显紫堇色；鉴别 2：在含量测定项下记录的色谱图中，供试品溶液主峰的保留时间应与对照品溶液主峰的保留时间一致。其中鉴别 1 为一般性鉴别试验，鉴别 2 为专属性鉴别。

⑧检查：检查是对药物的安全性、有效性、均一性和纯度 4 个方面进行的检验分析。分别是反映药品安全性和有效性的试验方法和限度；反映制备工艺的均一性和纯度的要求等内容。

安全性检查：包括无菌、热原、细菌内毒素、无菌等。例如，头孢他啶的无菌检查、葡萄糖注射液的细菌内毒素检查等。

有效性检查：包括制酸力、吸附力、粒度等。如：抗酸药物需检查制酸力、药用炭检查吸着力等。

均一性检查：包括重量差异、含量均匀度等。

纯度检查：包括水分、氯化物、铁盐，氰化物、易炭化物、重金属等

⑨含量或效价测定：含量或效价测定是指用规定的试验方法测定药品（原料及制剂）中有效成分的含量或生物效价。常用的方法有化学分析法、仪器分析法、生物学方法和酶化学法等。一般情况下，含量测定使用理化法，原料药的含量限度用有效物质的百分数（%）表示；制剂的含量限度用含量占标示量的百分率表示。效价测定常用生物学法，测定结构用效价单位（U）表示。

⑩类别：类别是指按药品的主要作用与用途或学科的归属划分。例如：肾上腺素的类别为肾上腺素受体激动药。

⑪贮藏：贮藏系为避免污染和降解而对药品储存与保管的基本要求。其储存与保管的环境和条件直接影响着药品的质量和有效期。常见贮藏条件的术语见表 10 -2。例如，阿司匹林的贮藏为：密封，在干燥处保存。除另有规定外，贮藏项下未规定贮藏温度的一般指常温。

【同步练习】

一、A 型题（最佳选择题）

1.《中国药典》收载的阿司匹林标准中，记载【性状】项的内容是

A. 含量的限度　　　　　　　　　B. 溶解度

C. 溶液的澄清度　　　　　　　　D. 游离水杨酸的限度

E. 干燥失重的限度

本题考点：性状包含的内容，性状包括外观、臭味、溶解度、物理常数。

2. 在《中国药典》凡例中，贮藏项下规定的"阴凉处"是指

A. 不超过 30 ℃　　　　　　　　B. 不超过 20 ℃

C. 避光不超过 30 ℃　　　　　　D. 避光不超过 20 ℃

E. 2～10 ℃

本题考点：贮藏相关的知识点。请牢记术语"避光""密闭""密封""阴凉""凉暗""冷处"等对应的条件。

3.《中国药典》中，收载针对各剂型特点所规定的基本技术要求部分为

A. 前言　　　　B. 凡例　　　　C. 索引　　　　D. 通则

E. 附录

本题考点：《中国药典》通则收载的内容。通则收载制剂通则、通用检测方法和指导原则。

4.《英国药典》的缩写是

A. BP　　　　B. USP　　　　C. ChP　　　　D. EP

E. NF

本题考点：国际药典的缩写，《英国药典》缩写为 BP；《美国药典》缩写为 USP；《欧洲药典》缩写为 EP；《中国药典》缩写为 ChP。

5.《中国药典》对药品质量标准中含量（效价）限度的说法，以下错误的是

A. 原料药的含量限度是指有效物质所占的百分比

B. 制剂的含量限度一般用含量占标示量的百分率表示

C. 制剂效价限度一般用效价占标示量的百分率表示

D. 抗生素效价限度一般用重量单位（mg）表示

E. 原料药的含量测定的百分比一般是指重量百分比

本题考点：含量（效价）限度的规定。在药品质量标准中称为：用含量测定的药品，其含量限度均用有效物质所占的百分数（%）表示，用效价测定的抗生素或生化药品，其含量限度用效价单位或 μg 表示。对于制剂，含量（效价）的限度一般用含量占标示量的百分率表示。

二、B 型题（配伍选择题）

（6—8 题共用备选答案）

A. 1.5～2.5 g　　　B. ±10%　　　　C. 1.95～2.05 g　　　D. 百分之一

E. 千分之一

6.《中国药典》规定"称定"时，指称取重量应该准确至所取重量的

7. 取用量为"约"若干时，指该重量不得超过规定量的

8. 称取"2 g"指称取重量可为

本题考点：精确度的描述。称取"0.1 g"系指可称取重量为 0.06～0.14 g；称取"2 g"系指称取重量可为 1.5～2.5 g；称取"2.0 g"系指称取重量可为 1.95～2.05 g；称取"2.00 g"，系指称取重量可为 1.995～2.005 g。即遵循"4 舍 6 入 5 成双"的原则。称定系指称取重量应准确至所取重量的百分之一；约系指取用量不得超过规定量的 ±10%。

三、X 型题（多项选择题）

9. 药品标准正文内容，除收载有名称、结构式、分子式、分子量与性状，还收载有

A. 鉴别   B. 检查   C. 贮藏   D. 含量限度

E. 不良反应

本题考点：《中国药典》药品标准正文的内容。根据品种和剂型不同，按顺序分别列有：①品名（包括中文名、汉语拼音、英文名）；②有机药物的结构式；③分子式与分子量；④来源或有机药物的化学名称；⑤含量或效价规定；⑥处方；⑦制法；⑧性状；⑨鉴别；⑩检查；⑪含量或效价测定；⑫类别；⑬规格；⑭贮藏；⑮制剂及杂质信息等。

参考答案：1. B   2. D   3. D   4. A   5. D   6. D   7. B   8. A   9. ABCD

二、药品检验与体内药物检测

【复习指导】本部分内容历年常考，应重点复习。需要熟悉掌握的内容有药品检验的基本程序、常用的化学鉴别法、常用的容量分析法（酸碱滴定）。

（一）药品检验程序与项目

药品检验是为保证人民用药的安全性和有效性，是药品进入市场或临床使用前的质量分析检验，是药品质量监督与控制的重要环节。药品检验工作的基本程序一般为取样、检验、留样和出具检验报告等环节。其中药品检验的项目包括：性状（物理常数）、鉴别、检查、含量或效价测定以及微生物限度检查等。

1. 取样   药品检验的首项工作就是取样，即从大量样品中取出或抽出少量的样品进行质量检验分析，所以"取样"亦称为"抽样"。样品系指供检验用的来自同一批产品的有代表性的部分产品。取样必须具有科学性、真实性和代表性。在取样之前，应先检查药品名称、批号、数量、包装等情况，以及药品储存条件是否符合要求，同时应核实被取样品的库存量，符合要求后方可取样。药品取样均按照国家食品药品监督管理总局制定的《药品抽样指导原则》进行。取样的单元数（即实施取样的包装件数 n）因产品类别和批量的不同而不同，一般药品取样量为 3 倍全检量，贵重药品为 2 倍全检量，取样量在每个取样单元中分配应当大致相等，制剂的每个全检量至少有 3 个最小包装。

（1）原料药的取样：根据《药品抽样指导原则》，原料药的 n 根据实施取样批药品的包装件数（N）确定，当 $N \leqslant 100$ 时，按《药品抽样指导原则》的列表数目取样；当 $N > 100$ 时，实施取样的包装件数 $n = \sqrt{N}$。

（2）制剂的取样：如需抽取最终样品数少于 6 个最小包装时，应当从相应数量的取样单元中抽取。例如：须抽取 5 个最小包装，应当从 5 件包装中各取 1 个最小包装；如需抽取的最终样品数等于或多于 6 个最小包装，则应从 6 个取样单元中抽取，并且从各取样单元中抽取的最小包装数应大致相等。例如：须抽取 13 个最小包装，应当从 6 件包装中各取 2 个最小包装。

（3）药材和饮片的取样：当 $N < 5$ 时，逐件取样；当 $5 \leqslant N \leqslant 99$ 时，随机抽 5 件取样；当 $100 \leqslant N \leqslant 1000$ 时，按 5% 比例取样；当 $N > 1000$ 时，超过部分按 1% 比例取样；贵重药材和饮片，不论包件多少均逐件取样。一般药材和饮片抽取 $100 \sim 500$ g；粉末状药材和饮片抽取 $25 \sim 50$ g；贵重药材和饮片抽取 $5 \sim 10$ g。

取样时必须填写"药品取样记录及凭证"，被取样包装上应贴上"药品封签"将所抽取样品签封。同时，收检的样品必须确保有明确的检验目的、完整的包装、清楚的标签批号、确切的来源。

2. 性状　性状是药品质量的重要表征之一，反映了药物特有的物理性质，主要包括药物的外观、嗅、味；溶解度、物理常数等。

（1）外观：是对药品的色泽和外表感观的初步评价，具有一定的鉴别意义。例如，2015 年版《中国药典》收载的对乙酰氨基酚片性状描述为：本品为白色片、薄膜衣或明胶包衣片，除去包衣后显白色。对乙酰氨基酚注射液的性状描述为：本品为无色或几乎无色略带黏稠的澄明液体。对乙酰氨基酚栓性状描述为：本品为乳白色至微黄色栓。

（2）溶解度：是药品的一种物理性质，在某种程度可以反映药品的纯度、晶型或粒度，也可供精制或制备溶液时参考。《中国药典》2015 年版采用"极易溶解、易溶、溶解、略溶、微溶、极易溶解、几乎不溶或不溶"来描述药品在不同溶剂中的近似溶解度。例如阿司匹林的溶解度描述为：本品在乙醇中易溶，在三氯甲烷或乙醚中溶解，在水或无水乙醚中微溶，在氢氧化钠溶液或碳酸钠溶液中溶解。

（3）物理常数：是药物固有的物理特性常数，具有鉴别意义，也能反映药物的纯杂程度，是评价药品质量的重要指标之一。2015 年版《中国药典》收载的物理常数有相对密度、馏程、熔点、凝点、旋光度、折光率、pH、黏度等。本节主要介绍熔点和旋光度的测定法。

①熔点：系指一种物质按规定方法测定，由固体熔化成液体的温度、熔融同时分解的温度或在熔化时自初熔至全熔的一段温度。是多数固体药物的物理常数。《中国药典》收载有 3 种测定方法，分别是："第一法"测定易粉碎的固体药品、"第二法"测定不易粉碎的固体药品（如脂肪、脂肪酸、石蜡、羊毛脂等）、"第三法"测定凡士林或其他类似物质。药物的熔点收载在质量标准中的"性状"项下，多数药物采用第一法测定。例如：乙琥胺为白色至微黄色蜡状固体，其熔点用第三法测定为 $43 \sim 47$ ℃（以液状石蜡为传温液）。

②旋光度：系指当平面偏振光通过含有某些光学活性化合物的液体或溶液时，能引起旋光现象，使偏振光的平面向左或向右旋转。旋转的度数称为**旋光度**。在一定波长与温度下，偏振光透过长 1 dm 且每 1 ml 中含有旋光性物质 1 g 的溶液时测得的旋光度称为**比旋度**。它是反映手性药物特性及其纯度的主要指标，可以区别药品、检查纯度或测定药品的含量。旋光度测定一般应在溶液配制后 30 分钟内进行测定。例如，葡萄糖的比旋度测定："取本品约 10 g，精密称定，置 100 ml 量瓶中，加水适量与氨试液 0.2 ml，溶解后，用水稀释至刻度，摇匀，放置 10 分钟，在 25 ℃时，依法测定，比旋度为 $+52.6 \sim 53.2$ ℃。"

3. 鉴别　药物的鉴别试验分为一般性鉴别试验和专属性鉴别试验。

（1）一般性鉴别试验：是依据同类别药物的共同化学结构为依据，进行相同的物理化学性质进行药物真伪的鉴别，主要区别不同类别的药物，不能证实是哪一种药物。《中国药典》收载有水杨酸类、丙二酰脲类、有机氟化物、托烷生物碱类、钠盐、汞盐、钡盐等 35 个一般性鉴别试验。

（2）专属性鉴别试验：是证实某一种药物的依据，在一般性鉴别试验的基础上利用化学结构差异来区别同类药物或具有相同化学结构的药物的不同药物单体，最终达到确证药物真伪的目的。化学药物常用鉴别方法有化学法、光谱法、色谱法和生物学法；中药材及其提取物和制剂常用显微鉴别法、特征图谱法和指纹图谱鉴别法。原料药的鉴别常用化学反应法、色谱法和光谱法等。本文主要介绍常用的化学鉴别法、光谱鉴别法和色谱鉴别法。

①化学鉴别法：具有反应迅速、现象明显的特点。主要是利用药物结构特征或特有官能团与化学试剂在适当条件下发生颜色变化、产生沉淀、生成气体等显著特征的化学反应来对药品进行鉴别。

a. 颜色反应：系指在供试品溶液加入适当的试剂溶液，在一定条件下进行反应，生成易于观察的有色产物。例如，酚羟基的三氯化铁反应呈紫堇色；芳香第一胺的重氮化—偶合反应，在酸性条件下芳伯氨基与亚硝酸钠与碱性 β - 萘酚缩合生成由粉色至猩红色的偶氮化合物；托烷生物碱类 Vitali 反应呈深紫色；氨基醇结构的双缩脲反应呈蓝色；硫色素荧光反应，维生素 B_1 在碱性条件下，与铁氰化钾反应生成显蓝色荧光硫色素；含羰基结构的苯肼反应呈黄色；氨基酸及氨基糖苷类的茚三酮反应呈紫蓝色；肾上腺皮质激素类的四氮唑反应，还有一些荧光呈色反应。如硫酸奎宁的稀硫酸溶液显蓝色荧光；氯普噻吨加硝酸后用水稀释，在紫外下显绿色荧光等。

b. 沉淀反应：系指在供试品溶液中加入适当的试剂溶液，在一定条件下进行反应，生成不同颜色或特殊形状的沉淀，或具有特殊形状的沉淀。例如：丙二酰脲类的硝酸银反应生成白色沉淀；氯化物的银盐沉淀反应；还原性基团的银镜反应（如异烟肼）、生成氧化亚铜红色沉淀反应（如肾上腺皮质激素类、葡萄糖）；苯甲酸盐类的三氯化铁反应；与重金属离子的沉淀反应（如利多卡因）；含氮杂环类的生物碱沉淀剂（碘化铋钾、硅钨酸）反应；磺胺类药物的铜盐反应等。

c. 气体生成反应：系指药物分子结构中的特殊原子或基团，在一定条件下，如在酸性或碱性溶液中加热，能产生特殊的气体，然后用一定的方法进行检测区分。例如：大多数胺（铵）类药物、酰脲类药物以及某些酰胺类药物可经强碱处理后加热产生氨（胺）气；化学结构中含硫的药物可经强酸处理后加热产生硫化氢气体（硫喷妥）；含碘有机药物经直火加热可生成紫色碘蒸气；含乙酸酯和乙酰胺类药物，经硫酸水解后，加乙醇可产生乙酸乙酯的香味。

d. 焰色反应：系指利用供试品在无色火焰中燃烧所显现的特征颜色鉴别药物的方法。尤其适用于含钠（Na）、钾（K）、钙（Ca）、钡（Ba）、锂（Li）等金属离子的盐类药物的鉴别。取铂丝，用盐酸湿润后，蘸取供试品，在无色火焰中燃烧，钠盐火焰显鲜黄色；钾盐显紫色；钙盐显砖红色；锂盐显胭脂红色；钡盐显黄绿色，通过绿色玻璃透视，火焰显蓝色。

②光谱鉴别法：光谱鉴别法系利用物质与电磁辐射作用进行鉴别的方法。其中分光光度法是光谱法中重要的组成部分，是通过测定被测物质在特定波长处或一定波长范围内的吸光度进行鉴别。光谱范围大致分为紫外光区 190～400 nm、可见光区 400～760 nm、近红外光区 760～2500 nm、红外光区 2.5～40 μm（按波数计为 4000～250 cm^{-1}）。常用的分光光度法包括紫外－可见分光光度法、红外分光光度法、荧光分光光度法等，本节主要介绍紫外－可见光光度法和红外分光光度法。

a. 紫外－可见光光度法：是在 190～800 nm 波长范围内测定物质的吸光度。主要原理是当光穿过被测物质溶液时，物质对光的吸收程度随光的波长不同而变化。通过测定物质在不同波长处的吸光度，并绘制其吸光度与波长的关系图既得被测物质的吸收光谱，紫外吸收光谱图的纵坐标一般用吸光度表示，横坐标为紫外光的波长。从吸收光谱中，可以确定最大吸收波长 λ_{max} 和最小吸收波长 λ_{min}。物质的吸收光谱具有与结构相关的特征性。因此，可通过**特定波长范围内样品的光谱与对照光谱或对照品光谱的比较**，或通过**确定最大吸收波长，或通过测量两个特定波长处测量的吸收比值来鉴别物质**。

例如，盐酸布比卡因的 UV 鉴别：取本品适量，精密称定，按干燥品计算，0.01 mol/L 盐酸溶液溶解并定量稀释，制成每 1 ml 中约含 0.4 mg 的溶液，在 263 nm 与 271 nm 的波长处有最大吸收，其吸光度分别为 0.53～0.58 与 0.43～0.48。又如地蒽酚的 UV 鉴别：取含量测定项下的溶液，于 240～400 nm 的波长范围内测定吸光度，在 257 nm、289 nm 与 356 nm 的波长处有最大吸收，在 257 nm 与 289 nm 处的吸光读比值应为 1.06～1.10；在 356 nm 与 289 nm 处的吸光度比值应为 0.90～0.94。

b. **红外分光光度法**：是在 4000～400 cm^{-1} 波数范围内测定物质的吸收光谱。除部分光学异构体及长链烷烃同系物外，几乎没有两个化合物具有相同的红外光谱，因此是对化合物进行定性和结构分析的最佳方法。是一种专属性强、应用较广（固体、液体、气体样品）的鉴别方法。常用于鉴别组分单一、结构明确的原料药，尤其适用于其他方法不易区分的同类药物。如磺胺类、甾体激素类和半合成抗生素类药品。其光谱图以透光率（T%）作为纵坐标，红外光的波数（cm^{-1}）或波长（μm）作为横坐标，其吸收峰通常为倒峰。吸收峰按其结构特征信息可分为官能团区（4000～1300 cm^{-1}）和指纹区（1300～400 cm^{-1}）。其中能引起红外吸收的振动形式称为活性振动，每种红外活性振动有一个相应的特征峰，通常一个基团常有数种红外振动形式，故某一特定基团会对应一组（多个）特征峰，称为相关峰。在用红外光谱进行药物鉴别时，采用对照品法或标准图谱（国家药典委员会编订的《药品红外光谱集》）对照法进行比较。例如，2015 年版《中国药典》收载的劳拉西泮的红外分光光度法鉴别：本品的红外光吸收光谱应用对照图谱（光谱集 1144）一致。

③**色谱鉴别法**：色谱鉴别法是一种物理分离分析法，不同物质在不同色谱条件下，产生不同的特征色谱行为（R$_f$ 值或保留时间）进行的鉴别试验。主要通过比较与标准品的特征色谱行为是否一致来判定药品的真伪。常用的色谱法有薄层色谱鉴别法、高效液相色谱鉴别法和气相色谱鉴别法等。本节主要介绍薄层色谱和高效液相色谱鉴别法。

a. **薄层色谱法**：系将供试品溶液点于薄层板上，在展开容器内用展开剂展开，使供试品所含成分分离，所得色谱图与适宜的标准物质按同法所得的色谱图进行比较的色谱分析法。采用薄层色谱法进行鉴别时，按照各品种项下规定的方法，制备供试品溶液和对照品标准溶液，在同一薄层板上点样、展开与检视，供试品色谱图所显斑点的位置（R$_f$）和颜色（或荧光）应与标准物质色谱图的斑点一致。必要时化学药品可采用供试品溶液于标准溶液等体积混合点样、展开、与标准物质相应斑点应为单一、紧密斑点。

b. **高效液相色谱法**：系采用高压输液泵将规定的流动相泵入装有填充剂的色谱柱，对供试品进行分离测定的色谱方法。注入的供试品，由流动相带入色谱柱内，各组分在柱内被分离，并进入检测器，由积分仪或数据处理系统记录和处理色谱信号。色谱信号随时间的变化曲线称为流出曲线或色谱图（图 10－1）。流出曲线上的突起部分称为色谱峰。正常色谱峰为正态分布曲线（呈对称性）。不正常的色谱峰有拖尾峰和前延峰两种。其中正常色谱峰和不正常色谱峰可用拖尾因子（或对称因子）来衡量。

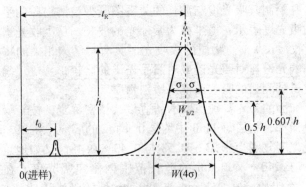

图 10 - 1　色谱图及色谱峰参数示意图

保留时间（t_R）：从进样开始到组分色谱峰顶点的时间间隔称为该组分的保留时间，单位为分钟（min）。

半高峰宽（$W_{h/2}$）：峰高一半处的峰宽称为半高峰宽，与标准差 σ（色谱峰上的拐点，即 0.607 倍峰高处至峰高垂线间的距离）的关系为 $W_{h/2} = 2.335 σ$。

峰宽（W）：通过色谱峰两侧的拐点作切线，在基数上截距称为峰宽或称为基线宽度，$W = 4 σ$ 或 $W = 1.699 W_{h/2}$。

峰高（h）：组分色谱峰顶点至时间轴的垂直距离称为峰高，单位通常为毫伏（mV）。

峰面积（A）：组分色谱峰与基线围成的区域的面积称为峰面积，单位通常为毫伏·秒（mV·s）。

在上述各项参数中，半高峰宽或峰宽主要用于色谱柱柱效的评价；峰高或峰面积主要用于组分的含量测定；保留时间主要用于组分的鉴别，即在含量测定项下记录的色谱图中，供试品溶液主峰的保留时间应与对照品溶液主峰的保留时间一致。

4. 检查　检查是对药物的**安全性、有效性、均一性和纯度**4 个方面进行的检验分析。分别是反映药品安全性和有效性的试验方法和限度；反映制备工艺的均一性和纯度的要求等内容。

检查是鉴别结果合格后进行的检查项目。检查项目包括药物纯度、药物有效性、药品均匀性和安全性 4 个方面。有效性是针对某些药物的药效需进行的特定的项目检查，如氢氧化铝、复方氢氧化铝片检查制酸力、药用炭检查吸着力、硫酸钡检查疏松度等。均匀性主要针对辅料与原料药是否混合均匀，如片剂的含量均匀度检查。安全性是指某些药物需进行异常毒性、热原、降压物质和无菌等项目的检查。药物的纯度检查即为药物中杂质的限量检查。检查方法主要包括化学法、光谱法、色谱法、物理法等。本节主要介绍化学法、光谱法、色谱法。

（1）化学法：化学法主要用于药物中一般杂质的限量检查。系利用药物中的杂质在适宜的溶剂（试剂）中发生的化学反应，产生颜色、沉淀或气体，从而检查杂质的限量。采用化学检查法除了对杂质进行半定量检查外，还可采用滴定法和重量法对杂质进行定量测定。

①显色反应检查法：当杂质与试剂产生颜色时，通过比色法来控制杂质的限量，一般采用目视比色。例如：氯硝柳胺检查是否含有 2 - 氯 - 4 - 硝基苯胺和 5 - 氯水杨酸，根据 5 - 氯水杨酸可与三氯化铁试液反应生成紫色配位化合物；2 - 氯 - 4 - 硝基苯胺含有芳伯氨基可发生重氮化偶合反应而呈色的原理。采用灵敏度检查法，在制备好的供试液中加入三氯化铁试液，不得显红色或紫色。加入二盐酸萘基乙二胺遇亚硝酸，颜色不得更深（0.05%）。

②**沉淀反应检查法**：当杂质与试剂产生沉淀时，采用比浊法控制杂质限量，也可采用重量法测定杂质的量。例如：盐酸肼屈嗪中游离肼的检查，根据游离肼与芳醛反应产生腙的沉淀。采用比浊法，在制备好的供试品溶液中加入水杨醛的乙醇溶液，1 分钟内不得出现浑浊。

③**生成气体的检查法**：当杂质与试剂反应产生气体时，采用适宜的气体检查法来控制杂质的限量。

④**滴定法**：当滴定剂与杂质发生反应，以适宜浓度的滴定液滴定药物的杂质，根据滴定液的滴定量来测定杂质的限量。例如：硫酸亚铁中高铁盐的检查，根据高价铁具有氧化性，可将碘化钾中的碘离子氧化成单质碘原理。采用滴定法，在制备好的供试液中加入碘化钾，经过适宜的方法处理后，用硫代硫酸钠滴定液（0.1 mol/L）滴定，高铁盐不得超过 0.5%。

（2）**光谱法**：**光谱法**系利用药物与药物中杂质对光选择性吸收差异来测定杂质的限量。常用的方法有可见－紫外分光光度法、红外分光光度法。

①**可见－紫外分光光度法**：系根据药物与药物中杂质的紫外吸收的差异进行检查。若药物在药物中杂质的最大吸收波长处没有吸收，则通过控制该波长处样品溶液的吸光度控制杂质的限量。也可利用杂质与试剂发生呈色反应，在可见光区测定杂质的量。例如：地蒽酚中的二羟基蒽醌的检查。根据二羟基蒽醌的三氯甲烷溶液在 432 nm 处有最大吸收，而地蒽酚在该波长处几乎无吸收。采用可见－紫外分光光度法，地蒽酚的三氯甲烷溶液在 432 nm 处测定，吸光度不得大于 0.12。

②**红外分光光度法**：主要用于检查含有无效或低效晶型的药物。由于药物晶型不同对应的红外光谱中的特征峰频率、峰形和强度也不同。例如：甲苯达唑有 3 种晶型，其中 C 晶型为有效晶型，A 晶型为无效晶型，采用红外分光光度法检查。无效晶型在 640 cm^{-1} 处有强吸收，C 晶型在此波长处吸收很弱。而在 662 cm^{-1} 处，A 晶型的吸收弱，C 晶型有强吸收。当供试品中含有 A 晶型时，在上述二波长处的吸光度比值将发生改变。故采用供试品与对照品同法操作、供试品的吸光度比值应小于对照品比值的方法来限制 A 晶型的量。

（3）**色谱法**：**色谱法**利用药物与杂质的色谱性质的差异，将杂质与药物进行分离和检测。常用的方法有薄层色谱法、高效液相色谱法和气相色谱法。

①**薄层色谱法**：常用于杂质限量检查的薄层色谱法有：杂质对照品法、供试品溶液自身稀释对照法、杂质对照品与供试品溶液自身稀释对照并用法。

a. **杂质对照法**：适用于已知杂质并能制备杂质对照品的情况。主要根据供试品溶液除主斑点外的其他斑点与相应的杂质对照品标准溶液的相应斑点比较，不得更深。例如，《中国药典》收载的甘氨酸中其他氨基酸的检查：以丙氨酸溶液为对照品与供试品溶液在相同条件下展开，显色。供试品溶液除主斑点外，所显杂质斑点个数不得超过 1 个，其颜色与对照溶液的主斑点比较不得更深（0.5%）。

b. **供试品溶液自身稀释对照法**：适用于没有杂质对照品或杂质结构不确定的情况。系将配制好的供试品溶液，按限量要求稀释至适宜浓度作为对照品溶液，其杂质斑点与对照品溶液的主斑点的颜色不得更深。但此方法仅用于杂质斑点的颜色与主成分斑点颜色相同或相近的情况。例如：吡罗昔康中有关物质的检查：取本品加三氯甲烷制成每 1 ml 含 20 mg 的溶液作为供试品，后取供试品加三氯甲烷稀释成每 1 ml 中含 0.2 mg 的溶液作为对照品。在相同条件展开、显色，供试品溶液如显杂质斑点，与对照品所显主斑点比较，不得更深。

c. **杂质对照品与供试品溶液自身稀释对照并用法**：系指药物中存在多个杂质时，对于已知杂质对照品，则采用杂质对照品检查；对于未知杂质或没有对照品的杂质，则采用供试品自身稀释对照法检查。两种方法兼并使用。

②**高效液相色谱法**：常用的杂质限量检查的高效液相色谱法有外标法（杂质对照品法）、内标法、加校正因子的主成分自身对照法、不加校正因子的主成分自身对照法和面积归一化法。

a. **外标法**：适用于有杂质对照品，而且进样量能精确控制的情况。配制杂质对照品和供试品溶液，使用同条件进样，按外标法计算峰面积来计算杂质的浓度。例如：检查卡托普利中卡托普利二硫化物。卡托普利和卡托普利二硫化物之间的分离度应大于4.0，供试品中若有卡托普利二硫化物对照品保留时间一致的色谱峰，按外标法计算峰面积，原料药二硫化物的含量不得过1.0%，片剂中不得过标示量的3.0%。

b. **内标法**：《中国药典》收纳的标准中检查丙酸倍氯米松吸入粉雾剂的微细粒子剂量分布，以丙酸睾酮作为内标物质，按内标法计算峰面积比值，微细粒子药物量应不低于标示量的10%。

c. **加校正因子的主成分自身对照法**：将杂质对照品和药物对照品配制成一定浓度的测定杂质校正因子的溶液，进行色谱分离，后按内标法求出杂质相对于主成分的校正因子（f），计算公式为：

$$校正因子\ (f)\ = \frac{A_S/C_S}{A_R/C_R}$$

式中，A_S为药物对照品的峰面积；A_R为杂质对照品的峰面积；C_S为药物对照品的浓度；C_R为杂质对照品的浓度。

测量供试品色谱图中各杂质的峰面积，分别乘以相应的校正因子后与对照品溶液主成分的峰面积比较，计算杂质含量。计算公式为：

$$含量(C_x) = F \cdot \frac{A_x}{A'_s/C'_s}$$

式中，A_x为供试品溶液杂质的峰面积；C_x为杂质的浓度；f为校正因子；A'_s和C'_s分别为对照品溶液中药物主成分峰面积和药物的浓度。

d. **面积归一法**：适用于供试品中结构相似、相对含量较高且限度范围较宽的杂质含量的粗略考查。采用此法通过计算各杂质峰面积占总峰面积的百分率，应不得超过限量。

e. **气相色谱法**：主要用于含有挥发性杂质成分的药物，尤其是药物中残留溶剂的检查。常用的方法有内标法、外标法和标准溶液加入法。

5. **含量与效价测定**　药物的含量系指药物中**主成分**的量，是评价药物质量的重要指标。药物的含量包括两大类，分别是：基于用化学或物理学原理的"含量测定"和生物学原理的"效价测定"。其中效价测定方法主要有生物检定法、微生物检定法、酶法等。含量测定方法主要包括容量分析法、光谱分析法和色谱分析法。本节主要介绍化学法、光谱法、色谱法和生物检定法。

（1）**容量分析法**：容量分析方法也称滴定分析法，是将已知浓度的滴定液滴加到被测物质溶液中，直至通过适当的方法指示确定滴定液与被测物质反应完全，后根据滴定液的浓度和被消耗的体积，按化学式计量关系计算出被测物质的含量。滴定分析法具有操作简便、结果准确、方法耐用性高、专属性差的特点，适用于纯度较高、所含杂质少的物质，尤其是化学原料药的含量测定。

①**根据滴定的方式不同可分为：直接滴定、返滴定、置换滴定和间接滴定**。

a. **直接滴定**：用标准溶液直接滴定被测物质溶液的方法。《中国药典》中收载的阿司匹林原料药的含量测定采用酸碱滴定中的直接滴定法。

b. **返滴定**：当溶液中被测物质与滴定剂反应速度慢或用滴定剂直接滴定固体试样时，反应不能立即完成时，便采用返滴定法，即滴入过量的标准溶液，使与试液中的被测物质或固体试样进行反应，待反应完全后再用另一种标准溶液滴定剩余标准溶液的方法。

c. **置换滴定**：系用适当试剂与被测组分反应，使其定量地置换为另一种物质，而这种物质可用适宜标准溶液滴定的方法。此法常用于被测组分与标准溶液的反应没有确定的计量关系或伴有副反应的情况。

d. **间接滴定**：指不能与滴定剂直接反应的物质，可通过另外的化学反应以滴定法间接测定的方法。例如 Ca^{2+} 在溶液中没有可变的价态，不能直接用氧化还原法滴定，但若将其沉淀为 CaC_2O_4，滤过洗净后溶解于硫酸中，就可以用 $KMnO_4$ 标准溶液滴定生成的草酸，从而间接滴定 Ca^{2+} 含量。《中国药典》收载的阿司匹林片剂的含量测定采用酸碱滴定中的间接滴定。

②**按照滴定反应类型分为：酸碱滴定、配位滴定、氧化还原滴定法和沉淀滴定法**。本节主要介绍酸碱滴定法、配位滴定法和氧化还原滴定法。

a. **酸碱滴定**：是以质子转移反应为基础的滴定分析方法。一般的酸、碱以及能与酸、碱直接或间接发生质子转移的物质都可以用酸碱滴定法测定。在酸碱滴定分析中，常用酸碱指示剂来滴定终点。常用的酸碱指示剂见表 10 – 9。

表 10 – 9　常见的酸碱指示剂

| 指示剂 | 变色范围 pH | 颜色 | | pK_{In} | 浓度（溶剂） |
		酸式色	碱式色		
甲基红	4.2～6.3	红色	黄色	5.1	0.05%（钠盐水）
甲基橙	3.2～4.4	红色	黄色	3.45	0.1%（水）
甲基黄	2.9～4.0	红色	黄色	3.25	0.1%（90% 乙醇）
百里酚蓝	1.2～2.8	红色	黄色	1.65	0.1%（20% 乙醇）
溴酚蓝	3.0～4.6	黄色	紫色	4.1	0.1%（20% 乙醇或钠盐水）
溴甲酚绿	3.8～5.4	黄色	蓝色	4.9	0.1%（乙醇）
溴百里酚蓝	6.2～7.6	黄色	蓝色	7.3	0.1%（20% 乙醇或钠盐水）
中性红	6.8～8.0	红色	黄橙色	7.4	0.5%（水）
酚红	6.7～8.4	黄色	红色	8.0	0.1%（乙醇）
酚酞	8.0～10.0	无色	红色	9.1	0.5%（90% 乙醇）
百里酚酞	9.4～10.6	无色	蓝色	10.0	0.1%（90% 乙醇）

大多数酸碱滴定都在水溶液中进行，根据滴定介质不同，将酸碱滴定分为水溶液滴定法和非水溶液滴定法。

非水滴定法是在非水溶剂中进行的滴定分析，包括非水减量法和非水酸量法。其中非水减量法常采用冰醋酸或冰醋酸 – 醋酐作为酸性溶剂，以高氯酸的冰醋酸溶液为滴定液，以结晶紫或电位法作为滴定终点的检测方法。常用于具有有机弱碱（如胺类、生物碱类）；有机酸的碱金属盐（如邻苯二甲酸氢钾水杨酸钠）；有机碱的无机盐和无机盐（氢卤酸盐、马来酸氯苯那敏）等结构的药物的含量测定。

非水酸量法则以碱性的乙二胺或偶极亲质子溶剂二甲基甲酰胺作为溶剂，以甲醇钠的苯－甲醇溶液作为滴定液，以百里酚蓝、偶氮紫、溴酚蓝为指示剂作为滴定终点的检测方法。常用于具有有机弱酸类如羧酸类、酚类、磺酰胺类等结构的药物的含量测定。

b. **配位滴定**：系指以配位反应为基础的滴定分析法，是应用最广泛的滴定分析方法之一，主要用于**金属离子的测定**。其中最成熟的配位滴定法是以乙二胺四乙酸为配位剂，以一种能与金属离子生成有色配合物的有机染料显色剂（即金属指示剂）作为指示剂来检测滴定终点。常用的金属指示剂有 EBT、二甲酚橙、钙指示剂等。

c. **氧化还原滴定法**：系指以氧化还原反应为基础的滴定分析方法。根据滴定剂不同，氧化还原滴定法可分为碘量法、高锰酸钾法、亚硝酸钠法、重铬酸钾法等。本节主要介绍碘量法和亚硝酸钠法。

碘量法：主要是以碘为氧化剂，或以碘化钾作为还原剂进行氧化还原滴定的方法。根据滴定方式，可分为直接碘量法和间接碘量法。直接碘量法是用碘滴定液直接滴定酸性、中性或弱碱性还原性物质的方法。常用指示剂为淀粉指示剂。间接碘量法是利用碘化钾的还原性，将具有氧化性的物质定量地置换出碘，然后用硫代硫酸钠滴定液滴定置换出的碘，此种滴定方式也叫置换碘量法。

亚硝酸钠法：是以亚硝酸钠为标准溶液，利用亚硝酸钠与有机胺类物质发生重氮化反应或亚硝基化反应进行的氧化还原滴定法，包括重氮化滴定法和亚硝基化滴定法。其中重氮化滴定法是指用亚硝酸钠滴定液滴定芳伯氨类化合物的方法，例如普鲁卡因的含量测定。亚硝基化滴定法是用亚硝酸钠滴定液滴定芳仲氨类化合物的方法。其他氧化还原滴定法还包括溴酸钾法和溴量法、重铬酸钾法、铈量法、高锰酸钾法。其中铈量法是以 Ce^{4+} 溶液为标准溶液的氧化还原滴定法。常用邻二氮亚铁作指示剂。

（2）光谱分析法：当物质吸收辐射能（或热能）后，其内部发生能级跃迁。记录由能级跃迁所产生的辐射能随波长的变化所得到的图谱称为光谱。利用物质的光谱进行定量或结果分析的方法称为光谱分析法。常用的光谱分析方法有紫外－可见分光光度法、红外分光光度法、原子吸收分光光度法等。本节主要介绍紫外－可见分光光度法。

紫外－可见分光光度法：是基于物质分子对紫外光区（波长为 190～400 nm）和可见光区（波长为 400～760 nm）的单色光辐射的吸收特性建立的光谱分析方法。单色光穿过被测物质溶液时，在一定的浓度范围内被该物质的吸光度与该物质的浓度和液层的厚度（光路长度）的乘积成正比，也就是朗伯－比尔定律。其关系式如下：

$$A = KCl$$

式中，A 为吸光度；K 在一定条件下为常数，称为吸光系数；C 为溶液浓度，l 为液层厚度。其中吸光系数的物理意义和表达方式是随待测溶液的浓度单位不同而不同。当入射光波长一定时，溶液浓度为 1 mol/L、液层厚度为 1 cm 时，所测得的吸光度称为**摩尔吸光系数**，用 ε 表示。当入射光波长一定时，溶液浓度为 1%（g/100 ml）、层厚度为 1 cm 时，所测得的吸光度为**比吸光系数**，常用 $E_{1\,cm}^{1\%}$ 表示。ε 和 $E_{1\,cm}^{1\%}$ 通常是通过测定已知准确浓度的稀溶液的吸光度，根据朗伯比尔定律计算求得，二者之间的换算关系是：

$$\varepsilon = E_{1\,cm}^{1\%} \times \frac{M}{10}$$

式中，M 是吸光性物质的摩尔质量。当单色光垂直照射均匀溶液时，一部分光被溶液吸收，剩余部分透过溶液，若入射光强度为 I_0，吸收光强度为 I_a，透射光强度为 I_t，反射光强度为I_r。则它们之间的关系为：

$$I_0 = I_a + I_t + I_r$$

在分光光度法中，通常把待测溶液和参比溶液分别置于相同材质和相同厚度的吸收池中，所以两个吸收池的反射强度基本相同且可以忽略不计，故上式可以简化为：

$$I_0 = I_a + I_t$$

透射光强度I_t与入射光强度I_0的比值称为透光率或透光度，用T表示，其值常用百分数表示，即：

$$T = \frac{I_t}{I_0} \times 100\%$$

溶液的透光率越大，表示对光的吸收程度越小；溶液的透光率越小，表示对光的吸收程度越大。对透光率的倒数取对数，称为吸光度，用A表示，所以，透光率、吸光系数与吸光度之间的关系为：

$$A = \lg \frac{1}{T} = \lg \frac{I_0}{I_t} = -\lg T = KCl$$

在一定条件下，吸光度（A）与溶液浓度（C）和光路长度（l）成正比。紫外－可见分光光度法用于含量测定的方法主要有对照品比较法和吸收系数法。其中对照品比较法的含量计算公式为：

$$含量（\%） = C_R \times \frac{A_x}{A_R} \times \frac{D}{W}$$

式中，C_R为对照品溶液的浓度；A_x为供试品溶液的吸光度；A_R为对照品的溶液的吸光度；D为稀释体积；W为供试品取样量。采用吸收系数法测定含量的计算公式为：

$$C_x = \frac{A_x}{E_{1\,cm}^{1\%}} \times \frac{1}{100}$$

式中，C_x为供试品溶液的浓度；A_x为供试品溶液的吸光度；$E_{1\,cm}^{1\%}$为供试品中被测成分的百分吸收系数；100为浓度换算因素（系将 g/100 ml 换算成 g/ml）。

（3）色谱分析法：色谱分析方法系根据混合物中各组分的色谱行为差异（如在吸附剂上的吸附能力不同或两相中的分配系数的不同），将各组分从混合物中分离后再选择性对待测组分进行分析的方法。常用的有高效液相色谱法和气相色谱法。本节主要介绍高效液相色谱法。高效液相色谱法用于药物的含量测定时，常用内标法和外标法。

①内标法：按各品种项下的规定，精密称（量）取药物对照品和内标物质，分别配成溶液，精密量取各溶液适量，混合配成校正因子测定用的对照溶液。取一定量进样记录色谱图。测定对照品和内标物质的峰面积或峰高，计算校正因子的公式为：

$$校正因子（f） = \frac{A_S/C_S}{A_R/C_R}$$

式中，A_S为内标物质的峰面积（或峰高）；A_R为对照品的峰面积（或登高）；C_S为内标物质的浓度；C_R为对照品的浓度。

再取各品种项下含有内标物质的供试品溶液，进样，记录色谱图，测量供试品中待测组分和内标物质的峰面积或峰高，计算含量的公式为：

$$含量（C_x） = f \cdot \frac{A_x}{A'_s/C'_s}$$

式中，A_x为供试品的峰面积（或峰高）；C_x为供试品的浓度；f为校正因子；A'_s和C'_s分别为内标物质的峰面积（或峰高）和浓度。

②**外标法**：按各品种项下的规定，精密称（量）取对照品和供试品，配制成溶液，分别精密取一定量，进样，记录色谱图，测量对照品溶液和供试品溶液中待测组分的峰面积（或峰高），计算公式为：

$$含量(C_x) = C_R \times \frac{A_x}{A_R}$$

式中，C_x 为供试品的浓度；A_x 为供试品的峰面积（或峰高）；A_R 为对照品的峰面积（或登高）；C_R 为对照品的浓度。

（4）生物检定法：生物检定法也就是生物活性测定法，主要用于药物的效价测定。常用的方法有抗生素微生物检定法、升压素生物测定法、酶法等。本节主要介绍抗生素微生物检定法。

抗生素微生物检定法：本法系在适宜条件下，根据量反应平衡线原理设计，通过检测抗生素对微生物的抑制作用，计算抗生素活性（效价）的方法。抗生素微生物检定方法包括管碟法和浊度法。各法在应用过程中，应按照生物检定统计法进行可靠性测验与效价计算。测定结果经计算所得的效价，如低于估计效价的90%或高于估计效价的110%时，应调整其估计效价，重新试验。

①**管碟法**：系利用抗生素在琼脂培养基内的扩散作用，比较标准品与供试品两者对接种的试验菌产生抑菌圈的大小，以测定供试品效价的一种方法。常用的检定法有二计量法和三计量法。

②**浊度法**：系利用抗生素在液体培养基中对试验菌生长的抑制作用，通过测定培养后细菌浊度值的大小，比较标准品与供试品对试验菌生长抑制的程度，以测定供试品效价的一种方法。常用的检定法有标准曲线法。

6. 微生物限度检查　《中国药典》2015年版第四部通则收载了"非无菌产品微生物限度检查：微生物计数法""非无菌产品微生物限度检查：控制菌检查法"及"非无菌产品微生物限度标准"，主要用于辨别非无菌产品制剂、原辅料药等是否符合药典微生物限度标准的规定。同时，药典还收载了"非无菌产品微生物限度检查指导原则"，主要用于指导更好地应用"非无菌产品微生物限度检查：微生物计数法""非无菌产品微生物限度检查：控制菌检查法"及"非无菌产品微生物限度标准"。

（1）微生物计数法：微生物计数法系用于能在有氧条件下生长的嗜温细菌和真菌的计数。主要用于检查非无菌制剂及其原、辅料等是否符合相应的微生物限度标准，不适用于活菌制剂的检查。微生物计数方法包括平皿法、薄膜过滤法和最可能数法（MPN法）。其中MPN法的精密度和准确度不及薄膜过滤法和平皿计数法，仅适用于供试品需氧菌总数没有适宜计数方法的情况下使用，并不适用于真菌的计数，但对于某些微生物污染量很小的供试品可使用MPN法进行微生物检测。供试品检查时，应根据供试品理化性质和微生物限度标准等因素选择计数方法，检测的样品量应能保证所获得的试验结果能够判断供试品是否符合规定，所选的方法需进行适用性检查。同时，供试品微生物计数中所使用的培养基应进行适用性检查。

①**平皿法**：包括倾注法和涂布法。除另有规定外，取规定量供试品，按方法适用性试验确认的方法进行供试液制备和菌数测定，每稀释级每种培养基至少制备2个平板。

a. 倾注法：取制备好的供试液1 ml，置直径90 mm的无菌平皿中，注入15～20 ml温度不超过45 ℃熔化的胰酪大豆胨琼脂或沙氏葡萄糖琼脂培养基，混匀，凝固，倒置培养。

　　b. 涂布法：取 15～20 ml 温度不超过 45 ℃的胰酪大豆胨琼脂或沙氏葡萄糖琼脂培养基，注入 90 mm 的无菌平皿，凝固制成平板，采用适宜的方法使培养基干燥。后于每一平板上接种制备好的供试液不少于 0.1 ml。

　　培养和计数：除另有规定外，胰酪大豆胨琼脂培养基平板在 30～35 ℃培养 3～5 天，沙氏葡萄糖琼脂培养基平板在 20～25 ℃培养 5～7 天，观察菌落生长情况，点计平板上生长的所有菌落数，计数并报告，计算各稀释级供试液的平均菌落数，按菌数报告原则报告菌数。若同稀释级两个平板上的菌落数平均值＜15，则两个平板上的菌落数不能相差 1 倍或以上。

　　菌数报告规则：需氧菌总数测定宜选取平均菌落数＜300 cfu 的稀释级、真菌和酵母菌总数测定宜选取平均菌落数＜100 cfu 的稀释级，作为菌数报告的依据。取最高的平均菌落数，计算 1 g、1 ml 或 10 cm² 供试品中所含的微生物数，取两位有效数字报告。如稀释级的平板均无菌落数生长，或仅最低稀释级的平板有菌落数生长，但平均菌落数＜1 时，以＜1 乘以最低稀释倍数的值报告菌数。

　　②**薄膜过滤法**：除另有规定外，按计数方法适用性试验确认的方法进行供试液制备。取相当于 1 g、1 ml 或 10 cm² 供试品的供试液，若供试品所含的菌数较多时，可取适宜稀释级的供试液，按照方法适用性试验确认的方法加至适量稀释液中，立即过滤，冲洗，冲洗后取出滤膜，菌面朝上贴于胰酪大豆胨琼脂培养基或沙氏葡萄糖琼脂培养基上培养。

　　培养和计数：培养条件和计数方法同平皿法，每张滤膜上的菌落数应不超过 100 cfu。

　　菌数报告规则：以相当于 1 g、1 ml 或 10 cm² 供试品的菌落数报告菌数；若滤膜上无菌落生长，以＜1 报告菌数（每张滤膜过滤 1 g、1 ml 或 10 cm² 供试品），或＜1 乘以最低稀释倍数的值报告菌数。

　　③**MPN 法**：取规定量供试品，按方法适用性试验确认的方法进行供试液制备和供试品接种，所有试验管在 30～35 ℃培养 3～5 天，如果需要确认是否有微生物生长，按方法适用性试验确定的方法进行。记录每一种释级微生物生长的管数，从微生物最可能数检索表查每 1 g 或 1 ml 供试品中需氧菌总数的最可能数。

　　结果判断：需氧菌总数是指胰酪大豆胨琼脂培养基上生长的总菌落数（包括真菌菌落数）；真菌和酵母菌总数是指沙氏葡萄糖琼脂培养基上生长的总菌落数（包括细菌菌落数）。若因沙氏葡萄糖琼脂培养基上生长的细菌使真菌和酵母菌的计数结果不符合微生物限度要求，可使用含抗生素（如氯霉素、庆大霉素）的沙氏葡萄糖琼脂培养基或其他选择性培养基（如玫瑰红钠琼脂培养基）进行真菌和酵母菌总数测定。使用选择性培养基时，应进行培养基适用性检查。若采用 MPN 法，测定结果为需氧菌总数。

　　（2）控制菌检查法：系用于在规定的条件下，检查供试品中是否存在特定的微生物。供试品检出控制菌或其他致病菌时，按一次检出为准，不再复试。供试品控制菌检查方法应进行方法适用性检查，所使用的培养基应进行适用性检查，以确认所采用的方法适合于该产品控制菌检查。

　　①**供试液制备和预培养**：取供试品，用胰酪大豆胨液体培养基作为稀释剂，按照"无菌产品微生物限度检查：微生物计数法（通则 1105）"制成 1∶10 供试液，混匀，在 20～25 ℃培养，培养时间应使供试品中的细菌充分恢复但不增殖（约 2 小时）。

　　②**定性试验**：除另有规定外，取相当于 1 g 或 1 ml 供试品的上述预培养物接种至适宜体积（经方法适用性试验确定）肠道菌增菌液体培养基中，30～35 ℃培养 24～48 小时后，划线接种于紫红胆盐葡萄糖琼脂培养基平板上，30～35 ℃培养 18～24 小时。如果平板上无菌

落生长，判供试品未检出耐胆盐革兰阴性菌。

③**定量试验**：选择和分离培养，取相当于 0.1 g、0.01 g 和 0.001 g（或 0.1 ml、0.01 ml 和 0.001 ml）供试品的预培养物或其稀释液分别接种至适宜体积（经方法适用性试验确定）肠道菌增菌液体培养基中，30～35 ℃培养 24～48 小时。上述每一培养物分别划线接种于紫红胆盐葡萄糖琼脂培养基平板上，30～35 ℃培养 18～24 小时。

④**结果判断**：若紫红胆盐葡萄糖琼脂培养基平板上有菌落生长，则对应培养管为阳性，否则为阴性。根据各培养管检查的结果，根据耐胆盐革兰阴性菌的可能菌数表中，查 1 g 或 1 ml 供试品中含有耐胆盐革兰阴性菌的可能菌数。

（3）非无菌药品微生物限度标准：非无菌药品的微生物限度标准是基于药品的给药途径和对患者健康潜在的危害以及药品的特殊性而制订的。药品生产、储存、销售过程中的检验，药用原料、辅料及中药提取物的检验，新药标准制订，进口药品标准复核，考察药品质量及仲裁等，除另有规定外，其微生物限度均以本标准为依据。

①制剂通则、品种项下药物要求无菌的及标示无菌的制剂和原辅料：应符合无菌检查法规定。

②用于手术、严重烧伤、严重创伤的局部给药制剂：应符合无菌检查法规定。

③非无菌化学药品制剂、生物制品制剂、不含药材原粉的中药制剂的微生物限度标准：见表 10-10。

④非无菌含药材原粉的中药制剂、非无菌药用原料及辅料、中药提取物及中药饮片的微生物限度标准：详细情况见药典通则 1107。

表 10-10　非无菌化学药品制剂、生物制品制剂、不含药材原粉的中药制剂的微生物限度标准

给药途径	需氧菌总数（cfu/g，cfu/ml 或 cfu/10 cm²）	真菌和酵母菌总数（cfu/g，cfu/ml 或 cfu/10 cm²）	控制菌
口服给药 　固体制剂 　液体制剂	10^3 10^2	10^2 10^1	不得检出大肠埃希菌（1 g 或 1 ml）；含脏器提取物的制剂还不得检出沙门菌（10 g 或 10 ml）
口腔黏膜给药制剂 齿龈给药制剂 鼻用制剂	10^2	10^1	不得检出大肠埃希菌、金黄色葡萄球菌、铜绿假单胞菌（1 g、1 ml 或 10 cm²）
耳用制剂 皮肤给药制剂	10^2	10^1	不得检出金黄色葡萄球菌、铜绿假单胞菌（1 g、1 ml 或 10 cm²）
呼吸道吸入给药制剂	10^2	10^1	不得检出大肠埃希菌、金黄色葡萄球菌、铜绿假单胞菌、耐胆盐革兰阴性菌（1 g 或 1 ml）
阴道、尿道给药制剂	10^2	10^1	不得检出金黄色葡萄球菌、铜绿假单胞菌、白色念珠菌（1 g、1 ml 或 10 cm²）；中药制剂还不得检出梭菌（1 g、1 ml 或 10 cm²）

续表

给药途径	需氧菌总数 （cfu/g，cfu/ml 或 cfu/10 cm^2）	真菌和酵母菌总数 （cfu/g，cfu/ml 或 cfu/10 cm^2）	控制菌
直肠给药			不得检出金黄色葡萄球菌、铜绿 假单胞菌（1 g 或 1 ml）
固体制剂	10^3	10^2	
液体制剂	10^2	10^2	
其他局部给药制剂	10^2	10^2	不得检出金黄色葡萄球菌、铜绿 假单胞菌（1 g、1 ml 或 10 cm^2）

注：化学药品制剂和生物制品制剂若含有未经提取的动植物来源的成分及矿物质，还不得检出沙门菌（10 g 或 10 ml）

本标准所列的控制菌对于控制某些药品的微生物质量可能并不全面。因此，对于原料、辅料以及某些特定的制剂，根据原辅料及其制剂的特性和用途、制剂的生产工艺等因素，可能还需检查其他潜在危害的微生物。

（二）药品质量检验

1. 药品监督机构　《中华人民共和国药品管理法》规定："药品监督管理部门设置或者确定的药品检验机构，承担依法实施药品审批和药品质量监督检查所需的药品检验工作"。国家级药品检验机构是中国食品药品检定研究院。各省、自治区、直辖市药品检验所分别承担各辖区内的药品检验工作。《药品管理法》还规定："药品生产、经营企业和医疗机构的药品检验人员均应接受当地药品检验机构的业务指导"，并负责药品生产、经营和使用过程中的质量检验和质量控制任务，保证药品安全有效、质量合格。

2. 药品检验类别　根据药品生产、流通、监督与使用等环节不同，药品检验可分为生产检验、验收检验、监督检验以及国家检定。

（1）生产检验：生产检验包括药品生产过程中中间产物、副产物以及原辅料、制药用水和成品的质量检验。其中成品检验类同于出厂检验，是药品生产企业对放行出厂的产品按企业药品标准进行的质量检验。生产检验实质是药品内在质量的检查。

（2）验收检验：验收检验一般仅药品经营企业承担，主要是审查药品的合法性及书面凭证，以及核查数量、包装等。

（3）监督检验：监督检验主要是法定检验机构依据国家相关法律法规，对研制、生产、经营和使用的药品进行检验，具有权威性和仲裁性。根据不同的目的和方法，可分为：抽查检验、评价性检验、仲裁检验及国家检定等。

①抽查检验：国家依法对生产、经营和使用的药品进行抽查检验，《药品质量抽查检验管理规定》将抽查检验分为评价抽验和监督抽验。国家药品抽验以评价抽验为主，省级药品抽验以监督抽验为主。抽查检验结果通过国家药品质量公告、省（直辖市、自治区）药品质量公告予以发布。药品抽查检验，不得收取任何费用。其中评价抽验是药品监管部门为掌握、了解辖区内药品质量总体水平与状态而进行的抽查检验；监督抽验是药品监管部门在监管过程中，对监督检查中发现的质量可疑药品进行的有针对性的抽验。

②评价性检验：主要用于药品注册审批、优质药品评价、新工艺鉴定。例如，新药、仿制药、进口药等的注册检验，根据国家有关规定，省级以上药品检验机构对申请注册的药品

进行质量检验和药品标准的复核。

③仲裁检验：主要是公正判定与裁决有质量争议的药品，具有强制性。

（4）国家检定：也叫指定检验。是国家法律或药品监督管理部门规定，某些药品在销售前或进口时，必须经过指定的药品检验机构检验，合格后才准予销售或进口。包括口岸检验、生物制品批签发检验。

①口岸检验：是指 SFDA 确定的药品检验机构根据《药品进口管理办法》《进口药材管理办法（试行）》的规定对抵达口岸的进口药品、进口药材进行的检验工作，包括现场核验药品、核查相关文件资料、抽样和检验以及复验等；

②生物制品批签发检验：是指由 SFDA 指定的药品检验机构按照《生物制品批签发管理办法》的规定对生产企业申请批签发的生物制品每批制品出厂上市或进口时进行的强制性检验。

3. 药品检验报告　药品检验报告是药品检验完成后进行检验结果的判定与报告，是对药品质量做出的技术鉴定，是具有法律效力的。药检人员应秉持着严谨、实事求是的态度认真填写检验结果，逐级审核后签发"药品检验报告书"。检验报告书应记载的内容有：品名、规格、批号、数量、包装、有效期、生产单位、检验依据；取样日期、报告日期；检验项目、标准规定、检验结果；检验结论。

药品检验报告书应按规定格式书写打印，保证数据完整、字迹清晰、用语规范、结论准确。药品检验报告通常只有两种结论：全面检验后，各项指标均符合药品标准规定；全面检验后，不符合规定，并明确不符合规定的具体项目。同时药品检验报告书上须有质检员、复核者（或技术部门审核）和部门负责人（或管理部门批准）的签章及检验机构公章，签章应写全名，否则该检验报告无效。

（三）体内药物检测

体内药物分析又称生物医药分析，主要是研究药物及其代谢产物的数量和质量在体内的变化规律。通过体内药物分析可以了解药物或代谢产物的药代动力学参数，直接关系到药物在机体内的作用机制与疗效评价和药物临床使用是否安全、有效与合理。因此，生物体内药物所能到达的体液、组织、器官和排泄物都是体内分析的对象。

1. 体内样品的种类　体内药物分析的对象实质就是生物样品，生物样品原则上包括生物体内的各种液体（如血液、尿液、唾液、胆汁等）、组织、器官和排泄物（如汗液、粪便等），其中血液、尿液、唾液、头发等是最常见的生物样品。常规体内药物检测选择何种生物样品主要根据检测目的和要求来决定。如临床药物监测主要选择血液；药物的分布主要采用生物体的组织、器官；药物的代谢一般需要尿液、血液、肝微粒体孵育液等；常见的兴奋剂检测选择尿液；滥用药物或微量元素检测选择头发。

（1）血样：血样包括全血、血浆和血清，其中最常用的是血浆。

①血样的采集：一般从静脉采集血样，采血量较小的也从毛细血管（成人多用手指或耳垂，小儿多用脚趾）采血。一般每次采集 1～5 ml，采血量小的可降低至 0.1～0.3 ml；实验动物的采血方法很多，根据采血量的多少选择不同部位，但采血量不超过动物总血量的 10%。

②血样的制备：血液主要由血浆和血清组成。其中，血样不经抗凝处理，放置一段时间后释放出清晰透明的淡黄色液体，便是血清。具体方法：将采集的血样置于未加抗凝剂的试管中，室温静置 30～60 分钟，离心取上层液体。而将血样置于含抗凝剂的试管中，轻轻摇匀至与抗凝剂混合，离心得上层淡黄色液体即为血浆。血浆较血清易分离，而制取的量约为全血的 50%～60%（血清只为全血的 20%～40%），故此，临床多采用血浆样品。若血浆中

的抗凝剂对药物浓度测定有影响时，则选择血清样品。

③**血样的储存**：血样采集后防止血细胞破裂影响制备，通常在 2 小时内完成分离血清血浆。血样一般置于硅化塑料管中密封保存，短期一般冷藏在 4 ℃，长期保存则需在 −20 ℃ 或 −80 ℃ 下冷冻储存。

（2）尿样：肾排泄是体内药物清除的主要途径之一，药物一般以原形（母体药物）或代谢物及其缀合物等形式通过尿液排出体外。由于尿液浓度易受生理、食物、饮水量等多因素影响，因此一般测定某一时间段或单位时间内尿中药物的总量（排泄量或排泄率）。

①**尿样的采集**：采集的尿为自然排尿。收集用药后一定时间内，不同时间区段排泄的全部尿液，记录体积后，留取适量置于试管中分析使用，其余舍去并做好记录。

②**尿样的贮藏**：尿液主要含有水、含氮化合物及盐类等成分，pH 在 4.8～8.0 之间，易滋生细菌变混浊，故尿液采集后若不能立即测定，应加入适当的防腐剂或低温保存。常用的防腐剂有二甲苯、三氯甲烷、醋酸或盐酸等。保存时间在 36 小时内，可置冰箱 4 ℃ 冷藏；若需长时间保存，则应在 −20 ℃ 冰冻贮藏。

2. **体内样品的测定**　体内样品测定常用方法包括：色谱及其联用技术、免疫法、光谱法、放射性核素标记法和微生物学方法等。本节简单介绍色谱分析法、免疫分析法和微生物学方法。

（1）色谱分析法：色谱法主要包括气相色谱法、高效液相色谱法、色谱 – 质谱联用法等，可用于大多数小分子药物的药代动力学及代谢产物研究，或基于药代动力学原理的生物利用度、生物等效性或治疗药物监测等临床药学或临床药理学研究。近年来，随着液相色谱 – 飞行时间质谱（LC – TOF – MS）联用技术与设备的普及，本法已逐步应用于蛋白质、多肽等生物大分子类药物或内源性物质的检测与分析。

（2）免疫分析法：免疫分析法包括放射免疫分析法（RIA）、酶免疫法（EIA）、荧光免疫法（FIA）和化学发光免疫法等，多用于蛋白质、多肽等生物大分子类物质的检测。本法具有一定的特异性、灵敏度高，但原形药物与其代谢产物或内源性物质常有交叉免疫反应。故本法不适用于小分子药物代谢研究或特定代谢产物的测定，主要用于临床 TDM 及生物大分子的药物动力学及其相关研究。

（3）微生物学方法：微生物学方法常能反映药效学的本质，可用于抗生素类药物的体内分析，如生物利用度、生物等效性或临床 TDM 等体内样品的测定。但生物学方法一般特异性较差，常需采用特异性高的方法进行平行监测。而对于度组分及体内存在活性代谢产物的抗生素的药代动力学及代谢产物研究宜用色谱分析法。

3. **药动学参数的测定**

（1）体内样品的采集：根据药物本身的理化性质和其在体内的吸收、分布、代谢和排泄情况，测定药动学参数时，应在给药前和给药后的多个时间点进行体内样本采集，以便获得完整的药动学过程和行为学特征，为新药评价与临床用药提供参考。

（2）药物动力学参数测定：以治疗心力衰竭的临床常用治疗药物地高辛为例。地高辛临床有效浓度一般为 0.8～2.0 ng/ml，而其最低中毒浓度为 ＞2.4 ng/ml，显示其有效浓度与中毒浓度很接近，则临床上需要严格控制给药剂量。地高辛的消除半衰期长，在成人体内约为 36 小时、儿童体内约为 30 小时，具有一级动力学特征。

地高辛服药期间，若患者同时服用胺碘酮、奎尼丁等心血管药物时，会产生药物相互作用，从而导致地高辛的血药浓度升高，可能达到中毒浓度。因此，给予地高辛的患者应进行治疗药物监测。对受试者口服地高辛后，应对血浆和尿液中地高辛浓度进行含量测定，以洋地黄毒苷为内标，采用 LC－MS 法，得其血药浓度－时间曲线。测定结果显示，地高辛的血浆浓度线性范围为 $0.05 \sim 1.5$ ng/ml，主要药物动力学参数为血浆浓度达峰时间 $t_{max} = 1.5$ 小时，峰浓度 $C_{max} = 0.93$ ng/ml，消除半衰期 $t_{1/2} = 40.8$ 小时。尿液 48 小时累积排泄量为 30.2%。

【同步练习】

一、A 型题（最佳选择题）

1. 药物鉴别试验中属于化学方法的是

A. 紫外光谱法　　　　　　　　　　B. 红外光谱法

C. 用微生物进行试验　　　　　　　D. 用动物进行试验

E. 制备衍生物测定熔点

本题考点： 鉴别试验常用方法的种类。常用的方法有化学法、光谱法和色谱法。

2. 用非水滴定法测定杂环类药物氢卤酸盐时，一般须加入醋酸汞，其目的是

A. 增加酸性　　　　　　　　　　　B. 除去杂质干扰

C. 消除氢卤酸根的影响　　　　　　D. 消除微量水分影响

E. 增加碱性

本题考点： 非水滴定法测定含量的注意事项。当以高氯酸为滴定剂滴定有机碱的氢卤酸盐时，滴定过程中被置换出氢卤酸酸性强时，反应将不能进行到底，影响滴定终点，故加入一定量的醋酸汞冰醋酸溶液时，使生成在醋酸中难以解离的卤化汞，以消除氢卤酸对滴定的干扰。

3. 临床心血管治疗药物检测中，某药物浓度与靶器官中药物浓度相关性最大的生物样本是

A. 血浆　　　　　B. 唾液　　　　　C. 尿液　　　　　D. 汗液

E. 胆汁

本题考点： 体内药物检测。当药物在体内达到稳定状态时，血浆中药物的浓度能够反映药物在靶器官的状况。

4. 临床治疗药物监测的前提是体内药物浓度的准确测定。在体内药物浓度的测定中，如果抗凝剂、防腐剂可能与被监测的药物发生作用，并对药物浓度的测定产生干扰，则检测样品宜选择

A. 血浆　　　　　B. 唾液　　　　　C. 尿液　　　　　D. 汗液

E. 血清

本题考点： 体内药物检测。因为药物与抗凝剂相互作用，所以不加抗凝剂，检测样品宜选择血清。

二、B 型题（配伍选择题）

（5—7 题共用备选答案）

A. 酚酞　　　　　B. 淀粉　　　　　C. 亚硝酸钠　　　　　D. 邻二氮菲

E. 结晶紫

以下滴定方法使用的指示剂是

5. 酸碱滴定法

6. 碘量法

7. 沛量法

本题考点： 滴定分析中滴定剂的正确使用情况。

三、X 型题（多项选择题）

8. 滴定分析的方法是

A. 碘量法　　　　B. 直接滴定法　　　C. 置换滴定法　　　D. 空白滴定法

E. 剩余滴定法

本题考点： 滴定法的分类情况。滴定分析按照滴定方式分为直接滴定、间接滴定、返滴定、置换滴定；按照滴定反应类型分为酸碱滴定、配位滴定、氧化还原滴定法和沉淀滴定法。

9. 氧化还原滴定法一般包括

A. 碘量法　　　　B. 间接滴定法　　　C. 沛量法　　　D. 空白滴定法

E. 剩余滴定法

本题考点： 滴定分析中氧化还原滴定法。氧化还原滴定法可分为碘量法、沛量法、高锰酸钾法、亚硝酸钠法、重铬酸钾法等。

10. 《中国药典》通则规定的高效液相色谱仪系统适用性试验包括

A. 理论板数　　　B. 分离度　　　　C. 灵敏度　　　D. 拖尾因子

E. 重复度

本题考点： 高效液相色谱仪的熟悉情况。

11. 紫外分光光度法用于含量测定的方法有

A. 校正因子　　　B. 归一法　　　　C. 对照品比较法　　　D. 吸收系数

E. 标准加入法

本题考点： 使用紫外分光光度法测定药物含量的方法，包括对照品比较法、吸收系数法、计算机分光光度法。

参考答案： 1. E　2. C　3. A　4. E　5. A　6. B　7. D　8. BCE　9. ABCDE　11. CD

第11章 常用药物的结构特征与作用

第1节 精神与中枢神经系统疾病用药

一、镇静与催眠药

【复习指导】本部分内容属于重点易考内容，应重点复习。需要重点掌握的内容包括：镇静、催眠药物的结构特征及其代表药物。

镇静药可以使患者处于安静或思睡状态，催眠药可以使患者处于类似正常的睡眠，一般这类药物小剂量可以产生镇静作用，而中等剂量则产生催眠的作用，大剂量则可以产生抗惊厥、麻醉作用，所以这类药物称为镇静催眠药。如果长期使用易产生依赖性及耐药性，突然停药可产生戒断反应。镇静、催眠药还能够用于癫痫、焦虑等抑制中枢神经过度兴奋等疾病的治疗。

1. 苯二氮䓬类药物 苯二氮䓬类镇静催眠药物的化学结构含有 A、B、C 3 个环（具有苯环和七元亚胺内酰胺环），地西泮是其基本结构药物。

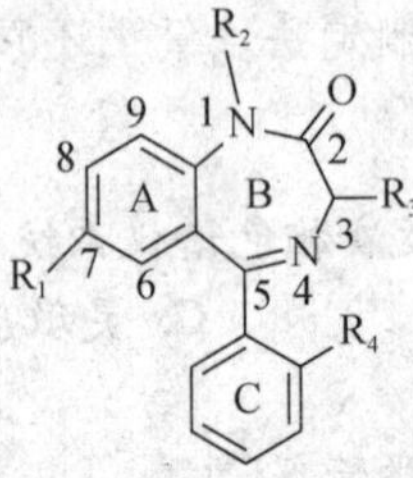

（1）A 环：A 环上 7 - 位取代基的性质能较大影响药物生物活性。当 C - 7 引入吸电子取代基时，活性明显增强，吸电子越强，其作用越强，其次序依次为 $-NO_2$、$-Br$、$-CF_3$、$-Cl$，如氯硝西泮和硝西泮。

（2）B 环：3 位上引入羟基可以增加分子的极性，容易与葡萄糖醛酸结合并将其排出体外，使其毒性降低。然而 3 位羟基衍生物可以够保持原有药物的活性，并且在临床上比原来药物如奥沙西泮更加的安全。

（3）C 环：5 位上的苯环（C环）的取代是产生药物疗效的重要基团之一，没有苯基取代的化合物无镇静和催眠的活性。在 5 位苯环的 2′位引入体积小的如 Cl、F 吸电子基团，使其增加了活性，产生超极化而致中枢神经系统抑制。如氟地西泮和氟西泮（氟安定）等。

在苯二氮䓬类的 1，2 位骈上三唑环，使药物的稳定性增加，同时提高了药物与受体的亲和力，从而使镇静催眠和抗焦虑作用明显增强，如阿普唑仑、艾司唑仑和三唑仑。

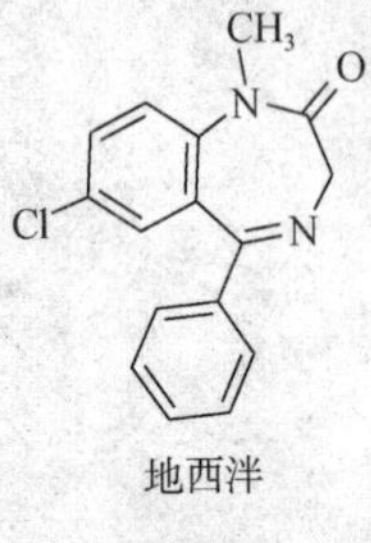

地西泮 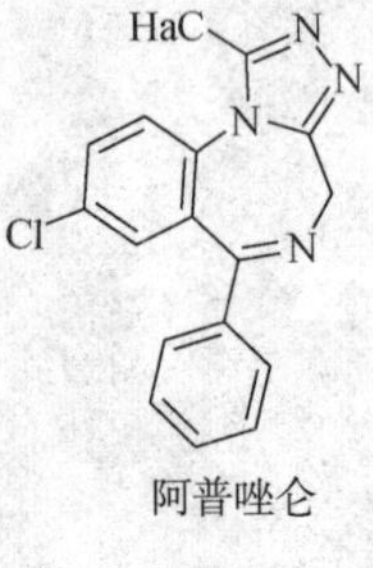   阿普唑仑 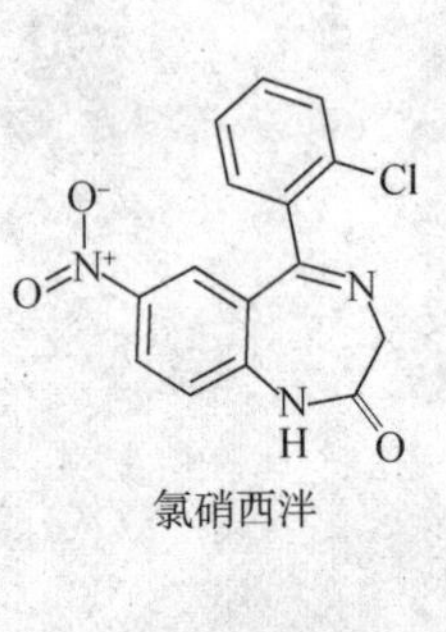   氯硝西泮

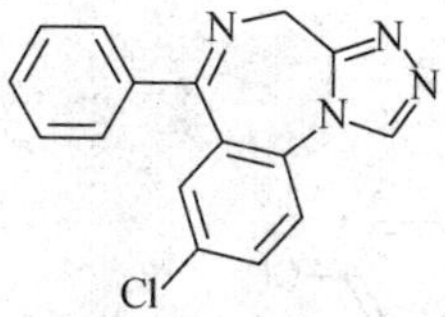

艾司唑仑 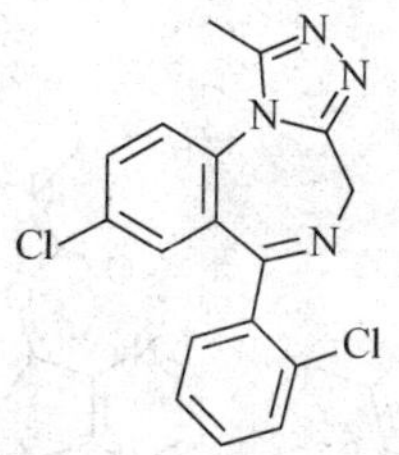　　　　　　三唑仑 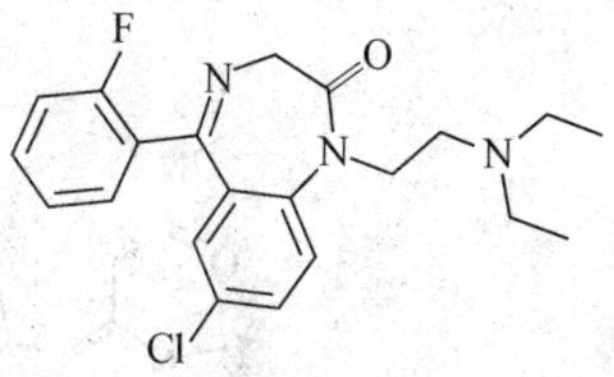　　　　　　氟西泮

地西泮与中枢苯二氮䓬受体结合从而发挥镇静、催眠、安定、抗惊厥的作用，临床上主要用于治疗神经官能症。静脉注射为治疗癫痫持续状态的首选药，静脉注射还可以用于全麻的诱导和麻醉前给药，而口服也可以用于麻醉前给药。酒精能使地西泮的作用增强，所以用药期间需要避免饮酒或含有酒精的食物。停药时有可能出现撤药症状，其表现主要为激动或忧郁。地西泮主要在肝代谢，代谢的途径为 N−1 位去甲基和 C−3 位的氧化，代谢的产物仍具有活性。其代谢产物被开发成奥沙西泮和替马西泮，奥沙西泮和替马西泮催眠的作用较小，副作用较小，半衰期较短，更适合老年人和肝肾功能不全的患者。

阿普唑仑主要用于焦虑、紧张、激动、催眠或者焦虑的辅助用药，也可以作为抗惊恐药，并且可以缓解急性酒精戒断症状。阿普唑仑有成瘾性，长期用药停药后可能发生撤药症状，表现为忧郁或者激动，所以对有精神抑郁的患者应该慎用。长期用药后如果需要停用应该逐渐减量而不是骤停。口服吸收快而完全，经肝代谢，代谢产物也有一定的药理活性。

氯硝西泮既抑制癫痫病灶的发作性放电，也抑制放电活动向周围组织的扩散。主要用于控制各型癫痫。氯硝西泮同样具有成瘾性。

艾司唑仑主要用于抗焦虑、失眠，也可以用于紧张、恐惧和抗癫痫及抗惊厥。艾司唑仑为新型的高效镇静催眠和抗焦虑的药物，且具有广谱抗癫痫和抗惊厥作用。艾司唑仑具有亚酰胺的结构，此结构不稳定，在酸性的条件下，室温就可以使 5、6 位水解开环；在碱性条件下，发生可逆性闭环，但是不影响药物的生物利用度。艾司唑仑有较轻的依赖性，长期用药停药后可能发生撤药症状，表现为忧郁或者激动。口服吸收较快，经肝代谢。

三唑仑为安定药，主要用于各型不眠症，尤其适用于入睡困难、醒觉频繁、早醒等睡眠障碍。长期用药应该逐渐减量，不应该骤停。三唑仑可以引起表现为身体和心理依赖的依赖性，停药后出现撤药症状。其脂溶性大，易进入中枢，起效快，半衰期短，按第一类精神药品管理的镇静药。

氟西泮主要用于如入睡困难、夜间多梦和早醒等各种失眠。氟西泮有成瘾性，长期用药停药后可能发生撤药症状，表现为忧郁或者激动。口服吸收迅速且充分。经肝代谢。

2. 非苯二氮䓬类药物　非苯二氮䓬类药物镇静催眠作用强，半衰期短，治疗指数高，安全性高。主要有唑吡坦（母核为咪唑并吡啶）和佐匹克隆（母核为吡咯并吡嗪），唑吡坦镇静催眠作用很强，但是较少产生抗焦虑和抗惊厥的作用，用药剂量小，吸收快，作用时间短，经肝代谢，极少产生耐受性和成瘾性；佐匹克隆结构中含有一个手性中心，**右旋异构体为艾司佐匹克隆，其具有很好的短效催眠作用**，而左旋体和外消旋体无活性且易引起毒副作用，且没有成瘾性和耐受性。

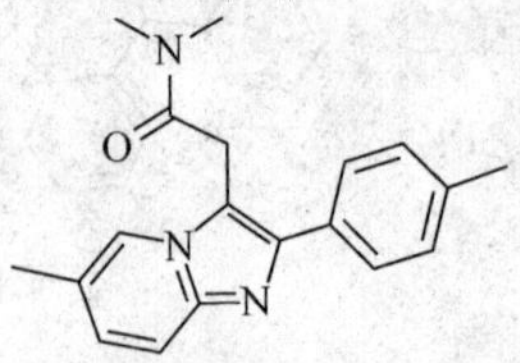

唑吡坦 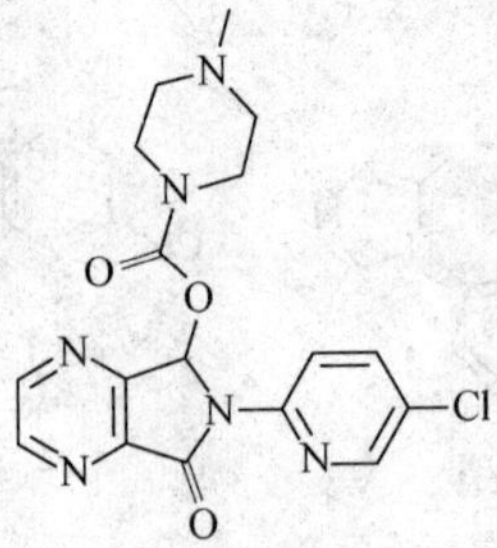　　　　　　　　　　佐匹克隆

二、抗癫痫药

【复习指导】本部分内容属于重点易考内容，应重点复习。需要重点掌握的内容包括：抗癫痫药物的结构特征及代表药物。

癫痫是多种原因导致大脑局部神经元过度兴奋，产生高度同步化放电，因此导致的慢性、反复性和突发性的脑部功能失调。临床表现为具有发作性、短暂性、重复性和刻板性，导致不同程度的运动、意识、感觉、行为和自主神经障碍等发作形式不一的症状。临床每种发作的过程可称为痫性发作，又按照癫痫发作时的表现可将癫痫分为部分性发作和全身性发作两类，每一类又可有不同的类型，即通常称作的小发作、大发作、精神运动性发作、局限性发作和癫痫持续状态。抗癫痫的药物可以抑制脑部神经的兴奋性，用于防止和控制癫痫的发作。

1. 巴比妥类及相关药物

（1）巴比妥类：巴比妥类药物是环丙二酰脲（又称巴比妥酸）的衍生物，丙二酰脲结构可用于鉴别。巴比妥酸本身无治疗作用，只有当巴比妥酸 5 位亚甲基上的两个氢原子被烃基取代后（碳原子总数以 4～8 为最好），脂溶性加大，可以进入血－脑屏障，才呈现镇静催眠活性。不同的取代基，其起效快慢和作用时间不同，通常按照作用时间将它们分为长时间（4～12 小时）、中时间（2～8 小时）、短时间（1～4 小时）和超短时间（1 小时左右）4 种类型。巴比妥药物结构特征与作用见表 11－1。

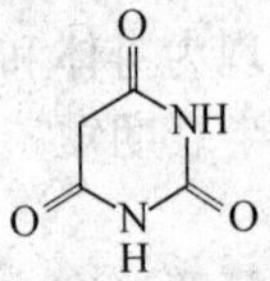

巴比妥酸 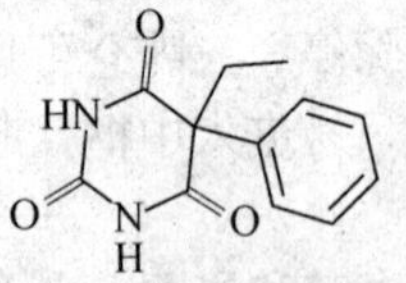　　　　　　苯巴比妥 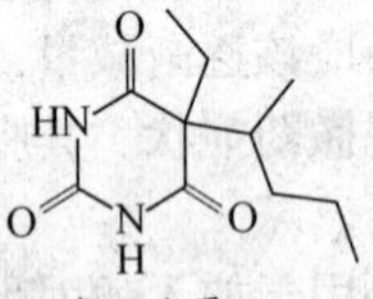　　　　　　戊巴比妥

表 11－1　巴比妥药物结构特征与作用

结构取代情况	作用与代谢情况
2 位碳上的氧原子以其电子等排体硫取代	解离度增大，且脂溶性也增加。易透过血－脑屏障，进入中枢发挥作用，故起效很快。它可再分配到其他脂肪和肌肉组织中，使脑中药物浓度很快下降，所以持续时间很短，如硫喷妥，此类药物有不适臭味

续表

结构取代情况	作用与代谢情况
5，5－二取代	口服时，可以吸收并进入脑中而发挥作用
5 位为单取代或无取代基	以离子状态存在，不能透过血－脑屏障进入中枢神经，因此无镇静催眠作用，所以巴比妥类药物均是双取代
5 位取代基为芳烃或饱和直链烷烃	**不易被氧化，难以经肾排出，作用时间长，如长效苯巴比妥**
5 位取代基为支链烷烃或不饱和烃基	易氧化，易被排出，作用时间短，成了中、短效型催眠药，如司可巴比妥、戊巴比妥

巴比妥类药物具有溶解性、弱酸性及水解性，其代谢方式主要是经肝脏的生物转化，其中包括 5 位取代基的氧化、N 上脱烷基、2 位脱硫、水解开环等。代谢的结果使药物的脂溶性下降，在脑内的浓度降低，失去镇静催眠活性。未经代谢的原形药物可自肾小球重吸收再发挥作用。5 位取代基的氧化是巴比妥类药物代谢的主要途径，也是决定药物作用时间长短的因素。

苯巴比妥是长效巴比妥类药物的代表，随着苯巴比妥的剂量逐渐增大，对中枢抑制作用分别表现为镇静、催眠、抗惊厥及抗癫痫的作用，大剂量的苯巴比妥对心血管系统、呼吸系统都有明显的抑制。其分子中含有酰胺结构，其性质不稳定，水溶液久置容易发生水解从而失去药性，为了避免这一特性，临床上通常用其粉针剂，临用时溶解，苯巴比妥置于空气中也容易因为吸潮而发生水解现象。主要用于治疗焦虑、失眠、癫痫及运动障碍，尤其适用于治疗癫痫大发作。苯巴比妥为肝药酶诱导剂，能够使药酶的活性增强，长期使用苯巴比妥不仅能够加速自身的药物代谢，而且还能够提高其他药物的代谢速度。口服吸收虽然完全但是比较缓慢。

硫喷妥钠对中枢系统产生抑制作用，根据所使用的剂量不同，可以产生镇静、安眠及意识等不同的作用，主要用于静脉全麻药。

（2）苯妥英钠：苯妥英钠的结构特征与作用见表 11 -2。

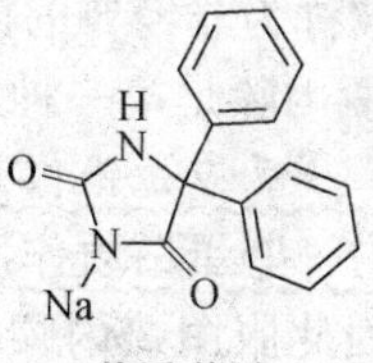

苯妥英钠

表 11 -2　苯妥英钠的结构特征与作用

项目	内容
由来	乙内酰脲本身无抗癫痫作用，当 5 位两个氢被苯基取代后，具有环状酰脲结构，得到苯妥英，临床用其钠盐苯妥英钠，抗惊厥作用强
代谢过程	主要被肝微粒体酶代谢，代谢物无药理活性，两个苯环只有一个氧化，代谢产物与葡萄糖醛酸结合排出体外
代谢特点	具有"饱和代谢动力学"的特点，需监测血药浓度，有酶诱导作用，如果用量过大或短时内反复用药，易产生毒性反应
磷苯妥英钠	是苯妥英的磷酸酯类前药，它比苯妥英钠有更高的水中溶解度和更合适的 pH，肌内注射吸收迅速，并且很快被体内磷酸酯酶代谢为苯妥英而起效

2. 二苯并氮䓬类药物　二苯并氮䓬类中的卡马西平是该类药物中第一个上市的药物。因为它的化学结构与三环类的抗抑郁药有相似性，最初用于治疗三叉神经痛。片剂在潮湿环境下可生成二水合物，使药效下降；长时间光照可发生聚合和氧化反应，需避光保存，卡马西平可以诱导肝药酶的产生。临床上用于苯妥英钠等其他药物难以控制的癫痫大发作、复杂的部分性发作或其他全身性发作。卡马西平的 10 - 酮基衍生物是奥卡西平，体内转化成活性的 10 - 羟基卡马西平产生抗癫痫作用。奥卡西平不诱导参与其降解的肝酶的产生。

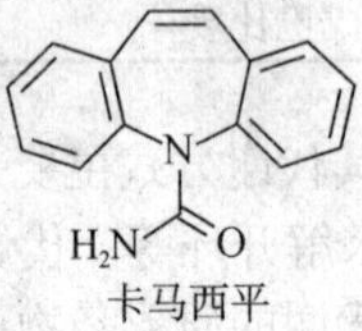

卡马西平 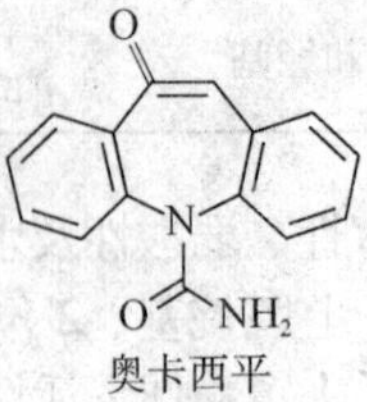　　　　　　　　　　　奥卡西平

三、抗精神病药

【复习指导】本部分内容属于熟悉可考内容。需要熟悉掌握的内容包括：抗精神病药物的分类及各代表药物的结构特征。

抗精神失常药是用于治疗精神疾病的一类药物。抗精神失常药根据药物治疗的主要适应证可以分为抗精神病药、抗抑郁药、抗躁狂症和抗焦虑药四种类型。抗焦虑药绝大部分是镇静催眠的药物，本节重点介绍抗精神病药和抗抑郁药这两类药物。抗精神病药可以在不影响意识清醒的条件下，控制兴奋、幻觉、躁动及妄想等症状抗精神病药。自 20 世纪 50 年代初期，开始使用吩噻嗪类药物氯丙嗪治疗精神病以来，药物治疗逐渐成为精神疾病治疗的主要方法。经典的抗精神病药物是多巴胺（DA）受体拮抗药，其能阻断中脑 - 边缘系统及中脑 - 皮质通路的 DA 受体，减低 DA 的功能，从而发挥抗精神病作用。但是同时，其也导致了锥体外系等的副作用。近年来，新的抗精神病药物出现，其作用机制与经典的抗精神病药物不同，较少有锥体外系的副作用，被称为非经典的抗精神病药物。

1. 吩噻嗪类　吩噻嗪类代表药物氯丙嗪是第一种用于治疗精神病的药物，临床上主要用于治疗以兴奋症为主的精神病，主要不良反应是锥体外系作用。吩噻嗪母环易被氧化，**在强烈日光照射下分解生成自由基并与体内一些蛋白质作用发生严重的光化毒反应**。这是氯丙嗪及其他吩噻嗪药物的毒副作用之一。因此服用氯丙嗪等吩噻嗪药物后应尽量减少户外活动，避免日光照射。吩噻嗪类药物的构效关系见表 11 - 3。

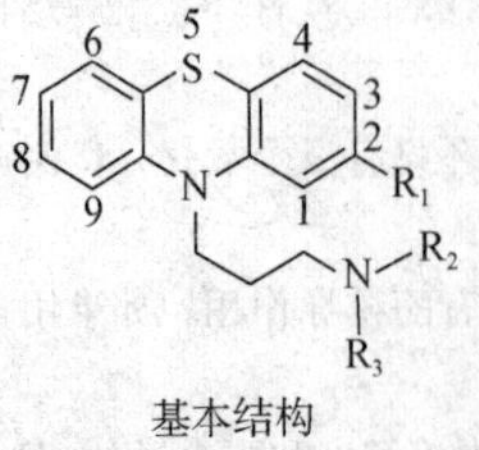

基本结构 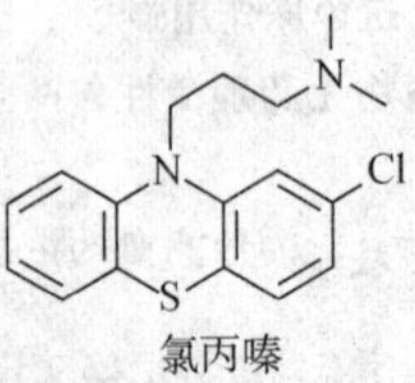　　　　　　　　　氯丙嗪 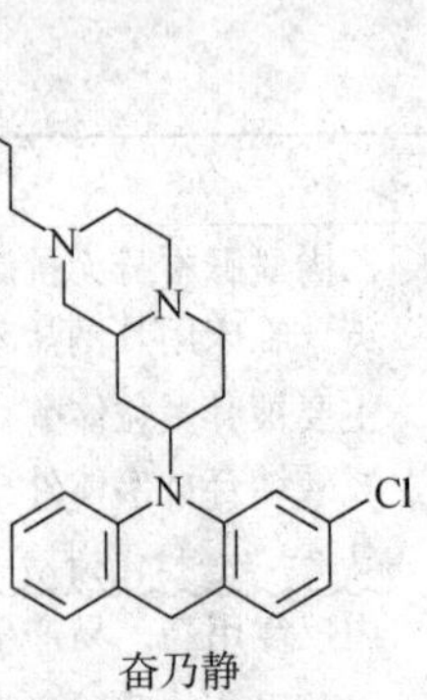　　　　　　　　　奋乃静

表 11 - 3 吩噻嗪类药物的构效关系

结构位点	内容
2 位引入吸电子基团	2 位为活性必须原子，作用强度与 2 位取代基的吸电子性能成正比，大小为：$-CF_3 > -Cl > -COCH_3 > -H > -OH$。2 位乙酰基取代可降低药物的毒性和副作用，如乙酰丙嗪作用弱于氯丙嗪，但毒性亦较低
氮原子（10 位）的取代基	对活性的影响很大，通过双键与侧链相连，10 位 N 原子常为叔胺，也可为氮杂环，其中哌嗪取代的侧链作用最强，奋乃静、氟奋乃静的活性都要比氯丙嗪强十几倍到几十倍
吩噻嗪环的 S 和 N	S 和 N 有丰富的电荷密度，易被氧化，在空气或日光中放置，渐变红色。因此注射液中需加入亚硫酸钠、亚硫酸氢、对氢醌连二或维生素 C 等抗氧剂，以阻止氧化变色

　　奋乃静为吩噻嗪类的哌嗪衍生物，其药理作用与氯丙嗪相似，其阻断与情绪思维有关的中脑边缘系统及中脑—皮层通路的多巴胺受体（DA_2）抗精神病作用密切相关，而阻断网状结构上行激活系统的 a - 肾上腺素受体与镇静安定作用相关。本品抗精神病作用、镇吐作用较强，镇静作用较弱，毒性较低。

　　2. 其他三环类药物　其他三环类代表药物的结构如下。

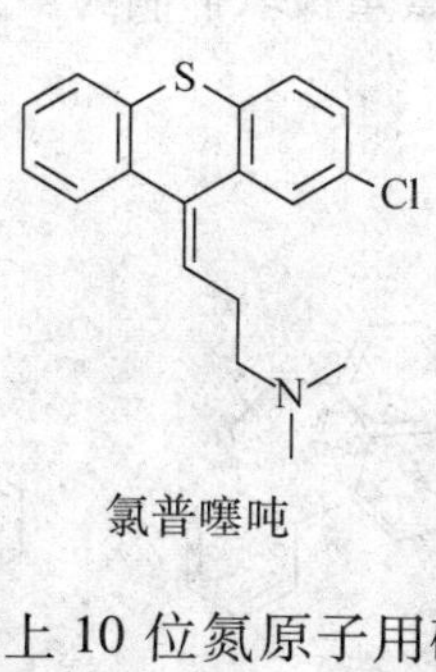

氯普噻吨 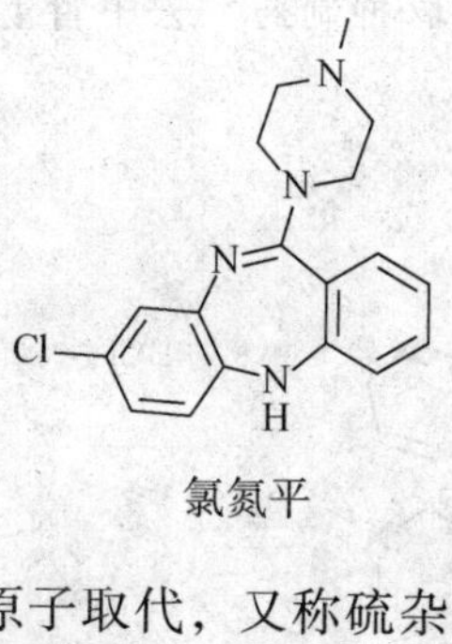　　　　　　　　　　　氯氮平

　　噻吨类是将吩噻嗪环上 10 位氮原子用碳原子取代，又称硫杂蒽类药物，如氯普噻吨。可通过阻断脑内神经突触后多巴胺受体而改善精神障碍，也可抑制脑干网状结构上行激活系统，引起镇静作用，还可抑制延脑化学感受区而发挥止吐作用。其主要用于急性和慢性精神分裂症的治疗，作用比氯丙嗪强，毒性也较小。

　　用甲亚胺基取代吩噻嗪分子的硫原子或氮原子得到二苯并二氮䓬类和二苯并硫氮䓬类，其代表药物有氯氮平和氯噻平。对大脑 5 - 羟色胺（$5 - HT_2A$）受体和多巴胺（DA_1）受体的阻断作用较强，对多巴胺（DA_4）受体的也有阻断作用也强，对多巴胺（DA_2）受体的阻断作用较弱，锥体外系反应罕见，适用于急性与慢性精神分裂症。

　　3. 其他结构药物　利培酮是运用骈合原理设计的一种选择性的单胺能非经典抗精神病药物。口服吸收完全，在肝受 CYP2D6 酶催化，代谢成 9 - 羟基利培酮；另外一个代谢途径为 N - 脱烃作用，均具有抗精神病活性；原药的半衰期只有 3 小时，但**主要活性代谢物帕利哌酮**的半衰期长达 24 小时，帕利哌酮释放特点是其波动度极小。其虽然存在手性中心，但药用为外消旋体。

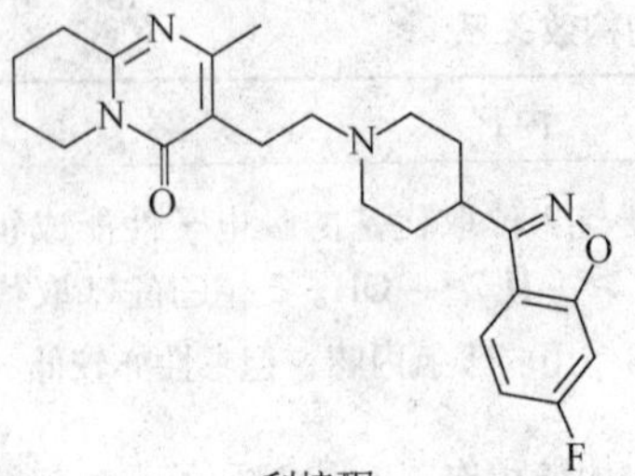

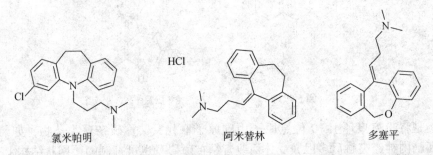

利培酮 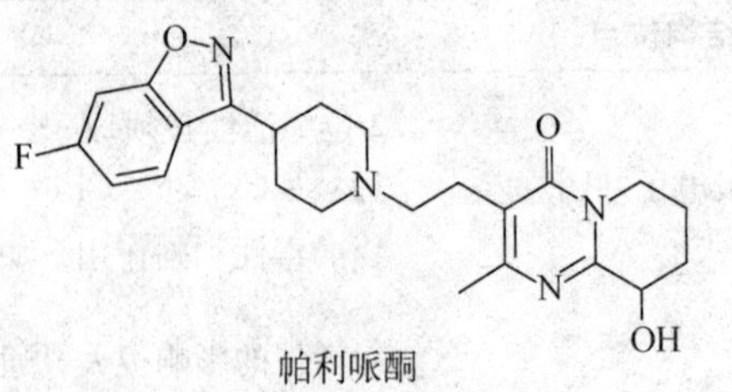　　　　　　　　　　　　　　　　　帕利哌酮

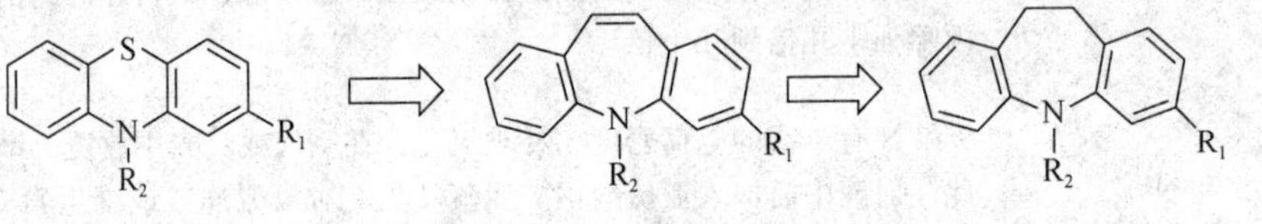

四、抗抑郁药

【复习指导】本部分内容属于重点易考内容，应重点复习。需要重点掌握的内容包括：抗抑郁药物的分类及其代表药物。

抗抑郁药是治疗精神疾病的一类药物，常见症状为情绪异常低落，严重者甚至会出现强烈的自杀倾向，并有自主神经或者躯体性伴随症状。抑郁症的出现可能与去甲肾上腺素和5-羟色胺浓度的降低有关。

1. **去甲肾上腺素重摄取抑制药**　去甲肾上腺素重摄取抑制药多为三环类化合物。其代表药物为：

氯米帕明　　　　　　　　　阿米替林　　　　　　　　　多塞平

丙米嗪是利用生物电子等排原理，将吩噻嗪类分子中的硫原子以生物电子等排体亚乙烯基-CH=CH-或亚乙基-CH$_2$-CH$_2$-取代后，得到的二苯并氮䓬类抗抑郁药，氯米帕明是在丙米嗪2位引入氯原子得到的药物。氯米帕明吸收完全，经肝代谢成活性产物N-去甲氯米帕明，其比氯米帕明的血药浓度高40%～85%，主要用于抑郁治疗。

采用生物电子等排体原理，将二苯并氮䓬类药物丙米嗪的氮原子以碳原子取代，并通过双键与侧链相连，便形成二苯并环庚二烯类抗抑郁药。其代表药物是阿米替林。阿米替林口服吸收好，在肝代谢成活性产物去甲替林，对日光敏感，需避光保存，主要用于治疗各种抑郁症。

在二苯并环庚二烯环中的碳原子用氧原子取代得到二苯并䓬结构，其代表药物多塞平。多塞平口服吸收好，在肝脏代谢成活性产物去甲基化物，主要用于治疗抑郁症。

2. **5-羟色胺（5-HT）重摄取抑制药**　5-羟色胺（5-HT）重摄取抑制剂口服吸收良好，生物利用度高，耐受性好，不良反应较去甲肾上腺素再提取抑制剂少，为临床主要抗抑郁药。

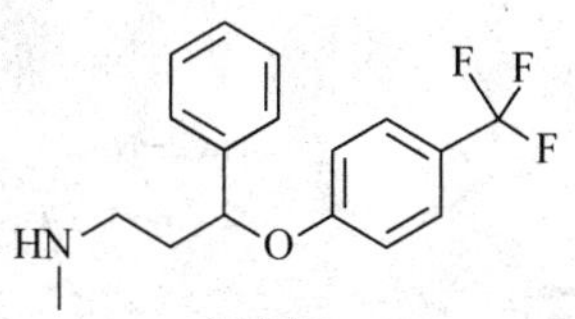

氟西汀含有手性碳原子，S-异构体的活性较强，但临床使用其外消旋体。氟西汀经 **CYP2D6 代谢成活性产物去甲氟西汀**，去甲氟西汀的半衰期很长，易产生药物积蓄及排泄缓慢的情况。因此肝病和肾病患者需要考虑氟西汀的用药安全问题。氟西汀为较强的抗抑郁药。

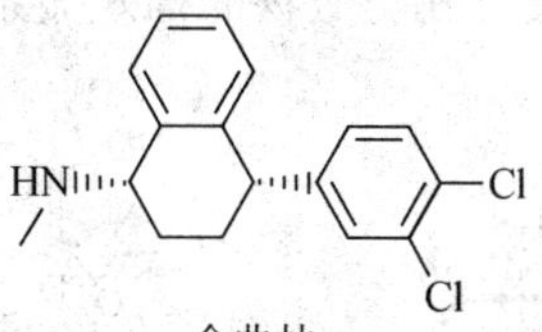

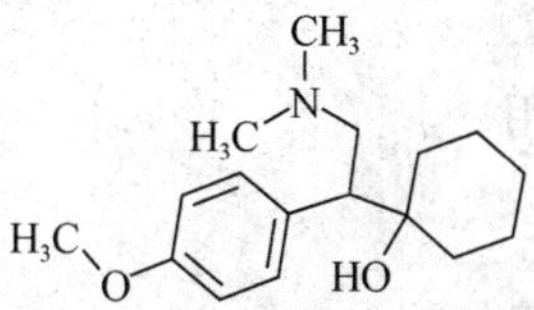

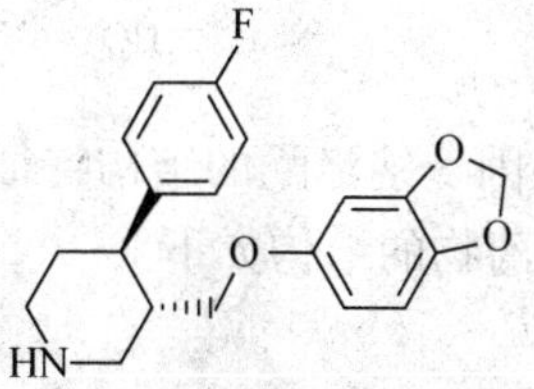

舍曲林含两个手性中心，其他对映体对 5-HT 重摄取的抑制作用较弱，目前使用的是 (+)-S，S-构型异构体。舍曲林口服生物利用度范围是 20%～36%，食物能促进其口服吸收，提高生物利用度。舍曲林经 CYP3A4 代谢成主要活性代谢物 N-去甲基舍曲林和其他代谢产物。

其小剂量时主要抑制 5-HT 的重摄取，文拉法辛小剂量时主要抑制 5-HT 的重摄取，大剂量时对 5-HT 和 NE 的重摄取均有抑制作用。在肝主要由 CYP2D6 代谢成它的初级活性代谢产物 O-去甲文拉法辛，它在药理活性和功能上几乎和文拉法辛等价；经 CYP3A4 代谢生成 N-去甲文拉法。

帕罗西汀含两个手性中心，市售帕罗西汀的构型是 (-)-(3S, 4R)-异构体。生物利用度不受抗酸药物或食物的影响。其口服后主要在肝代谢成氧化和甲基化的极性共价复合物。代谢酶 CYP2D6 参与了部分帕罗西汀的代谢，该酶的饱和性使帕罗西汀的药代动力学显示出非线性。

五、镇痛药

【复习指导】本部分内容属于重点易考内容，应重点复习。需要重点掌握的内容包括：镇痛药的分类和各自代表药的结构特征。

疼痛是一种不太愉快的情绪和知觉，是许多疾病的症状，它与实质的和潜在的组织损伤相关联，伴有生理和心理的因素。在大多数的情况下都需要对患者做镇痛的治疗。现通常使用的镇痛药物可分为两大类：一类是抑制前列腺素生物合成的解热镇痛药（非甾体抗炎药），通常用于外周的钝痛；另一类是本节介绍的跟阿片受体作用的镇痛药，习惯上称为麻醉性镇痛药，简称镇痛药。两类药物不仅作用机制不同，而且其适应证和副作用也不同。镇痛药因为可以导致呼吸抑制，具有成瘾性和容易被滥用，因此其使用受到限制。我国对镇痛药进行了严格的管控。

1. 天然生物碱及其类似物

（1）天然生物碱及其类似物的构效关系如下。

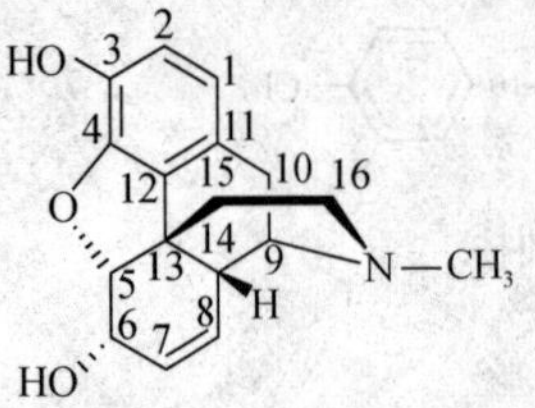

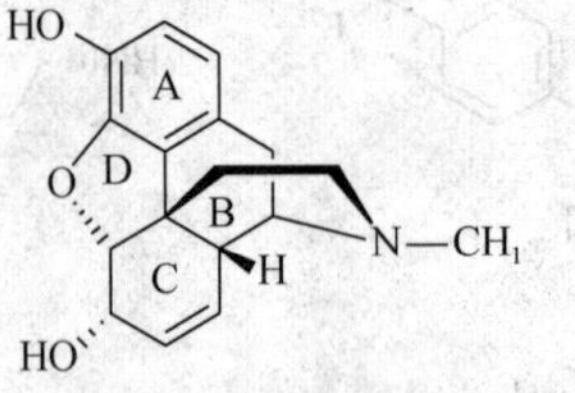

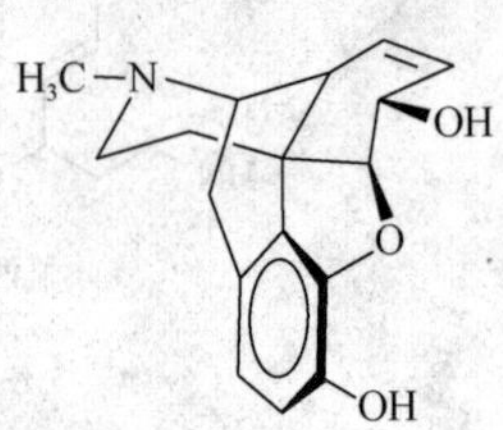

（2）吗啡、可待因、纳洛酮的结构特征与作用。

天然生物碱代表药物的结构如下。

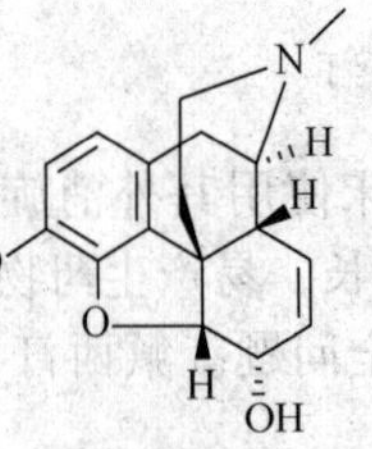

吗啡 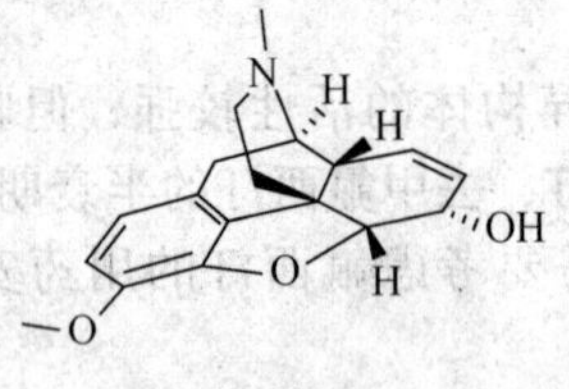　　　　可待因 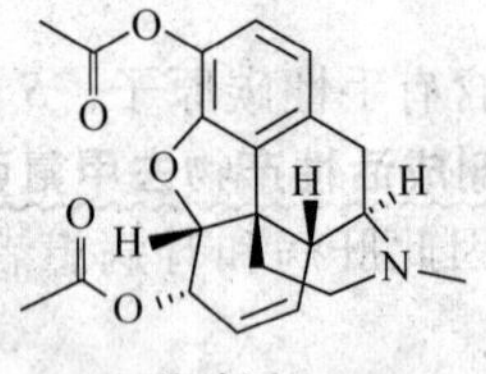　　　　海洛因

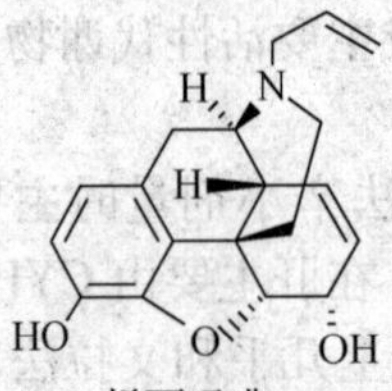

烯丙吗啡 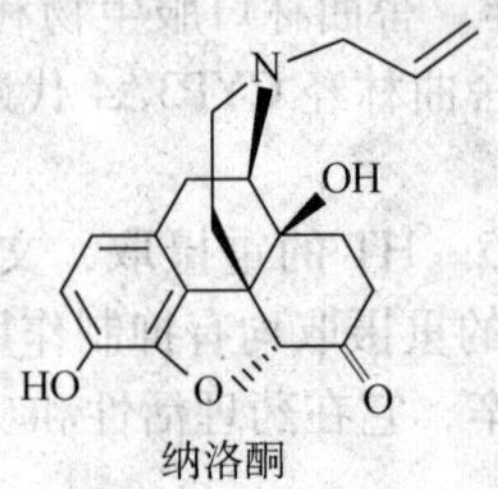　　　　纳洛酮

　　吗啡具有部分氢化菲环（A、B、C）和一个哌啶环（D）结构的生物碱，是由5个环稠合而成的复杂立体结构，含有5个手性碳原子（5R，6S，9R，13S，14R）。5个环稠合的方式为：B/C环呈顺式，C/D环呈反式，C/E环呈顺式，这样的稠合方式使吗啡环的立体构象呈T型。有效的吗啡构型是左旋吗啡，其水溶液的〔α〕-980，而右旋吗啡则完全没有镇痛及其他生理活性。3位是具有弱酸性的酚羟基，17位是碱性的N-甲基叔胺，是两性化合物。药用为盐酸盐。化学性质不稳定，在光照下能被空气氧化，生成伪吗啡和N-氧化吗啡，伪吗啡亦称双吗啡，是吗啡的二聚物，毒性增大，这与吗啡具有苯酚结构有关，因此本品应避光、密封保存。吗啡在酸性溶液中加热，可脱水并进行分子重排，生成阿扑吗啡。阿扑吗啡为多巴胺激动剂，可兴奋中枢的呕吐中心，临床上用作催吐药物。阿扑吗啡具有邻苯二酚的结构，极易被氧化，此性质可用于鉴别。吗啡结构中含有两个羟基，在体内羟基发生Ⅱ相生物结合反应为其主要代谢途径。在肝代谢是，3位或6位羟基与葡萄糖醛酸结合，代谢还可脱N-甲基为去甲吗啡，去甲吗啡毒性大。吗啡口服生物利用度低，故一般制成注射剂或缓释片。

　　将吗啡3位羟基甲基化得到可待因，其镇痛活性仅是吗啡的1/10，临床用其磷酸盐。可待因作为中枢麻醉性镇咳药，有轻度成瘾性。

将吗啡 3 位、6 位羟基同时酯化，得到二乙酰吗啡即海洛因，具强成瘾性毒药；将吗啡的 N－甲基被烯丙基，环丙基甲基或环丁基甲基等取代后，得到烯丙吗啡和纳洛酮等，为吗啡受体的拮抗药。

2. 哌啶类　哌啶类药物属于 4－苯基哌啶类结构的半合成镇痛药，其结构仅具有吗啡 A 环和 D 环的，其分子中的酯键与一般酯键药物不同。

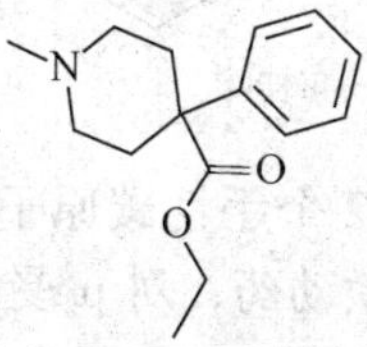

哌替啶 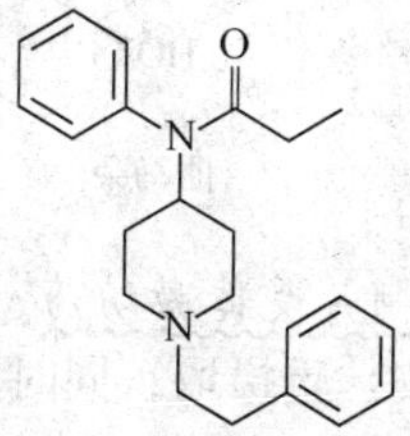　　　　　　　　　　　　　芬太尼

哌替啶结构中酯羰基的邻位有苯基存在，空间位阻大，在酸催化下易被水解，在 pH 为 4 时最稳定，短时煮沸不致被水解。镇痛活性为吗啡的 1/10，但成瘾性亦弱，不良反应较少。在肝代谢成代谢物水解后的哌替啶酸、N 上脱甲基的去甲哌替啶和去甲基哌替啶酸。生成葡萄糖醛酸结合物经肾排出体外。去甲基哌替啶体内消除很慢，易蓄积产生中枢毒性，引发癫痫。

在 4－苯基哌啶类的哌啶环的 4 位引入苯基氨基，氮原子上丙酰化得到 4－苯基哌啶类结构镇痛药芬太尼。亲脂性高，易于通过血－脑屏障，作用迅速，维持时间短，成瘾性较弱，镇痛作用约为吗啡的 80 倍、哌替啶的 500 倍，常用其枸橼酸盐。将芬太尼分子中的苯基以极性乙基四氮唑取代得到阿芬太尼，更易透过血－脑屏障；将芬太尼分子中的苯基以噻吩替代，得到舒芬太尼，镇痛作用强、安全性好、持续时间短、治疗指数高、作用发生快、临床用作辅助麻醉的药物；将芬太尼分子中的苯基以羧酸酯替代得到属于前体药物的瑞芬太尼。具有起效快、维持时间短、在体内迅速被非特异性酯酶生成无活性的羧酸衍生物、无累积性阿片样效应。临床用于诱导和维持全身麻醉期间止痛、插管和手术切口止痛。

3. 氨基酮类　氨基酮类药物可以看作是仅仅保留吗啡结构中 A 环的类似物，也可以被称为二苯基庚酮类或苯基丙胺类，为高度柔性的开链吗啡类似物。其代表药物是美沙酮。

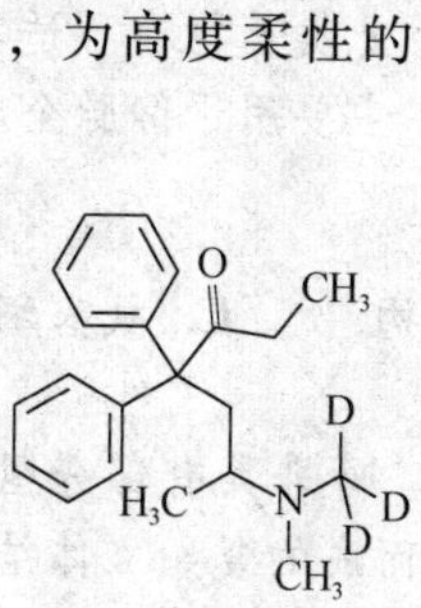

美沙酮

美沙酮含有一个手性碳原子，其镇痛作用强于吗啡，左旋体镇痛作用强于右旋体作用，药用其外消旋体。其起效慢，作用时间长，毒性较大，有效剂量与中毒剂量比较接近，成瘾

性较小。临床上主要用于海洛因成瘾性的戒除治疗（又称脱瘾治疗）。

4. 其他合成镇痛药

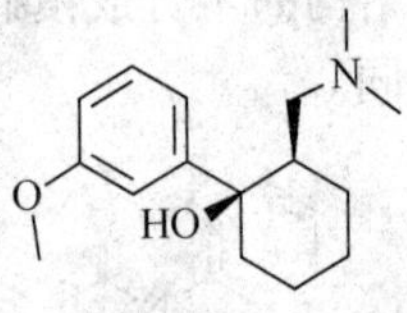

曲马朵 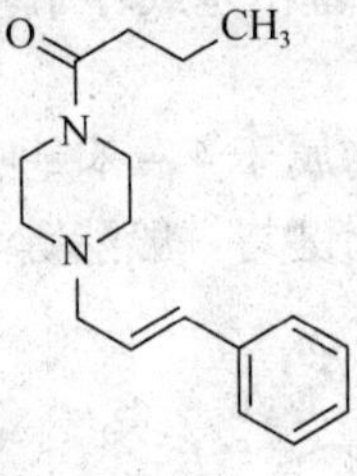　　　　　　　　　布桂嗪

曲马朵是微弱的 μ 阿片受体激动药，结构中含有 2 个手性碳原子。（＋）－曲马朵主要抑制 5－HT（5－羟色胺）重摄取，同时为弱 μ 受体激动药，对 μ 受体的亲和性约相当吗啡的 1/3800；而（－）－曲马朵是去甲肾上腺素重摄取抑制剂和肾上腺素能 α_2 受体激动药；（±）－曲马朵的镇痛作用得益于两者的协同性和互补性作用，ED_{50} 比吗啡大 9 倍，临床用其外消旋体。在体内经肝 CYP2D6 酶代谢生成 O－脱甲基曲马朵，对 μ、δ、κ 受体亲和力增加，镇痛作用为曲马朵的 2～4 倍，为吗啡的 1/35。曲马朵可多种途径给药，曲马朵对呼吸抑制作用低，短时间应用时成瘾小，可代替吗啡、哌替啶用于中、重度急慢性疼痛的镇痛。

布桂嗪是阿片受体的激动－拮抗药，又名强痛定。镇痛作用约为吗啡的 1/3，起效快，一般皮下注射后 10 分钟起效。临床上用于各种疼痛，如腰痛、偏头痛、手术后疼痛、牙痛、外伤性疼痛及月经痛。偶有恶心、眩晕或困倦、黄视、全身发麻感等，停药可消失。与吗啡相比，布桂嗪不易成瘾，但有不同程度的耐受性。

【同步练习】

一、A 型题（最佳选择题）

1. 全身麻醉时，为迅速进入外科麻醉期，可选用

A. 硫喷妥钠　　　　　B. 阿托品　　　　　C. 吗啡　　　　　D. 异氟烷

E. 恩氟烷

本题考点：巴比妥类药物的作用时间。硫喷妥钠对中枢系统产生抑制作用，易透过血－脑屏障，进入中枢发挥作用，故起效很快。它可再分配到其他脂肪和肌肉组织中，使脑中药物浓度很快下降，所以持续时间很短，此类药物有不适臭味。根据所使用的剂量大小，可以出现镇静、安眠及意识等不同的作用，主要用于静脉全麻药。

2. 枸橼酸芬太尼含有

A. 吗啡喃结构　　　B. 苯吗啡结构　　　C. 氨基酮结构　　　D. 哌啶结构

E. 环己基结构

本题考点：镇痛药的分类及结构。吗啡具有部分氢化菲环（A、B、C）和 1 个哌啶环（D）结构的生物碱，是由 5 个环稠合而成的复杂立体结构。

3. 分子中含有二苯并氮䓬结构的药物是

A. 唑吡坦　　　　　B. 卡马西平　　　　　C. 氟西汀　　　　　D. 舍曲林

E. 苯妥英钠

本题考点： 二苯并氮䓬药物的分类。二苯并氮䓬类中的卡马西平是该类药物中第一个上市的药物。

4. 脂溶性大，易进入中枢，起效快，半衰期短，按第一类精神药品管理的镇静药是

A. 氯硝西泮　　　　B. 艾司佐匹克隆　　C. 扎来普隆　　　　D. 艾司唑仑

E. 三唑仑

本题考点： 苯并二氮䓬药物活性特点。三唑仑为安定药，主要用于各型不眠症，尤其适用于入睡困难、醒觉频繁、早醒等睡眠障碍。长期用药应该逐渐减量，不应该骤停。三唑仑可以引起表现为身体和心理依赖的依赖性，停药后出现撤药症状。其脂溶性大，易进入中枢，起效快，半衰期短，按第一类精神药品管理的镇静药。

二、X 型题（多项选择题）

5. 镇痛作用比吗啡强的药物有

A. 盐酸哌替啶　　　B. 枸橼酸芬太尼　　C. 盐酸纳洛酮　　　D. 盐酸美沙酮

E. 右丙氧芬

本题考点： 镇痛药的作用强弱。将吗啡 3 位羟基甲基化得到可待因，其镇痛活性仅是吗啡的 1/10；将吗啡的 N－甲基被烯丙基，环丙基甲基或环丁基甲基等取代后，得到烯丙吗啡和纳洛酮等，为吗啡受体的拮抗剂；哌替啶结构中酯羰基的邻位有苯基存在，空间位阻大，其镇痛活性为吗啡的 1/10；在 4－苯基哌啶类的哌啶环的 4 位引入苯基氨基，氮原子上丙酰化得到 4－苯基哌啶类结构镇痛药芬太尼，亲脂性高，易于通过血－脑屏障，作用迅速，维持时间短，成瘾性较弱，镇痛作用约为吗啡的 80 倍、哌替啶的 500 倍；美沙酮含有一个手性碳原子，其镇痛作用强于吗啡，左旋体镇痛作用强于右旋体作用，药用其外消旋体。

参考答案： 1. A　2. D　3. B　4. E　5. BD

第 2 节　解热、镇痛、抗炎药及抗痛风药

一、解热、镇痛药

【复习指导】 本部分内容属于重点易考内容，应重点复习。需要重点掌握的内容包括：解热镇痛药分类和各自代表药的结构特征和作用。

解热镇痛药主要作用于下丘脑的体温调节中枢，使发热的体温降到正常的水平，但是其对正常人的体温没有任何影响。近年来的研究表明，前列腺素（PG）是一种导致发热的物质。解热镇痛药可能的作用机制是抑制前列腺素在下丘脑的生物合成。这类药物中大多数的药物在体外都有抑制前列腺素环氧酶的作用，并且解热镇痛药物的作用通常跟抑制环氧酶的活性相平行。虽然，解热镇痛药的作用机制可能是通过抑制环氧酶来发挥作用，但中枢前列腺素的合成和释放不是引起机体发热的唯一因素。近年来有更多的证据表明，其发热作用也有可能是外周作用的参与。即在细胞内的内源性白细胞致热原被各种刺激因子刺激后，被释放出来，解热镇痛药可阻止细胞受外源性致热原刺激的激活，或抑制其在外源性致热原刺激下释放内源性白细胞致热原。解热镇痛药的镇痛作用与吗啡类镇痛药物的作用不同，其作用部位是在外周，所以并不能替代吗啡类镇痛药的使用。解热镇痛药只对神经痛、关节痛、牙

痛、头痛、肌肉痛等比较常见的慢性钝痛有良好的镇痛作用，但是对创伤性剧痛及内脏痛没有镇痛作用。这类解热镇痛药物不易产生成瘾性和耐受性。

解热、镇痛药主要有乙酰苯胺类和水杨酸类。

对乙酰氨基酚　　　　　　　　阿司匹林

1. **乙酰苯胺类**　主要是对乙酰氨基酚，又名扑热息痛。分子中具有酰胺键相对稳定，在 25℃和 pH 为 6 条件下，$t_{1/2}$ 可为 21.8 年，对乙酰氨基酚在合成过程及贮藏不当发生水解，均可产生对氨基酚杂质。对氨基酚毒性较大，还可进一步被氧化产生有色的氧化物质，主要与体内葡萄糖醛酸结合或与硫酸成酯被排出体外，极少部分可由细胞色素 P450 氧化酶系统代谢成对肝有毒害的 N–羟基衍生物，此物质还**可转化成活性毒性代谢产物——乙酰亚胺醌**，该代谢产物是对乙酰氨基酚产生肝肾毒性的主要原因。大剂量或超剂量服用本品后，乙酰亚胺醌可耗竭肝内储存的谷胱甘肽，与巯基等亲核基团反应，在肝蛋白质上形成共价加成物，过量引起肝坏死。含有各种巯基结构药物如乙酰半胱氨酸可对过量对乙酰氨基酚解毒。对乙酰氨基酚正常剂量毒副作用小，宜用于儿童和胃溃疡患者。

2. **水杨酸类**　主要有阿司匹林、贝诺酯。阿司匹林，又名乙酰水杨酸，含有羧基而呈弱酸性，其 pKa 为 3.49，可以在 NaOH 或 Na_2CO_3 溶液中溶解；具有酯键可水解，产生水杨酸，水杨酸易氧化，遇空气变色；含有酚羟基，在空气中久置易被氧化成醌型有色物质，从而使阿司匹林成品变色，所以阿司匹林应密封干燥保存。结构中的羧酸基团是产生解热、镇痛活性的必需药效团，若改变阿司匹林分子中的羧基和羟基的邻位关系，可使活性消失。在其分子中苯环的 5 位引入芳环，可使其抗炎活性增加。阿司匹林为环氧化酶（COX）的不可逆抑制剂，使 COX 发生乙酰化反应从而失去活性，阻断前列腺素等内源性致热致炎物质的生物合成，起到解热、镇痛、抗炎的作用。本品在阻断前列腺素生物合成的同时，还能抑制血小板血栓素 A_2 的生成，具有强效的抗血小板凝聚作用。

贝诺酯为对乙酰氨基酚上的酚羟基与阿司匹林上的羧基形成的酯的前药，相对的胃肠道反应小，安全范围大，适用于儿童和老年患者。在体内因酯键水解成原药，具有解热、镇痛及抗炎作用。

二、非甾体抗炎药

【复习指导】本部分内容属于熟悉可考内容。需要重点掌握的内容包括：非甾体抗炎药的分类及各自代表药的结构特征和作用。

炎症是机体对感染的一种防御机制，主要症状表现为红肿、疼痛等。本节所介绍的药物主要是用来治疗胶原组织疾病，如类风湿、风湿性、风湿热、关节炎、骨关节炎、红斑狼疮和强直性脊椎炎等疾病的非甾体类药物。除苯胺之外，解热镇痛药物大多具有抗炎的作用，但是如果长期和大量应对非甾体抗炎药，会出现胃肠道反应，对凝血或造血系统产生严重的不良反应。

非甾体抗炎药按含有的药效基团分为羧酸类和非羧酸类这两大类。

1. **芳基烷酸类（羧酸类）抗炎药**　主要有芳基乙酸类药物和芳基丙酸类药物。

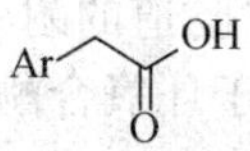

芳基乙酸类 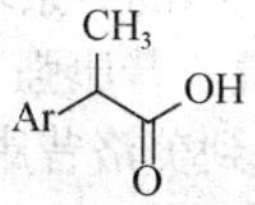　　　芳基丙酸类 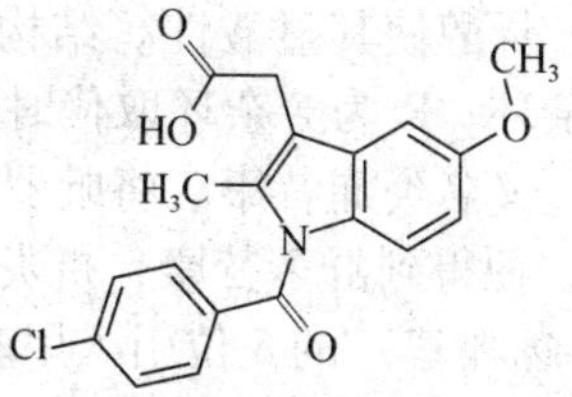　　　吲哚美辛

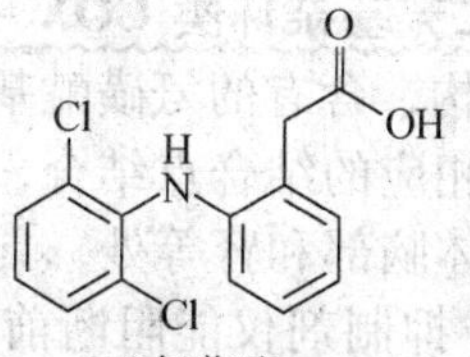

双氯芬酸 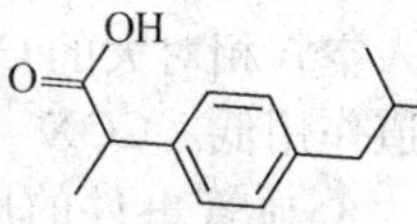　　　　布洛芬

　　吲哚美辛抗炎活性强度与其结构中的乙酸基的酸性强度成正比，分子中 5 位取代基对活性有影响，如甲氧基的取代可以有效防止该药在体内的代谢；2 位的甲基取代基会产生立体排斥作用，可使 N－芳酰基与甲氧基苯环处于同侧的优势构象，加强了与受体的作用。口服吸收迅速而完全，4 小时可达给药量的 90%，血浆蛋白结合率约为 99%。吲哚美辛在肝经代谢为去甲基化物和去氯苯甲酰化物物。吲哚美辛在室温下空气中稳定，但遇光会逐渐分解，水溶液在 pH 为 2～8 时较稳定。遇强酸或强碱易水解，产生的 5－甲氧基－2－甲基吲哚－3－乙酸脱羧生成 5－甲氧基－2，3－二甲基吲哚，这些都可以进一步被氧化成有色物质，且温度升高，变色速度更快。利用生物电子等排原理，以—CH＝置换吲哚环中—N＝可得到舒林酸，属前体药物，在体内还原为甲硫基化合物而显示活性。其有几何异构，药用顺式体（Z），可保证亚磺酰苯基与茚的苯环在同侧。

　　将吲哚环简化得双氯芬酸，其分子中两个间位氯原子迫使苯胺中的苯环与苯乙酸中的苯环非共平面，此种结构有利于非甾体抗炎药与环氧合酶的活性部分结合，抗炎、镇痛和解热作用很强。剂量小，毒性低。

　　布洛芬是芳基丙酸类代表药物，是在芳基乙酸的 α－碳原子上引入甲基得到的。甲基的引入限制了羧基的自由旋转，使其保持适合与受体或酶结合的构象，提高消炎作用，且毒性也有所降低，羧基 α 位碳原子是一个手性碳原子，（S）－异构体在抑制前列腺素的活性优于（R）－异构体，（R）－异构体可以通过形成辅酶 A 硫酯单向的转化为（S）－型。因此药用布洛芬多数为外消旋体。在芳基丙酸药物上的苯环有疏水取代基，可提高药效。

　　2. 非羧酸类抗炎药　　非羧酸类抗炎药非甾体抗炎药物主要是一些含有潜在酸性药效团的药物和作用于环氧化物－2 的药物。

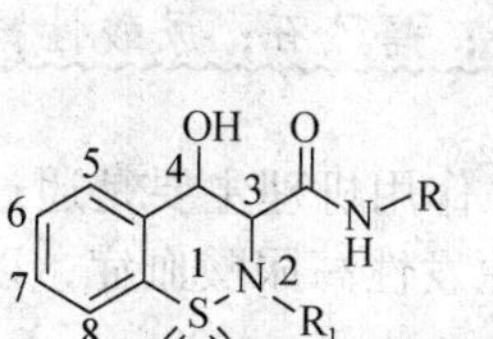

昔康类药物通式 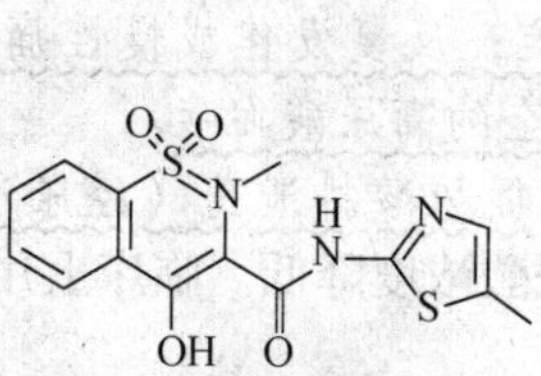　　　美洛昔康 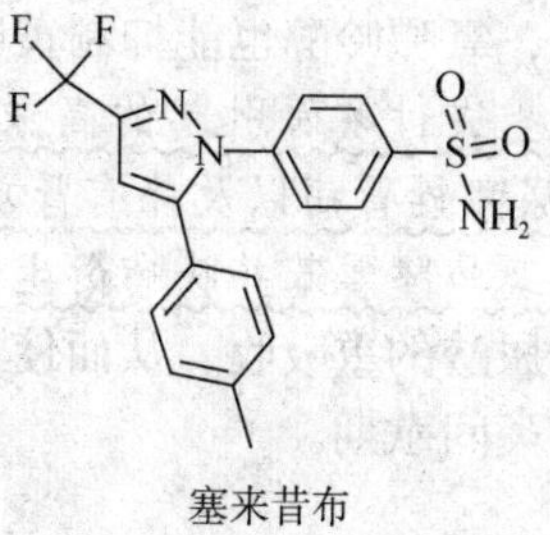　　　塞来昔布

含有 1，2 - 苯并噻嗪结构的抗炎药被称为昔康类，其中 1，2 - 苯并噻嗪酸性烯醇式是必需药效结构，烯醇使其显酸性。结构与活性关系为：R$_1$ 为甲基时，活性最强，而 R 则可以是芳核或芳杂环；R 为芳杂环取代时酸性增强，且更利于电荷分散而稳定。该类最早的药物吡罗昔康，又名炎痛昔康。将吡罗昔康分子中的芳杂环 N - （2 - 吡啶基）用 N - （2 - 噻唑基）代替，便得到舒多昔康，抗炎作用比吡罗昔康强，而且胃肠道的耐受性好；在舒多昔康 N - （2 - 噻唑基）的 5 位引入甲基，则得到美洛昔康，作用于环氧合酶 - 2，几乎无胃肠副作用，抗炎作用较吡罗昔康强。

依据 COX - 2 和 COX - 1 的空间差异，设计出二芳基杂环类 COX - 2 选择性抑制药塞来昔布和罗非昔布。 塞来昔布和罗非昔布都有三环结构，含有的氨磺酰基和甲磺酰基取代苯的分子体积较大，进入空穴相对大的 COX - 2，并与相应的结合点结合，使酶抑制，而呈现选择性药物。对胃肠道作用低。COX - 2 也存在于人体脑部和肾等处，具影响电解质代谢和血压的生理作用，增大心血管事件的风险；COX - 2 抑制剂仅能阻断前列环素（PGI$_2$）产生，但不能抑制血栓素（TAX$_2$）的生成，有可能会对体内促凝血和抗凝血系统的平衡产生影响，从而在理论上也会增加心血管事件的发生率，而 COX - 1 抑制剂具有心血管保护作用。

三、抗痛风药

【复习指导】本部分内容属于熟悉可考内容。需要重点掌握的内容包括：抗痛风药的分类及代表药物。

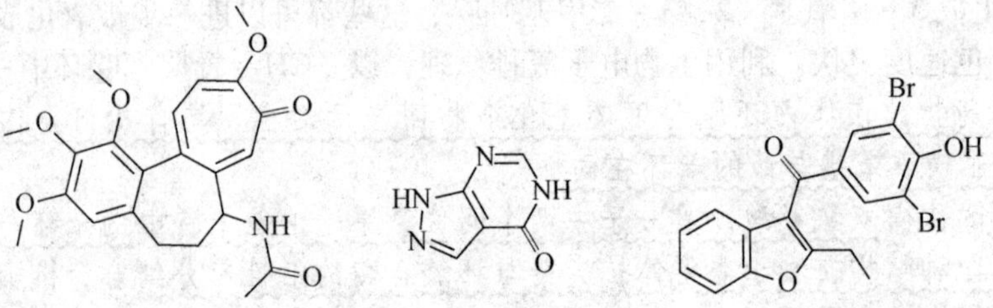

秋水仙碱　　　　　　　　别嘌醇　　　　　　　　苯溴马隆

秋水仙碱为百合科植物丽江山慈菇的球茎中得到的一种生物碱，是一种天然产物，略有引湿性，遇光颜色变深，所以应该避光、密闭保存。秋水仙碱能抑制细胞菌丝分裂，有一定的抗肿瘤作用；可以控制尿酸盐对关节造成的炎症，治疗痛风性关节炎的急性发作。长期用药可产生骨髓抑制，如发生呕吐、腹泻等胃肠道反应，应减小用量，严重者立即停药。其剂量大小与不良反应有明显的相关性，口服比静脉注射的安全性高。

别嘌醇是通过抑制黄嘌呤氧化酶来阻断尿酸合成的药物，口服后在胃肠道内吸收完全，2～6 小时血药浓度可达峰值，$t_{1/2}$ 为 14～28 小时，由肾排出。别嘌醇经肝代谢成有活性的氧嘌呤醇，氧嘌呤醇也能抑制黄嘌呤氧化酶。临床上适用于原发性和继发性高尿酸血症，尤其是尿酸生成过多而引起的高尿酸血症；反复发作或慢性痛风者；痛风石；尿酸性肾结石和（或）尿酸性肾病以及伴有肾功能不全的高尿酸血症。

苯溴马隆属苯并呋喃衍生物，为促尿酸排泄药（经尿液），作用机理主要是通过抑制肾小管对尿酸的重吸收，从而使血中尿酸浓度降低。临床上用于原发性高尿酸血症，以及痛风性关节炎间歇期。

【同步练习】

一、A 型题（最佳选择题）

1. 有抗血小板聚集和抗血栓形成作用的药物是

A. 阿司匹林　　　　B. 吲哚美辛　　　　C. 对乙酰氨基酚　　　　D. 苯溴马隆

E. 塞来昔布

本题考点：阿司匹林的药理作用。阿司匹林为环氧化酶（COX）的不可逆抑制剂，使 COX 发生乙酰化反应从而失去活性，阻断前列腺素等内源性致热致炎物质的生物合成，起到解热、镇痛、抗炎的作用。本品在阻断前列腺素生物合成的同时，还能抑制血小板血栓素 A_2 的生成，具有强效的抗血小板凝聚作用。

2. 结构中不含有羧酸的药物是

A. 布洛芬　　　　B. 吲哚美辛　　　　C. 阿司匹林　　　　D. 对乙酰氨基酚

E. 双氯芬酸钠

本题考点：解热、镇痛药的结构特点。对乙酰氨基酚分子中具有酰胺键相对稳定；阿司匹林，又名乙酰水杨酸，含有羧基而呈弱酸性；芳基烷酸类（羧酸类）抗炎药，主要有芳基乙酸类药物和芳基丙酸类药物，代表药物布洛芬、吲哚美辛、双氯芬酸钠。

3. 阿司匹林抑制下列酶而发挥解热镇痛作用的是

A. 脂蛋白酶　　　　B. 脂肪氧合酶　　　　C. 磷酸酶　　　　D. 环氧化酶

E. 单胺氧化酶

本题考点：阿司匹林的作用机制。阿司匹林结构中的羧酸基团是产生解热、镇痛活性的必需药效团，若改变阿司匹林分子中的羧基和羟基的邻位关系，可使活性消失。在其分子中苯环的 5 位引入芳环，可使其抗炎活性增加。阿司匹林为 COX 的不可逆抑制药，使 COX 发生乙酰化反应从而失去活性，阻断前列腺素等内源性致热致炎物质的生物合成，起到解热、镇痛、抗炎的作用。

4. 作用于 COX－2 的解热、镇痛抗炎药物是

A. 阿司匹林　　　　B. 吲哚美辛　　　　C. 美洛昔康　　　　D. 双氯芬酸

E. 塞来昔布

本题考点：解热镇痛抗炎药物的作用机制。依据 COX－2 和 COX－1 的空间差异，设计出二芳基杂环类 COX－2 选择性抑制剂塞来昔布和罗非昔布。

二、X 型题（多项选择题）

5. 下列药物是抗痛风药的是

A. 秋水仙碱　　　　B. 布洛芬　　　　C. 阿司匹林　　　　D. 别嘌醇

E. 苯溴马隆

本题考点：抗痛风药的分类。秋水仙碱治疗痛风性关节炎的急性发作；别嘌醇是通过抑制黄嘌呤氧化酶来阻断尿酸合成的药物；苯溴马隆属苯并呋喃衍生物，为促尿酸排泄药（经尿液），作用机制主要是通过抑制肾小管对尿酸的重吸收，从而使血中尿酸浓度降低。

第3节　呼吸系统疾病用药

一、镇咳药

【复习指导】本部分内容属于熟悉可考内容。需要重点掌握的内容包括：镇咳药的分类和各自代表药的特点。

镇咳药按作用部位分为中枢性镇咳药和外周镇咳药。外周镇咳药主要抑制咳嗽反射弧中的感受器和传入神经末梢。中枢性镇咳药可直接抑制延脑咳嗽中枢产生镇咳作用。主要代表药物是可待因和右美沙芬。

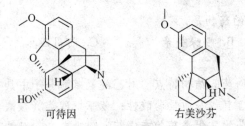

可待因　　　　　　　　　　　右美沙芬

可待因系吗啡的 3 位甲醚衍生物，为吗啡的类似物，作用于阿片受体，具有成瘾性，属于特殊管理药品，可以直接抑制延脑的咳嗽中枢，其镇咳作用强而迅速；镇痛作用低于吗啡，能抑制支气管腺体的分泌，可使痰液黏稠，难以咳出。口服后较易被胃肠吸收，易透过血脑屏障，又能透过胎盘，体内经在肝代谢。约有 8% 的可待因代谢后生成吗啡，可产生成瘾性，故仍需对其使用加强管理；其他代谢物有 N－去甲可待因、去甲吗啡和氢化可待因。可待因及代谢产物以葡萄糖醛酸结合物经肾排泄。临床上主要用于剧烈干咳，尤其适用于胸膜炎干咳伴胸痛者；中度以上的疼痛及镇静。

右美沙芬具有吗啡喃的基本结构，为吗啡的类似物，通过抑制延髓咳嗽中枢而发挥中枢性镇咳作用。其镇咳强度与可待因相等或略强。主要用于治疗干咳，本药无镇痛作用。一般治疗量不抑制呼吸，长期服用无成瘾性和耐受性。其对映体左旋美沙芬无镇咳作用，却有镇痛作用。右美沙芬在胃肠道迅速吸收，在肝代谢为主要的产物 3－甲氧吗啡烷、3－羟基－17－甲吗啡烷及 3－羟吗啡烷 3 种。原型物和脱甲基代谢物等由肾排泄。

二、祛痰药

【复习指导】本部分内容属于熟悉可考内容。需要重点掌握的内容包括：祛痰药的分类和适应证。

主要有溴己新、氨溴索、乙酰半胱氨酸和羧甲司坦。

溴己新　　　　　　　　　　　氨溴索　　　　　　　　　乙酰半胱氨酸

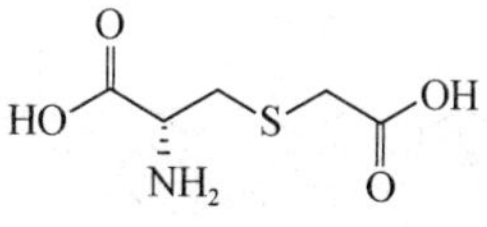

羧甲司坦

溴己新，又名必嗽平，可降低痰液的黏稠性，裂解黏多糖，用于痰液黏稠易咳出者。口服易吸收，溴己新分子在体内可发生环己烷羟基化、N－去甲基的代谢得到活性代谢物氨溴索。

氨溴索为常见的黏液溶解剂，作用强于溴己新，通过呼吸道黏膜浆液腺分泌的增加，黏液腺分泌的减少，从而降低痰液黏度；促进肺表面活性物质的分泌，使支气管纤毛运动增强，促进痰液咳出。本品还有一定的镇咳作用，作用为可待因的 1/2。

乙酰半胱氨酸，又名痰易净，其化学结构中的巯基可使黏蛋白的双硫键断裂，降低痰黏度，使痰容易咳出。易被氧化，应密闭、避光保存。其水溶液在空气中易与氧化变质，应临用前配制；某些金属、橡胶、空气和氧化剂也能使其变质；与抗生素如氨苄西林、两性霉素等有配伍禁忌；乙酰半胱氨酸具有较强的黏液溶解作用，此作用在 pH 为 7 时最大，在酸性环境下作用弱，因此可用氢氧化钠或碳酸氢钠调节 pH；乙酰半胱氨酸可以通过巯基与对乙酰氨基酚在肝内的毒性代谢物 N－乙酰亚胺醌结合，使后者失活，结合物易溶于水通过肾排出，可作为谷胱甘肽的类似物用于对乙酰氨基酚中毒的解毒，用于黏痰阻塞气道难于咳出者。

羧甲司坦为半胱氨酸的类似物，用于黏痰调节剂。可影响支气管腺体的分泌，增加低黏度的唾液黏蛋白的分泌，而减少高黏度的岩藻黏蛋白的产生，因而使痰液的黏滞性降低，易于咳出。该药物的巯基由于不是游离的，所以其作用机制与乙酰半胱氨酸也不同。

三、平喘药

【复习指导】本部分内容属于熟悉可考内容。需要重点掌握的内容包括：平喘药的分类和各自代表药物及其结构特征。

1. β_2 受体激动药　临床应用的 β_2 肾上腺素受体激动药绝大多数都具有 β－苯乙胺的基本结构，即苯基与氨基以二碳链相连，碳链增长或缩短均使作用降低。氨基 N 上大多带有 1 个烷基，β－碳原子上带有 1 个羟基，苯环上不同位置通常带有各种取代基。

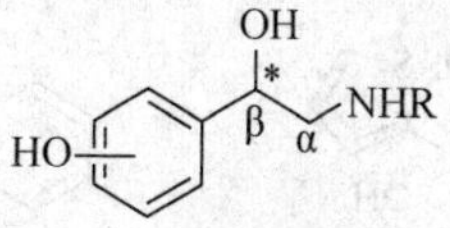

β_2 肾上腺素受体激动药的基本结构

β_2 受体激动药的代表药物的结构特征与作用见表 11－4。

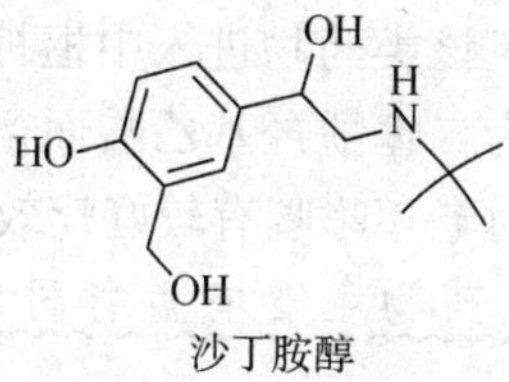

沙丁胺醇 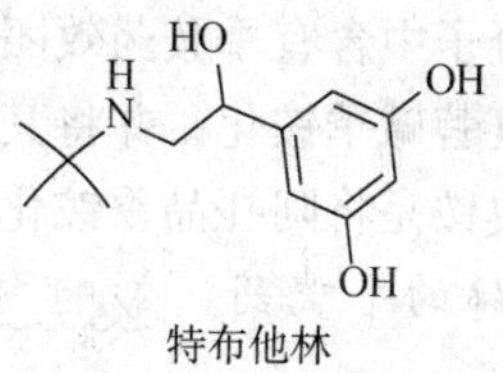　　　　　　　特布他林

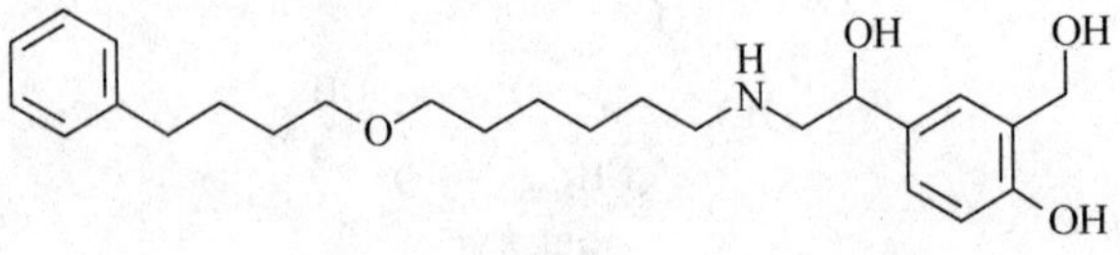

沙美特罗

表 11 - 4　β₂ 受体激动药的代表药物的结构特征与作用

代表药物	结构特征与作用
沙丁胺醇	①将异丙肾上腺素苯核 3 位的酚羟基用羟甲基取代，N 原子上的异丙基用叔丁基取代，得到沙丁胺醇；②化学稳定性增加，β₂ 受体的选择性增强，通过激活腺苷酸环化酶，增加细胞内 cAMP 的合成，从而松弛平滑肌，而呈较强的舒张支气管的作用；③药用沙丁胺醇为外消旋体，常用其硫酸盐；④用于治疗支气管哮喘或喘息型支气管炎伴有支气管痉挛的呼吸道疾病
沙美特罗	在沙丁胺醇的侧链氮原子上的叔丁基用一长链的亲脂性取代基取代得到沙美特罗，**是一长效 β₂ 受体激动药**，作用时间长达 12 小时，对夜间哮喘病人具有极好的治疗作用，为平喘、抗炎的首选药物
特布他林	①将异丙肾上腺素的分子中的邻二羟基改为间二羟基得到特布他林；②对气管 β₂ 受体选择性较高，对心脏 β₁ 受体的作用仅为异丙肾上腺素的 1/100；③且不易被 COMT、MAO 或硫酸酯酶代谢，化学稳定性提高，可口服，作用持久，用于支气管疾病
福美特罗	莫特罗含有 3′ - 甲酰氨基 - 4′ - 羟基苯环以及烷氧苯乙基的脂溶性结构；②虽然其脂溶性比沙美特罗略小，但作用持续时间相同（12 小时），亦属于长效的 β₂ 受体激动药；③福莫特罗是（-）-（R，R）- 型和（+）-（S，S）- 型异构体的混合物，（R，R）一异构体强于（S，S）- 异构体对 β₂ 受体的亲和力

2. M 胆碱受体阻断药　M 胆碱受体拮抗药可阻断节后迷走神经通路，降低迷走神经兴奋性，产生松弛支气管平滑肌作用，并减少痰液分泌。目前用作平喘药的有异丙托溴铵和噻托溴铵。

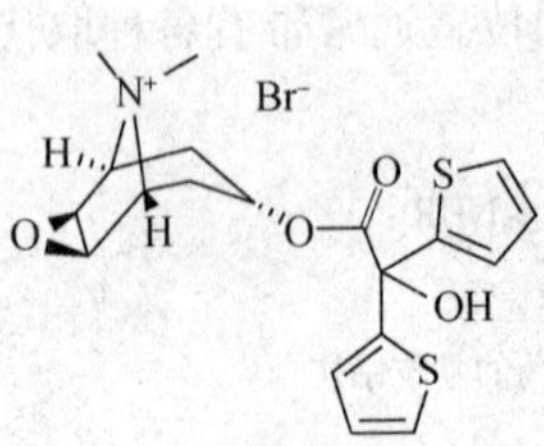

噻托溴铵 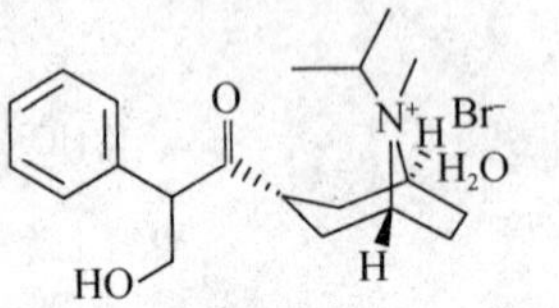　　　　　　　　　异丙托溴铵

这两种药物分子中含有季胺药效团，可有效防止该类药物进入中枢神经系统，减少对中枢的作用。将东莨菪碱季铵化，并将其托品酸改造为二噻酚羟基乙酸而衍生出的药物即噻托溴铵；而异丙托溴铵是将阿托品季铵化得到的盐，对老年哮喘有较好疗效。

3. 影响白三烯的平喘药　影响白三烯的代表药物主要有孟鲁司特、齐留通和色甘酸钠。

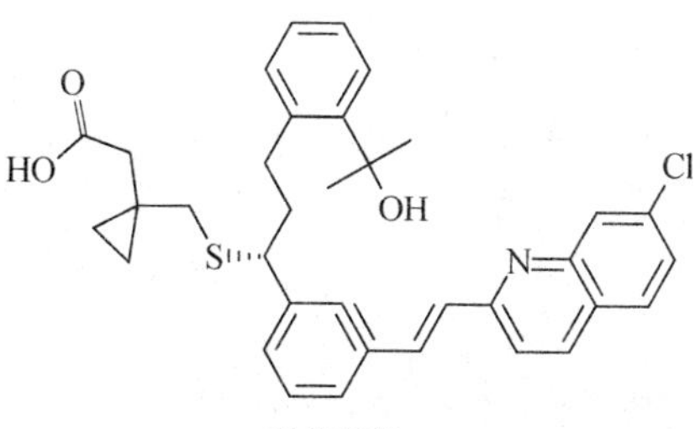

孟鲁司特

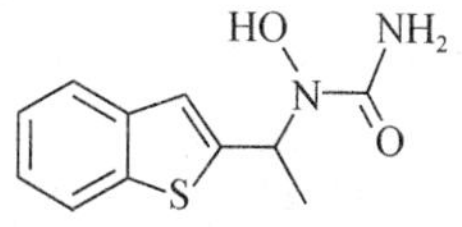

齐留通

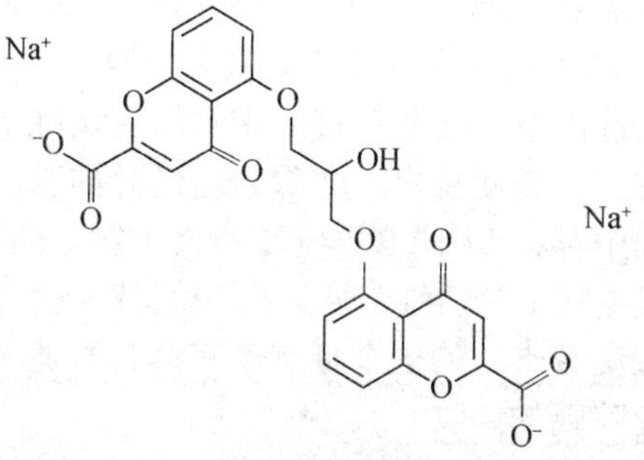

色甘酸钠

　　孟鲁司特是选择性重要炎性介质白三烯受体的拮抗药。口服吸收迅速而完全，口服药物的平均生物利用度为 73%。本品几乎被完全代谢，并全部从胆汁排泄。细胞色素 YP3A4 和 CYP2C9 与其代谢有关，但在治疗剂量的血药浓度不抑制细胞色素 CYP2C9、CYP3A4、CYP1A2、CYP2A6、CYP2C19 或 CYP2D6。主要用于哮喘和鼻炎。

　　齐留通是 N - 羟基脲类 5 - 脂氧酶抑制药，其两个对映体的活性相同，N - 羟基脲是活性基团，而苯并噻吩部分则是提供亲脂性，齐留通口服吸收迅速，在血浆中蛋白结合率为 93%，在肝代谢成无活性的葡萄糖醛酸苷化物，少于 0.5% 的 N - 脱羟基物，葡萄糖醛酸苷化有立体选择性，(S) - 异构体代谢和消除迅速。齐留通能增加普萘洛尔、华法林、茶碱在血浆中的浓度。

　　色甘酸钠能稳定肥大细胞，其为含有凯琳结构的苯并吡喃的双色酮，两个色酮对于活性来说是必需的，且必须保持共平面，否则就失去活性，连接两个色酮的碳链不应超过 6 个碳，色甘酸钠吸入后 8% ～ 10% 进入肺内，口服仅能吸收 0.5%，在眼部约为 0.07%，这就是采用气雾剂的原因。色甘酸钠 $t_{1/2}$ 为 80 分钟。以原形排出，50% 通过肾排泄，50% 通过胆汁，体内无蓄积。临床上用于预防支气管哮喘。

　　4. **糖皮质激素**　用于控制哮喘症状的糖皮质激素药物具有强效的局部抗炎与抗过敏作用，主要有丙酸倍氯米松、丙酸氟替卡松和布地奈德。这 3 种药物分子中都具有体内易于代谢失活的药效团，在非作用部位易于代谢成无效或糖皮质激素作用小的物质，从而减少糖皮质激素的副作用。

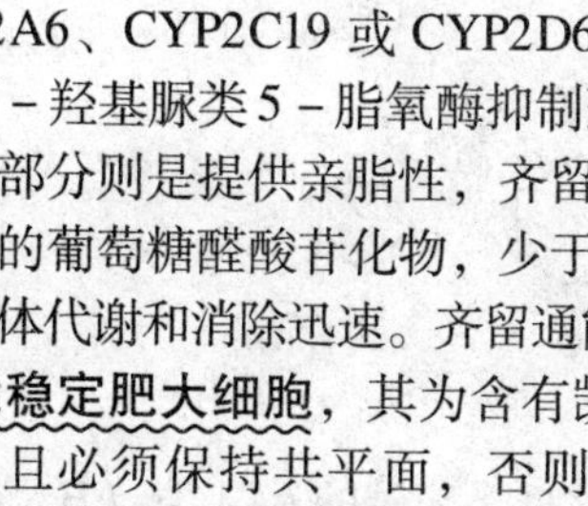

丙酸倍氯米松

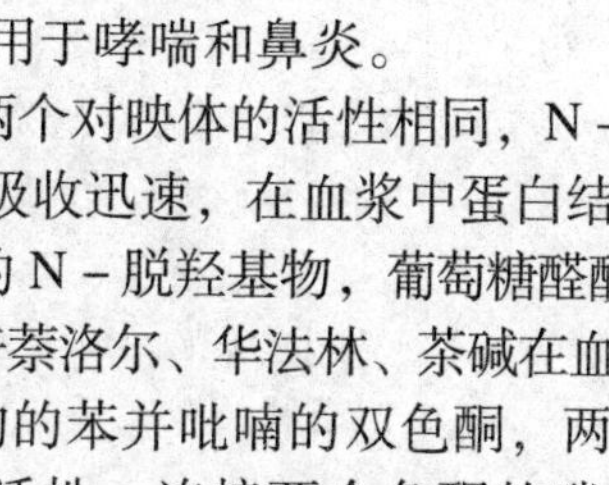

丙酸氟替卡松

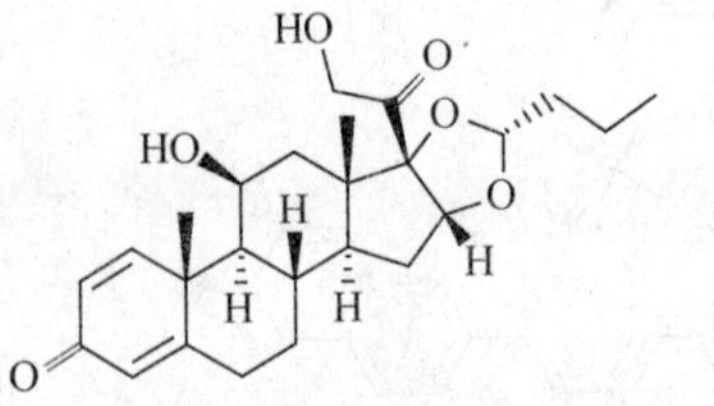

布地奈德

丙酸倍氯米松吸入后自肺迅速吸收，其生物利用度为 10%～25%，可有部分残留在口腔，其中 75% 咽下后，经胃肠道吸收。本品主要在肝代谢，也可在胃肠道和肺等组织代谢，通过酶迅速水解成有一些活性的单丙酸酯，进一步水解成实际上没有活性的倍氯米松，被吸收的量大部分以代谢物的方式从粪便排出，少部分通过肾排泄。

丙酸氟替卡松分子结构中存在 17 位 β-羧酸的衍生物。因为只有 17 位 β-羧酸酯衍生物具有活性，而 β-羧酸衍生物不具活性，所以丙酸氟替卡松可经水解失去活性，从而避免皮质激素的全身作用。**丙酸氟替卡松的这个特点使其具有气道局部较高的抗炎活性和较少的全身副作用，成为吸入治疗哮喘的药物。**

布地奈德吸收进入肝后，由 CYP450（CYP3A4）迅速地代谢成 16α-羟基氢化泼尼松和 6β-羟基-布地奈德，代谢产物的活性为原药的 1%。

5. 磷酸二酯酶抑制剂平喘药　磷酸二酯酶抑制剂平喘药主要有茶碱、氨茶碱、多索茶碱。

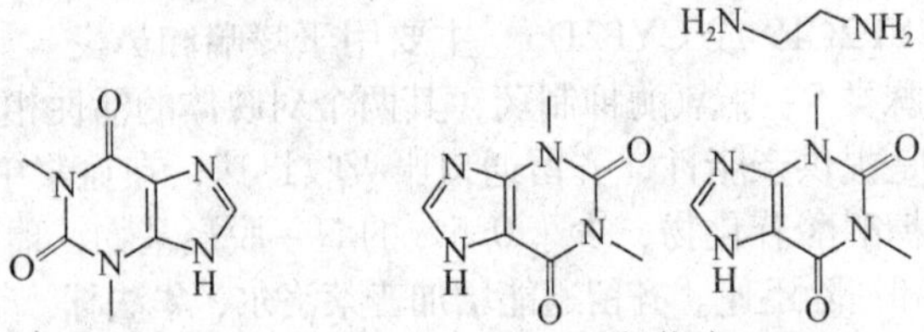

茶碱　　　　　　　　　　氨茶碱

茶碱是黄嘌呤衍生物，可直接松弛呼吸道平滑肌。茶碱的 pKa 值（HA）为 8.6，pKa 值（HB+）为 3.5。化学结构与咖啡因的相似，虽然均能抑制磷酸二酯酶（PDE）的活性，进而减少 cAMP 的分解，增加 cAMP 的含量，但主要用途和作用不同，咖啡因主要用于中枢兴奋，而茶碱用于控制哮喘。与咖啡因或其他黄嘌呤类合用，可增加其作用和毒性。茶碱口服易吸收，吸收程度与剂型有关。吸收后，在肝中被 CYP450 酶系统代谢，8 位氧化成羟基化物从尿中排泄。因肝 P450 酶的代谢功能有较大的个体差异，而且茶碱在肝代谢可受其他的药物如维拉帕米、罗红霉素、西咪替丁、左氧氟沙星、利福平以及食物饮料的影响，也因茶碱的有效血药浓度（5～10μg/ml）与中毒时的血药浓度（20μg/ml）相差较小，因此在用药期间应监测其血药浓度。

氨茶碱是茶碱与乙二胺的复盐，茶碱含量 77%～83%。药理作用主要来自茶碱。乙二胺可增强其水溶性，能够作为注射剂使用。本品能直接松弛呼吸道平滑肌。适用于支气管哮喘、慢性喘息性支气管炎、慢性阻塞性肺病和心源性哮喘等疾病。

多索茶碱是甲基黄嘌呤的衍生物，是一种支气管扩张剂，能够直接作用于支气管，可通过制平滑肌细胞内的磷酸二酯酶，松弛支气管平滑肌，从而起到抑制哮喘的作用。临床上用于支气管哮喘、喘息性慢性支气管炎及其他支气管痉挛引起的呼吸困难。

【同步练习】

一、A 型题（最佳选择题）

1. 下列属于糖皮质激素类平喘药的是

A. 布地奈德　　　　　B. 茶碱　　　　　　　C. 孟鲁司特　　　　　D. 沙丁胺醇

E. 噻托溴铵

本题考点：平喘药的分类。用于控制哮喘症状的糖皮质激素药物具有强效的局部抗炎与抗过敏作用，主要有丙酸倍氯米松、丙酸氟替卡松和布地奈德。

2. 通过稳定肥大细胞膜而预防各种哮喘的药物是

A. 右美沙芬　　　　　B. 茶碱　　　　　　　C. 沙丁胺醇　　　　　D. 孟鲁司特

E. 色甘酸钠

本题考点：平喘药的作用机制。色甘酸钠是能稳定肥大细胞，其为含有凯琳结构的苯并吡喃的双色酮，两个色酮对于活性来说是必需的。

3. 根据丙酸氟替卡松的结构和制剂的特点，下列描述正确的是

A. 丙酸氟替卡松没有激素样作用

B. 丙酸氟替卡松气雾剂中存在激素作用的药物，能避免产生局部性糖皮质激素副作用

C. 丙酸氟替卡松体内不发生生化作用，用药后迅速从尿中排出，能避免产生糖皮质激素副作用

D. 丙酸氟替卡松结构中 16 位甲基易氧化，失去活性，能避免产生全身性糖皮质激素副作用

E. 丙酸氟替卡松结构中 17 位 β 羧酸酯具有活性，在体内水解产生的 β 羧酸失去活性，能避免产生全身性糖皮质激素副作用

本题考点：丙酸氟替卡松的性质。丙酸倍氯米松吸入后自肺迅速吸收，其生物利用度为 $10\% \sim 25\%$，可有部分残留在口腔，其中 75% 咽下后，经胃肠道吸收。本品主要在肝部代谢，也可在胃肠道和肺部等组织代谢，通过酶迅速水解成有一些活性的单丙酸酯，然后继续水解成实际上没有活性的倍氯米松，被吸收的量大部分以代谢物的方式从粪便排出，少部分通过肾脏排泄。丙酸氟替卡松分子结构中存在 17 位 β - 羧酸的衍生物。因为只有位 β - 羧酸酯衍生物具有活性，而 β - 羧酸衍生物不具活性，所以丙酸氟替卡松经水解可失活，能够避免皮质激素的全身作用。丙酸氟替卡松的这个特点使其具有气道局部较高的抗炎活性和较少的全身副作用，成为吸入治疗哮喘的药物。布地奈德吸收进入肝后，由 CYP450（CYP3A4）迅速地代谢成 16α - 羟基氢化泼尼松和 6β - 羟基 - 布地奈德，代谢产物的活性为原药的 1%。

4. 下列药物属于长效 β_2 受体激动药的平喘药是

A. 沙丁胺醇　　　　　B. 特布他林　　　　　C. 沙美特罗　　　　　D. 布地奈德

E. 异丙托溴铵

本题考点：β_2 受体激动药的平喘药的分类。在沙丁胺醇的侧链氮原子上的叔丁基用一长链的亲脂性取代基取代得到沙美特罗，是一长效 β_2 受体激动药，作用时间长达 12 小时。

5. 含有半胱氨酸结构，可降低痰液黏滞性的祛痰药物是

A. 盐酸氨溴索　　　　B. 羧甲司坦　　　　　C. 溴己新　　　　　　D. 乙酰半胱氨酸

E. 异丙托溴铵

本题考点：祛痰药的结构。羧甲司坦为半胱氨酸的类似物，用于黏痰调节剂。可影响支气管腺体的分泌，增加低黏度的唾液黏蛋白的分泌，而减少高黏度的岩藻黏蛋白的产生，因而使痰液的黏滞性降低，易于咳出。

二、X 型题（多项选择题）

6. 通过使痰液中黏蛋白的二硫键断裂，降低痰液黏滞性的祛痰药物是

A. 盐酸氨溴索   B. 羧甲司坦   C. 溴己新   D. 乙酰半胱氨酸

E. 右美沙芬

本题考点：祛痰药的结构。羧甲司坦为半胱氨酸的类似物，用于黏痰调节剂。可影响支气管腺体的分泌，增加低黏度的唾液黏蛋白的分泌，而减少高黏度的岩藻黏蛋白的产生，因而使痰液的黏滞性降低，易于咳出。乙酰半胱氨酸，又名痰易净，其化学结构中的巯基可使黏蛋白的双硫键断裂，降低痰黏度，使痰容易咳出；氨溴索是一种常见的黏液溶解剂，作用强于溴己新，使呼吸道黏膜浆液腺的分泌增加，黏液腺分泌减少，从而使痰液黏度降低；溴己新，又名必嗽平，可降低痰液的黏稠性，裂解黏多糖，用于痰液黏稠易咳出者；右美沙芬的基本结构为吗啡喃，是吗啡的类似物，通过抑制延髓咳嗽中枢而发挥中枢性镇咳作用。

参考答案：1. A   2. E   3. E   4. C   5. B   6. BD

第4节　消化系统疾病用药

一、抗溃疡药

【复习指导】本部分内容属于熟悉可考内容。需要重点掌握的内容包括：抗溃疡药的分类和代表药物结构特点和药效特点。

消化性溃疡是发生在胃幽门和十二指肠处，是由胃液（主要成分胃酸）的消化作用引起的胃黏膜损伤。胃黏膜在正常情况下是不会被胃液消化从而引起消化性溃疡的。引起溃疡的基本原因是由于胃酸分泌过多，导致胃黏膜的抵抗力降低，或者两种情况兼而有之。当胃酸的分泌量相对地超过了胃分泌的黏液对胃的保护能力及碱性的十二指肠液中和胃酸的能力时，含有胃蛋白酶、低 pH 的胃液就可以使胃壁消化，从而发生溃疡。传统的溃疡治疗方法是用弱碱性无机化合物抗酸药，如氢氧化铝、氧化镁等中和胃酸，从而减少胃酸，治疗溃疡。这类药物的副作用较大且疗效不确切。在近来发现了胃酸分泌的机制后，通过抑制胃酸的分泌，发现了新的抗溃疡药物。

抗溃疡药是根据溃疡发生的原因，通过减少胃酸分泌或保护胃黏膜来治疗溃疡。根据药物的作用机制，抗溃疡药可分为中和过量胃酸的抗酸药物；抑制不同的环节胃酸分泌的抗胆碱能药物、H_2 受体拮抗药、抗胃泌素药物和质子泵抑制药；增加胃黏膜抵抗力的黏膜保护药物。在 20 世纪 80 年代初，发现胃部寄生的幽门螺杆菌是大多数胃溃疡的病因，随后杀灭胃幽门螺杆菌的如阿莫西林、克拉霉素、盐酸四环素抗菌药物，开始用在溃疡的治疗上，对根治溃疡病取得了很好的疗效。

临床上目前使用的抗溃疡药物主要有 H_2 受体拮抗药和质子泵抑制药。

1. H₂ 受体拮抗药　H₂ 受体拮抗药抗溃疡药的基本结构如下。

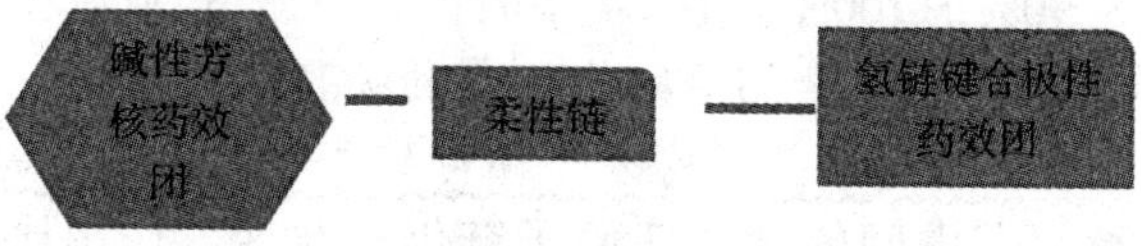

H₂ 受体拮抗药的两个药效团是碱基取代的芳环结构和含氮的平面极性基团，其化学结构还含易曲折柔性链（可被刚性的芳环结构取代）。具碱基取代的芳环与受体上的谷氨酸残基阴离子结合，而含氮的平面极性基团可能与受体发生氢键键合的相互作用。

临床上使用的组胺 H₂ 受体拮抗药主要有雷尼替丁、西咪替丁、法莫替丁、尼扎替丁以及罗沙替丁。

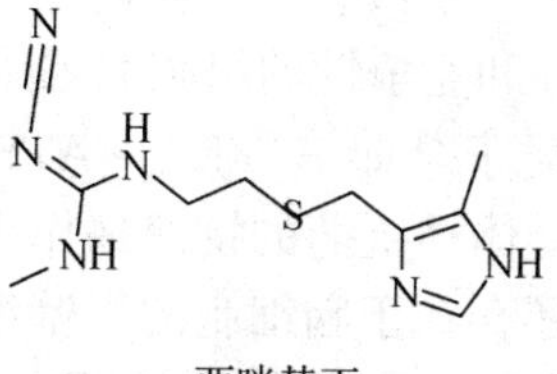

西咪替丁 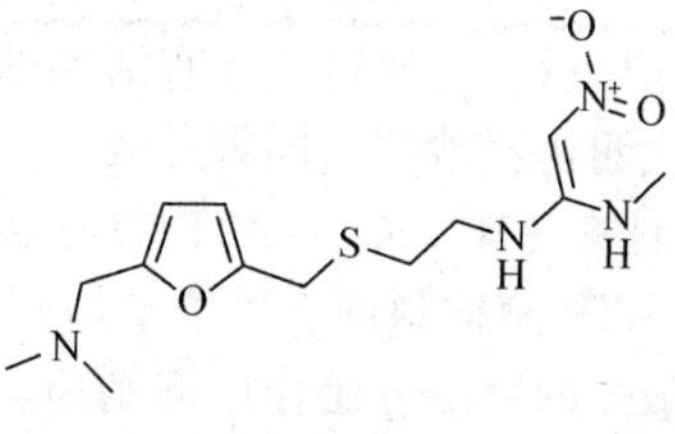　　　　　　　　　　　　　　　　　雷尼替丁

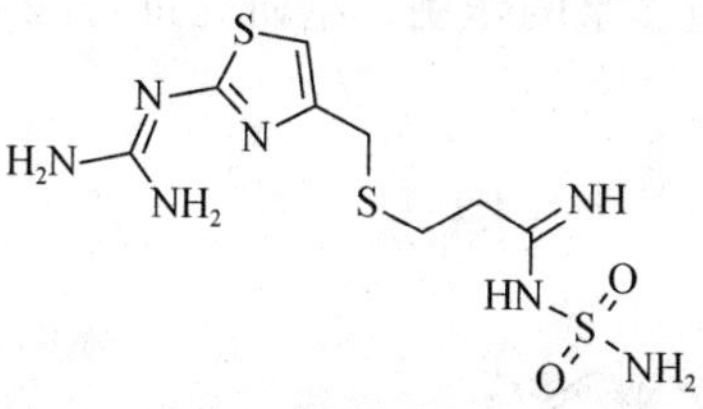

法莫替丁 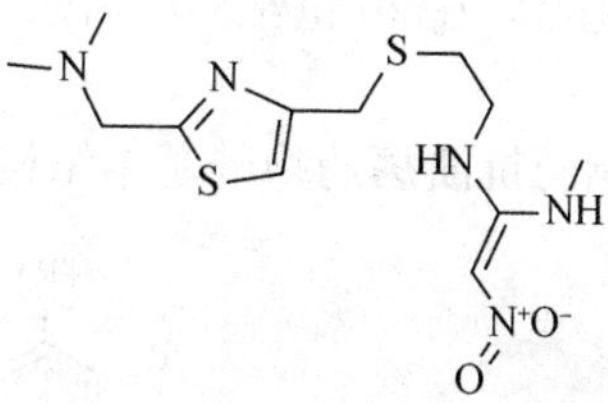　　　　　　　　　　　　　　　　　尼扎替丁

西咪替丁是第一个高活性的 H₂ 受体拮抗药，其化学结构由咪唑五元环、含硫醚的四原子链和末端取代脒 3 部分构成。西咪替丁的饱和水溶液呈弱碱性反应。西咪替丁有 A、B、C、Z、H 等多种晶型，不同晶型其产品物理常数不同，A 型生物利用度及疗效最佳。其中从有机溶剂中得到的 A 晶型生物利用度和疗效最佳。西咪替丁分子具有较大的极性，脂水分配系数小。pKa 值为 6，在酸性条件下，主要以质子化形式存在。口服在肝经过首过效应，静脉注的生物利用度为口服的 2 倍，大部分以原形随尿排出。西咪替丁可减少多种药物的代谢速率因抑制肝的 CYP450 代谢过程。主要代谢产物为硫氧化物，也有少量咪唑环上甲基被氧化为羟甲基化合物。

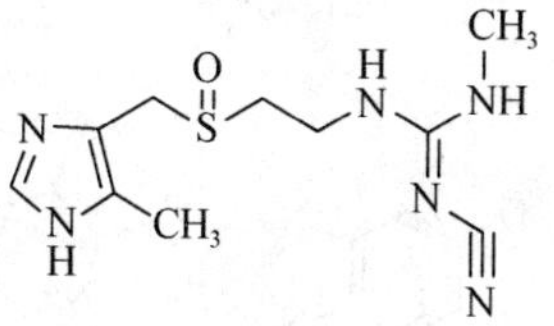

硫氧化物 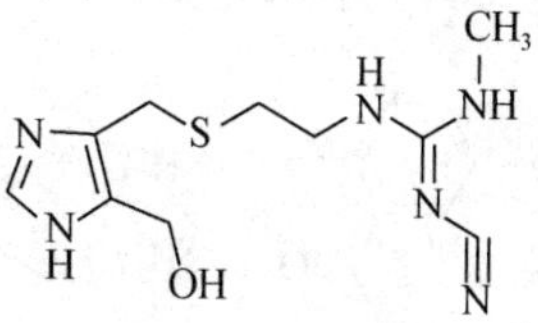　　　　　　　　　　　　　　　　　羟甲基化合物

雷尼替丁用呋喃环取代西咪替丁的咪唑环，二氨基硝基乙烯是其氢键键合的极性药效团，药用反式体，顺式体无活性，作用强于西咪替丁，不抑制肝的 CYP450 酶。雷尼替丁的

p*K*a 值为 2.3，8.2。其在胃肠道里迅速被吸收，2～3 小时达到高峰。约 50% 发生首过效应。肌内注射的生物利用度为 90%～100%。在 24 小时内，口服的 30% 和肌内注射的 70% 以原形从尿中排出。其代谢物为 N–氧化、S–氧化和去甲基雷尼替丁。

用胍基取代的噻唑环取代了西咪替丁的咪唑环得到法莫替丁，N–氨基磺酰基脒是法莫替丁氢键键合的极性药效团，中间的含硫四原子链仍未改变。作用比西咪替丁和雷尼替丁强，且不抑制肝的 CYP450 酶。

仅把雷尼替丁的呋喃环换成噻唑环得到尼扎替丁，其侧链完全相同。为强效组胺 H_2 受体拮抗药，作用比西咪替丁强，与雷尼替丁相似。生物利用度超过 90%。

罗沙替丁是用哌啶甲苯环代替了上述药物结构中的碱性基团取代的芳杂环，含氧四原子链替代含硫四原子链，将其原脒（或胍）的结构改为酰胺，但仍含双键的平面结构。罗沙替丁的前药罗沙替丁乙酸酯是将其分子中的羟基进行乙酰化。前药罗沙替丁乙酸酯在小肠、血浆和肝内经酶化作用后，迅速转变成有活性的代谢物——罗沙替丁。体内外实验证明前药罗沙替丁乙酸酯和代谢物罗沙替丁同等药效，都是选择性和竞争性的组胺 H_2 受体拮抗药。

2. **质子泵抑制药（H^+/K^+–ATP 酶抑制药）**　质子泵即 H^+/K^+–ATP 酶，质子泵抑制药即 H^+/K^+–ATP 酶抑制剂。质子泵抑制药比 H_2 受体拮抗药的抗溃疡作用面广。质子泵抑制药是已知的最强的胃酸分泌作用抑制药。H_2 受体还存在于脑细胞的胃壁细胞外，而质子泵仅存在于胃壁细胞表面，因此质子泵抑制药的作用有比 H_2 受体拮抗药专一、选择性高、副作用较小等优点。在 20 世纪 60 年代，发现了质子泵的作用，给研究抗胃酸分泌药提供了新的靶点。

质子泵抑制药抗溃疡药物的基本结构：

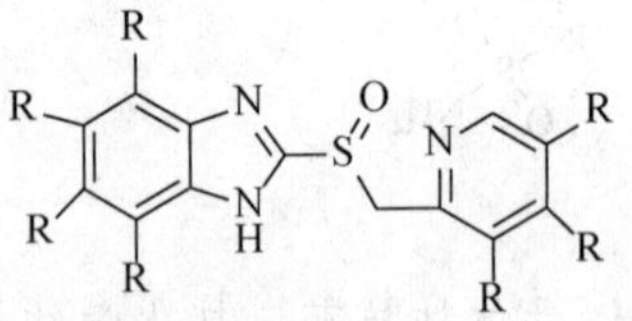

由**苯并咪唑环、吡啶环、亚磺酰基（亚砜）** 3 部分组成。主要代表药物有奥美拉唑、埃索美拉唑、兰索拉唑、泮托拉唑和雷贝拉唑钠。

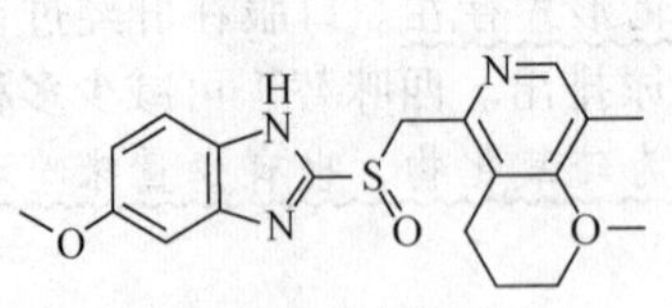

奥美拉唑

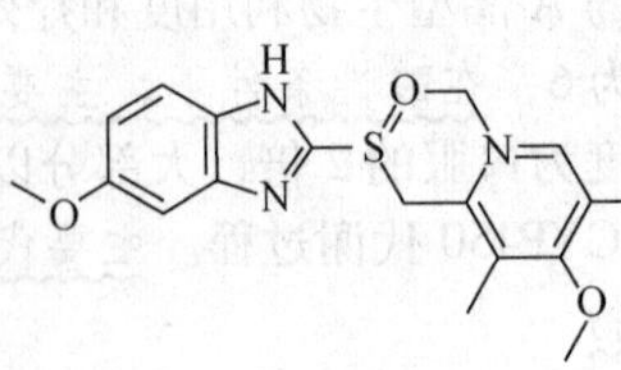

埃索美拉唑

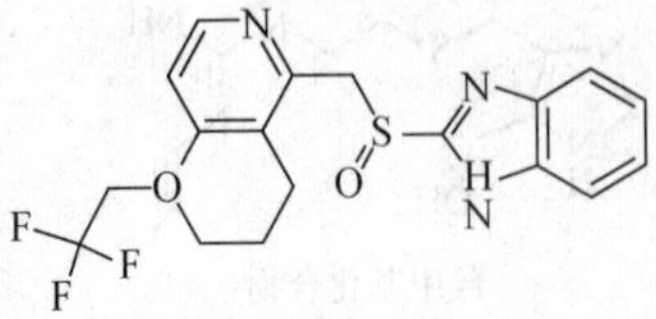

兰索拉唑

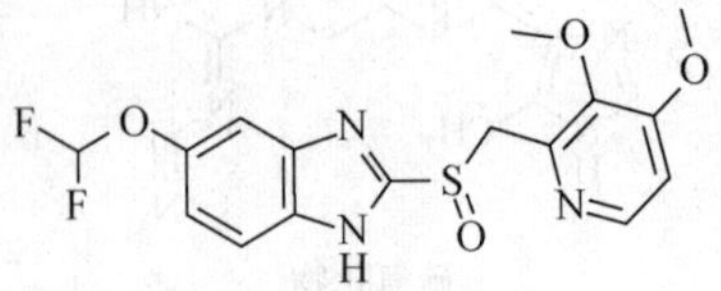

泮托拉唑

雷贝拉唑钠

奥美拉唑为不可逆性质子泵抑制药，因结构中亚砜基的硫原子具手性显光学活性，S 异构体在肝中的代谢选择性与 R 异构体不同，体内清除率也比 R 异构体低但其疗效一致，药用外消旋体，具弱碱性和弱酸性，本品为活性次磺酰胺的前药。在强酸中易水解，可溶于碱水，需低温避光保存。奥美拉唑循环（前药循环）：具脂溶性弱碱性，可选择性聚集酸性的胃壁细胞，酸质子对苯并咪唑环上 N 原子的催化重排的活性代谢产物次磺酰胺，与 H^+/K^+ - ATP 酶的巯基通过二硫键共价结合，使 H^+/K^+ - ATP 形成酶 - 抑制剂复合物失活，产生不可逆抑制作用而发挥作用。其在肝脏的代谢产物有：苯并咪唑环 6 位上羟基化后，进一步与葡萄糖醛酸结合的产物；两个甲氧基经氧化脱甲基代谢产物；吡啶环上甲基氧化成羟基化的代谢产物，及进一步氧化生成二羧酸的代谢产物，代谢产物很快通过肾排出。

埃索美拉唑是奥美拉唑（－）－（S）－异构体。其体内的代谢速率更慢，代谢的个体差异更小，经体内循环更易重复生成，生物利用度更高，维持时间更长，其疗效和作用时间都优于奥美拉唑。镁盐口服制剂，钠盐制注射剂。

苯并咪唑环上的苯环上无取代，吡啶环上的 4 位上引入三氟乙氧基得到兰索拉唑。与奥美拉唑理化性质相似，但抑酸作用比奥美拉唑强。在酸性条件下不稳定，所以通常制成肠溶制剂。口服可快速吸收，生物利用度可超过 80%。其光学异构体与奥美拉唑相似也有代谢的差异，兰索拉唑的（＋）－（R）－异构体不易代谢，有较高的最大血药浓度、血药浓度 - 时间曲线下面积和代谢比。主要用于胃溃疡、十二指肠溃疡等疾病。

泮托拉唑的结构上苯并咪唑的 5 位上有二氟甲氧基，呈弱碱性，通常以钠盐的形式使用。与质子泵的结合选择性比奥美拉唑高。在弱酸环境中比同类药物更稳定，被激活后仅与质子泵上活化部位的两个位点结合，从分子水平上体现与质子泵结合高度选择性。有两个手性异构体。在体内可发生右旋体向左旋体的单方向构型转化，其手性异构体在药代动力学上存在立体选择性差异。

雷贝拉唑钠与兰索拉唑的区别在于雷贝拉唑钠的吡啶环上的 4 位延长了侧链，属于苯并咪唑类。

二、解痉药

【复习指导】本部分内容属于熟悉可考内容。需要重点掌握的内容包括：解痉药的结构特点和代表药物。

解痉药物大多是从茄科植物中分离到生物碱。结构含有（S）－莨菪酸［又名（S）－托品酸］与莨菪醇（亦称托品醇）所成的酯。结构中的 6、7 位之间的氧桥及 6 位或莨菪酸 α 位羟基的存在与否，对药物的中枢作用有很大的影响，氧桥增加分子的亲脂性，中枢作用增强，羟基则反之。托品醇部有 3 个手性碳原子 C_1、C_3 和 C_5，由于分子结构的对称性而无旋光性，为内消旋物。托品醇有两种稳定构象，分别为椅式和船式，二者互为平衡。由于船式能量稍高于椅式，故通常写成椅式。

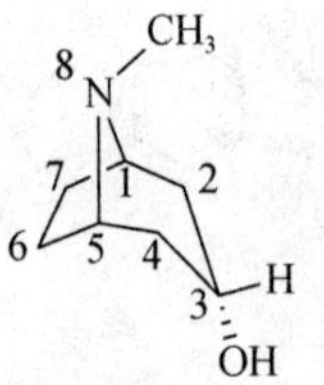

托品醇（椅式构象） 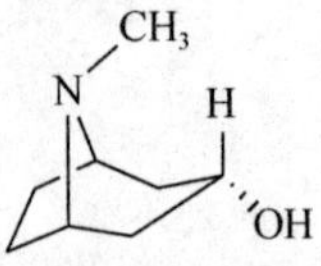　　　　托品醇（船式构象）

代表药物有阿托品、东莨菪碱、山莨菪碱、丁溴东莨菪碱及后马托品（表11-5）。

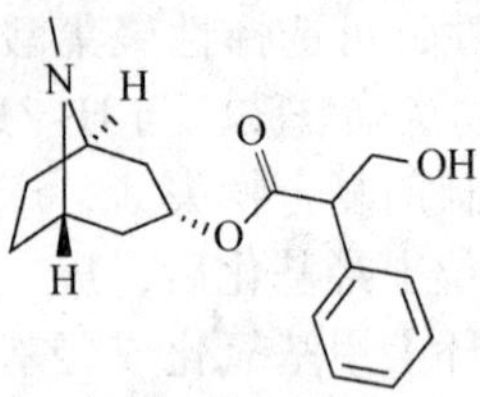

阿托品 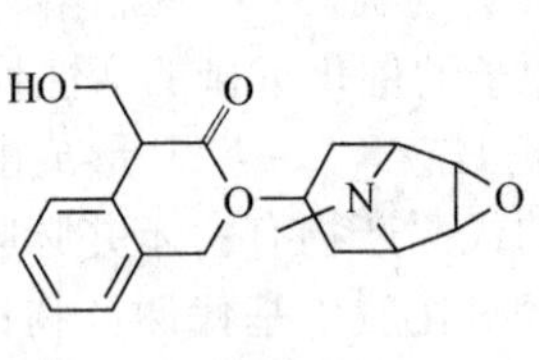　　　　　　东莨菪碱 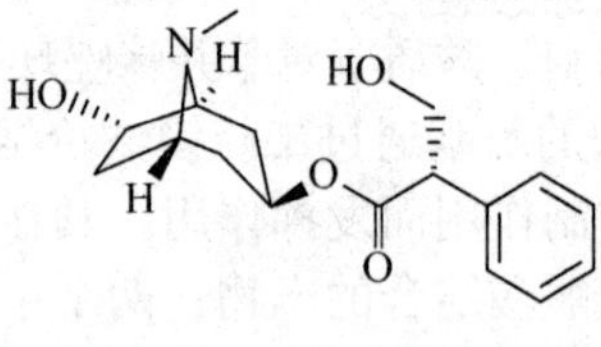　　　　　　山莨菪碱

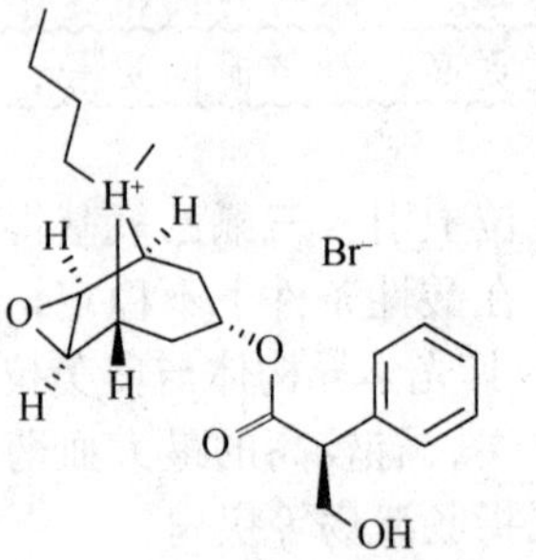

丁溴东莨菪碱 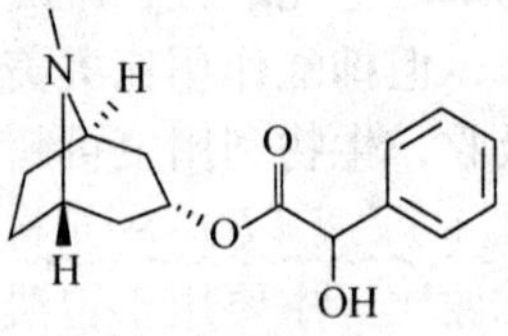　　　　　　后马托品

表11-5　莨菪碱类的代表药物

药物	结构特点	手性物情况	中枢作用强度	其余特点
阿托品	左旋莨菪碱的外消旋体	3个手性碳原子，天然莨菪酸为 $(-)-(S)-$ 异构体，在分离提取过程中易发生消旋化，得到外消旋体阿托品	强度适中	酯键在碱性条件下易水解成莨菪醇和消旋莨菪酸；$(-)-(S)-$ 莨菪碱抗M胆碱作用比消旋体强，但毒性更大，所以临床用更安全的外消旋阿托品
东莨菪碱	东莨菪醇部分在6，7位间比阿托品多一个β-取向的氧桥基团	—	氧桥使脂溶性增强，易进入中枢神经系统，中枢作用最强	具左旋性，临床多用其氢溴酸盐，因中枢抑制性强，具有镇静作用
山莨菪碱	山莨菪醇（在6位多了一个β-取向的羟基）+托品酸	天然品左旋性654-1，合成品外消旋体654-2	羟基使极性增强，难以透过血-脑屏障，中枢作用很弱	临床多用其氢溴酸盐，不良反应较多

续表

药物	结构特点	手性物情况	中枢作用强度	其余特点
丁溴东莨菪碱	东莨菪碱季铵化得到	—	季铵离子降低中枢作用，成为外周抗胆碱药	—
后马托品	托品醇 + 羟基苯乙酸		比阿托品作用快而弱，持续时间短	

三、促胃肠动力药

【复习指导】本部分内容属于熟悉可考内容。需要重点掌握的内容包括：促胃肠动力药作用机制和分类及其代表药物。

促胃肠动力药是一类能增加胃肠推进性蠕动，促使胃肠道内容物向前移动的药物，临床上用于治疗胃肠道动力障碍的疾病，如反流症状、反流性食管炎、消化不良及肠梗阻等临床上的常见病。促动力药是近年来发展起来的一类药物。现常用的有甲氧氯普胺（第一个）、多潘立酮、伊托必利和莫沙必利等（表 11－6）。

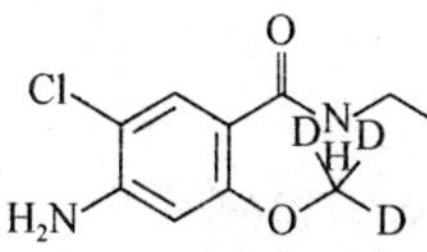

甲氧氯普胺

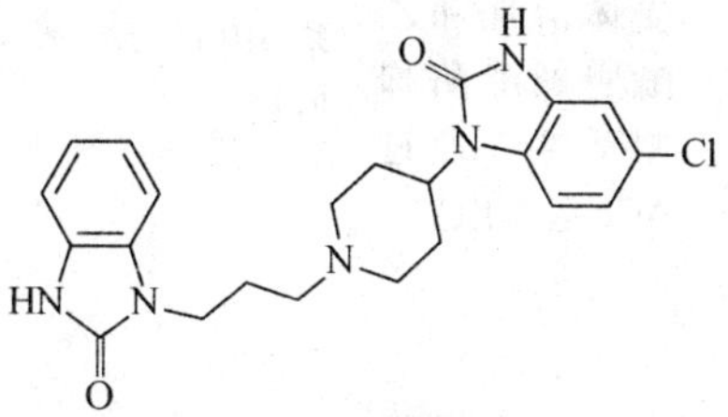

多潘立酮

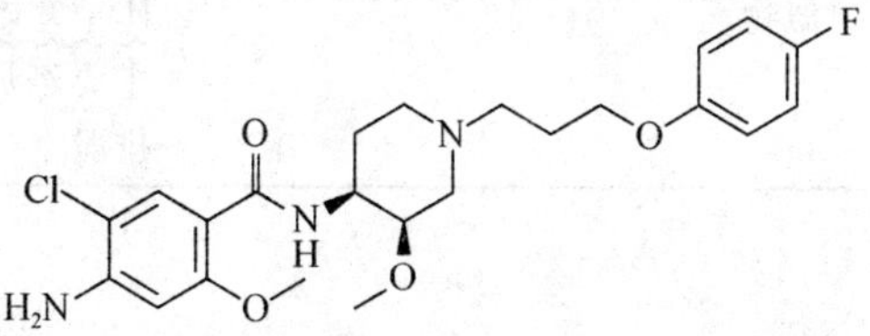

西沙必利

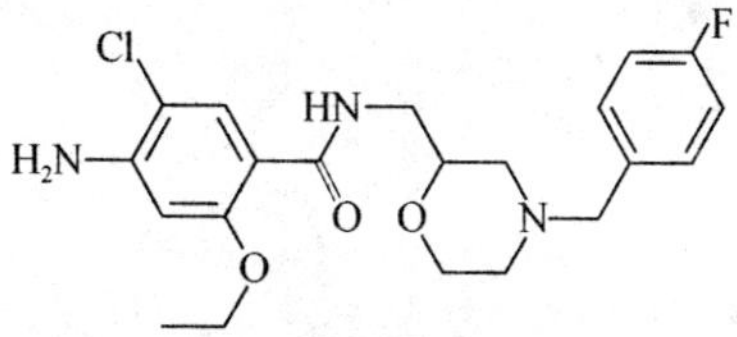

莫沙必利

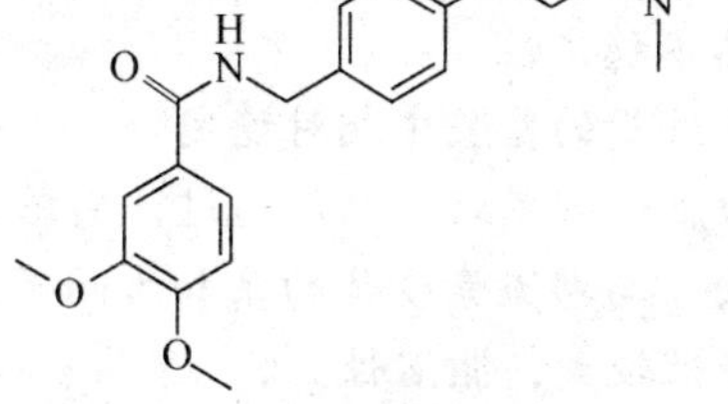

伊托必利

表 11-6　促胃肠动力药常用药品

药物	机制	结构	作用特点	代谢	副作用
甲氧氯普胺（胃复安）（第一代）	多巴胺 D_2 受体拮抗药（中枢性和外周性）	普鲁卡因胺的衍生物，苯甲酰胺类似物，含芳伯胺和叔胺结构	无局部麻醉和抗心律失常作用；促动力和止吐作用	—	有锥体外系副作用（中枢神经系统），常见嗜睡和倦怠
多潘立酮（第二代）	外周性多巴胺 D_2 受体拮抗药	—	极性大，不透过血-脑屏障，止吐作用比甲氧氯普胺小	CYP3A4 代谢生成 N-去烃基化物；经 CYP3A4、CYP1A2 和 CYP2E1 代谢生成羟基化物；代谢物无活性，经胆汁排出	锥体外系副作用小
伊托必利（第三代）	阻断多巴胺 D_2 受体活性和乙酰胆碱酯酶抑制活性（通过 ACh 起作用）	苯甲酰胺类似物	中枢神经系统分布少，不良反应少，不导致 Q-T 间期延长和室性心律失常（西沙必利有）	肝黄素单氧化物酶途径代谢，主要经肾排泄	—
莫沙必利（第三代）	强效、选择性 5-HTT_4 受体激动药（通过 ACh 起作用）	苯甲酰胺类似物	同伊托必利	在肝经 CYP3A4 代谢成脱 4-氟苄基莫沙必利，具有 5-HT_3 受体拮抗作用，主要经尿液和粪便排泄	—

【同步练习】

一、A 型题（最佳选择题）

1. 下列关于西咪替丁的叙述正确的是

A. 热不稳定性

B. 在过量的盐酸中相对稳定

C. 口服吸收不好，只能通过注射给药

D. 由于与雌激素受体的亲和力而产生的副反应

E. 极性较大，脂溶性

本题考点：西咪替丁的性质。西咪替丁是第一个高活性的 H_2 受体拮抗药，其化学结构由咪唑五元环、含硫醚的四原子链和末端取代脈 3 部分构成。西咪替丁的饱和水溶液呈弱碱性反应。西咪替丁有 A、B、C、Z、H 等多种晶型，不同晶型其产品物理常数不同，A 型生物利用度及疗效最佳。其中从有机溶剂中得到的 A 晶型生物利用度和疗效最佳。西咪替丁分子具有较大的极性，脂水分配系数小。pKa 值为 6，在酸性条件下，主要以质子化形式存在。

口服在肝经过首过效应，静脉注的生物利用度为口服的 2 倍，大部分以原形随尿排出。西咪替丁可减少多种药物的代谢速率因抑制肝的 CYP – 450 代谢过程。主要代谢产物为硫氧化物，也有少量咪唑环上甲基被氧化为羟甲基化合物。

2. 为 S – （–）–光学异构体，体内代谢慢，维持时间长的抗溃疡药物是
A. 奥美拉唑　　　　B. 兰索拉唑　　　　C. 埃索美拉唑　　　　D. 泮托拉唑
E. 雷贝拉唑

本题考点：质子泵抑制药的性质。埃索美拉唑是奥美拉唑（–）–（S）–异构体。其体内的代谢速率更慢，代谢的个体差异更小，经体内循环更易重复生成，生物利用度更高，维持时间更长，其疗效和作用时间都优于奥美拉唑。镁盐口服制剂，钠盐制注射剂。

3. 下列结构中不含有苯甲酰结构的是

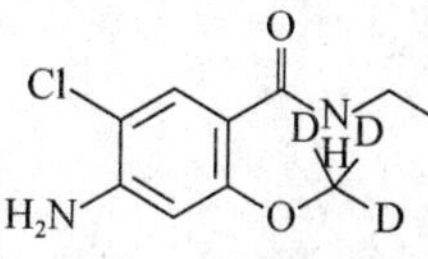

A.　　　　　甲氧氯普胺

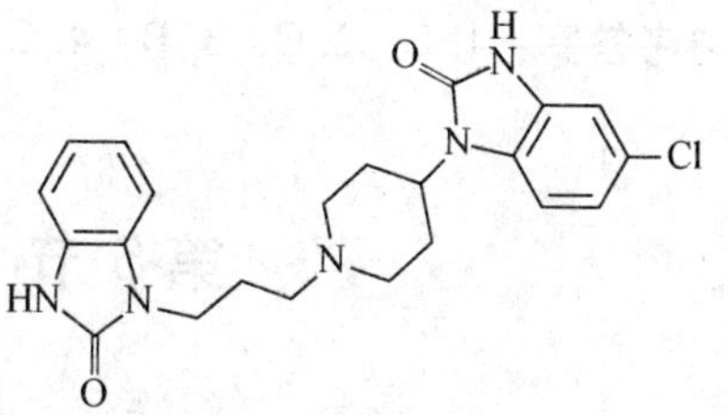

B.　　　　　多潘立酮

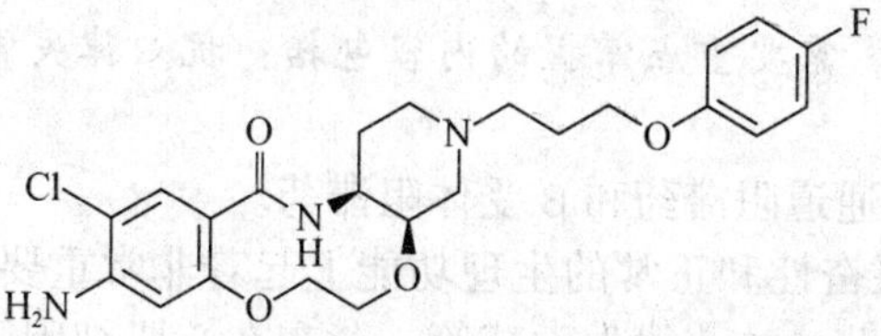

C.　　　　　西沙必利

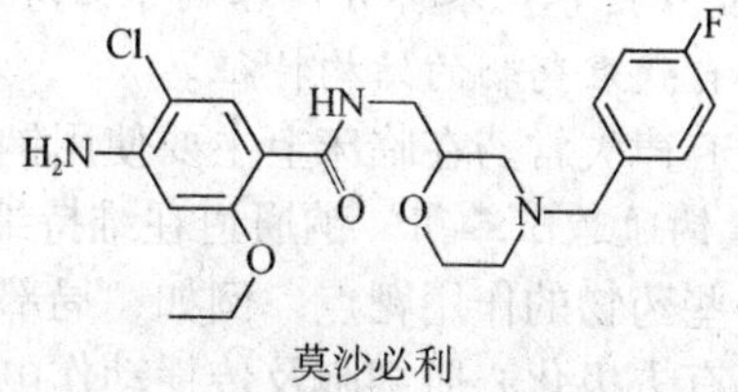

D.　　　　　莫沙必利

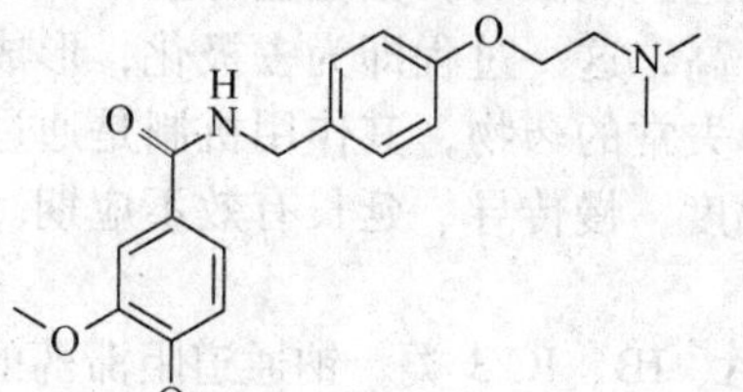

E.　　　　　伊托必利

本题考点：促胃肠动力药的结构特点。甲氧氯普胺和为普鲁卡因胺的衍生物，苯甲酰胺类似物，含芳伯胺和叔胺结构；必利类药物为苯甲酰胺类似物。

4. 中枢作用最强的解痉药是
A. 阿托品　　　　B. 后阿托品　　　　C. 东莨菪碱　　　　D. 山莨菪碱
E. 丁溴东莨菪碱

本题考点：解痉药的结构特点。东莨菪醇部分在 6，7 位间比阿托品多一个 β – 取向的氧桥基团，氧桥使脂溶性增强，易进入中枢神经系统，中枢作用最强。

二、X 型题（多项选择题）
5. 药物结构中含芳香杂环结构的 H_2 受体拮抗药有

A. 法莫替丁   B. 西咪替丁   C. 尼扎替丁   D. 雷尼替丁

E. 罗沙替丁

本题考点： H_2 受体拮抗药的代表药物。临床上使用的组胺 H_2 受体拮抗药主要有雷尼替丁、西咪替丁、法莫替丁、尼扎替丁以及罗沙替丁。

6. 分子中含有苯并咪唑结构，通过抑制 H^+/K^+ – ATP 酶抗溃疡作用的药物是

A. 法莫替丁   B. 兰索拉唑   C. 尼扎替丁   D. 雷贝拉唑钠

E. 奥美拉唑

本题考点： 质子泵抑制药的代表药物及作用机制。由苯并咪唑环、吡啶环、亚磺酰基（亚砜）3 部分组成。主要代表药物有奥美拉唑、埃索美拉唑、兰索拉唑、泮托拉唑和雷贝拉唑钠。

参考答案： 1. E   2. C   3. B   4. C   5. ABCDE   6. BDE

第 5 节　循环系统疾病用药

一、抗心律失常药

【复习指导】本部分内容属于必考重点。需要重点掌握的内容包括：抗心律失常药的分类和各自代表药物的结构特征。

抗心律失常药在临床上主要使用钠、钾通道阻滞药和 β 受体阻滞药。

1. 钠通道阻滞药　钠通道在维持细胞兴奋性和正常的生理功能上起着非常重要的作用，它是一些药物的作用靶点，例如，局部麻醉药、抗心律失常药等。分布在心肌细胞膜上的钠通道具有去极化心肌细胞及传播动作电位的作用。当遇到刺激时，钠通道开放，许多钠离子从细胞外液经钠通道快速内流，导致膜电位迅速地升高，这一过程即为去极化，形成动作电位的 0 相。临床上主要将钠通道阻滞药作为治疗心律失常的药物，其作用机制是通过抑制钠离子内流，从而抑制心肌细胞动作电位振幅及超射幅度，慢传导、延长有效不应期。所以具有良好的抗心律失常作用。

根据对钠通道阻滞药阻滞程度的不同，可分为 IA、IB、IC 3 类。钠通道阻滞药的分类和特点见表 11 – 7。

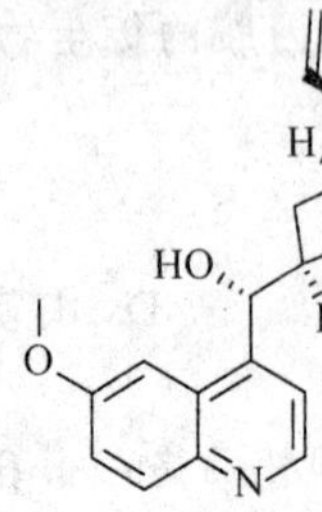

奎尼丁 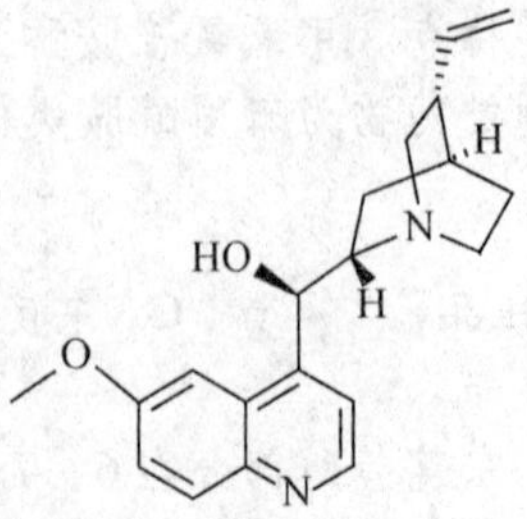　　　　　　　奎宁 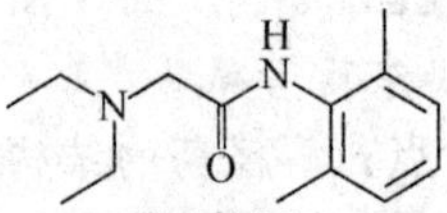　　　　　　　利多卡因

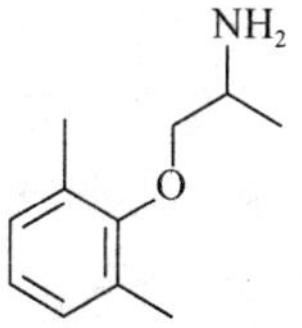

美西律 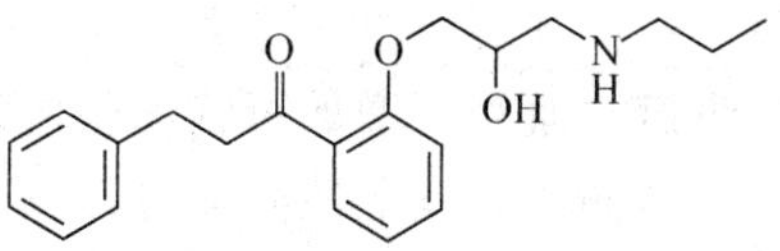　　　　　　　　　　　普罗帕酮

表 11 – 7　钠通道阻滞药的分类和特点

分类	对钠通道阻滞能力	代表药	药物来源	化学结构	主要特点
IA	适度	**奎尼丁**	金鸡纳树皮中提取的生物碱	抗疟药物奎宁的非对应异构体，有4个手性碳原子，具右旋光性	分子中有两个氮原子，喹啉环上氮原子碱性较强，不易成盐，可制成硫酸盐、葡萄糖酸盐、聚半乳糖醛酸盐等，奎核碱环上的叔氮原子碱性较强。口服吸收快且完全，但生物利用度个体差异大，经肝代谢
IB	轻度	美西律		醚键代替了利多卡因的酰胺键，结构类似利多卡因，具有手性碳原子，药用外消旋	①稳定性更好，抗心律失常和局麻作用同利多卡因；②主要用于各种室性心律失常（尤其洋地黄中毒、心肌梗死引起的心律失常）；③尿pH不影响药物清除，但其显著异常可以减慢药物清除速度；④治疗窗窄，需监测血药浓度；⑤口服吸收良好，经肝代谢
IC	强大	**普罗帕酮**		*R*、*S* 两个旋光异构体，性质存在差异，结构类似普萘洛尔	有一定 β 受体抑制作用，(*S*) – 型与受体存在铵基正离子、苯环平面区和侧链羟基氢键的三点结合，而 (*R*) – 型不能形成氢键结合，因此活性低于 (*S*) – 型。肝功能异常影响普罗帕酮的生物利用度，代谢物主要为有活性的 5 – 羟基普罗帕酮和 N – 去丙基普罗帕酮，口服吸收良好，适用于室性及室上性心律失常

　　2. 钾通道阻滞药　钾通道是最为复杂的一大类离子通道，其在各类组织细胞中广泛分布，拥有几十种亚型是离子通道中种类最繁多的。多数化合物都具有钾通道阻滞剂的功能，无机物 Ca^{2+}、Ba^{2+} 阻滞钾通道后会导致死亡，而一些动物毒素如蝎毒、蛇毒和蜂毒等都具有很强的钾通道抑制作用。当心肌细胞中存在的心电压敏感性钾通道（延迟整流钾通道）被阻断时，慢钾离子外流速率将减慢，导致心律失常消失，恢复窦性心律。

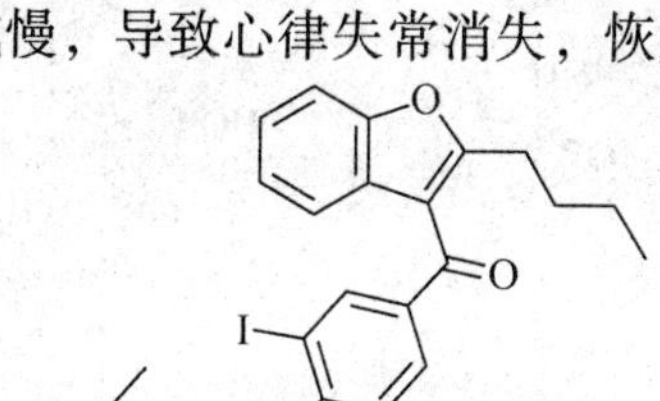

胺碘酮

胺碘酮为钾通道阻滞药代表性药物，延长心肌动作电位时程和有效不应期，结构类似甲状腺素，因含有碘原子，可影响甲状腺素代谢。水溶液会发生一定程度的降解，应避光保存。能选择性地扩张冠状血管，增加冠状动脉血流量，减少心肌耗氧量，减慢心率。用于阵发性心房扑动或心房颤动、室上性心动过速及室性心律失常。代谢物主要为 N-脱乙基胺碘酮，具有与胺碘酮相似的药理活性。胺碘酮及代谢物 N-脱乙基胺碘酮结构中都含有碘原子，进一步代谢比较困难，易于在体内产生积蓄，长期用药引起心律失常。

3. β 受体拮抗药　β 受体拮抗药选择性抑制交感性心脏兴奋作用、降低血压、心率减慢、心肌收缩力减弱，延缓心房和房室结的传导起作用。由芳环、仲醇胺侧链、N-取代物 3 部分组成临床上主要用于治疗各种高血压、心律失常、心绞痛、心肌梗死等心血管疾病。

β 受体拮抗药药物分芳氧丙醇胺类和苯乙醇胺两类。侧链上均含有带羟基的手性中心，该羟基在拮抗药与受体相互结合时，通过形成氢键发挥作用，是关键药效团。对芳环部分可以是苯环、萘环、芳杂环或稠环等。苯环或其他芳环上不同位置带有不同取代基，氨基 N 上大多带有一个取代基。芳氧丙醇胺类侧链较苯乙醇胺类多一个亚甲氧基，但分子模型研究表明，在芳氧内醇胺类的较低能量构象中，芳环、羟基和氨基可与苯乙醇胺类拮抗剂完全重叠，因此亦符合与 β 受体结合的空间要求。β 受体拮抗药根据对受体亚型亲和力的不同，分为非选择性 β 受体拮抗药、非典型 β 受体拮抗药及选择性 β_1 受体拮抗药。β 受体拮抗药的代表药物和特点见表 11-8。

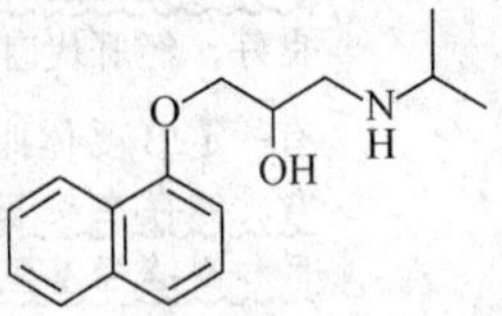

普萘洛尔

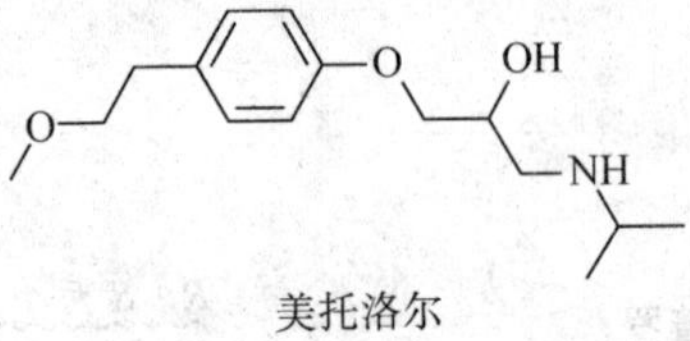

美托洛尔

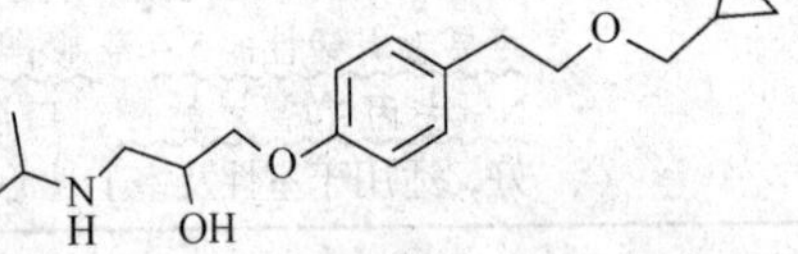

倍他洛尔

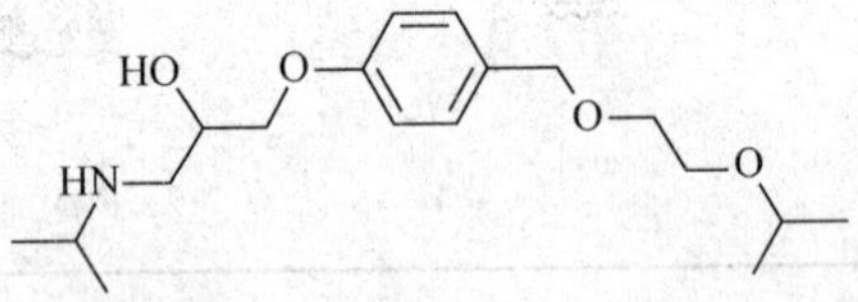

比索洛尔

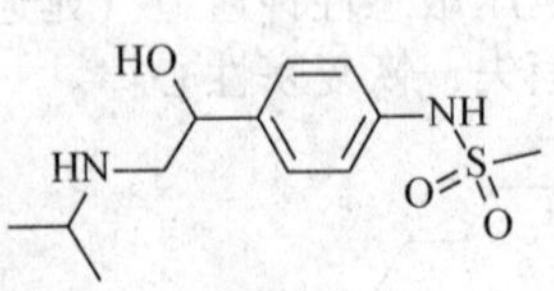

索他洛尔

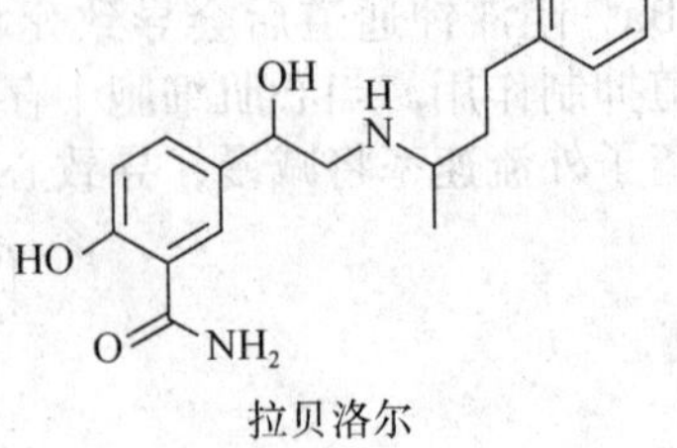

拉贝洛尔

表 11 - 8　β受体拮抗药的代表药物和特点

药物		化学结构特点	临床应用结构	β 受体选择性	副作用或作用优点
芳氧丙醇胺类	普萘洛尔	芳环为萘核，有一个手性碳原子，(S) - 异构体活性强于 (R) - 异构体，(R) - 异构体反而竞争性取代，遇光易变质	药用外消旋体	对 β₁ 受体和 β₂ 受体均有阻断作用	中枢效应较大，抑制心肌收缩力较强，支气管哮喘，心源性休克患者禁用，药物个体差异较大
	美托洛尔（倍他洛克）	由 4 - 甲氧乙基取代芳氧丙醇胺结构	酒石酸盐	选择性的 β₁ 受体拮抗药，抑制 β₁ 受体作用比普萘洛尔相仿，但阻断 β₂ 受体的作用弱于普萘洛尔	有轻度局部麻醉作用无内源性拟交感活性，心源性休克患者禁用
	倍他洛尔	—	盐酸盐	β₁ 受体阻断作用为普萘洛尔的 4 倍	脂溶性较大，口服易吸收，生物利用度较高，无首过效应，半衰期长，每天给药1次
	比索洛尔	—	临床上采用消旋体给药	选择性的 β₁ 受体拮抗药（支气管和血管平滑肌），β₂ 受体有很低的亲和力	不会影响呼吸道阻力和 β₂ 受体调节的代谢效应，无明显的负性肌力效应
苯乙醇胺类	索他洛尔（甲磺胺心定）	仅 L - 索他洛尔有 β 受体阻断活性，作用低于普萘洛尔	临床使用外消旋体	强效非选择性 β 受体拮抗药	无内源性拟交感活性或膜稳定活性，明显的抗心肌缺血、提高致室颤阈值作用，并具有抗颤动和抗交感作用
	拉贝洛尔（柳氨苄心定）	含有两个手性碳原子，(S, S) 和 (R, S) 两个异构体是无活性的；(S, R) - 构型是 α₁ 受体阻断药	4 个立体异构体的混合物（治疗原发性高血压）	有 α₁、β₁ 和 β₂ 拮抗活性	同时具 α₁ 和 β 受体的阻断活性，不会显著地改变心率和心排血量，具有不产生体位性高血压，且无肝毒性的特点

二、抗心绞痛药

【复习指导】本部分内容属于熟悉可考。需要熟悉的内容包括抗心绞痛药的分类及其代表药物的结构特征和作用。

NO 在心血管、免疫、神经等人体系统具有重要的生理功能，因此 NO 具有广泛的作用。因为 NO 是人体内发现的第一个气体信使分子，因此对以后其他信使的发现利用具有很大的作用；NO 调控剂对新药的研究方面具有一定的潜在的价值。NO 供体药物在体内释放出的外源性 NO 分子，是临床主要用于心绞痛的药物。对于 NO 的研究不仅在理论上的研究具有很大的意义而且在应用前景方面也很广阔。在血管内皮细胞中存在的一氧化氮合酶在乙酰胆碱的作用这样的条件下，能够将 L 精氨酸分解生产 NO 和 L－瓜氨酸。其中 NO（内皮舒张因子），可有效地扩张血管从而降低血压，它属于一种活性很强的物质。一氧化氮供体药物首先与细胞中的巯基结合形成不稳定的 S－亚硝基硫化合物，这些化合物进一步分解成具有一定脂溶性的不稳定的一氧化氮分子。一氧化氮可以激活鸟苷酸环化酶，从而提高细胞中的环磷酸鸟苷 cGMP 的水平。cGMP 能够激活 cGMP 依赖型蛋白激酶，在这些蛋白激酶被活化以后，就可以改变很多种蛋白的磷酸化状态，包含对于心肌凝蛋白轻链去磷酸化的作用，因为改变状态以后的肌凝蛋白不能在平滑肌收缩的过程中起到正常收缩作用，所以会导致血管平滑肌的松弛。常见的 NO 供体药物除一部分药物外，硝酸酯类药物是所有的 NO 供体药物。

1. 硝酸酯类　硝酸酯类属于 NO 供体药物，是血管扩张剂，由醇或多元醇与硝酸或亚硝酸而成的酯，临床上使用的此类药物主要有硝酸甘油、丁四硝酯、戊四硝酯、硝酸异山梨酯及其代谢产物单硝酸异山梨酯等，不同醇的变化可以改变药物的作用时间、起效时间和作用时程。

硝酸酯类化合物具有爆炸性，本品不宜以纯品形式放置和运输。

硝酸酯类连续用药后会出现耐受性。因为硝酸酯类药物的巯基在体内被还原亚硝酸酯类药物而发挥作用，所以给予硫化物还原剂则能迅速反转这一耐受现象。若在使用硝酸酯类药物的时候，同时给予保护体内巯醇类的化合物 1，4－二巯基－3，3－丁二醇，就能够避免耐药性的产生。

硝酸甘油　硝酸异山梨酯

硝酸甘油舌下含服可通过口腔黏膜迅速吸收，直接进入人体循环可避免首过效应，生物利用度高，舌下含服后血药浓度很快达峰，1～2 分钟起效，半衰期约为 42 分钟。硝酸甘油在肝经谷胱甘肽还原酶还原成 1，2－甘油二硝酸酯、1，3－二硝酸甘油酯、甘油单硝酸酯和甘油，这些二硝酸代谢物仍具有扩张血管的作用，但是作用仅为硝酸甘油的 1/10，均可经胆汁和尿排出体外，部分甘油可进一步转化成糖原参与生理过程，还有一部分甘油继续氧化为二氧化碳排出。谷胱甘肽的含量影响代谢速度及对本品的快速耐受性。

硝酸异山梨酯有稳定型和不稳定型两种晶型，干燥时较稳定，酸、碱性溶液易水解，药用为稳定型。但不稳定型在 30℃ 放置数天后可转为稳定型。舌下含服大概 3 分钟见效，首过效应明显。硝酸异山梨酯进入人体脱硝基后生成 2－单硝酸异山梨酯和 5－硝酸异山梨酯，两者均有生物活性，5－硝酸异山梨酯更强，其脂溶性大，易透过血－脑屏障，有头痛的副作用。临床开发的 5 - 硝酸异山梨酯，水溶性增大，副作用降低。

2. **钙通道阻滞剂**　钙通道阻滞剂又称钙拮抗剂，按其化学结构可分为 4 类：1，4 - 二氢吡啶类、芳烷基胺类、苯并硫氮杂䓬类和二苯基哌嗪类。

(1) 1，4 - 二氢吡啶类：其基本结构如下。

1，4 - 二氢吡啶环是该类药物的必需药效团，且 N_1 上不宜带有取代基，6 位为甲基取代，C_4 位常为苯环，3，5 位的羧酸酯对活性的影响大于其他的基团，不同的羧酸酯结构在体内的代谢速度和部位都有较大的区别。该类药物遇光极不稳定，分子内部发生光催化的歧化反应，降解产生硝基苯吡啶衍生物和亚硝基苯吡啶衍生物，后者对人体极为有害，因而在生产和储存过程中均应注意避光、密闭储存。

硝基苯吡啶衍生物　　　　　　　亚硝基苯吡啶衍生物

该类药物与柚子汁一起服用时，柚子汁中的黄酮类和香豆素类化合物抑制了肠内的 CYP450 酶，减慢了 1，4 - 二氢吡啶类钙通道阻滞剂代谢速度，会产生药物 - 食物相互作用，导致其体内浓度增加。不同取代导致这这类药物分子可能存在光学异构体，其活性有差异。

除尼索地平外，所有的 1，4 - 二氢吡啶类钙通道阻滞剂药物都会经过肝的首过效应。1，4 - 二氢吡啶类钙通道阻滞剂在肝细胞色素 P450 酶系（CYP450）氧化代谢下产生一系列失活的代谢物。二氢吡啶环首先被氧化成一个失活的吡啶类似物，随后这些代谢物通过水解、聚合以及氧化进一步被代谢。

二氢吡啶类钙通道阻滞剂代表药物和特点见表 11 - 9。

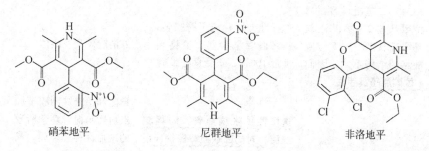

硝苯地平　　　　　　　　　尼群地平　　　　　　　　　非洛地平

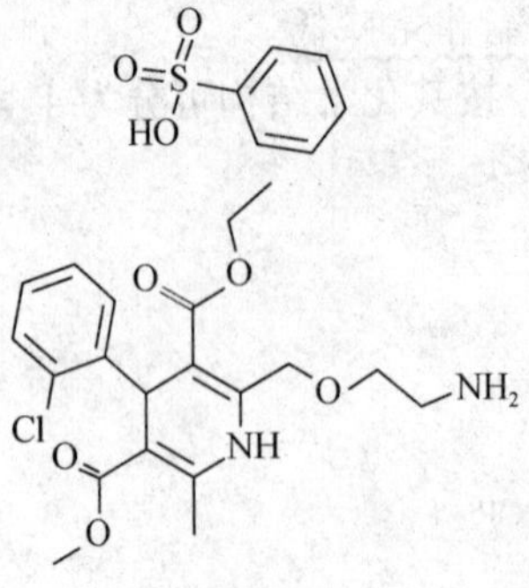

氨氯地平

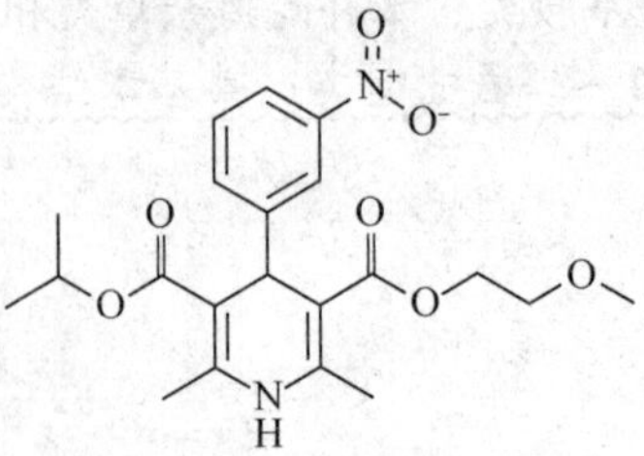

尼莫地平

表 11 – 9　二氢吡啶类钙通道阻滞剂代表药物和特点

药物	结构特点	作用特点	临床适应证和临床用药	代谢
硝苯地平	**对称结构的二氢吡啶类药物**	具较强的血管扩张作用，抑制心肌对钙离子的摄取，降低 ATP 酶的活性，使心肌收缩力减弱，降低心肌耗氧量，增加冠脉血流量，扩张周边血管，降低血压，改善脑循环，生物利用度高	各种类型的高血压、心绞痛，对顽固性、重度高血压和伴有心力衰竭的高血压疗效较好	在肝内转换为无活性的代谢产物
尼群地平	1，4 – 二氢吡啶环上所连接的两个羧酸酯的结构不同，4 位碳具备手性	**选择性作用于外周血管（冠状动脉亲和力大），其降压作用温和而持久**	高血压、冠心病，药用外消旋体或左旋	肝内代谢
非洛地平	—	选择性钙通道拮抗药，主要抑制小动脉平滑肌外钙内流，选择性扩张小动脉，对静脉无此作用，不引起直立性低血压，对心肌亦无明显抑制作用，可增加输出量和心脏指数，显著降低后负荷，而对心脏收缩功能、前负荷及心率无明显影响	高血压，可单用或与其他降压药合用	主要由肝代谢、消除
氨氯地平	1，4 – 二氢吡啶环的 2 位甲基被 2 – 氨基乙氧基甲基取代，3，5 位羧酸酯的结构不同，因而**4 位碳原子具手性**	选择性抑制钙离子跨膜转运，扩张血管平滑肌，生物利用度近 100%，不受食物影响	外消旋体和左旋体	肝代谢为氧化的吡啶衍生物，无药理活性
尼莫地平		**选择性扩张脑血管，增强脑血流，对局部缺血有保护作用**	预防和治疗蛛网膜下腔出血后脑血管痉挛所致的缺血性神经障碍、高血压和偏头痛	主要通过双氢吡啶环脱氢和氧化代谢

（2）芳烷基胺类：代表药物为维拉帕米。

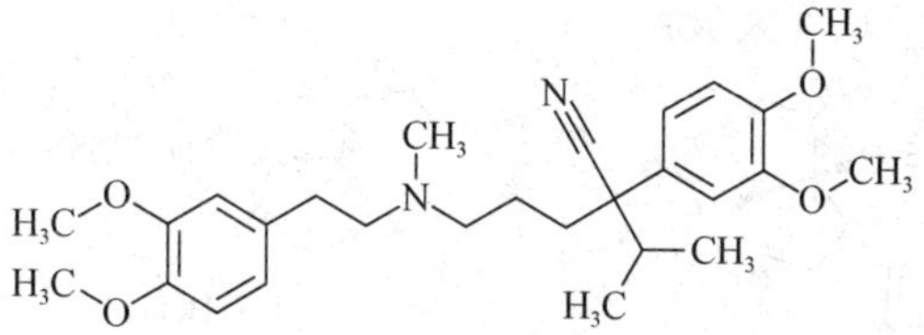

维拉帕米

维拉帕米结构中含有手性碳原子，有明显立体选择性，S 异构体是室上性心动过速的首选药，R 异构体治疗心绞痛，药用外消旋体，呈弱碱性。其不管在加热、光化学降解条件，还是酸、碱水溶液，化学稳定性好。但维拉帕米的甲醇溶液，经紫外线照射 2 小时后降解 50%。维拉帕米口服吸收首过效应较大，生物利用度仅为 20%～35%，维拉帕米经肝代谢主要为 N-脱甲基化合物，也就是去甲维拉帕米。去甲维拉帕米心血管活性为母体的 20%，并且可达到母体相同的稳定血药浓度。

（3）苯并硫氮杂䓬类：代表药物为地尔硫䓬。

地尔硫䓬结构中有 2 个手性碳原子，4 个光学异构体，其活性大小为：D-＞顺式＞ DL-＞顺式 L-＞反式 DL-体。一类选择性的钙通道阻滞剂，主要作用于心肌和血管平滑肌。冠状动脉扩张作用对 D-顺式异构体具立体选择性，临床仅用 2S、3S 异构体。地尔硫䓬口服吸收速度快且完全，但首过效应较强，生物利用度为 25%～60%。地尔硫䓬经肝肠循环，主要代谢途径为脱乙酰基、N-脱甲基和 O-脱甲基化。去乙酰基地尔硫䓬保持了母体冠状血管扩张作用的 25%～50%，并且达到母体血药浓度的 10%～45%。临床用于治疗冠心病中各型心绞痛，也可用于治疗高血压。长期服用可以有效地预防心血管意外病症的发生。

三、抗高血压药

【复习指导】本部分内容属于必考重点。需要重点掌握的内容包括：抗高血压药的分类和各自代表药的作用机制及结构特点。

1. 血管紧张素转化酶（ACE）抑制药　按化学结构 ACE 抑制药可以分成 3 类：含巯基的 ACE 抑制药、含二羧基的 ACE 抑制药和含磷酰基的 ACE 抑制药。

所有 ACE 抑制药都能有效地阻断血管紧张素 I 向血管紧张素 II 转化，同时都具有相似的治疗与生理作用。这些药物的主要不同之处在于它们的作用效果和药动学参数。

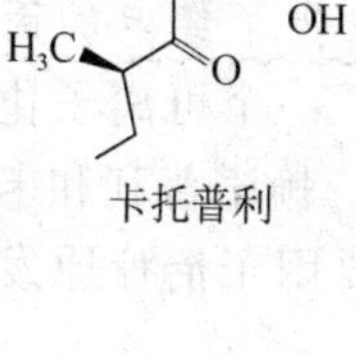

卡托普利 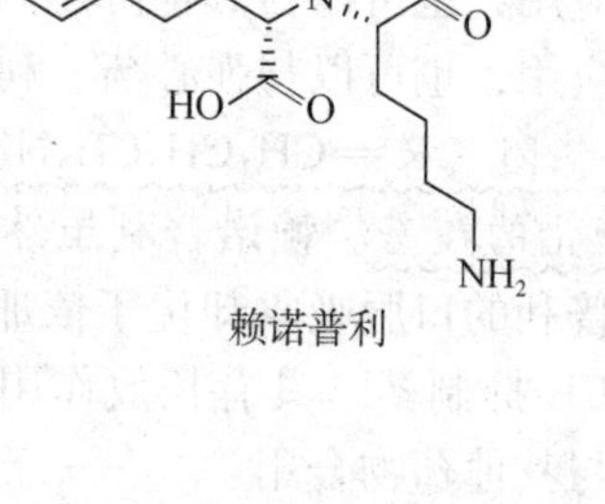　　　　　赖诺普利 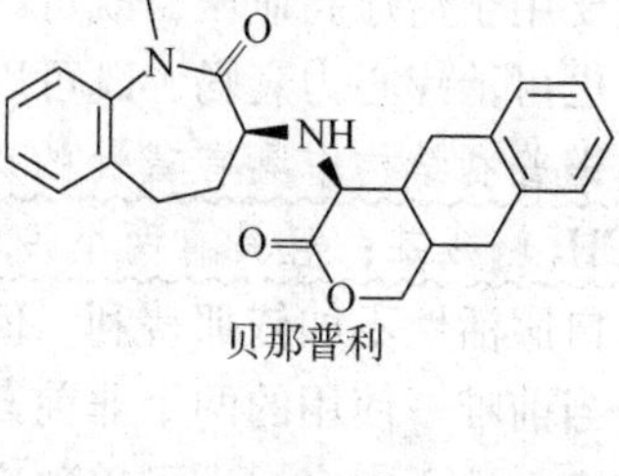　　　　　贝那普利

雷米普利　　　　　　　　　　　　福辛普利

ACE 抑制药既可以单独使用，又可以与其他药物联合使用。ACE 抑制药对充血性心力衰竭（CHF）、左心室功能紊乱（LVD）或糖尿病的高血压的患者尤其适用。ACE 抑制药具有引起动脉和静脉扩张的作用，因此不仅能降低血压，而且对患有 CHF 的患者的前负荷和后负荷都有较好的效果。

ACE 抑制药的副作用有血压过低、咳嗽、血钾过多、味觉障碍、皮疹、头痛、头晕、疲劳、恶心、呕吐、急性肾衰竭、中性粒细胞减少症、蛋白尿以及血管神经性水肿等，个别药物的特定官能团引起一部分副作用，这类药物的作用机制直接引起其他副作用。这类药物最主要的副作用是引起干咳，其产生原因是在发挥 ACE 抑制的同时也阻断了缓激肽的分解，增加呼吸道平滑肌分泌前列腺素、慢反应物质以及神经激肽 A 等刺激咽喉 - 气道的 C 受体所致。研究表明，卡托普利的巯基与斑丘疹和味觉障碍的高发生率有关。

卡托普利是含巯基的 ACE 抑制药的唯一代表药物，可以看成是脯氨酸的衍生物，有两个手性碳原子，分子中的巯基可有效地与酶中的锌离子结合，为关键药效团，但会引起味觉障碍和皮疹副作用；由于巯基的存在，卡托普利的水溶液易被氧化，通过巯基双分子键合成二硫化物，体内代谢有约一半的药物以原药形式排泄，剩下的以二巯聚合体或卡托普利 - 半胱氨酸二硫化物形式排泄。在卡托普利分子中含有脯氨酸片段，也是产生药效的关键药效团。

依那普利是双羧基的 ACE 抑制药物的代表，它的分子中含有 3 个手性中心，均为 S - 构型。将卡托普利结构中的巯基用 α - 羧基苯丙氨基取代，得到不含巯基、含二羧基的依那普利拉。依那普利拉在小肠内，仲胺易被离子化，与邻近的羧基形成两性离子，导致其亲脂性降低和较低的口服生物利用度，仅供静脉注射用。依那普利是依那普利拉的酯类**前体药物**，在体内被肝酯酶水解成活性代谢物依那普利拉而发挥作用，依那普利起效较慢，但作用持久，副作用小，在体内主要以非离子形式存在，口服生物利用度高。依那普利拉是一种长效的血管紧张素转化酶抑制药，抑制血管紧张素 Ⅱ 的生物合成，导致全身血管舒张，血压下降。主要用于治疗高血压，既可以单独应用，也可以与其他降压药如利尿药、钙拮抗剂药物合用；也可治疗心力衰竭，既可以单独应用，也可以与强心药、利尿药合用。

赖诺普利结构中具有碱性的赖氨酸基团（R ＝CH_2CH_2CH_2NH_2）取代了经典的丙氨酸（R ＝CH_3）残基；且具有两个没有被酯化的羧基。赖诺普利虽然增加了一个可离子化羧基基团，口服活性不如依那普利，但赖诺普利的口服吸收却优于依那普利。赖诺普利和卡托普利也是当前唯一使用的两个非前药的 ACE 抑制药。具有长效作用，主要用于治疗原发性高血压和充血性心力衰竭，可单独应用或与其他药物合用。

贝那普利也是双羧基的 ACE 抑制药，不含脯氨酸结构，是一种前体药，水解后才具有活性。主要用于治疗高血压、心力衰竭，可单用或与其他药合用。

　　雷米普利也是双羧基的 ACE 抑制药，是一种前体药。水解后才具有活性。用于治疗高血压、治疗心力衰竭、非糖尿病肾病患者（尤其高血压者）、心血管危险增高的患者。

　　福辛普利是含有磷酰基的 ACE 抑制药的代表。以次磷酸类结构替代依那普利拉中的羧基，与依那普利的方式和 ACE 结合相似，锌离子与次磷酸的相互作用与巯基和羧基与锌离子的结合方式相类似。其作用效果优于卡托普利，但低于依那普利拉。福辛普利在体内水解成福辛普利拉，由于福辛普利拉具有强疏水性和弱口服活性，其前药福辛普利包含一个酰氧基烷基，酰氧基烷基能使福辛普利具有较好的脂溶性，同时也能提高其生物利用度，福辛普利经肠壁和肝的酯酶催化，便形成了活性的福辛普利拉。

　　2. 血管紧张素Ⅱ受体拮抗药　血管紧张素Ⅱ（AⅡ）受体拮抗药是含有酸性基团的联苯结构，酸性基团可以为四氮唑环也可以是羧基，在联苯的一端连有咪唑环或可视为咪唑环的开环衍生物，咪唑环或开环的结构上都连有相应的药效基团。代表药物是氯沙坦、缬沙坦、厄贝沙坦、替米沙坦、坎地沙坦、坎地沙坦酯等（表 11－10）。

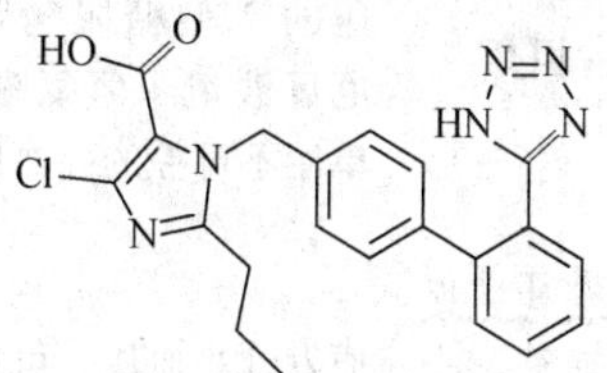

氯沙坦 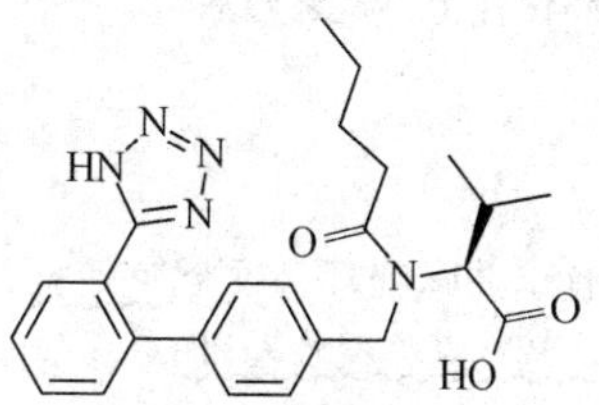　　　　　　　　　　　　　　　　　缬沙坦

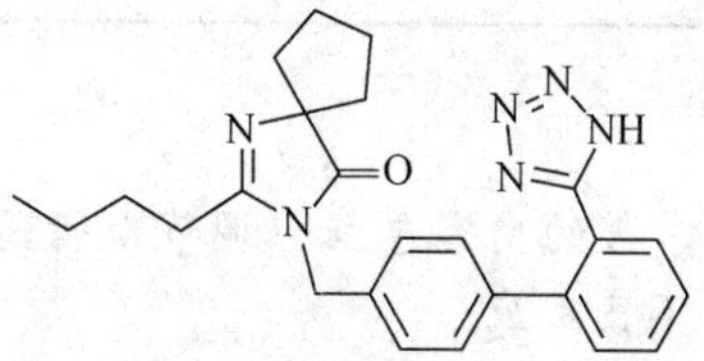

厄贝沙坦 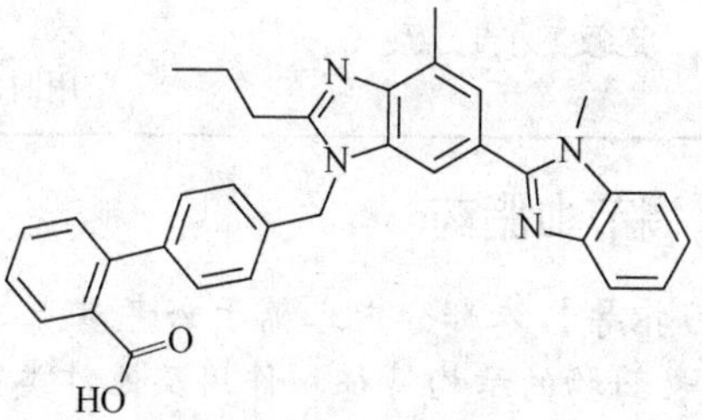　　　　　　　　　　　　　　　　替米沙坦

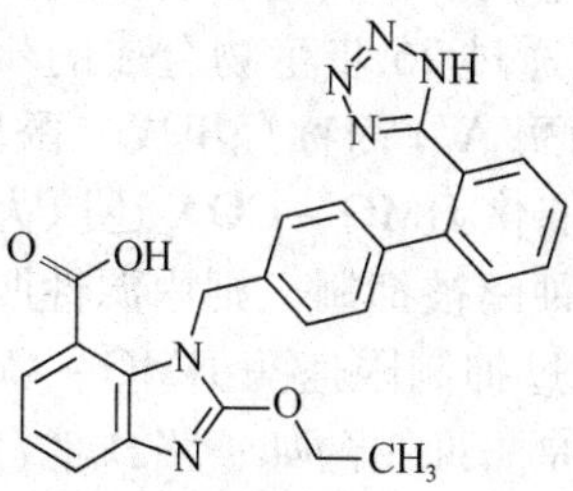

坎地沙坦 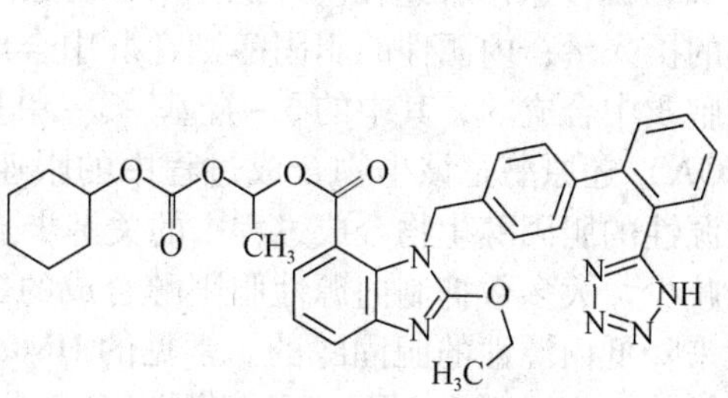　　　　　　　　　　　　　　　　坎地沙坦酯

表 11 - 10　血管紧张素 II 受体拮抗药的代表药物和特点

药物	结构特点	作用特点	临床应用
氯沙坦	联苯、四氮唑环（酸性基团）、咪唑环组成，结 1 位氮原子有一定的酸性，2 位为丁基使其保证必要的脂溶性和疏水性，5 位为羟甲基（代谢氧化成甲酸衍生物）	在肝代谢为活性产物 E - 3174 和两种物活性的代谢物，活性代谢物比氯沙坦强，本品的作用由原药与代谢产物共同产生	第一个非肽类血管紧张素 II 受体拮抗药，可口服，高效、选择性好
缬沙坦	非环状酰化氨基酸代替氯沙坦咪唑环的衍生物，酰胺基与氯沙坦的咪唑环上的 N 为电子等排体	作用稍高于氯沙坦	各类轻、中度原发性高血压，尤其对 ACE 抑制药不耐受的患者，缬沙坦＋氨氯地平或缬沙坦＋氢氯噻嗪用于单一药物不能充分控制血压的轻度 - 中度原发性高血压
厄贝沙坦	螺环化合物，缺乏羟基	受体亲和力比氯沙坦高	用于原发性高血压、合并高血压的 2 型糖尿病肾病的治疗，厄贝沙坦＋氢氯噻嗪用于治疗单用不可控的高血压
替米沙坦	含有苯并咪唑环，不含四氮唑基，羧酸基为酸性基团	特异性血管紧张素 II 受体 1（AT$_1$ 型）拮抗药，半衰期最长，分布体积最大	原发性高血压，可单用或联用
坎地沙坦酯	含有苯并咪唑环	前药，代谢成坎地沙坦起效，活性比氯沙坦强，作用时间长	原发性高血压，可单用或联用

四、调节血脂药

【复习指导】本部分内容属于必考重点。需要重点掌握的内容包括：调节血脂药的分类和各自代表药物的结构特征和作用及他汀类药物的重要不良反应。

1. 羟甲戊二酰辅酶 A 还原酶抑制药　血浆中的胆固醇来源主要有外源性（主要是来源于食物）和内源性这两种途径。外源性来源的胆固醇能够通过调节饮食中食物的构成从而掌握胆固醇的摄入量；内源性的胆固醇则在肝中合成，由乙酸通过 26 步生物合成的步骤在肝细胞的细胞质中合成的，其中的 3 - 羟基 - 3 - 甲基戊二酰辅酶 A（简称羟甲戊二酰辅酶 A，HMG - COA）还原酶是该生物合成过程中的限速酶，可以催化 HMG - COA 还原为甲羟戊酸，是内源性的胆固醇生物合成过程中的关键步骤，如果这种酶被抑制，则内源性胆固醇的合成就会减少。大多数抑制内源性胆固醇合成的药物均是通过抑制限速酶 HMG - CoA 还原酶的活性来降低内源性的胆固醇的。常见的 HMG - CoA 还原酶抑制药如：洛伐他汀、辛伐他汀和普伐他汀都属于 2 - 甲基丁酸萘酯的衍生物。阿托伐他汀（多取代的吡咯衍生物）和氟伐他汀（苯并吲哚类化合物）都是全合成药物。

羟甲戊二酰辅酶 A 还原酶（HMG - CoA 还原酶）是体内生物合成胆固醇的限速酶，通过竞争性抑制该酶活性减少内源性的胆固醇，是调血脂药物的重要作用靶点，羟甲戊二酰辅酶 A 还原酶抑制剂基本结构如下：

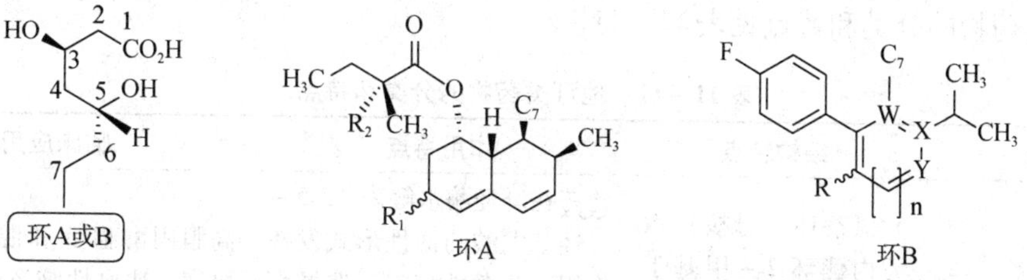

无论是对天然还是合成的 HMG–CoA 还原酶抑制剂分子中都含有 3，5–二羟基羧酸药效团，3，5–二羟基羧酸的 5 位羟基有时会和羧基形成内酯，该内酯须经水解后才能起效，可看作前体药物。且 3，5–二羟基的绝对构型对产生药效有至关重要的作用。环 A 部分的十氢化萘环与酶活性部位结合是必需的，若以环己烷基取代则活性降低 10 000 倍。环 B 部分的 W、X、Y 可以为碳或氮，n 为 0 或 1。

他汀类药物会引起肌肉疼痛或横纹肌溶解的副作用，特别是西立伐他汀，由于引起横纹肌溶解，导致患者死亡的副作用而撤出市场后，更加引起人们的关注。实际上，所有他汀类药物可能均有一定程度的横纹肌溶解副作用，而西立伐他汀相关的引起危及生命的横纹肌溶解病例报告明显地比其他他汀类药物更频繁。

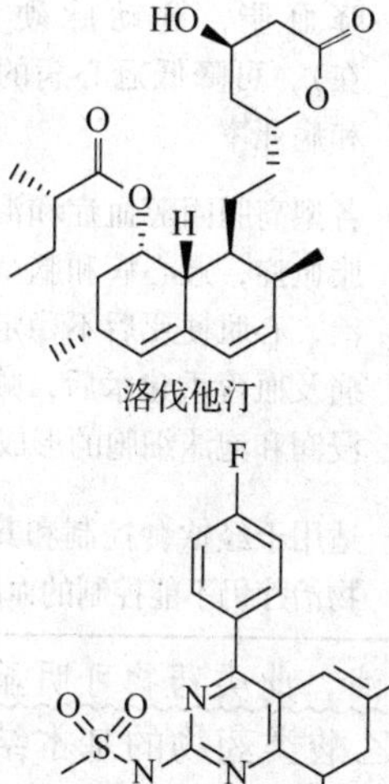

洛伐他汀 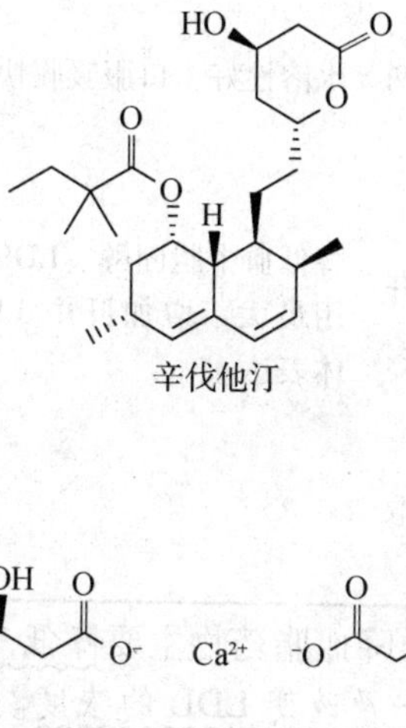　　　　　辛伐他汀 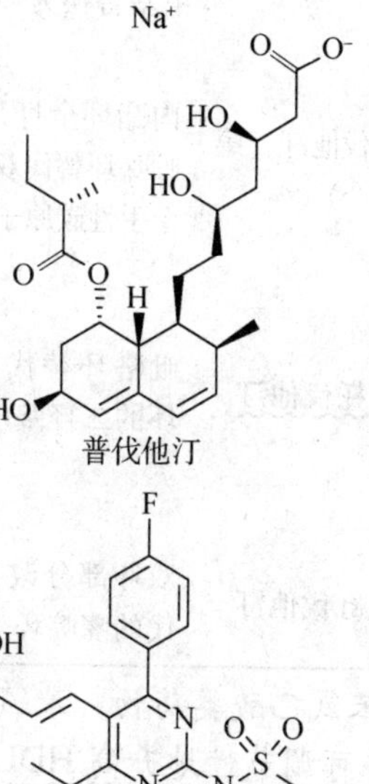　　　　　普伐他汀

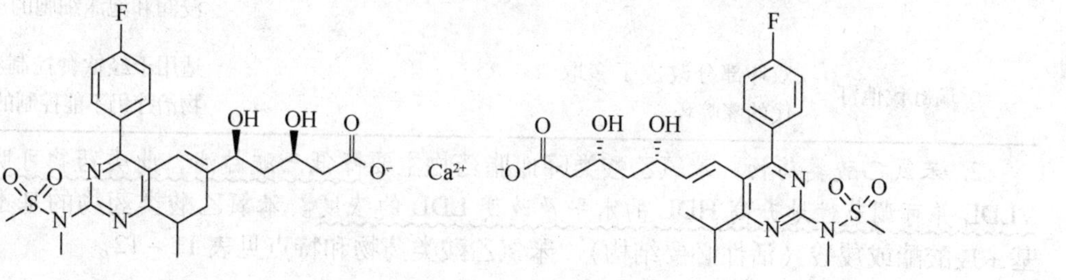

瑞舒伐他汀

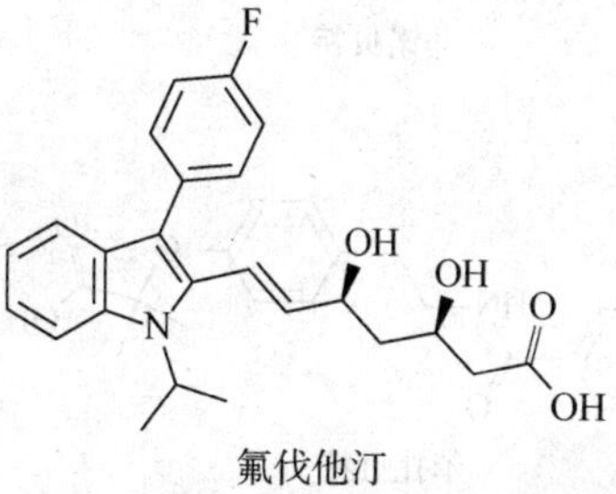

氟伐他汀 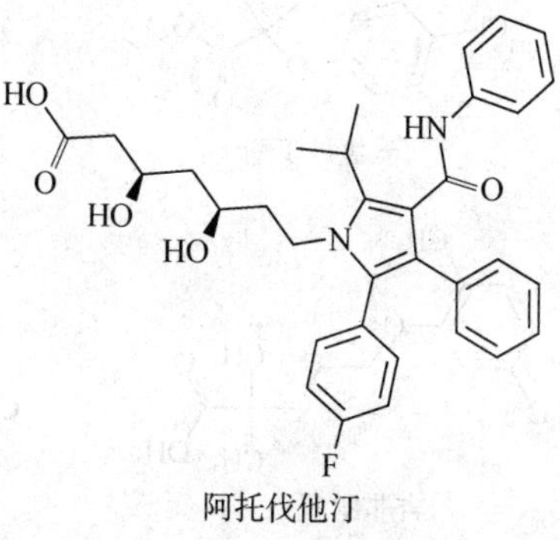　　　　　阿托伐他汀

他汀类药物的分类和特点见表 11 - 11。

表 11 - 11　他汀类药物的分类和特点

	药物	结构特点	作用特点	临床应用
天然来源	**洛伐他汀**	六氢萘环（母核）六元**内酯环** 2 - 甲基丁酸；药效团为十氢化萘；8 个手性中心	前药在肝经酶水解为 3，5 - 二羟基戊酸的活性形式发挥作用；竞争性抑制，选择性高，降低 LDL、VLDL 和总胆固醇，提高 HDL	高胆固醇血症和混合型高脂血症，缺血性脑卒中的防治。避光密闭保存
半合成	**辛伐他汀**	十氢萘环侧链上多一个甲基取代基（洛伐他汀改造）	前药，亲脂性和活性高于洛伐他汀。含有 3 - 羟基 - δ - 内酯环结构片段，需要在体内水解成二羟基乙酸才能发挥作用	同洛伐他汀
	普伐他汀	内酯环开环，萘 3 位甲基替换为羟基	亲水性增加（高于洛伐他汀），选择性更好，减少副作用，结构中的活性 β - 羟基酸发挥作用	高脂血症，家族性高胆固醇血症
全合成	氟伐他汀（第一个）	内酯环全打开成钠盐，吲哚环替代双环，有两个手性碳原子	水溶性好，口服吸收快	降血脂，抗动脉硬化（潜在），可降低冠心病的发病率和病死率
	阿托伐他汀	吡咯环替代双环，开环的二羟基戊酸侧链	降低血中胆固醇、LDL 的作用最大，增加肝中 LDL 受体表达	各型高胆固醇血症和混合型高脂血症，冠心病和脑卒中的防治，心肌梗死后不稳定性心绞痛及血管重建术后，减少脂质浸润和泡沫细胞的形成
	瑞舒伐他汀	双环部分改成了多取代的嘧啶环		适用于经饮食控制和其他非药物治疗仍不能控制的血脂异常

2. 苯氧乙酸类药物　苯氧乙酸类降血脂药物主要降低三酰甘油，此类药物可明显地降低 VLDL 并可调节性地升高 HDL 的水平及改变 LDL 的浓度。苯氧乙酸类药物的基本结构：芳基＋羧酸酯或羧酸（活性必要结构）。苯氯乙酸类药物和特点见表 11 - 12。

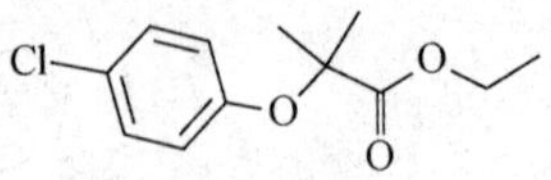

氯贝丁酯

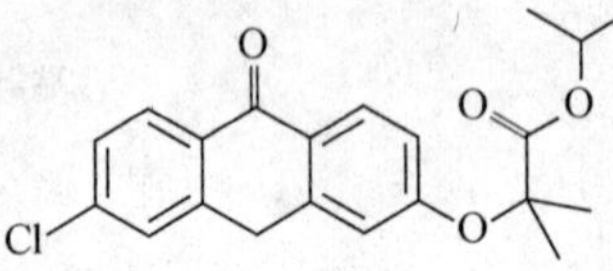

非诺贝特

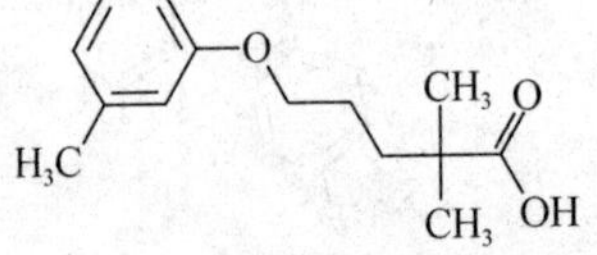

吉非罗齐

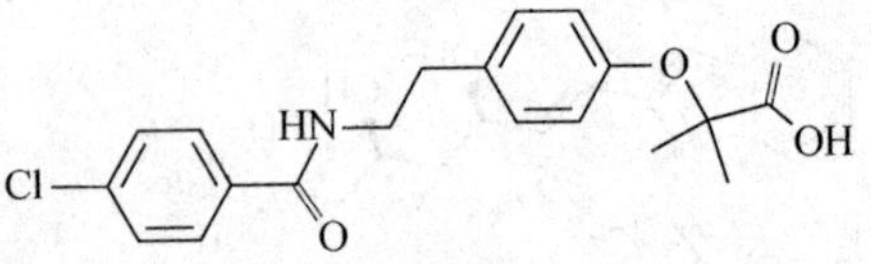

苯扎贝特

表 11 – 12　苯氧乙酸类药物和特点

药物	结构特点	作用特点	临床应用
氯贝丁酯（第一个）	芳基 + 脂肪酸苯环的 4 位是氯原子，乙酯	前药，转化为氯贝丁酸发挥作用，主要作用是降低三酰甘油	脂血症
非诺贝特	异丙酯，苯环的 4 位是 4 – 氯苯甲酰基	脂溶性略大，前药，代谢成非诺贝特酸发挥作用，降低胆固醇、三酰甘油，升高 HDL	**高脂血症、高三酰甘油血症、混合型高脂血症**
吉非罗齐（吉非贝齐）	**非卤代的苯氧戊酸衍生物**	主要降低 VLDL，对 LDL 则较少影响，显著降低三酰甘油和总胆固醇，升高 HDL	治疗高脂血症；Ⅱb 型高脂蛋白血症，冠心病危险性大而饮食控制、减轻体重、其他血脂调节药无效者
苯扎贝特	2 –（对氯苯甲酰胺基）乙基替代氯贝丁酸苯环对位的氯原子	降低三酰甘油强于降低胆固醇，升高 HDL	高三酰甘油血症、高胆固醇血症、混合型高脂血症

【同步练习】

一、A 型题（最佳选择题）

1. 含可致味觉障碍副作用巯基的 ACE 抑制药是

A. 福辛普利　　　　　　　　　　　　B. 赖诺普利

C. 卡托普利　　　　　　　　　　　　D. 马来酸依那普利

E. 雷米普利

本题考点：ACE 抑制剂的副作用。卡托普利是含巯基的 ACE 抑制药的唯一代表药物，可以看成是脯氨酸的衍生物，有两个手性碳原子，分子中的巯基可有效地与酶中的锌离子结合，为关键药效团，但会引起味觉障碍和皮疹副作用。

2. 通过抑制血管紧张素Ⅱ受体发挥药理作用的是

A. 硝苯地平　　　B. 呋塞米　　　C. 卡托普利　　　D. 氯沙坦

E. 阿司匹林

本题考点：抗高血压药物的作用机制。血管紧张素Ⅱ（AⅡ）受体拮抗药是含有酸性基团的联苯结构，酸性基团可以为四氮唑环也可以是羧基，在联苯的一端连有咪唑环或可视为咪唑环的开环衍生物，咪唑环或开环的结构上都连有相应的药效基团。代表药物是氯沙坦、缬沙坦、厄贝沙坦、替米沙坦、坎地沙坦、坎地沙坦酯等。

3. 以下在 2 位和 6 位具有不同取代基的二氢吡啶类钙离子拮抗剂药物是

A. 硝苯地平　　　B. 氨氯地平　　　C. 尼群地平　　　D. 尼莫地平

E. 非洛地平

本题考点：二氢吡啶类钙离子拮抗药的结构特点。硝苯地平是一种结构对称的二氢吡啶类药物；氨氯地平 1，4 – 二氢吡啶环的 2 – 甲基被 2 – 氨基乙氧基甲基取代，3，5 – 羧酸酯的具有不同的结构，因此 4 位碳原子具有手性；尼群地平 1，4 – 二氢吡啶环上所连接的两个羧酸酯的结构不同，4 位碳具有手性。

4. 下列关于维拉帕米的结构特征和作用的说法，错误的是

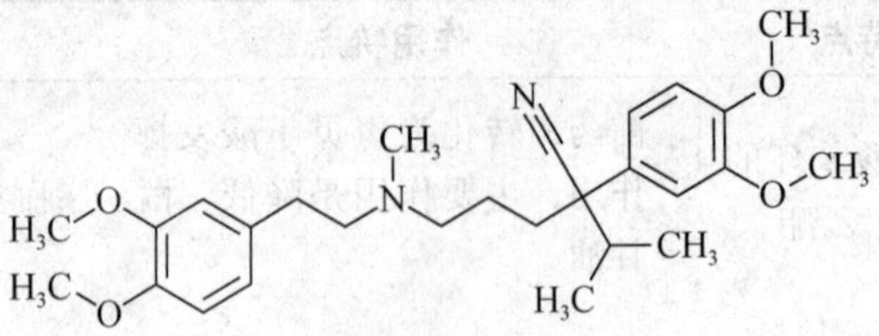

维拉帕米

A. 具有碱基，易被强酸分解

B. 通常口服给药，易被吸收

C. 结构中含有手性碳原子，药用外消旋体

D. 属于芳烷基胺类的钙通道阻滞药

E. 含有甲胺结构，易于发生 N - 脱甲基化代谢

本题考点：抗心绞痛药代表药物维拉帕米的结构特征和物理、化学性质。维拉帕米结构中含有手性碳原子，有明显立体选择性，S 异构体室上性心动过速的首选药，R 异构体治疗心绞痛，药用外消旋体，呈弱碱性。其不管在加热、光化学降解条件，还是酸、碱水溶液，化学稳定性好。但维拉帕米的甲醇溶液，经紫外线照射 2 小时后降解 50%。维拉帕米口服吸收首过效应较大，生物利用度仅为 20%～35%，维拉帕米经肝代谢主要为 N - 脱甲基化合物，也就是去甲维拉帕米。去甲维拉帕米心血管活性是母体的 20%，并且可达到母体相同的稳定血药浓度。

二、B 型题（配伍选择题）

（5—7 题共用备选答案）

A. 辛伐他汀　　　　　　　　　B. 氟伐他汀

C. 普伐他汀　　　　　　　　　D. 西立伐他汀

E. 阿托伐他汀

5. 含有 3，5 - 二氢基成酸和吲哚环的第一个全合成他汀类调血脂药物是

6. 含有 3 - 羟基 - δ - 内酯环结构片段，需要在体内水解成二羟基乙酸才能发挥作用的 HMG - CoA 还原酶抑制药的是

7. 他汀类药物可能引起肌痛或横纹肌溶解症的不良反应，因而撤出市场的药物是

本题考点：调节血脂药的结构特点。氟伐他汀为第一个全合成的他汀药物，内酯环全打开成钠盐，吲哚环替代双环，有两个手性碳原子；辛伐他汀是前药，亲脂性和活性高于洛伐他汀含有 3 - 羟基 - δ - 内酯环结构片段，需要在体内水解成二羟基乙酸才能发挥作用的 HMG - CoA 还原酶抑制药；他汀类药物会引起肌肉疼痛或横纹肌溶解的副作用，特别是西立伐他汀，由于引起横纹肌溶解，导致患者死亡的副作用而撤出市场后，更加引起人们的关注。实际上，所有他汀类药物可能均有一定程度的横纹肌溶解副作用，而西立伐他汀相关的引起危及生命的横纹肌溶解病例报告明显地比其他他汀类药物更频繁。

（8—9 题共用备选答案）

A. 吡啶环　　　B. 氢化萘环　　　C. 嘧啶环　　　D. 吡咯环

E. 吲哚环

8. HMG - CoA 还原酶抑制药洛伐他汀含有的骨架结构是

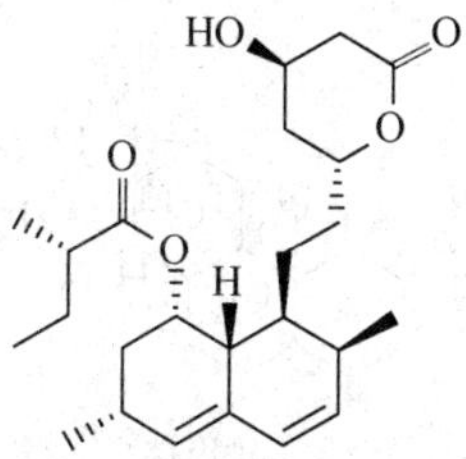

9. HMG – CoA 还原酶抑制药瑞舒伐他汀含有的骨架结构是

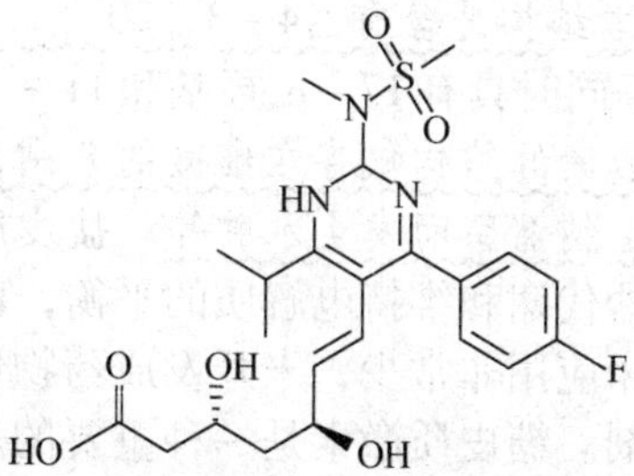

本题考点：调节血脂药的结构特点。洛伐他汀六氢萘环（母核）六元内酯环 2 – 甲基丁酸；药效团为十氢化萘，8 个手性中心；瑞舒伐他汀双环部分改成了多取代的嘧啶环。

三、X 型题（多项选择题）

10. 下列药物中遇光极易氧化，使其分子内脱氢，产生吡啶衍生物的有

A. 硝苯地平　　　　　B. 维拉帕米　　　　　C. 依那普利丁　　　　　D. 尼群地平

E. 厄贝沙坦

本题考点：二氢吡啶类钙离子拮抗剂的结构特点。1，4 – 二氢吡啶环是该类药物的必需药效团，且 N1 上不宜带有取代基，6 位为甲基取代，C_4 位常为苯环，3，5 位的羧酸酯对活性的影响大于其他的基团，不同的羧酸酯结构在体内的代谢速度和部位都有较大的区别。该类药物遇光极不稳定，分子内部发生光催化的歧化反应，降解产生硝基苯吡啶衍生物和亚硝基苯吡啶衍生物，后者对人体极为有害，故在生产和储存过程中均应注意避光、密闭储存。

参考答案：1. C　2. D　3. B　4. A　5. B　6. A　7. D　8. B　9. C　10. AD

第 6 节　内分泌系统疾病用药

一、甾体激素类

【复习指导】本部分内容属于必考重点。需要重点掌握的内容包括：甾体激素类的基本母核和分类和各自代表药的结构特征和功能。

甾体激素的基本结构是环戊烷并多氢菲（甾烷），有 4 个环构成，其中 A、B、C 3 个环是六元环，D 环是五元环，按取代基的不同其基本母核主要有孕甾烷、雄甾烷和雌甾烷。

其中雌甾烷在 C – 13 上有甲基取代，编号是 C – 18；雄甾烷和孕甾烷在 C – 10 和 C – 13 上有甲基取代，编号为 C – 18、C – 19；孕甾烷在 C – 17 上有乙基取代，编号是 C – 20、C – 21。

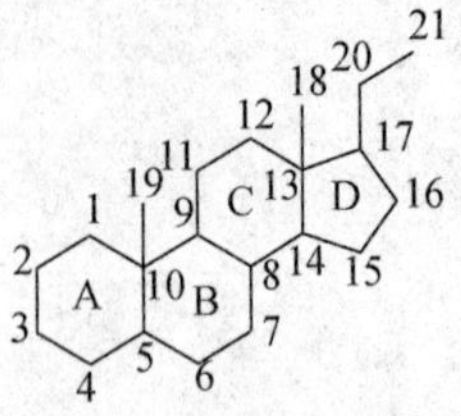

孕甾烷 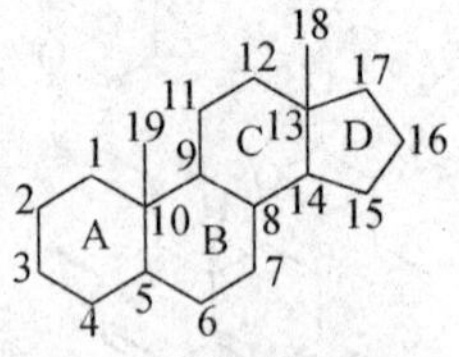　　　　　　　　雄甾烷 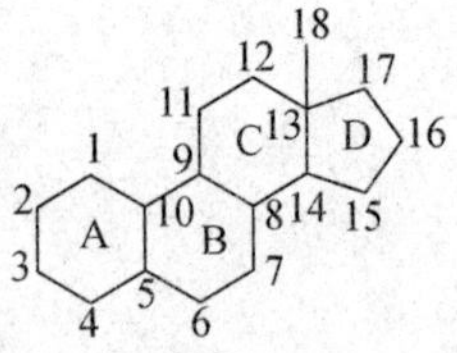　　　　　　　　雌甾烷

1. **肾上腺糖皮质激素**　基本结构是含有△4－3，20－二酮和11，17α，21－三羟基孕甾烷，含α－醇酮基，若结构中不同时具有17－α羟基和11－氧（羟基或氧代）的为盐皮质激素。因为糖皮质激素和盐皮质激素的结构仅存在细微的差别，所有糖皮质激素药物有一些盐皮质激素活性副作用，如可产生钠潴留而发生水肿等。盐皮质激素的代表醛固酮和去氧皮质酮，主要用于调节机体内水、盐代谢和维持电解质的平衡，由于它们仅用于治疗慢性肾上腺皮质功能不全，因此它们的临床应用非常少，未开发成药物使用，然而，它们的代谢拮抗剂如螺内酯可在临床上用作利尿剂。糖皮质激素是一种重要的药物，主要与脂肪、糖、蛋白质的代谢、生长和发育等都密切相关，但是糖皮质激素仍然具有一些影响水、盐代谢的作用，可以使钠离子从体内排出困难从而发生水肿现象，这种情况是糖皮质激素的副作用。实验药理判断盐皮质激素活性大小的指标为钠潴留活力，而判断糖皮质激素活性指标的是肝糖原沉积作用和抗炎作用大小。这两种方法来判断天然的和合成的皮质激素的活性的大小。不同于缺乏盐皮质激素的使用，糖皮质激素具有很广泛的且效果良好的临床用途：治疗肾上腺皮质功能紊乱；如肾病型慢性肾炎、类风湿性关节炎、系统性红斑狼疮的自身免疫性疾病；如药物性皮炎、支气管哮喘的变态反应性疾病；休克；器官移植的排异反应；感染性疾病；眼科疾病及皮肤病等多种疾病。皮质激素的主要副作用为钠潴留，除此以外还会导致一些并发症；诱发精神病症状；产生皮质激素增多症（库欣综合征）；骨质疏松症等也是不可忽视的，因此皮质激素的临床使用通常会比较谨慎。糖皮质激素的化学结构修饰的主要目的是区别糖和盐的这两种活性，用以减少副作用。几十年来，经过不断的努力，在甾环上引进过可能进入的各种取代基团，已经从中找到了活性强但副作用小的令人相当满意的药物。肾上腺糖皮激素的代表药物和特点见表11－13。

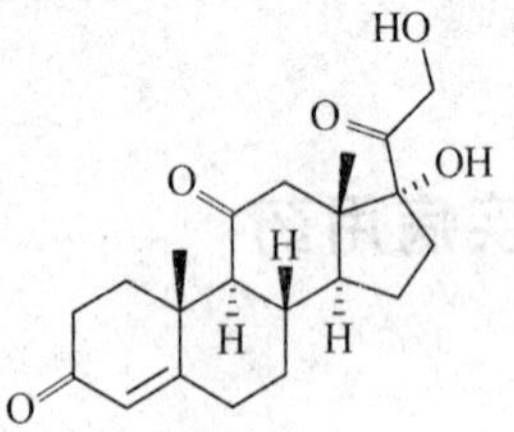

可的松 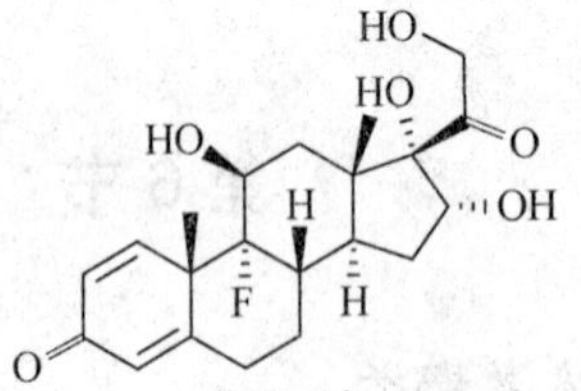　　　　　　　　　　　　　　　　曲安西龙

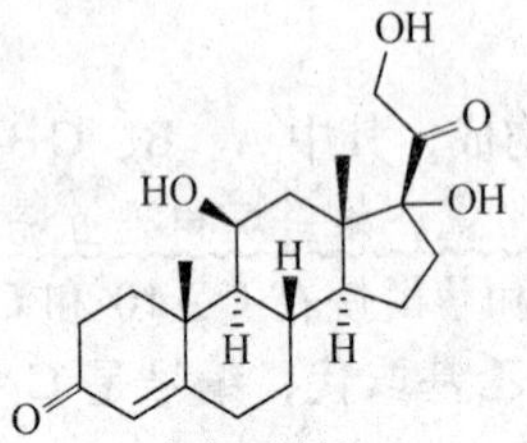

氢化可的松 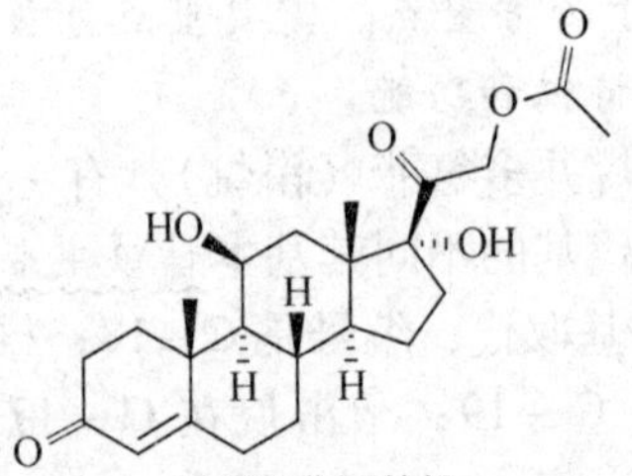　　　　　　醋酸氢化可的松 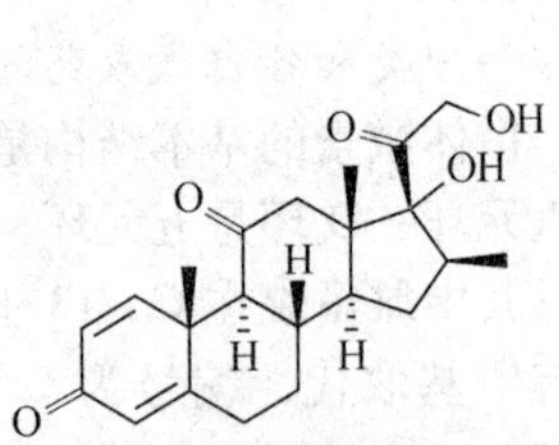　　　　　　泼尼松

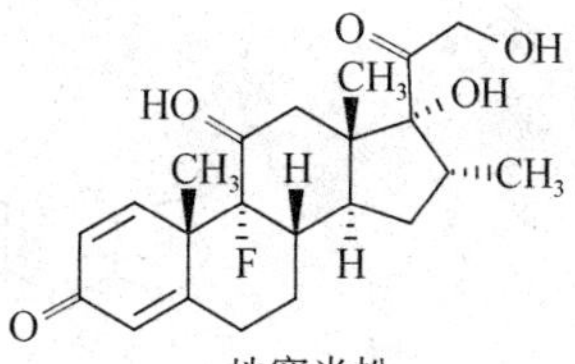

地塞米松

表 11 –13 肾上腺糖皮质激素的代表药物和特点

药物	结构特点	作用
可的松、氢化可的松	天然的糖皮质激素	抗炎、免疫抑制作用
醋酸氢化可的松	氢化可的松 21 – OH 用醋酸进行酯化	前药，在肝代谢成四氢可的松和四氢氢化可的松。脂溶性增强，药效提高并延长时间，主要用于抢救危重中毒感染
泼尼松、泼尼松龙	1 位增加双键，A 环几何形状从半椅式变为平船式，氢化表示增加两个氢原子	增加了与受体的亲和力和改变了药动学性质，抗炎活性增大 4 倍，但不增加钠潴留作用
曲安西龙、曲安奈德	6α – 和 9α – 位引入 F，C16 引入羟基并与 C17α – 羟基制成丙酮的缩酮	抗炎作用增强，盐代谢作用增强，抵消 9α–F 取代增加钠潴留作用
地塞米松、倍他米松	16 位引入阻碍 17 位的氧化代谢的甲基	使抗炎活性增加，钠潴留作用减少，目前临床上应用最广泛的强效激素

2. 雌激素 雌激素是被发现的最早的甾体激素，雌激素的结构特征为 A 环芳香类甾体化合物。雌激素的生理作用：促进雌性动物第二性征的发育和性器官的成熟，还可以与孕激素一同完成性周期、妊娠、哺乳等。临床上主要用于治疗女性的性功能疾病、骨质疏松症、更年期综合征；口服避孕药；对预防放射线、脂质的代谢也具有非常重要的作用。

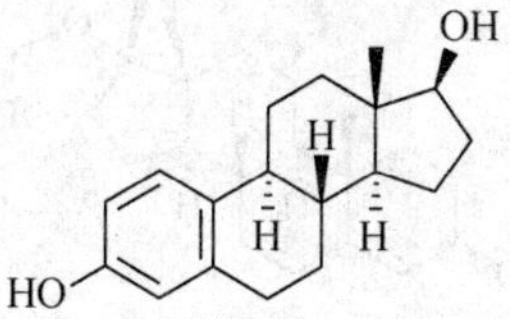

雌二醇

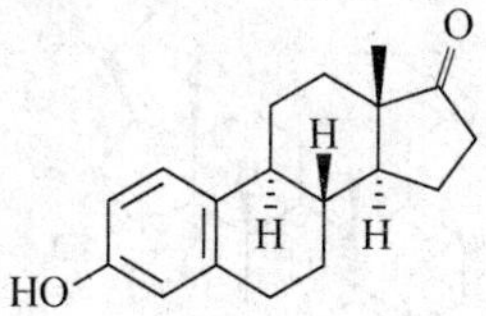

雌酮

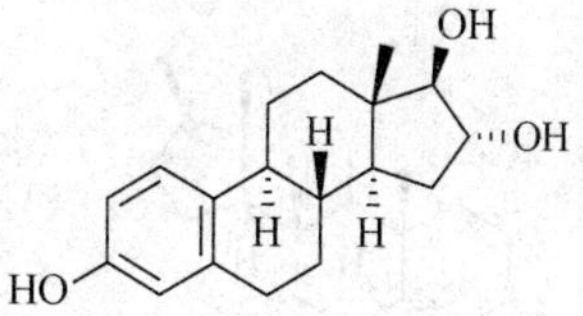

雌三醇

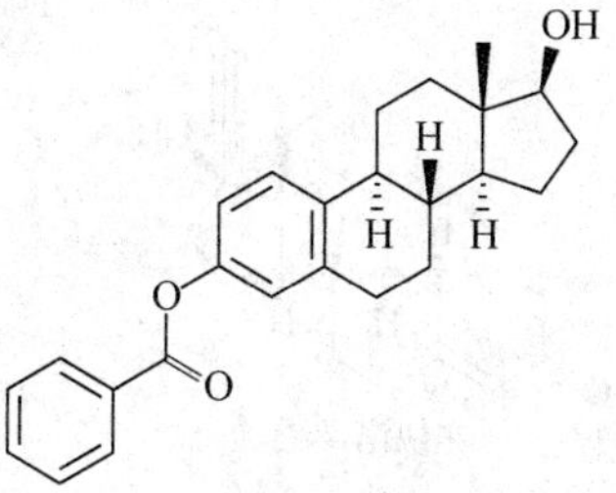

苯甲酸雌二醇

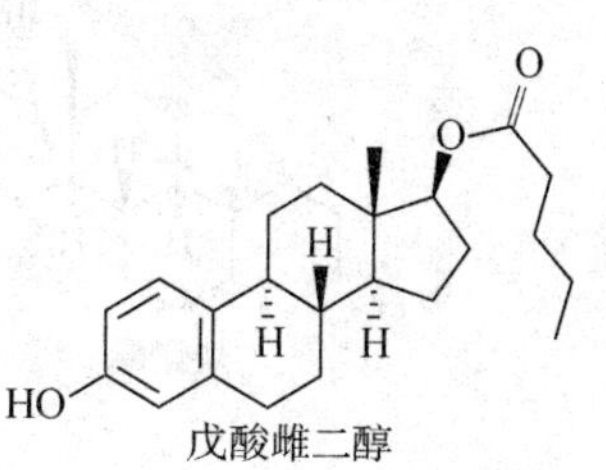

戊酸雌二醇

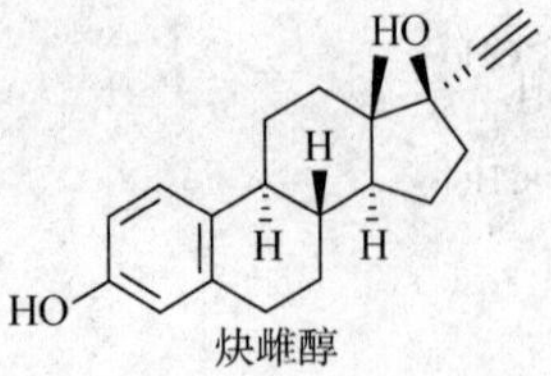

炔雌醇 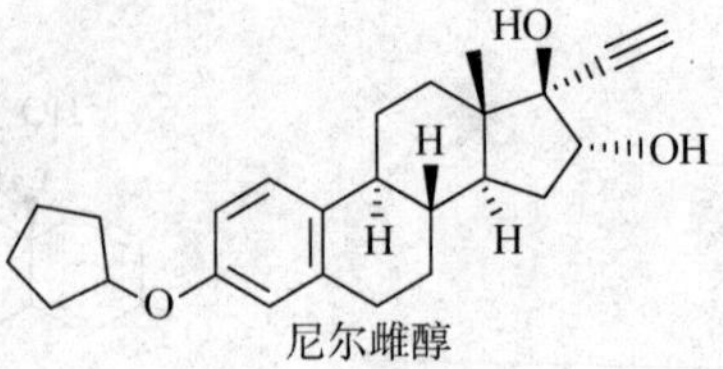　　　　　　　　　　　　　　　尼尔雌醇

雌激素的代表药物和特点见表 11－14。

表 11－14　雌激素的代表药物和特点

药物		结构特点	特点
天然雌激素	雌二醇	A 环为芳香环，无 19－甲基、3－酚羟基，17β－羟基或羰基，C－18 甲基	代谢迅速，肠道大部分降解，吸收少，主要代谢部位是 A 环和 D 环的 2、4 及 16 位羟基化反应，在体内可相互转化，活性大小为：雌二醇＞雌酮＞雌三醇
	雌三醇		
	雌酮		
雌二醇改造（延长作用时间，口服有效）	苯甲酸雌二醇	3 位羟基酯化	煎药，长效针剂
	戊酸雌二醇	17β 位羟基酯化	
	炔雌醇	17α 位引入乙炔基，两个羟基	增大空间位阻，提高 D 环的代谢稳定性，抵御肠道微生物降解，口服有效
炔雌醇改造	尼尔雌醇	3 位羟基醚化	提高了 A 环的代谢稳定性，口服长效

3. *孕激素*　孕激素在化学结构上属于孕甾烷类，其结构为△4－3，20－二酮孕甾烷。目前孕激素的主要作用是保护妊娠，与雌激素合用可以作为口服避孕药，作为抵消副作用用在雌激素的替补治疗中。孕激素的代表药物和特点见表 11－15。

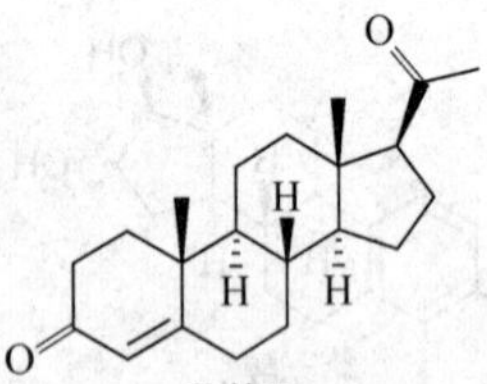

黄体酮 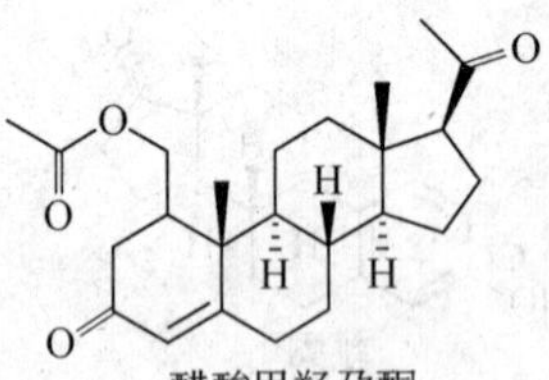　　　　　　　　　　醋酸甲羟孕酮 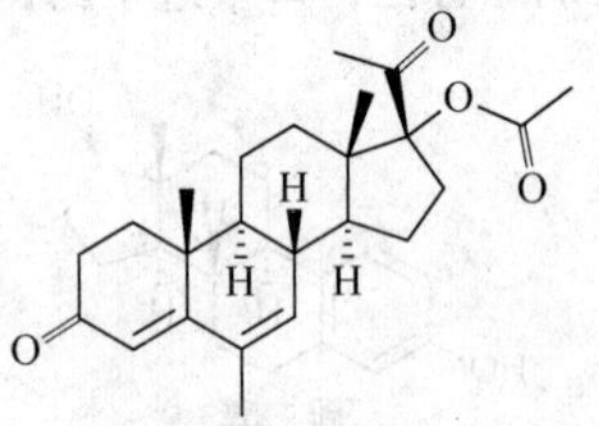　　　　　　　　　醋酸甲地孕酮

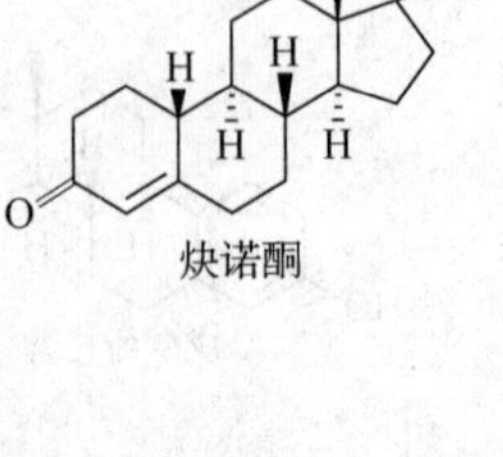

炔诺酮 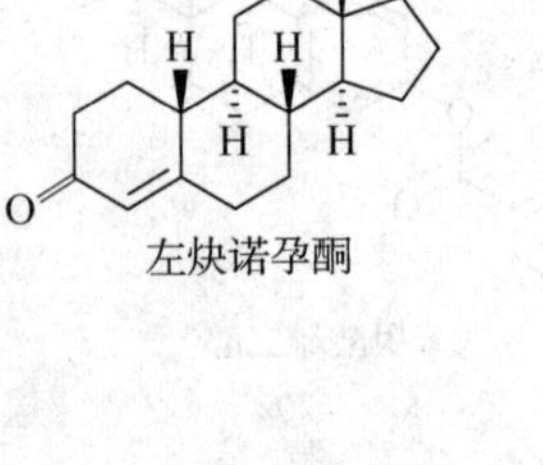　　　　　　　　　　　　左炔诺孕酮

表 11 – 15　孕激素的代表药物和特点

药物	结构特点	作用特点
黄体酮（天然孕激素）、醋酸甲羟孕酮、醋酸甲地孕酮等	结构专属性很高，使活性增强的结构变化基本局限于17 位和 6 位	口服易代谢失活，仅能肌内注射或栓剂
	黄体酮 6 位引入双键、卤素或甲基及 17 位酯化	立体障碍可使黄体酮代谢受阻，可极大地延长体内半衰期，口服有效
炔诺酮	**睾酮衍生物，引入 17α – 乙炔基，并去除 19 – CH₃**	抑制排卵作用强于黄体酮，口服有效，作为避孕药复方之一，炔诺酮和左炔诺孕酮 + 雌激素
左炔诺孕酮	炔诺酮的 18 位延长一个甲基，活性增强，右旋体无效，左旋体才有活性	

4. 雄性激素及蛋白同化激素　雄性激素能够促进男性性器官及副性征的发育和成熟，抵抗雌激素抑制，抑制子宫内膜生长和卵巢及垂体的功能。同时还具有蛋白同化的功能，即促进蛋白质的合成和骨质的形成，刺激骨髓造血功能，以及蛋白质的代谢，从而使肌肉增长，体重增加。对于雄性激素的化学结构的改变将导致获得一些雄性活性很微弱但蛋白同化的活性增强的新化合物。它们通常被称作蛋白同化激素，通过对雄性激素的化学结构修饰从而获得蛋白同化激素。雄性活性的结构具有很强的专一性，对睾酮的结构的微小变化（如 19 位去甲基、A 环骈环、A 环取代等结构修饰）就能够降低雄性活性和提高蛋白同化活性。但是对于没有任何雄性活性是非常困难的，所以雄性活性就是蛋白同化激素的主要的副作用。

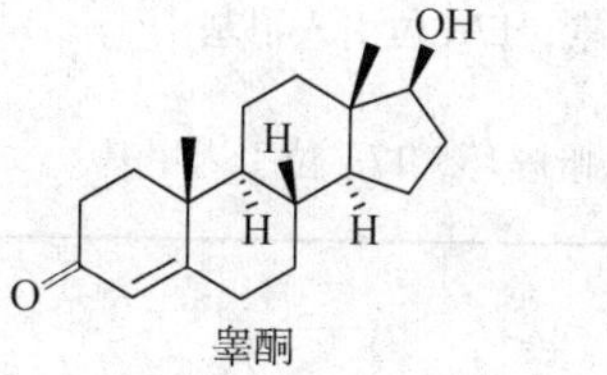

睾酮

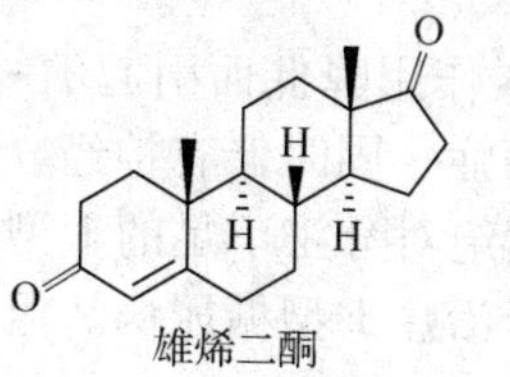

雄烯二酮

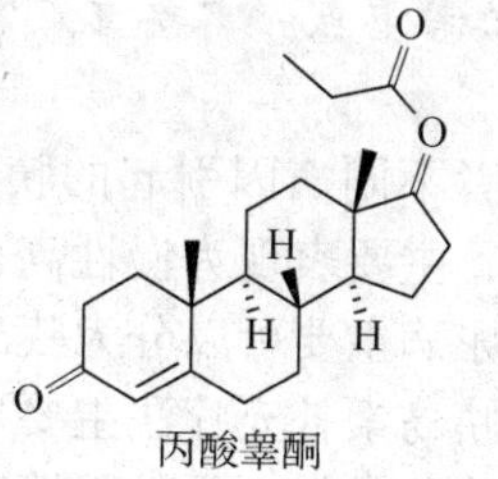

丙酸睾酮

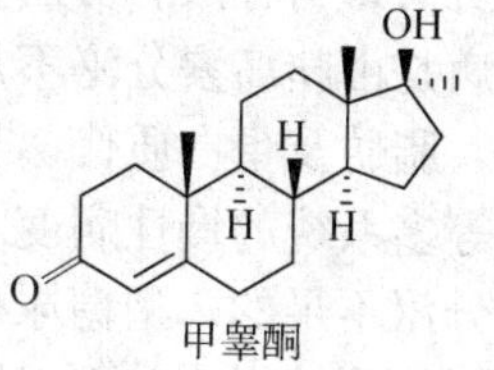

甲睾酮

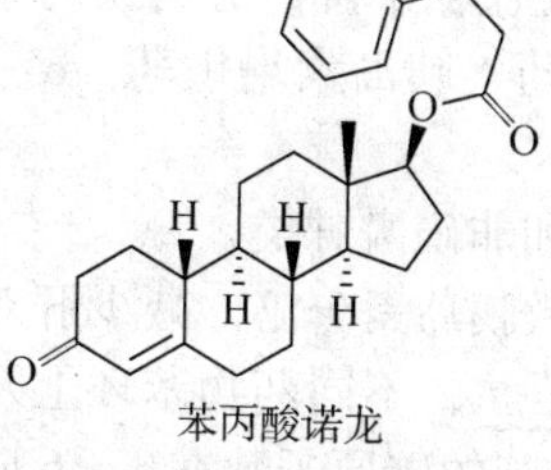

苯丙酸诺龙

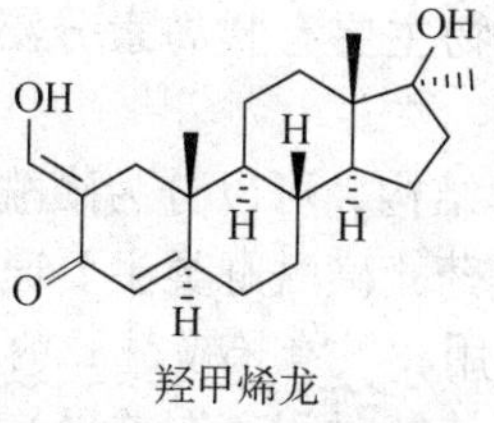

羟甲烯龙

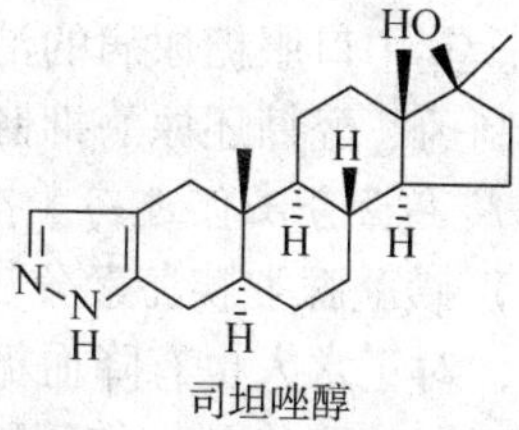

司坦唑醇

（1）雄激素的基本结构：雄甾烷类。雄激素的药物结构特点见表 11 – 16。

表 11 –16　雄激素的药物结构特点

药物		结构特点	特点
天然雄激素	睾酮	3 位和 17 位带有羟基或羰基	易代谢，5α – 还原酶可将 4、5 位双键还原，3 – 羟甾脱氢酶可将 3 – 羰基还原为 3 – 羟基，17β – 羟甾脱氢酶可将 17β – OH 氧化为 17 – 羰基
	雄烯二酮	睾酮的体内储存形式	
药用合成雄激素	丙酸睾酮	睾酮的 17 – OH 进行丙酸酯化，前药	活性形式为二氢睾酮增加脂溶性，减慢代谢速度，肌内注射后在体内缓慢吸收，延长作用时间
	甲睾酮	17α 位引入甲基	增加空间位阻，17β – 羟基难被代谢，生物利用度好，口服有效，主要副作用为肝毒性

（2）蛋白同化激素的基本结构：对雄性激素的化学结构改造获得，主要副作用为雄激素活性。蛋白同化激素的结构修饰与作用见表 11 –17。

表 11 –17　蛋白同化激素的结构修饰与作用

药物	结构修饰	修饰作用
苯丙酸诺龙	睾酮 19 位去甲基，17β – 羟基与苯丙酸酯化	显著降低雄性激素作用，提高蛋白同化作用
羟甲烯龙	睾酮的 A 环进行结构改造，2 位引入羟甲烯基或者 4 位引入卤素，17α 位引入甲基	更强效的口服蛋白同化激素，雄激素活性更低
司坦唑醇	睾酮的 A 环并入吡唑环，17α 位引入甲基	蛋白同化作用为甲睾酮的 30 倍，雄激素活性仅为后者的 1/4

二、降血糖药

【复习指导】本部分内容属于必考重点。需要重点掌握的内容包括：降血糖药的分类和各自代表药的结构特点和功能。

糖尿病是由胰岛素分泌不足或者不同病因引起的胰岛素作用降低而引起的一组综合征，导致糖类、脂肪及蛋白质代谢异常，主要表现为慢性高血糖症，同时伴有神经、心血管、皮肤和眼睛等多系统的慢性病变。糖尿病主要可以分为胰岛素绝对分泌不足的 1 型糖尿病和胰岛素相对分泌不足的 2 型糖尿病。胰岛素补充疗法主要用于治疗 1 型糖尿病。但大多数的糖尿病人属于 2 型糖尿病，而口服降糖药是最主要的降糖手段。

降血糖药通过减少机体对糖的摄取或加快糖代谢，从而使血糖下降，分为胰岛素和口服降糖药。其中口服糖尿病的治疗药物主要有胰岛素分泌促进药、胰岛素增敏药、α – 葡萄糖苷酶抑制药、醛糖还原酶抑制药。

1. 胰岛素分泌促进药　按化学结构，可以分为磺酰脲类和非磺酰脲类。

（1）磺酰脲类胰岛素分泌促进药：磺酰脲类主要通过刺激胰岛素分泌，减少肝对胰岛素的清除，对正常人也有降血糖的作用，具有苯磺酰脲的基本结构，不同药物苯环上及脲基末端带有不同的取代基（作用强度、持续时间存在差异），取代基的碳原子数在 3～6 时具有显著的降血糖作用，但当其超过 12 时活性消失。

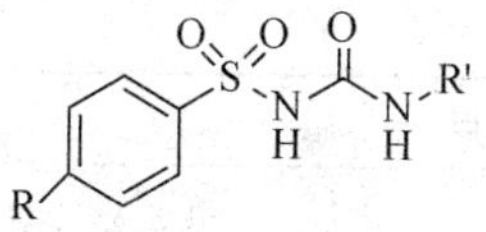

磺酰脲类基本结构

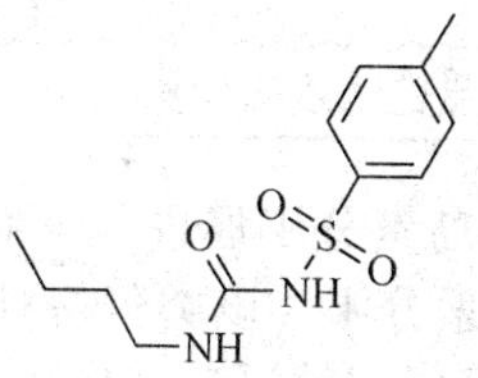

甲苯磺丁脲

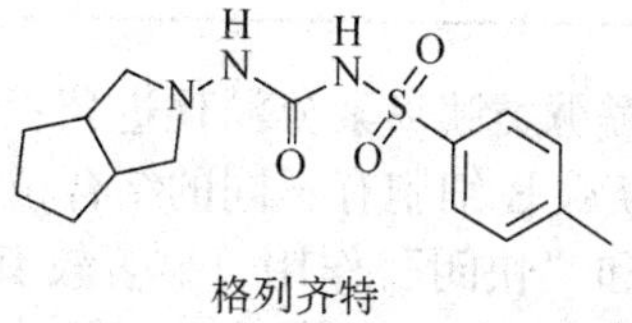

格列齐特

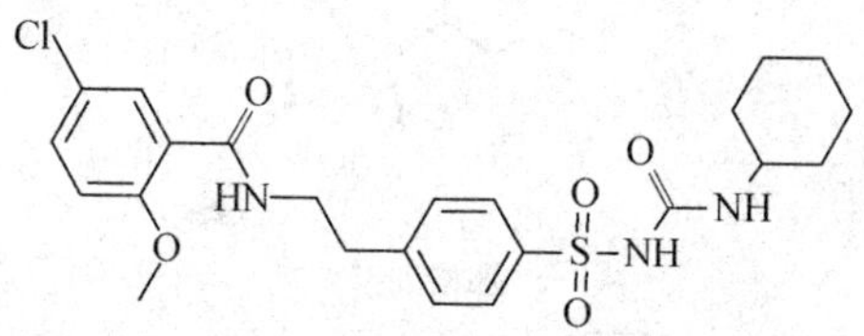

格列本脲

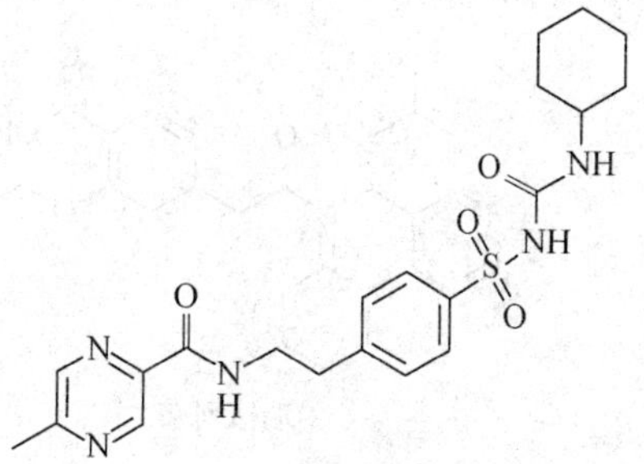

格列吡嗪

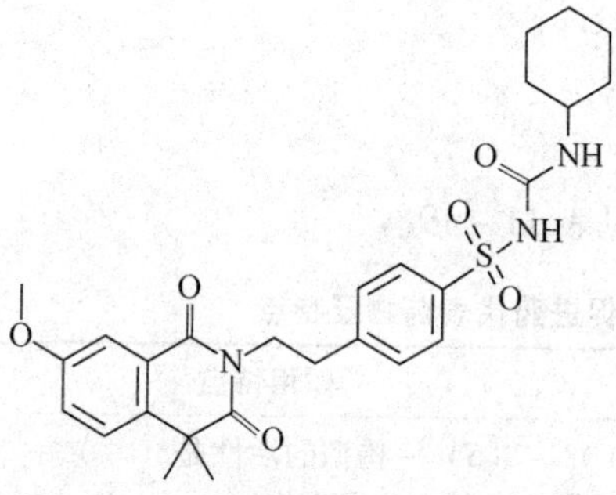

格列喹酮

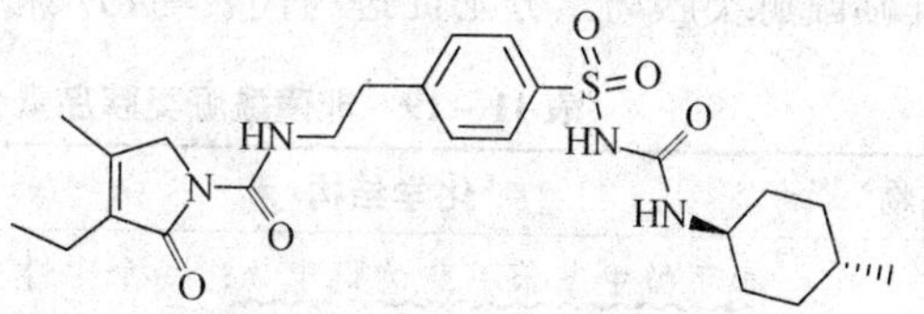

格列美脲

磺酰脲类药物及特点见表 11 – 18。

表 11 – 18　磺酰脲类药物及特点

药物	化学结构特点	作用特点
甲苯磺丁脲	最早的磺酰脲类胰岛素分泌促进药，属于短效降血糖药，作用较弱，安全有效	主要代谢是苯环上磺酰基对位的氧化，生成一定活性的对羟甲基苯磺丁脲，尤其适合老年糖尿病患者
格列齐特	脲上丁基以八氢环戊烷并吡咯取代	降血糖活性增加，肝代谢
格列本脲、格列吡嗪、格列喹酮	对位的甲基以芳酰胺烷基取代，脲上的取代基更换为环己基	吸收更快，与血浆蛋白的结合率高，作用更强且毒性更低，强效，主要代谢是脂环的氧化羟基化失活

药物	化学结构特点	作用特点
格列美脲	脲上取代基为甲基环己基	甲基处在环己烷的平伏键上，阻碍了环己烷上的羟基化反应，因此具有高效、长效降血糖作用。在肝通过氧化生物转化作用代谢成环己基羟甲基衍生物和羧化衍生物。口服吸收迅速完全

（2）非磺酰脲类胰岛素分泌促进药：非磺酰脲类胰岛素分泌促进药具有氨基羧酸结构，与磺酰脲类在胰腺 β 细胞有不同的结合位点，促进胰岛素分泌。该类药物对 K^+ – ATP 通道具有"快开"和"快闭"作用，显著较其他的口服降糖药起效迅速，作用时间短，使胰岛素的分泌达到模拟人体生理模式——餐时升高，餐后及时回落，被称为餐时血糖调节剂。

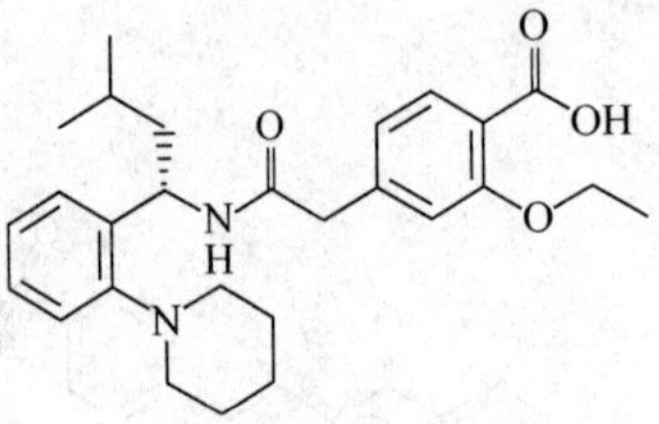

瑞格列奈

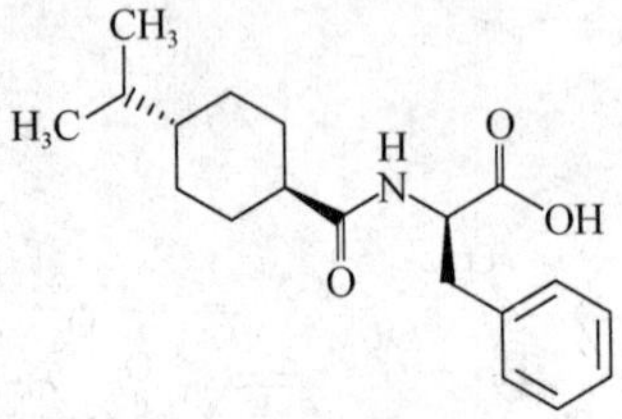

那格列奈

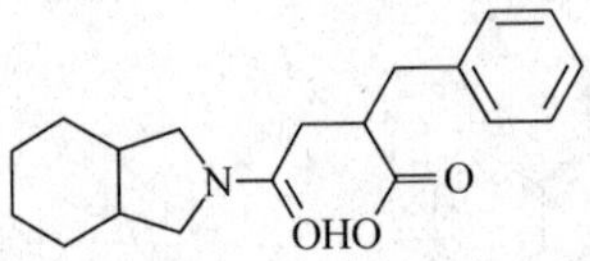

米格列奈

非磺酰脲类胰岛素分泌促进药代表药物及特点见表 11 – 19。

表 11 – 19　非磺酰脲类胰岛素分泌促进药代表药物及特点

药物	化学结构	作用特点
瑞格列奈	氨甲酰甲基苯甲酸的衍生物，一个手性碳原子，"U 型"优势构象与格列本脲及格列美脲相似（药效的基础）	（+）–（S）–构型的活性是（–）–（R）–构型的 100 倍，临床上使用其（+）–（S）–异构体，短效降糖药，吸收良好，肝代谢
那格列奈	D –苯丙氨酸衍生物，手性药物	持续时间更短，毒性很低，降糖作用良好；（–）–（R）–体活性高出（+）–（S）–体 100 倍
米格列奈		作用比前两者更强，起效更迅速，时间更短，作用可以被血糖加强。临床用于降低餐后血糖

2. 胰岛素增敏药

（1）双胍类胰岛素增敏药：双胍类胰岛素增敏剂化学结构均由一个双胍母核连接不同侧链而构成。代表药物有**二甲双胍**，它能增加葡萄糖的无氧酵解和利用，增加骨骼肌和脂肪组织的葡萄糖氧化和代谢，减少葡萄糖在肠道中的吸收，有利于餐后血糖降低，同时能抑制肝糖的产生和输出，有利于空腹血糖的控制，并能够改善外周组织胰岛素与其受体的结合及受体后作用，提高胰岛素抵抗。具有高于一般脂肪胺的强碱性，其 pKa 值为 12.4。其盐酸盐的

1% 水溶液的酸碱度（pH）为 6.68，接近中性。双胍类胰岛素增敏剂对正常人无降血糖作用，具有吸收快、半衰期短、肝代谢少、不与血浆蛋白质结合的特点，几乎完全以原形从尿液排出。二甲双胍副作用小，不引起低血糖，较为安全，但肾功能减退时，使用本品可在体内大量积聚，而引起高乳酸血症或乳酸性酸中毒，所以肾损害者禁用。是肥胖伴胰岛素抵抗的 2 型糖尿病的首选药物。

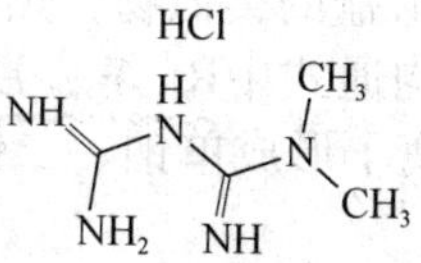

二甲双胍

（2）噻唑烷二酮类胰岛素增敏药：结构上均具有噻唑烷二酮的部分，苯丙酸的衍生物，主要有罗格列酮和吡格列酮。适用于糖尿病药物或胰岛素疗效欠佳的 2 型糖尿病患。

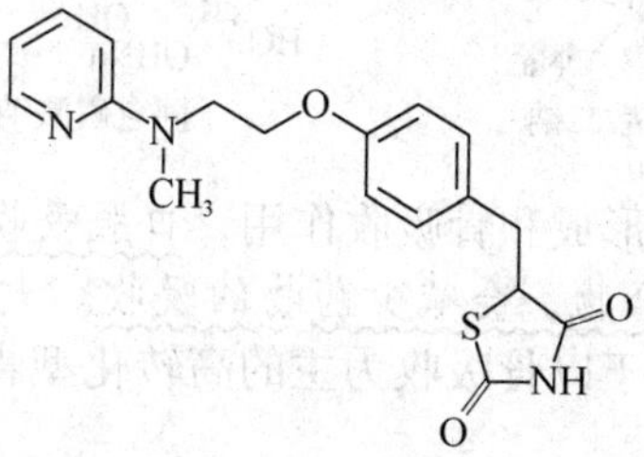

罗格利酮

3. α-葡萄糖苷酶抑制药　α-葡萄糖苷酶抑制药的结构是**单糖或多糖类似物，主要有阿卡波糖、米格列醇和伏格列波糖**。α-葡萄糖苷酶抑制剂作用机制是在肠道内可竞争性抑制与α-葡萄糖苷酶，减少糖类的吸收。只能降低餐后血糖，对空腹血糖无效，此类药物对1、2 型糖尿病均适用。

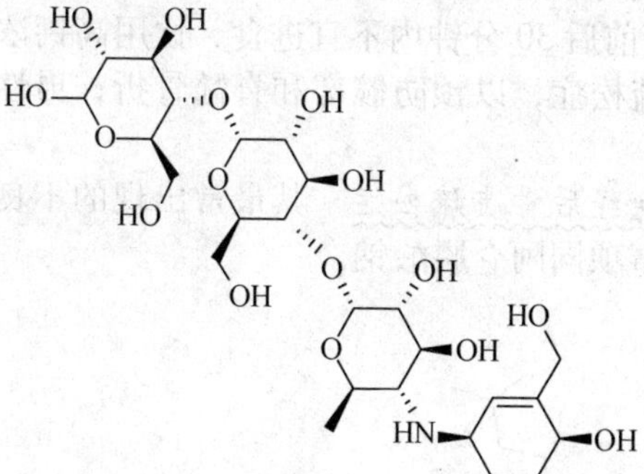

阿卡波糖 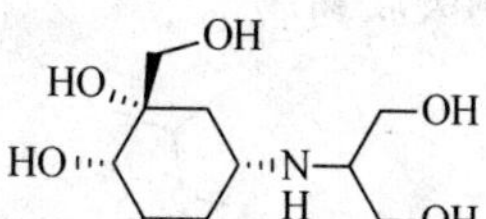　　　伏格列波糖

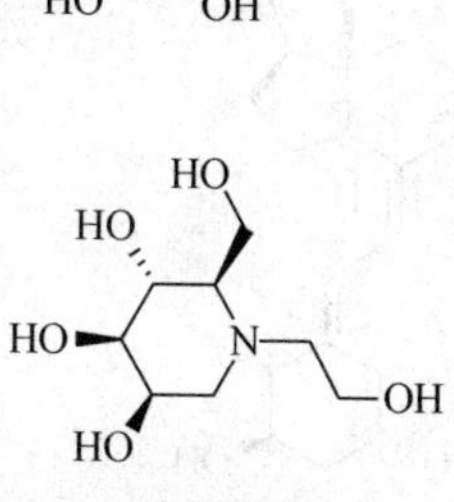

米格列醇

三、调节骨代谢与形成药

【复习指导】本部分内容属于熟悉可考。需要熟悉的内容包括：调节骨代谢与形成药物的分类和双膦酸盐类的基本骨架和特殊用法。

防治骨质疏松的药物分为双膦酸盐类和促进钙吸收药物。

1. 双膦酸盐类　双膦酸盐是焦磷酸盐的类似物，焦磷酸盐结构中心的氧原子被碳原子及其侧链取代，即为双膦酸盐类。其结构通式中R_1多为羟基，R_2可为烷基或取代烷基，烷基末端还可带有芳杂环。双膦酸可与钠离子形成单钠、二钠、三钠和四钠盐，临床用药多为单钠和二钠盐。

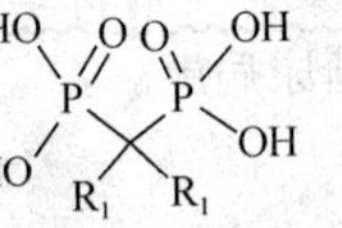

双膦酸盐类结构通式 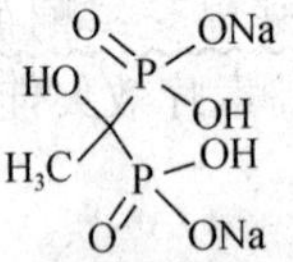　　依替膦酸二钠 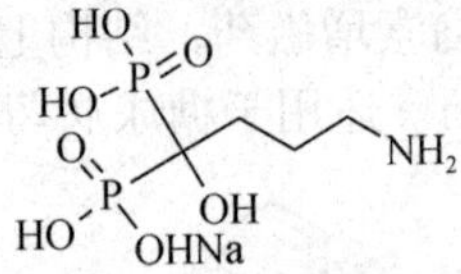　　阿仑膦酸钠 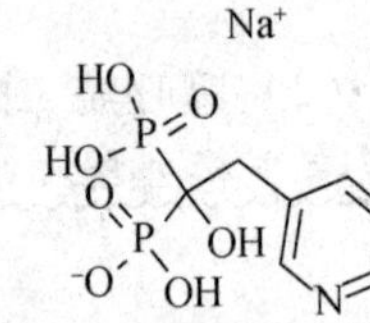　　利塞膦酸钠

双膦酸盐直接抑制破骨细胞形成和骨吸收作用，口服吸收较差。食物（含钙或其他多价阳离子），易与双膦酸盐形成复合物，会减少药物的吸收。大约50%的吸收剂量沉积在骨组织中，并能保存较长时间。适用于以骨吸收为主的高转化型骨质疏松症，双膦酸盐不在体内代谢，以原形从尿液排出。

依替膦酸二钠具有双向作用，小剂量时抑制骨吸收，大剂量时抑制骨矿化和骨形成。依替膦酸二钠在临床上常用于绝经后骨质疏松症和增龄性骨质疏松症。大剂量用于预防和治疗异位骨化，可能引起骨软化症和骨折。

阿仑膦酸钠是氨基双膦酸盐，具有较强的抗骨吸收作用，无骨矿化抑制作用。其可单独或与维生素D合用治疗骨质疏松症。阿仑膦酸钠的不良反应主要是消化道症状。其用药注意事项：为避免刺激上消化道，在清晨、空腹时服药（早餐前至少30分钟），用足量水整片吞服，然后身体保持立位30～60分钟。服药前后30分钟内不宜进食、饮用高钙浓度饮料及服用其他药物。主要用于绝经后妇女的骨质疏松症，以预防髋部和脊髓骨折；男性骨质疏松以增加骨量。

利塞膦酸钠主要用于治疗和预防妇女绝经后骨质疏松症。其最常出现的不良反应为消化道紊乱和关节痛。利塞膦酸钠的用药注意事项同阿仑膦酸钠。

2. 促进钙吸收药物

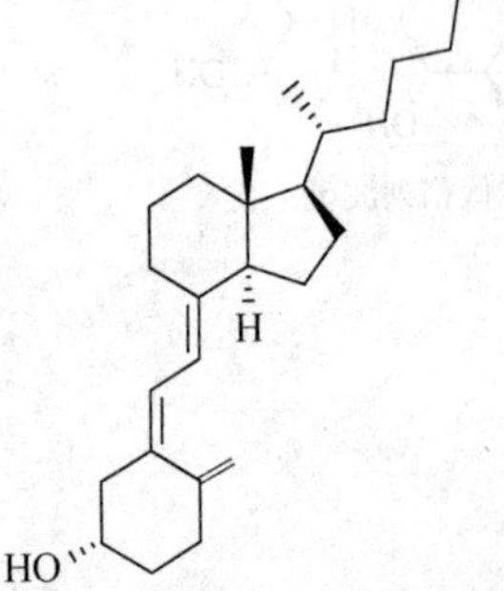

维生素D_3 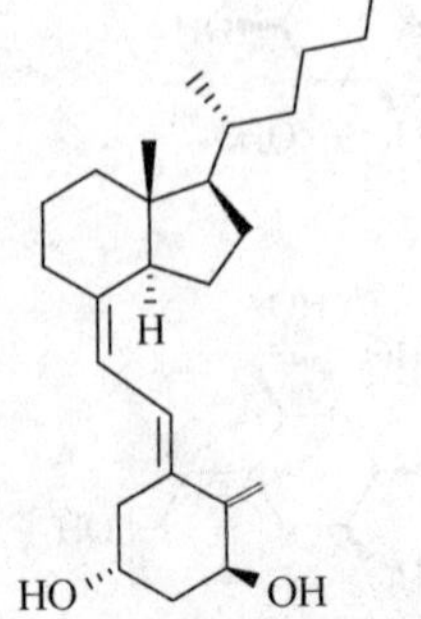　　阿法骨化醇 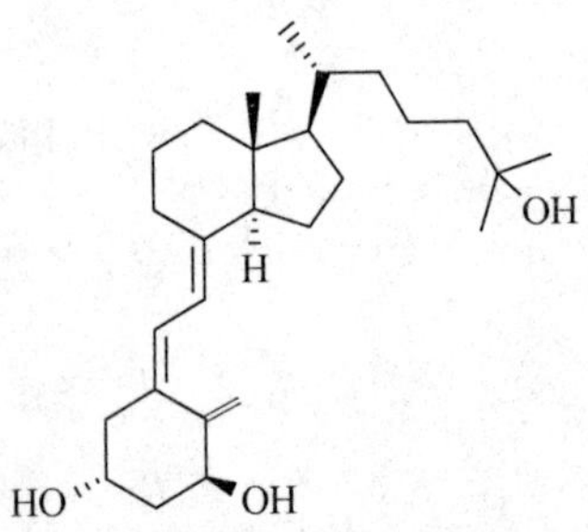　　骨化三醇

维生素 D_3 可促进小肠黏膜、肾小管对钙、磷的吸收，促进骨代谢，维持血钙、血磷的平衡。维生素 D_3 须在肝和肾两次羟基化代谢，先在肝转化为骨化二醇，然后再经肾代谢为骨化三醇，才具有活性。

由于老年人肾中 1α - 羟化酶活性几乎消失，无法将维生素 D_3 活化，骨化二醇和骨化三醇现已开发为药物使用，分别为阿法骨化醇（D_3 C_1 位上 α 羟基的取代物）和骨化三醇（D_3 经两步氧化代谢得到，被认为是真正起作用的活性维生素 D_3）。阿法骨化醇稳定性较好，在体内可进一步转换为骨化三醇。

【同步练习】

一、A 型题（最佳选择题）

1. 下列关于糖皮质激素结构和活性之间关系的叙述不正确的是

A. 对 21 位羟基的酯化修饰，可以改变药物的物理化学性质或稳定性

B. 在 1 位脱氢，可以增加抗炎作用，而钠潴留作用保持不变

C. 在 9a 位引入氟，增加了抗炎作用，但盐代谢作用保持不变

D. 氟在 6 位的引入增加了抗炎作用和钠潴留作用

E. 在 16 位、17 位的羟基与丙酮缩合为缩酮，增加疗效

本题考点：糖皮质激素结构与活性。氢化可的松 21 - OH 用醋酸进行酯化脂溶性增强，药效提高并延长时间，主要用于抢救危重中毒感染；1 位增加双键，A 环几何形状从半椅式变为平船式，氢化表示增加两个氢原子，增加了与受体的亲和力和改变了药动学性质，抗炎活性增大 4 倍，但不增加钠潴留作用；6α - 和 9α - 位引入 F，C_{16} 引入羟基并与 $C_{17}\alpha$ - 羟基制成丙酮的缩酮，抗炎作用增强，盐代谢作用增强，抵消 9α - F 取代增加钠潴留作用；16 位引入阻碍 17 位的氧化代谢的甲基，使抗炎活性增加，钠潴留作用减少，目前临床上应用最广泛的强效激素。

2. 下列能显著降低雄性激素作用，提高蛋白同化作用的蛋白同化激素药物是

A. 苯丙酸诺龙　　　B. 羟甲烯龙　　　C. 司坦唑醇　　　D. 黄体酮

E. 睾酮

本题考点：蛋白同化激素药物的结构特点。苯丙酸诺龙睾酮 19 位去甲基，17β - 羟基与苯丙酸酯化，显著降低雄性激素作用，提高蛋白同化作用；羟甲烯龙睾酮的 A 环进行结构改造，2 位引入羟甲烯基或者 4 位引入卤素，17α 位引入甲基，更强效的口服蛋白同化激素，雄激素活性更低；司坦唑醇睾酮的 A 环并上吡唑环，17α 位引入甲基，蛋白同化作用为甲睾酮的 30 倍，雄激素活性仅为后者的 1/4；黄体酮为孕激素，睾酮为雄性激素。

3. 最早的磺酰脲类胰岛素分泌促进剂的降血糖作用的药物是

A. 格列齐特　　　B. 格列本脲　　　C. 瑞格列奈　　　D. 甲苯磺丁脲

E. 罗格列酮

本题考点：磺酰脲类胰岛素分泌促进药的药物特点。甲苯磺丁脲是最早的磺酰脲类胰岛素分泌促进药；格列齐特和格列本脲是结构修饰的磺酰脲类胰岛素分泌促进药；瑞格列奈属于非磺酰脲类胰岛素分泌促进药；罗格列酮属于噻唑烷二酮类胰岛素增敏药。

4. 能促进胰岛素分泌的非磺酰脲类降血糖药物是

A. 格列齐特　　　B. 盐酸二甲双胍　　　C. 瑞格列奈　　　D. 甲苯磺丁脲

E. 罗格列酮

本题考点：非磺酰脲类胰岛素分泌促进药。格列齐特属于磺酰脲类胰岛素分泌促进药；盐酸二甲双胍属于双胍类胰岛素增敏药；瑞格列奈属于非磺酰脲类胰岛素分泌促进药；甲苯磺丁脲是最早的磺酰脲类胰岛素分泌促进药；罗格列酮属于噻唑烷二酮类胰岛素增敏药。

二、X型题（多项选择题）

5. 双膦酸盐类药物的特征有

A. 口服吸收差

B. 易于钙或其他多价金属化合物成复合物

C. 不在体内代谢，而是作为以原形从尿液中排出

D. 对骨的羟磷灰石具有很高的亲和力，抑制破骨细胞对骨吸收

E. 口服吸收后，大约50%的吸收剂量沉积在骨组织

本题考点：双膦酸盐类的特点。双膦酸盐直接抑制破骨细胞形成和骨吸收作用，口服吸收较差。食物（含钙或其他多价阳离子），易与双膦酸盐形成复合物，会减少药物的吸收。大约50%的吸收剂量沉积在骨组织中，并能保存较长时间。适用于以骨吸收为主的高转化型骨质疏松症，双膦酸盐不在体内代谢，以原形从尿液排出。

参考答案：1. C　2. A　3. D　4. C　5. ABCDE

第7节　抗菌药物

一、抗生素类抗菌药

【复习指导】本部分内容属于必考重点。需要重点掌握的内容包括：抗生素类抗菌药物的分类及结构特点和各自代表药物的结构特点。

抗生素是微生物的次生代谢产物或者合成的类似物，在体外就可以抑制微生物的存活和生长，但是并不会对宿主产生严重的毒副作用。在临床应用中，大多数的抗生素可抑制病原菌的生长，因此它们被用于治疗细菌感染性疾病。除此之外，一些抗生素还显示抗肿瘤的活性，并用于肿瘤的化学治疗。半合成抗生素是根据生物合成抗生素的化学稳定性、抗菌谱、毒副作用等的特点在生物合成抗生素的基础上，通过对天然抗生素的结构进行改造，从而达到稳定性增加、抗菌谱扩大、毒副降低作用、生物利用度改善、耐药性减少及治疗效力提高或者是为了改变用药途径的目的。抗生素杀菌作用有4种主要机制：抑制细菌细胞壁的合成、与细胞相互作用、干扰蛋白质的合成、抑制核酸的转录和复制。

1. β-内酰胺类抗菌药物分类和构效关系　β-内酰胺类抗生素是指分子中含有四元的β-内酰胺环的抗生素，β-内酰胺环是该类抗生素发挥生物活性的必要基团，其作用机制是通过抑制细菌细胞壁的合成从而发挥作用，主要抑制黏肽转肽酶。由于β-内酰胺是由4个原子组成的，环的张力相对较高，因此使其化学性质不稳定，容易发生开环导致其失活。根据与β-内酰胺环稠合物结构的差异，β-内酰胺的抗生素包括：青霉素类、头孢菌素类和非经典的β-内酰胺类，而非经典的β-内酰胺类抗生素包括：碳青霉烯、青霉烯、氧青霉烷和单环的β-内酰胺。β-内酰胺类抗生素的共同结构特征是与氮相邻的碳原子上（2位）

连有 1 个羧基，β‑内酰胺环羰基的领位有 1 个酰胺基。

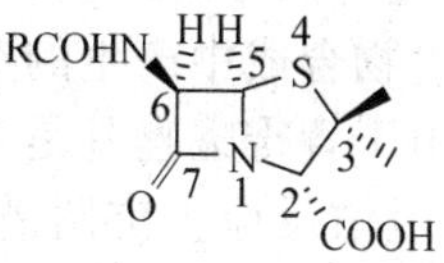

青霉素类 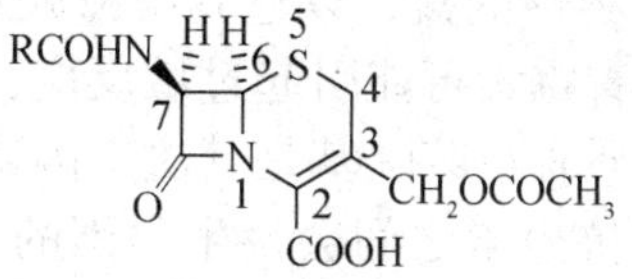　　　　头孢菌素类 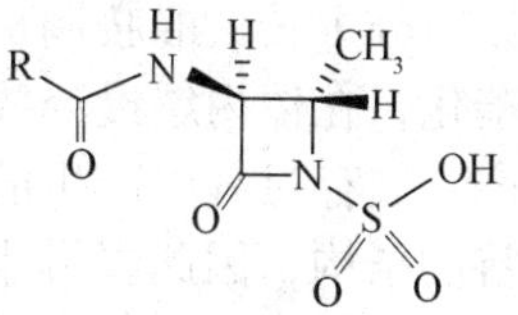　　　　单环 β‑内酰胺类

（1）青霉素类抗菌药物：青霉素类抗菌药物包括天然的青霉素和半合成青霉素两类，半合成青霉素是在 6‑氨基青霉烷酸上连上适当的侧链，从而得到稳定性更好、抗菌谱更广、耐酶、耐酸的青霉素。

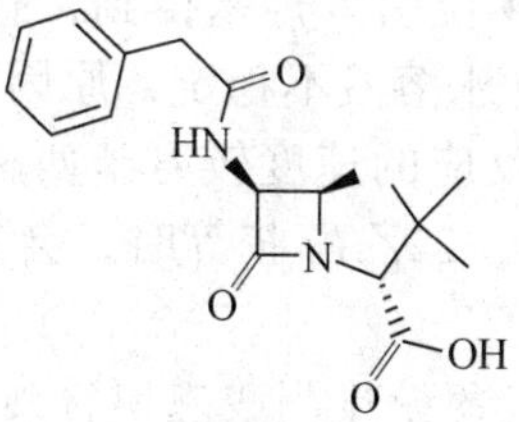

青霉素 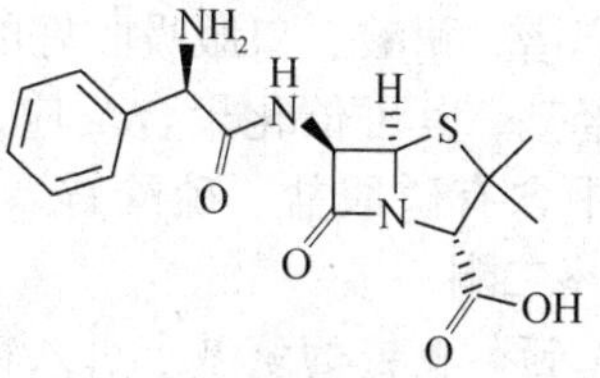　　　　　　　　　　氨苄西林

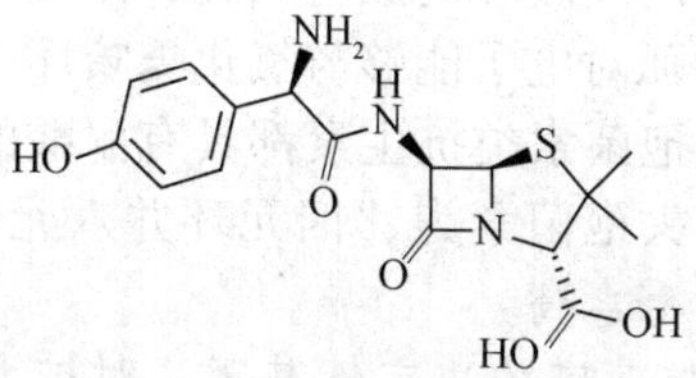

阿莫西林 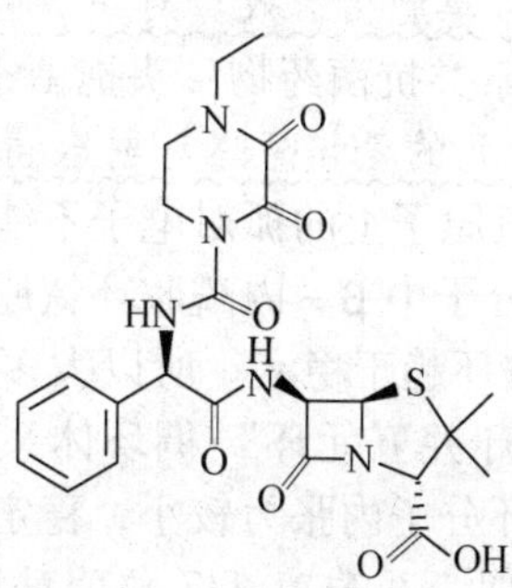　　　　　　　　　哌拉西林

青霉素是一种天然的抗菌药，对酸不稳定，不可口服，由 β‑内酰胺环、四氢噻唑环和酰基侧链构成，是四元的 β‑内酰胺环与五元氢化噻唑环骈合的结构，分子张力较大的。在酸性或碱性条件下，青霉素的 β‑内酰胺环均可裂解，产生青霉酸、青霉醛和青霉胺。因此，青霉素不能与氨基糖苷类抗生素等碱性药物联合使用。某些酶（例如耐药菌产生的 β‑内酰胺酶）也可使青霉素的 β‑内酰胺环发生裂解，产生对 β‑内酰胺抗生素的耐药。当青霉素遇到胺和醇时，胺和醇中亲核基团也会攻击 β‑内酰胺环，生成青霉酰胺和青霉酸酯。青霉素类药物在母核结构中具有 3 个手性碳原子，立体构型为 2S、5R、6R。羧基存在于母核的 2 位，可与碱金属离子结合生成盐，制备注射用碱金属盐；6 位上存在氨基，可与不同羧酸形成酰胺，酰胺基团的变化可影响青霉素类药物的抗菌谱。

青霉素通常是指青霉素 G，也被称为苄青霉素，是临床上使用的第一种抗生素。由于对酸不稳定，只能通过注射给药。临床上常用青霉素钠或青霉素钾。青霉素钠盐比钾盐的刺激性小，因此在临床上应用更加广泛。然而由于钠盐在室温下其水溶液不稳定，容易分解，因此，在临床上使用其粉针剂，并且注射时需新鲜配制。青霉素的钠或钾盐经注射给药后，在体内迅速吸收，同时以游离酸的形式通过肾迅速排出，在血清中的半衰期只有半小时，为了延长青霉素在体内的作用时间，**青霉素和丙磺舒可以联合使用，以达到降低青霉素排泄速度的作用**，也可以与分子较大的胺制成难溶性的盐，以达到维持较长的血药浓度时间的目的；也可以用羧酸酯化，在体内缓慢释放。青霉素可能引起过敏反应，在生物合成中产生的杂质蛋白，以及生产、储存过程中产生的杂质青霉噻唑基是其决定因素。由于青霉噻唑基是青霉素类药物所独特的结构，因此青霉素类抗生素之间会发生强烈的交叉过敏反应。抗菌谱窄、半衰期短、易耐药和变态反应。

氨苄西林是将青霉素 6 位酰胺侧链引入苯甘氨酸得到的。苯甘氨酸 α 位的氨基在生理条件下具有较大的极性，使其具有抗革兰阴性菌活性。氨苄西林为可口服的广谱的抗生素。氨苄西林水溶液不太稳定，侧链中游离的氨基（具有亲核性）在室温放置 24 小时生成无抗菌活性的聚合物。

阿莫西林是将氨苄西林结构中苯甘氨酸的苯环 4 位引入羟基得到，有一个手性碳原子，药用右旋体。具有广谱、耐酸、口服吸收好的优点。水溶液不稳定，原因同氨苄西林。阿莫西林结构中含有酚羟基，其可催化聚合反应，聚合反应的速度较氨苄西林快 4.2 倍。所以，当阿莫西林水溶液中含有磷酸盐、硫酸锌、山梨醇、二乙醇胺等时，会发生分子内成环反应，生成 2，5 -吡嗪二酮。

哌拉西林是氨苄西林侧链的氨基上引入极性较大的哌嗪酮酸基团得到的。耐酶，抗菌谱广，尤其对铜绿假单胞菌有效。对铜绿假单胞菌、变形杆菌、肺炎杆菌等有较强作用。

（2）头孢菌素类抗菌药物：头孢菌素包括天然和合成头孢菌素类，其基本母核为四元的 β-内酰胺环与六元的氢化噻嗪环骈合得到，是极为重要的抗菌活性药效团。在青霉素分子中 β-内酰胺环氮原子上的孤对电子不能与 β-内酰胺环的羰基共轭，因此，化学稳定性较差。在头孢菌素分子中 β-内酰胺环氮原子上的孤对电子能够与氢化噻嗪环中的双键形成共轭，使 β-内酰胺环趋于稳定。所以大多数的头孢菌素类抗生素都具有耐酸的特性。与青霉素母核的"四元环并五元环"稠环体系相比，头孢菌素为"四元环并六元环"稠环体系，所以 β-内酰胺环分子内张力较小，稳定性比青霉素高。

与青霉素相似，头孢菌素 7 位的酰胺基是抗菌谱的决定性基团，对扩大抗菌谱及提高抗菌活性起着极其重要的作用，尤其是 7 位酰胺基为（Z）-2-（2-氨基-4-噻唑基）-2-（甲氧基亚氨基）乙酸时，抗菌谱广和抗菌强度高并具有较好的稳定。7α-氢原子若被 α-甲氧基取代，能提高对 β-内酰胺酶的稳定性。噻嗪环中的硫原子对抗菌效力的影响较大。3 位取代基对改变抗菌效力和药物动力学性质很明显。酯化前药，提高生物利用度。

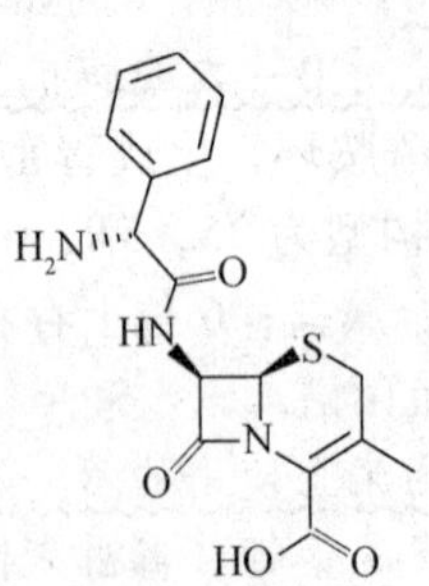

头孢氨苄 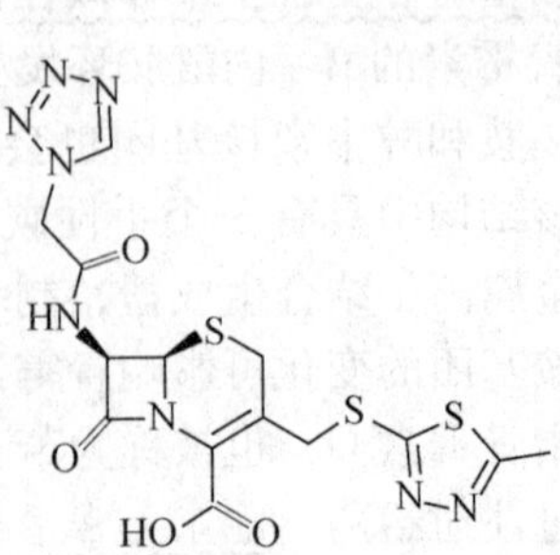　　　　　　　　　　头孢唑林

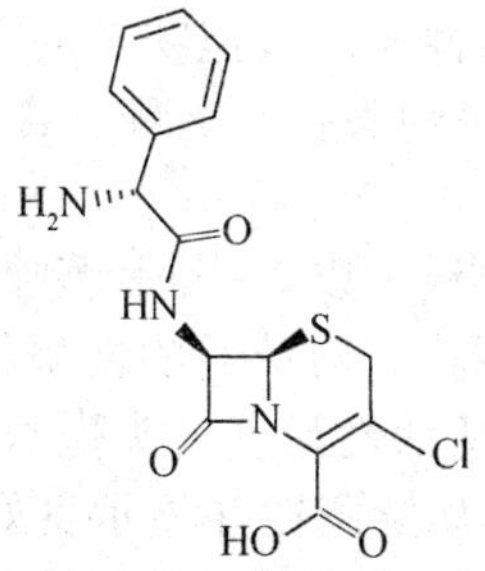

头孢克洛 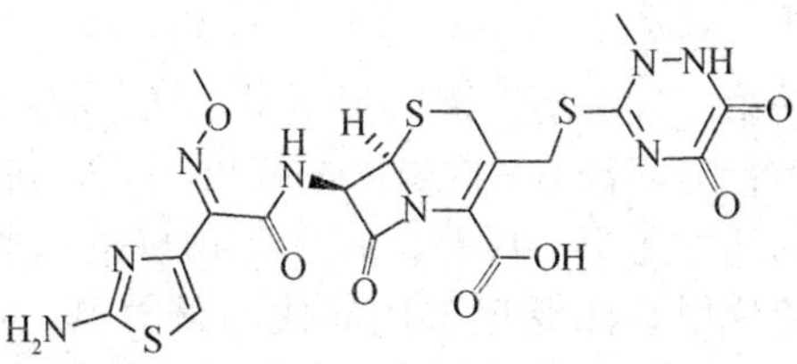　　　　　　　　　头孢曲松

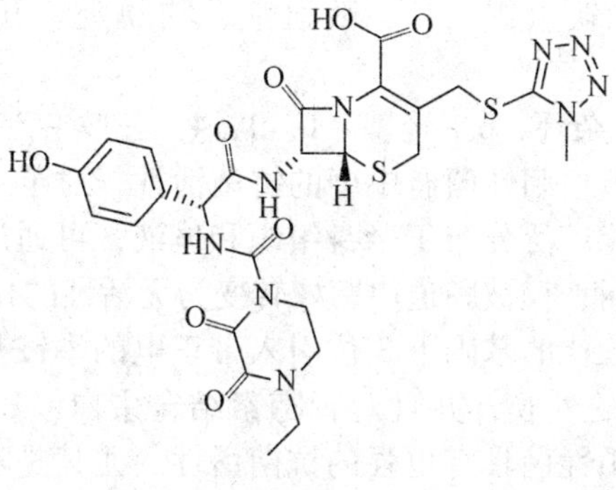

头孢哌酮 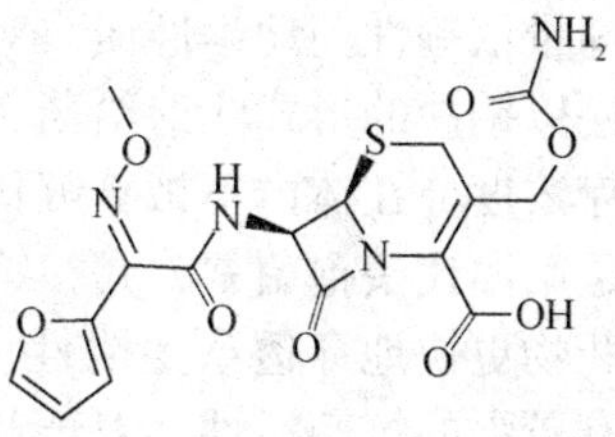　　　　　　　　　头孢呋辛

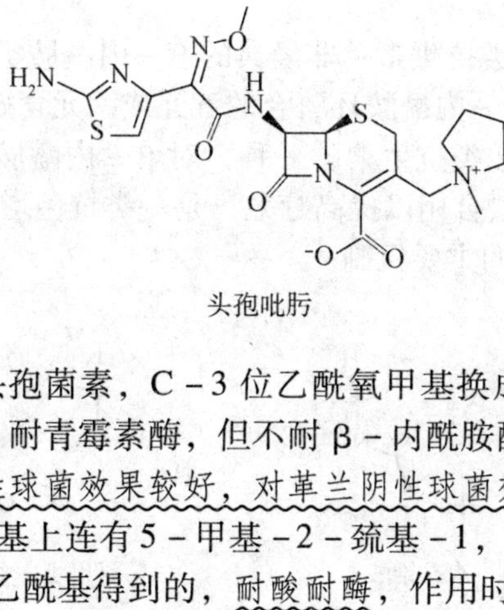

头孢吡肟

　　头孢氨苄是第一代口服头孢菌素，C－3 位乙酰氧甲基换成甲基，使得头孢氨苄在酸性条件下稳定，口服吸收较好，耐青霉素酶，但不耐 β－内酰胺酶，主要对于耐青霉素酶的金黄色葡萄球菌等敏感革兰阳性球菌效果较好，对革兰阴性球菌效果较差。

　　头孢唑林是将 C－3 位甲基上连有 5－甲基－2－巯基－1，3，4－噻二唑的杂环，同时在 C－7 位的氨基上连有四氮唑乙酰基得到的，耐酸耐酶，作用时间长，通常用钠盐注射给药。头孢唑林具有较高的血浆浓度、较低的肾清除率，半衰期比一般的第一代头孢菌素药物长。头孢唑林在胸腔积液、腹水、心包液、滑囊液有较高血药浓度，不难透过血－脑脊液屏障。临床上主要用于敏感菌所致的胆道感染、腹膜炎、葡萄球菌引起的心内膜炎，以及外科手术的预防感染和移植手术的预防感染的治疗。

　　头孢克洛是第二代头孢菌素，对多数 β－内酰胺酶稳定，抗菌谱比第一代广，抗革兰阳性菌的作用则比第一代低，但对革兰阴性菌的作用比第一代强。由头孢氨苄 C－3 位甲基以卤素替代得到，氯原子的亲脂性比甲基强，口服吸收好。氯原子取代可明显改善其药动学性质。

　　头孢呋辛的 C－7 位的氨基上连有顺式的甲氧肟基酰基侧链，该甲氧肟基对 β－内酰胺酶有高度的稳定作用，C-3 位为氨基甲酸酯，改变药动学性质。头孢呋辛的极性较大，其钠盐注射，而将其分子中的羧基与乙酰氧基-1-醇成酯得到头孢呋辛酯，提高了脂溶性，口服有效。

头孢哌酮是第三代耐酶广谱头孢菌素，在7位的氨基侧链上以2-氨基噻唑-α-甲氧亚氨基乙酰基居多，对多数β-内酰胺酶高度稳定，抗菌谱更广，对革兰阴性菌的活性强，但对革兰阳性菌的活性比第一代差，部分药物抗铜绿假单胞菌活性最优。头孢哌酮为在 C-3 位甲基上引入硫代甲基四氮唑杂环取代乙酰氧基，可提高其抗菌性并显示良好的药动学性质。在血中浓度较高。在其 C-7 位将头孢羟氨苄的氨基上引入乙基哌嗪二酮侧链，提高其抗菌活性。丙磺舒对头孢哌酮的血清浓度无影响。可用于治疗各种敏感菌所致的呼吸道、尿路、肝胆系统、胸膜、腹膜、皮肤关节、软组织、骨、败血症、脑膜炎、五官等部位的感染。

头孢曲松的 C-3 位上引入酸性较强的杂环，6-羟基-1，2，4-三嗪-5-酮，产生独特的非线性的剂量依赖性药动学性质，对革兰阳性菌有中度的抗菌活性，对革兰阴性菌的作用强。头孢曲松以钠盐的形式注射给药，能广泛分布于全身组织和体液，可通过脑膜，在脑脊液中达到治疗浓度。在体内不被分解代谢，仅被肠道内菌株转变为无活性的代谢产物。

头孢吡肟是第四代头孢菌素，是在第三代的基础上3位引入带正电的季铵基团，正电荷使头孢菌素类药物更快地穿透革兰阴性菌的外膜，并且对青霉素结合蛋白（PBPs）有更高的亲和力，具有较强的抗菌活性。对革兰阳性菌具有更强的抗菌活性。尤其是对金黄色葡萄球菌等革兰阳性球菌，并且对β-内酰胺酶（尤其是超广谱质粒酶和染色体酶）稳定，穿透力强。

（3）非经典的β-内酰胺类抗生素：非经典的β-内酰胺类抗生素利用电子等排原理以-O-、-CH₂-替代了四元β-内酰胺环骈合的五元或六元含硫杂环中的硫原子。β-内酰胺酶抑制剂是非经典的β-内酰胺类抗生素的一种，对β-内酰胺酶有很强的抑制作用，通过和不耐酸的β-内酰胺类抗生素合用以提高疗效，是一类抗菌增敏剂。β-内酰胺酶是β-内酰胺类抗生素产生细菌耐药性的主要机制。

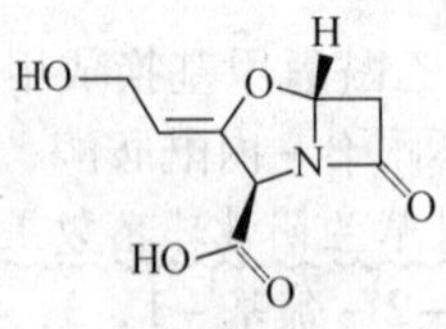

克拉维酸

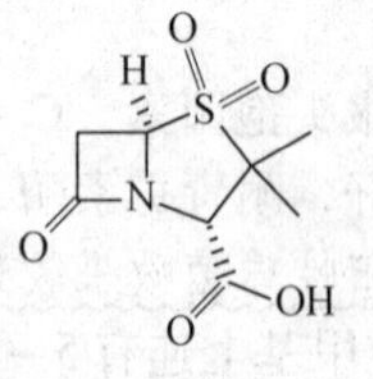

舒巴坦

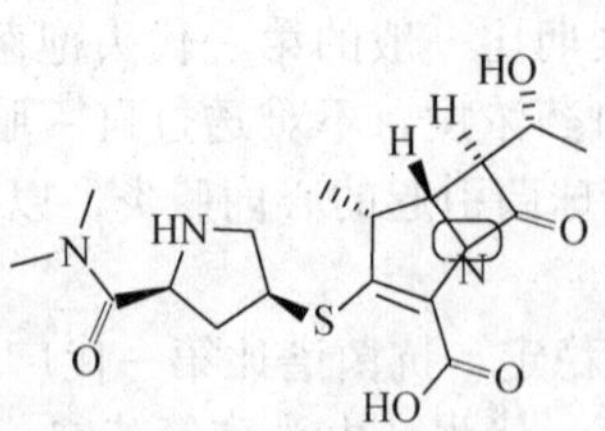

美罗培南

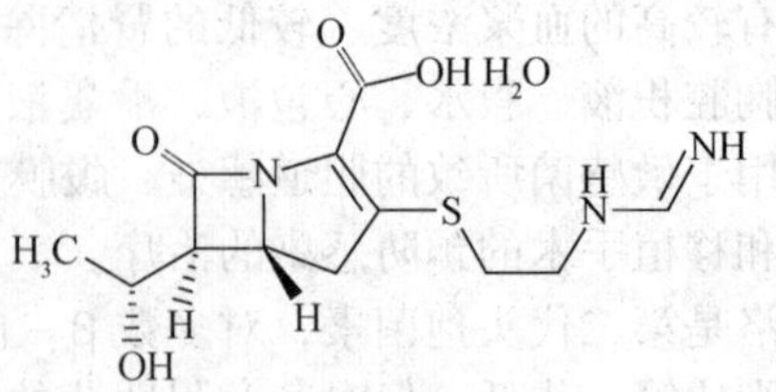

亚胺培南

氨曲南

　　克拉维酸为氧青霉烷类**第一个 β - 内酰胺酶不可逆抑制药**，由 β - 内酰胺环和氢化异噁唑环骈合而成，且在氢化异噁唑氧原子的旁边有一个 sp² 杂化的碳原子，形成乙烯基醚结构，C - 6 已无酰胺侧链存在，因此较青霉素张力大许多，所以易受到如氨基、羟基的等 β - 内酰胺酶中亲核基团的进攻，发生不可逆的烷化，使 β - 内酰胺酶完全失去活性，是**一种"自杀性"的酶抑制药**。抗菌活性非常弱，不可以单独使用，**临床上常应用克拉维酸和阿莫西林组成的复方制剂**，可使阿莫西林的疗效增强 130 倍，用于耐阿莫西林细菌所引起的感染的治疗。克拉维酸也可与其他 β - 内酰胺类抗生系联合使用，可使头孢菌素类增效 2～8 倍。为协同增敏剂。

　　舒巴坦是**青霉烷砜类不可逆竞争性 β - 内酰胺酶抑制药**，是由 β - 内酰胺环与一个五元噻唑环相连，噻唑环的硫原子被氧化成砜的化合物，具有青霉烷酸的基本结构，通过与 β - 内酰胺酶发生不可逆反应使酶失活，当抑制剂被除去后，也不能够再恢复酶的活性。抗菌谱广，对革兰阳性菌和革兰阴性菌都有作用，口服吸收差，一般注射给药。其活性比克拉维酸低，但稳定性却比克拉维酸强得多。*将氨苄西林与舒巴坦以 1:1 的形式以亚甲基连接形成双酯结构的协同前体药物，被称为舒他西林。舒他西林的口服生物利用度在 80% 以上，在体内非特定酯酶的作用下可使其水解释放出较高血清浓度的氨苄西林和舒巴坦。舒巴坦 - 头孢哌酮复方制剂可提高头孢哌酮对 β - 内酰胺酶的稳定性，其联合后的抗菌效果是单独使用头孢哌酮的 4 倍；与氨苄西林联用抗菌效果能明显提高，可用于治疗耐氨苄西林的金黄色葡萄球菌、肺炎杆菌、普通变形杆菌、脆弱拟杆菌引起的感染。他唑巴坦是通过在舒巴坦结构中用被 1，2，3 - 三氮唑取代甲基上的氢从而获得衍生物，他唑巴坦是青霉烷砜另一种不可逆 β - 内酰胺酶抑制药，其抑酶谱的广度和活性均强于克拉维酸和舒巴坦。*

　　亚胺培南属碳青霉烯类，是 β - 内酰胺环与另一个二氢吡咯环并在一起，6 位的氢原子处于 β - 构型，具有抗菌活性广、抗菌谱广、耐酶的特点。与青霉素的结构相比，亚胺培南的不同之处在于它用亚甲基取代了噻唑环的硫原子，因为亚甲基的夹角小于硫原子，而 C - 2 与 C - 3 间的双键的存在使二氢吡咯环形成平面结构。它对于大多数 β - 内酰胺酶高度稳定，对于脆弱杆菌、铜绿假单胞菌、粪球菌有高度有效，然而当亚胺培南单独使用时，由于肾肽酶代谢，它将在肾中分解并失去活性，在临床实践中经常将亚胺培南和肾肽酶抑制药西司他丁联合使用，以达到提高疗效的效果。肾肽酶抑制药西司他丁可以保护亚胺培南免受肾中肾肽酶损伤，同时还可以防止亚胺培南进入肾小管上皮组织，从而减少亚胺培南的排泄，降低药物的肾毒性。

　　美罗培南为第一种甲基位于 4 位上的能单独使用的广谱碳青霉烯类抗生素。对肾脱氢肽酶具有稳定性，使用时不需要与肾脱氢肽酶抑制剂合用，对许多需氧菌和厌氧菌有较强的杀菌的作用，对革兰阴性菌的抗菌活性的作用也很强，其作用能达到甚至强于第三代头孢菌素类，具有血药浓度高、体内分布广等药动学特性。结构稳定，抗菌活性在其溶液于 37℃ 和

4℃下放置2天也不下降。

氨曲南是第一个全合成单环β-内酰胺抗生素。对各种β-内酰胺酶稳定，能够透过血脑屏障，副作用少。强吸电子磺酸基团附着在氨曲南结构的N原子上，更有利于β-内酰胺环打开。C-2位的α-甲基能够增加其对β-内酰胺酶的稳定性。一个非天然的氨基噻唑基被加入C-3上。

2. **氨基糖苷类抗菌药物**　氨基糖苷类抗生素是由氨基糖（单糖或双糖）和氨基醇形成的苷。由于具有氨基和其他碱性基团，所以这类抗生素均呈碱性，抗菌谱广。其结构中含有苷键，易于水解，在临床上通常被制成结晶性硫酸盐或盐酸盐。这类抗生素含有多个羟基，是极性化合物，它们具有较高的水溶性和较低的脂溶性，口服给药时吸收率非常低，不足10%，因此必须注射给药。其水溶液在pH为2~11范围内很稳定。因为分子中糖部分具有许多个手性碳原子，所以它具有旋光性。此外，这类抗生素与血清蛋白结合率不高，其中绝大多数不容易在体内发生代谢而失去活性，它们以原形药物的形式通过肾小球滤过排出体外，从而对肾造成毒性。这类抗生素的另一个较大毒性主要是损害第八对脑神经，能够导致不可逆耳聋，尤其对儿童毒性更大。因为细菌容易对这类抗生素的钝化酶（磷酸转移酶、核苷转移酶、乙酰转移酶），所以其易产生耐药性。

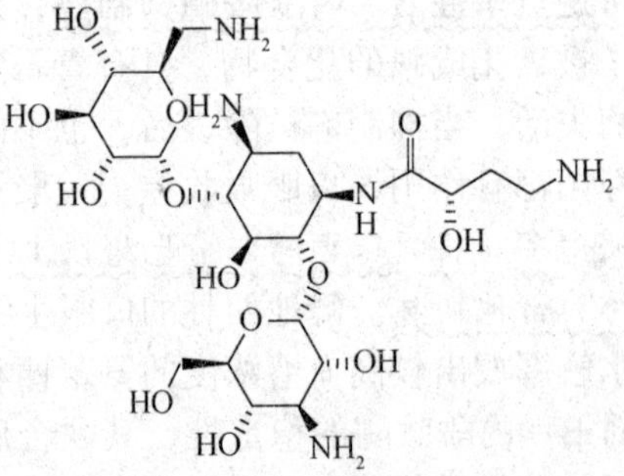

阿米卡星

阿米卡星是在卡那霉素分子的链霉胺部分引入氨基羟丁酰基侧链获得的衍生物，属于半合成抗生素。引入的氨基羟丁酰基侧链的构型对其抗菌活性具有重要的作用，阿米卡星结构中所引入的α-羟基酰胺结构含有手性为 L-（-）-型，若为 D-（+）-型抗菌活性大为降低，如为 DL-（-）-型抗菌活性降低一半。引入基团产生的立体障碍，降低了对钝化酶的结构适应性。毒性小，注射给药。不易被酶代谢失活，突出优点是对卡那霉素有耐药的铜绿假单胞菌、大肠埃希菌和金黄色葡萄球菌产生的转移酶稳定，可用于败血症。

3. **大环内酯类抗菌药物**　大环内酯类抗生素是由链霉菌产生的一类显弱碱性的抗生素，其分子结构特征为含有一个内酯结构的十四元或十六元大环。通过内酯环上羟基与去氧氨基糖或6-去氧糖缩合成碱性苷。在体内易被酶分解，酸性条件下苷键水解、碱性条件下内酯环开环或脱去酰基，都能使其活性降低或丧失。克服这些缺点可以通过对大环内酯环或去氧糖分子中的羟基酰化，性质改变明显。作用机制主要是抑制细菌蛋白质的合成。对革兰阳性菌、某些阴性菌、支原体等的抗菌活性较强，与常用的其他抗生素之间没有交叉耐药性，但细菌对于同类药物彼此之间仍可产生耐药性，毒性较低，没有严重不良反应。根据内酯环含碳数目的不同，可把此类抗生素分为14、15、16元环大环内酯类抗菌药物。

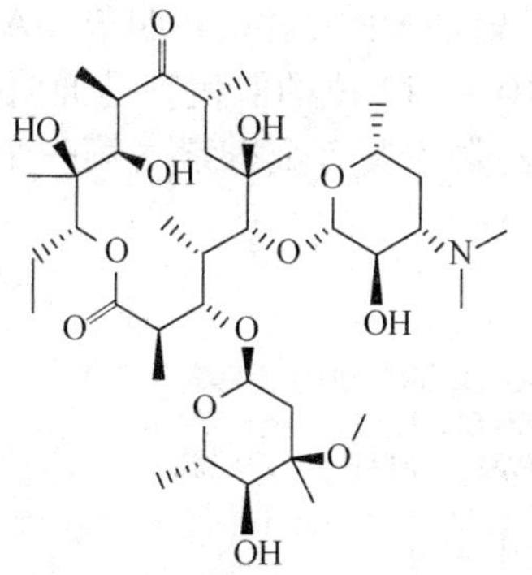

红霉素

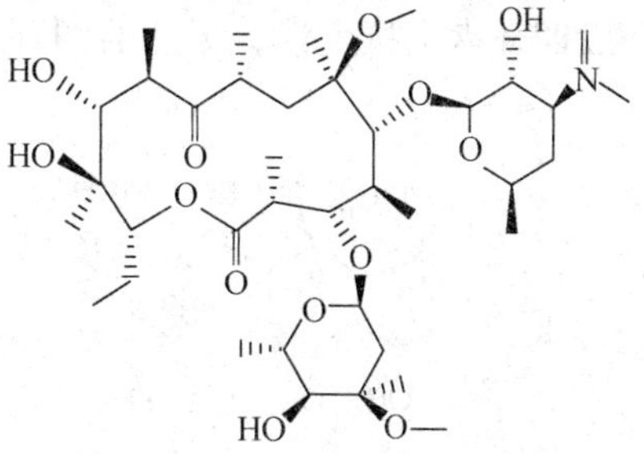

克拉霉素

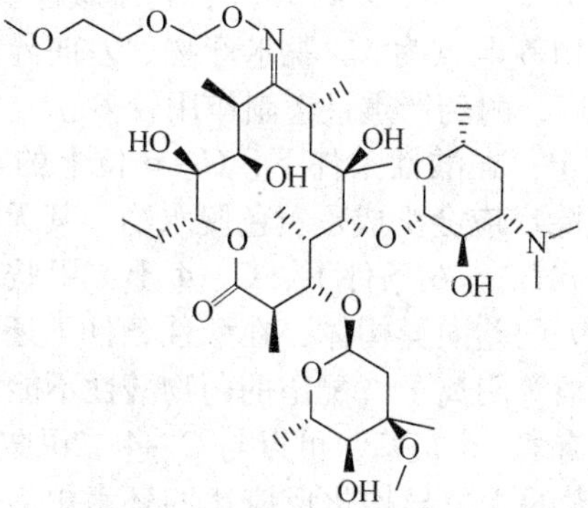

罗红霉素

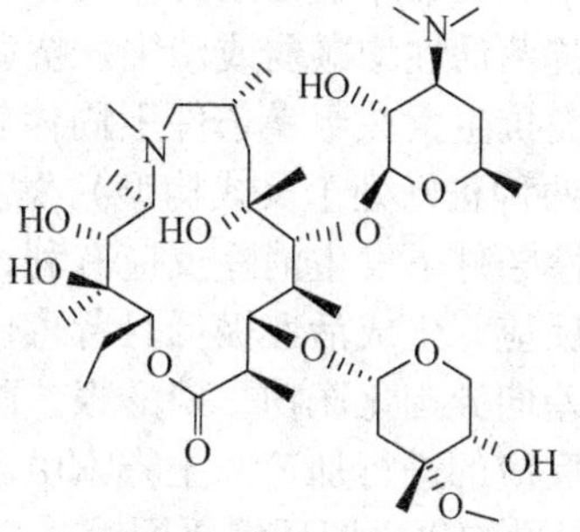

阿奇霉素

红霉素是从红色链丝菌培养液产生的抗生素，包括红霉素 A、B、C。因为 B 和 C 的活性弱但毒性大，红霉素通常即指红霉素 A，红霉素 A 是红霉内酯、去氧氨基糖和克拉定糖缩合而成的碱性苷，其他两个组分 B 和 C 则被视为杂质。红霉素水溶性较小，在酸性条件下主要发生 C-9 羰基和 C-6 羟基脱水环合，进一步反应失去活性，只能口服，生物利用度差。将 C-5 位氨基糖 2′氧原子上制成各种酯的衍生物，能提高其溶解度和生物利用度；用红霉素与乳糖醛酸成盐也可提高溶解度，可供注射使用。为耐青霉素的金黄色葡萄球菌和溶血性链球菌感染的首选药物。

对红霉素 C-6 位羟基甲基化后得到的产物是克拉霉素。6 位羟基甲基化以后，使红霉素 C-9 羰基无法形成半缩酮让其在酸中的稳定性提高。耐酸具有较高且持久的血药浓度，体内活性较红霉素高，口服吸收迅速。对病原微生物如需氧菌、厌氧菌、衣原体、支原体等均有效。

红霉素 C-9 肟的衍生物为罗红霉素，可以阻止 C-6 羟基与 C-9 羰基的缩合，可以增加化学稳定性。其是 O-取代的肟衍生物中活性最好的一个。红霉素口服生物利用度升高，体内抗菌活性较好，使其治疗指数达到最佳，毒性作用较低，抗菌作用比红霉素强 6 倍。在组织中广泛分布，尤其是在肺组织中的浓度比较高。

首先将红霉素肟经贝克曼重排后得到扩环产物，再经还原、N-甲基化等反应，将氮原子引入到大环内酯骨架中制得第一个环内含氮的 15 元环大环内酯抗生素得到阿奇霉素。由于其碱性增大，药动学性质独特，吸收后可被转运到感染部位，使其达到很高的组织浓度，通常可比细胞外浓度高 300 倍。

4. 四环素类抗菌药物 四环素类抗生素是由放线菌产生以氢化并四苯（A、B、C、D 4个环）为基本骨架的一类广谱抗生素。C1－C4、C10－C12 位的取代基是抑菌必要基团。包括天然和半合成四环素类抗生素，天然的四环素类药物主要有金霉素（第一个）、土霉素和四环素。

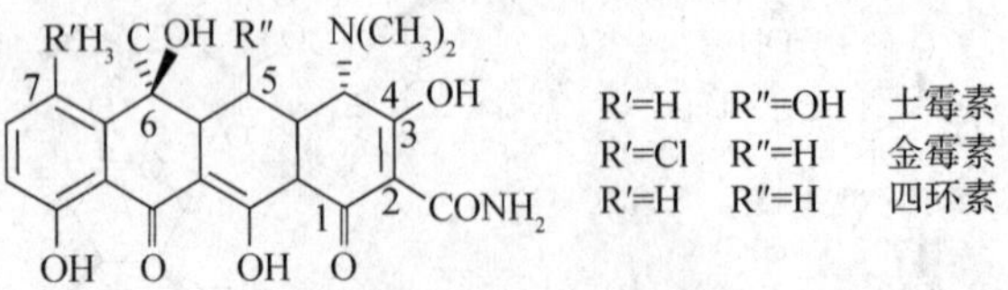

R'=H	R"=OH	土霉素
R'=Cl	R"=H	金霉素
R'=H	R"=H	四环素

四环素类抗生素均为酸碱两性化合物，含有酸性的酚羟基和烯醇羟基及碱性的二甲胺基，即具有 3 个 pK_a 值，分别为 2.8～3.4、7.2～7.8、9.1～9.7，利用碱性基团 4 位 α－二甲氨基，制备了在临床上使用的盐酸盐，药物等电点为 5。脱水产物、差向异构体、内酯结构异构体的抗菌活性均减弱或消失。抗菌谱广，耐药严重且毒副作用较多。

四环素类抗生素在干燥条件下固体较稳定；在酸性条件下，C－6 位上的羟基与 C5α 位上的氢（此两种正好处于反式构型）发生消除反应会生成橙黄色脱水物，其无生理活性，反式构型在酸性条件下发生消除反应有利；在 pH 2～6 条件下，C－4 上二甲胺基可发生可逆差向异构化反应，生成活性极低且肾毒性较大的差向异构体，在酸性条件下还可以进一步脱水生成脱水差向异构化产物，磷酸根、醋酸根等阴离子（配伍的药物酸性不能太强）可使差向异构体的反应的进行加速，土霉素由于含有 C－5 羟基，可以与 C－4 二甲胺基之间形成氢键，4 位差向异构化比四环素更困难；金霉素的 4 位异构化反应比四环素更容易发生，这是由于 C－7 氯原子的空间排斥作用，在碱性条件下，四环素类抗生素 C－6 位上的羟基以负离子的形式与 C－11 位上的羰基发生分子内亲核进攻，通过电子的转移破坏 C 环，得到含有内酯结构的异构体。在接近中性的条件下，四环素类药物分子中的 C－10 酚羟基、C－12 烯醇羟基及 C－11 羰基的富电子体系可以与多种金属离子形成不溶性螯合物或盐；与铝离子形成黄色络合物；与铁离子形成红色络合物；与钙或镁离子形成不溶性的钙盐或镁盐，与钙离子形成的螯合物，在体内该螯合物呈黄色，可沉积在骨骼和牙齿上，孕妇服用后可能会导致其产儿牙齿变色和骨骼生长抑制，儿童服用会造成牙齿变黄，因此孕妇及儿童慎用或禁用。

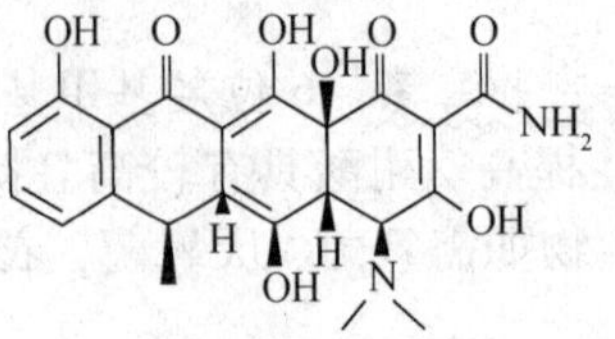

多西环素

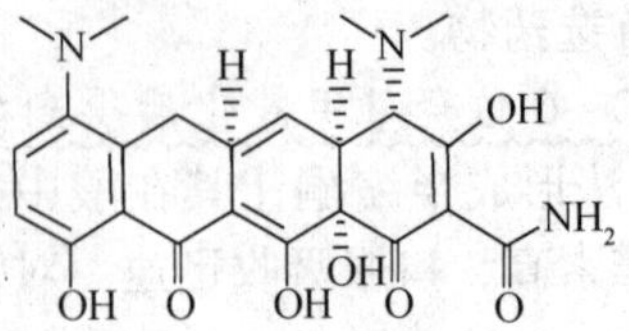

米诺环素

多西环素与土霉素的差别仅在 6 位的羟基被除去，因而其稳定性有较大的提高，固体在干燥条件下较稳定，但在酸、碱条件下酰胺键易发生水解反应，抗菌活性强于四环素，对耐四环素的细菌也有效。

米诺环素为四环素脱去 6 位甲基和 6 位羟基，同时在 7 位引入二甲氨基得到的衍生物，因为脱去 6 位羟基，所以盐酸米诺环素对酸很稳定，不会发生脱水和重排反应形成内酯环的产物。

二、合成抗菌药

【复习指导】本部分内容属于必考重点。需要重点掌握的内容包括：合成抗菌药物的分类、作用机制和结构特点及代表药物的结构特征与作用。

1. 喹诺酮类抗菌药物

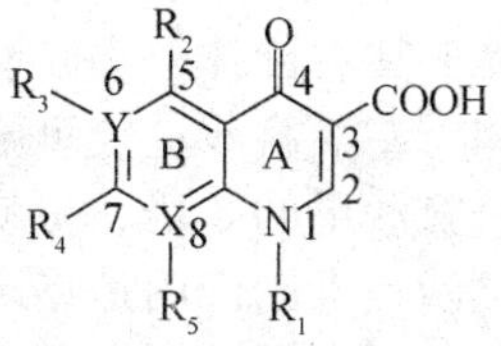

喹诺酮类抗菌药物具有 1，4 - 二氢 - 4 - 氧代喹啉（或氮杂喹啉） - 3 - 羧酸结构，作用靶点是 DNA 促旋酶和拓扑异构酶Ⅳ，结构中的 A 环吡啶酮酸是产生药效关键的药效团；3 - 羧基、4 - 酮基是抗菌活性不可缺少的部分；B 环可以是苯环、吡啶环、嘧啶环等，8 位取代基对光毒性强度有影响。1，4 - 二氢 - 4 - 氧代喹啉环上其他的取代基的存在和性质都将对药效、药代、毒性有较大的影响。作用机制是抑制原核生物 DNA 促旋酶和（或）拓扑异构酶Ⅳ。主要代谢途径之一是在体内 3 位羧基可与葡萄糖醛酸结合，该药效团极易与钙、镁、锌、铁等金属离子螯合，不仅使药物的抗菌活性降低，而且还会造成体内的金属离子流失，导致妇女、老人和儿童缺钙、贫血和缺锌等副作用。第一代主要是萘啶酸和吡咯酸；第二代主要是吡哌酸和西诺沙星；第三代结构中引入 6 - 氟原子，7 - 位保留哌嗪基，其代表药物有诺氟沙星、环丙沙星、左氧氟沙星、洛美沙星、莫西沙星，抗菌谱广，组织渗透性好；第四代主要是克林沙星和吉米沙星，超广谱，药动学特点更良好。

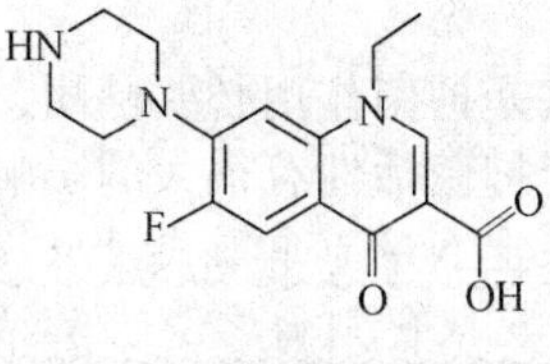

诺氟沙星 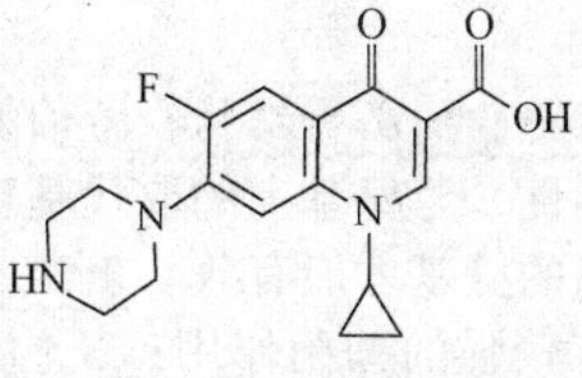　　　　　　　　环丙沙星 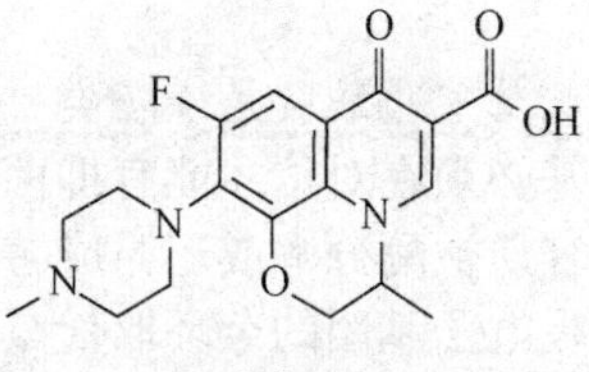　　　　　　　　左氧氟沙星

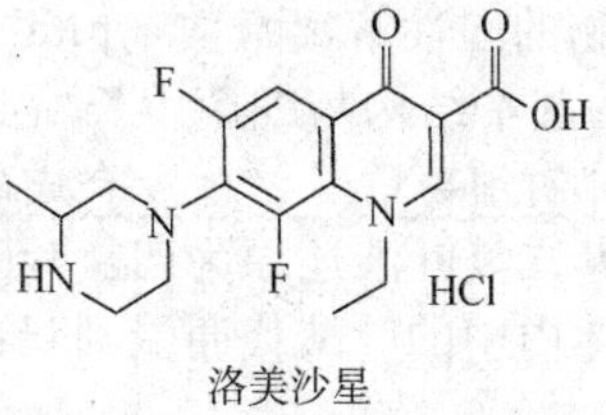

洛美沙星 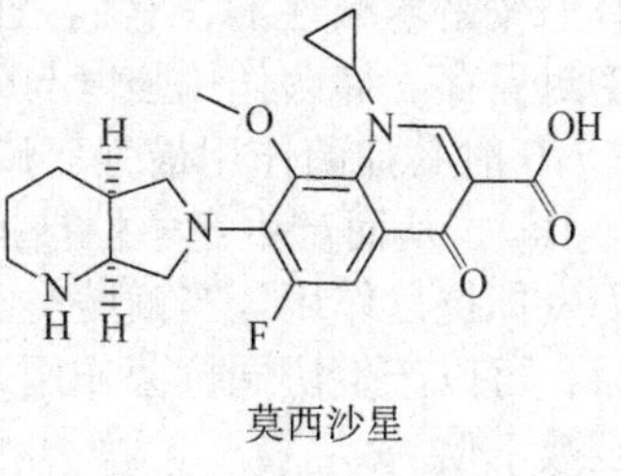　　　　　　　　　　莫西沙星

诺氟沙星是第一个在喹诺酮分子引入氟原子的药物，二氢吡啶酮部分是药效基本结构，其 6 位引入的氟原子增加了喹诺酮药物与靶酶 DNA 促旋酶的作用和增加进入细菌细胞的通透性，因而使得抗菌活性增加。在诺氟沙星分子中的 7 位保留的哌嗪基为抗菌活性重要药效团，但 7 - 哌嗪环在光照下可分解成开环产物，哌嗪基药效团能与 DNA 促旋酶 B 亚基之间产生相互作用，使 DNA 促旋酶的亲和力提高。在酸性条件下加热回流可脱羧。氟原子使药物与细菌 DNA 促旋酶的结合力增大了 2～17 倍。同时因为氟原子的亲脂性，药物对细菌细

胞壁的穿透能力也增加了 1～70 倍。哌嗪基团的碱性使得整个分子的碱性和水溶性增加，从而使其抗菌活性增加。临床上主要用于治疗敏感菌引起的尿路和肠道感染。

诺氟沙星分子中 1 位乙基被环丙基取代得到环丙沙星，其 1 位的取代基对抗菌活性影响较大，用乙基或氟乙基等取代时活性较强，1 位为环丙基时，可明显改善其药动学性质，在所有喹诺酮类抗菌药物中，具有最低抑菌浓度，是广谱抗菌药。

左氧氟沙星是将喹诺酮 1 位和 8 位成环得到的。此环含有手性碳原子，药用为左旋体，因为其对 DNA 促旋酶的抑制作用大于其右旋体，左旋体的抗菌作用是右旋异构体 8～128 倍。左氧氟沙星是氧氟沙星的左旋体，左氧氟沙星较氧氟沙星相比的优点为：体外抗菌**活性为氧氟沙星的 2 倍**；水溶性好，为氧氟沙星的 8 倍，更易制成注射剂。口服吸收完全。主要用于革兰阴性菌引起的感染。左氧氟沙星毒副作用是喹诺酮类抗菌药已上市中的最小者。

在喹诺酮类药物的 6 位和 8 位同时引入氟原子，并在 7 位引入 3 - 甲基哌嗪得到洛美沙星。8 位氟原子取代基可以提高口服生物利用度，达到 95%～98%。口服吸收迅速、完全且稳定性强，口服后仅有 5% 的药物经生物转化后代谢，而 60%～80% 的药物则以原形从尿液中排出。8 位氟原子取代可增加其光毒性。洛美沙星的 7 位取代基是体积较大的 3 - 甲基哌嗪，可以使其消除半衰期增至 7～8 小时，可以 1 天给药 1 次。

含有 8 - 甲氧基的莫西沙星与 8 - 位为氢的类似物相比，具有高活性的革兰阳性菌的和低选择性的耐药突变，具有广谱抗革兰阴性菌和阳性菌活性。7 位的二氮杂䓬环取代可降低其耐药性。因为 8 位甲氧基存在，莫西沙星对光稳定性高且潜在光毒性很低。莫西沙星经过第二阶段的生物转化后由肾、胆汁或粪便，以原形和无活性的硫酸化物和葡萄糖醛酸盐的形式排出体外。口服吸收迅速。作用机制是干扰拓扑异构酶 Ⅱ、Ⅳ。

2. **磺胺类抗菌药物** 磺胺类药物的基本结构是对氨基苯磺酰胺。

$$H_2N-\!\!\!\!\bigcirc\!\!\!\!-SO_2NH_2$$

对氨基苯磺酰胺是磺胺类抗菌药物的必需结构，芳伯氨基是抑菌作用必要基团，氨基和磺酰胺基必须在对位才能有抑菌活性，芳氨基上的取代基对于抑菌活性有很大的影响，必须在体内容易被酶分解或还原成游离的氨基才能有效。磺酰氨基上 N - 为单取代可以提高抑菌作用，吸电子基团的杂环取代具有较强的抑菌作用；N，N - 双取代则通常失去其活性。如果苯环被芳环、芳杂环或其他基团取代则抑菌活性降低或者丧失。磺胺类药物的磺酰胺基是弱酸性的，芳香伯胺是弱碱性的，它们是两性化合物，芳伯氨基也有还原性，容易被氧化，所以需避光、密封保存。抑菌作用强度与磺胺类药物的酸性解离常数（pKa）密切相关，当 pKa 值在 6.5～7.0 时其抑菌作用最强。磺胺类药的基本结构与细菌生长所必需的对氨基苯甲酸（PABA）相似，从而产生竞争性拮抗作用，抑制细菌的二氢叶酸合成酶，阻断二氢叶酸的合成，从而发挥抗菌作用。当磺胺类药物和阻断二氢叶酸还原为四氢叶酸的抗菌增效剂甲氧苄啶合用时，可以产生协同抗菌作用，使细菌体内中的叶酸代谢受到双重阻断，使抗菌效果提高数倍至数十倍。

| 磺胺甲噁唑 | 磺胺嘧啶 | 甲氧苄啶 |

磺胺甲噁唑（SMZ），又名新诺明、磺胺甲基异噁唑。磺胺甲噁唑的抗菌谱广，抗菌作用强，对多数革兰阳性菌和革兰阴性菌具有抗菌活性。口服易吸收，磺胺甲噁唑的作用特点是吸收或排泄缓慢，一次给药后有效药物浓度可维持 10～24 小时，易在泌尿系统析出结晶，引起血尿、闭尿等症状，可同服碳酸氢钠以碱化尿液。可与抗菌增效剂甲氧苄啶按 5∶1 比例配伍合用（称复方新诺明），可提高其抗菌作用数倍至数十倍。临床常用于呼吸道感染、尿路感染、外伤及软组织感染的治疗。

磺胺嘧啶由于易透过血脑屏障，为预防和治疗流行性脑炎的首选药物，磺胺嘧啶银盐可用于烧伤和烫伤创面的感染。磺胺嘧啶由于分子有较强酸性，所以可以制成钠盐和银盐。

甲氧苄啶是二氢叶酸还原酶的可逆性抑制药，阻碍二氢叶酸还原为四氢叶酸，影响辅酶 F 的形成，从而影响微生物 DNA、RNA 及蛋白质的合成，抑制细菌生长繁殖。 抗菌谱广，常与其他抗生素合用。

3. 抗结核分枝杆菌药

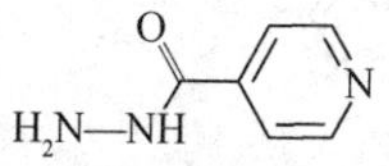

异烟肼 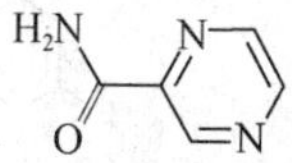　　　　　　　　吡嗪酰胺 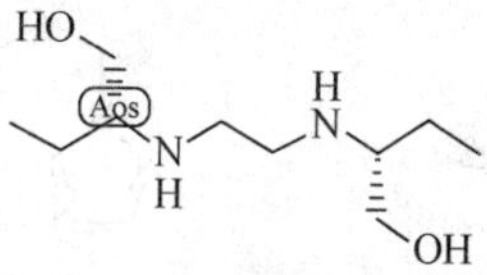　　　　　　　　　　乙胺丁醇

异烟肼是合成抗结核药物的代表药物，其性质不稳定，具肼基具还原性、具酰肼基在酸或碱条件下可水解性、缩合反应，可与铜离子、铁离子、锌离子等金属离子络合，在配制注射剂时应该避免与金属容器接触。异烟肼与食物和各种耐酸药物，特别是含有铝的耐酸药物等同时服用时，会干扰或延误吸收，因此其应该空腹服用。异烟肼在包括病灶在内的各种组织中都有很好地吸收，其大部分代谢产物为失活物质，主要是 N - 乙酰异烟肼。异烟肼的另一种代谢途径的代谢物为异烟酸和肼，异烟酸也可能是乙酰异烟肼水解的产物，在这种情况下，水解的另一种产物为乙酰肼，它被 N - 乙酰基转移酶酰化成无活性的二乙酰肼，这种双乙酰肼的形成更加有意义。这种反应在代谢速度快的个体中发生得更快。认为是 CYP450 的底物的乙酰肼是在使用异烟肼治疗时常伴随有肝毒性。形成的活性中间体羟胺，能进一步生成活性的乙酰化剂乙酰基自由基，可以生产乙酰肝蛋白导致肝坏死。常用其他抗结核病药物合用减少耐药性的产生。

吡嗪酰胺是烟酰胺的生物电子等排体，具足够的亲水性用以确保其有足够的血药浓度，能够使药物在感染部位被释放，有一定的亲脂性用以确保穿透结核菌的细胞。具在作用部位易水解，但在其他部位不易被水解的特点。常用其他抗结核病药物合用减少耐药性的产生。

乙胺丁醇含有两个构型相同的手性碳原子，分子呈对称性但有 3 个旋光异构体，右旋体的活性是内消旋体的 12 倍，是左旋体的 200～500 倍，所以药用为活性高的右旋体。常用其他抗结核病药物合用减少耐药性的产生。

4. 氮唑类抗真菌药　氮唑类药物通过抑制 14α - 去甲基酶来抑制麦角固醇的生物合成发挥作用。

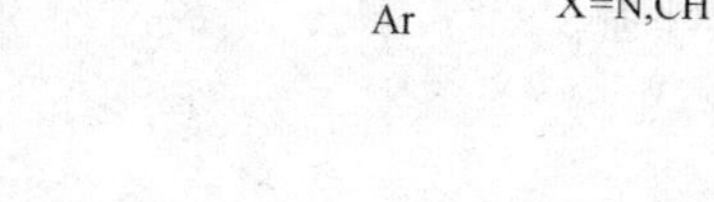

$n=0.1$
$X=N,CH$

唑类药物的化学结构特征是有 1 个五元芳香杂环，含有 2 个或 3 个氮原子，含有 2 个氮原子的为咪唑类，含有 3 个氮原子的为三氮唑类，唑环通过 N_1 连接到一个侧链上，该侧链至少含 1 个芳香环。

常见的咪唑类抗真菌药物为噻康唑、益康唑、酮康唑等，此类药物化学结构特点多数可以看成为乙醇取代物，其中羟基多为醚化，C-1 与芳核直接相连，C-2 与咪唑基联结，因而 C-1 是手性碳，此类药物应具有旋光性，但在临床多使用其消旋体。

氮唑类抗真菌药对立体化学要求十分严格，通常要求的是 3-三氮唑-2 芳基-1-甲基-2-丙醇类化合物，（1S，2R）立体异构体会对抗真菌活性产生影响。三氮唑类代表药物有氟康唑、伏立康唑和伊曲康唑等。

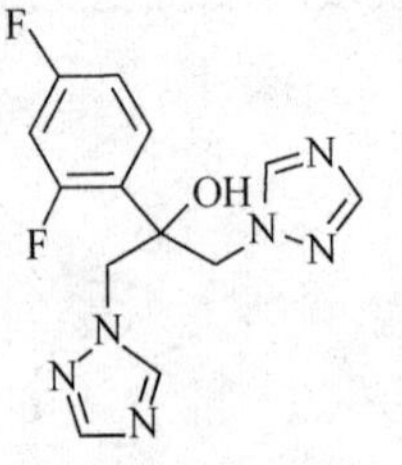

氟康唑 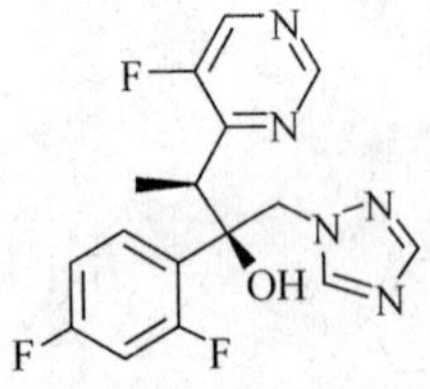   伏立康唑

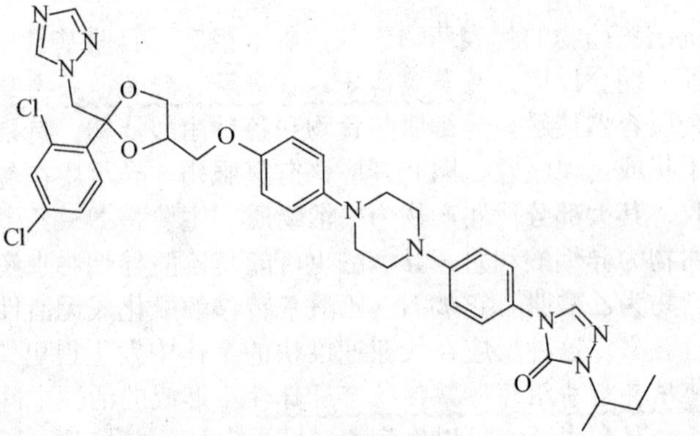

伊曲康唑

以 1，2，4-三氮唑类结构替代咪唑环得到广谱抗真菌药物氟康唑。其蛋白结合率低、生物利用度高、能穿透中枢、对真菌的细胞色素 P450 的选择性高，可口服，具有很好的抗真菌应用价值。由于氟康唑结构中含有 2 个弱碱性的三氮唑环和 1 个亲脂性的 2，4-二氟苯基，使其具有一定的水溶性，这种结构使氟康唑口服吸收高，可达 90%，且不受食物、组胺 H_2 受体拮抗剂类抗溃疡药物、抗酸药的影响。

伏立康唑是为了改善氟康唑的水溶性设计得到的衍生物，是广谱抗真菌药物，但伏立康唑为 CYP2C19、CYP2C9 和 CYP3A4 的抑制药，因此药物相互作用发生率高于氟康唑。

伊曲康唑结构中含有 1，2，4-三氮唑和 1，3，4-三氮唑，这 2 个唑基分别在苯基取代哌嗪的两端，这种结构使得伊曲康唑脂溶性较强，所以在体内某些脏器组织中浓度较高，在体内代谢产生的代谢物羟基伊曲康唑，其活性比伊曲康唑更强，但半衰期比伊曲康唑更短。体内、体外抗真菌作用都比酮康唑强。

【同步练习】

一、A 型题（最佳选择题）

1. 抑制细菌 DNA 促旋酶的药物是

A. 利福平　　　　　　B. 氟康唑　　　　　　C. 异烟肼　　　　　　D. 阿昔洛韦

E. 环丙沙星

本题考点：抗菌药物的作用机制。喹诺酮类抗菌药物具有 1，4 - 二氢 - 4 - 氧代喹啉（或氮杂啉）- 3 - 羧酸结构，作用机制是抑制原核生物 DNA 促旋酶和（或）拓扑异构酶Ⅳ。

2. 喹诺酮抗菌药物产生抗菌活性的必要基团是

A. 1 位氮原子无取代　　　　　　　　　　B. 5 位有氨基

C. 3 位上有羧基和 4 位有羰基　　　　　　D. 8 位氟原子取代

E. 7 位无取代

本题考点：喹诺酮抗菌药物的结构特点。喹诺酮类抗菌药物具有 1，4 - 二氢 - 4 - 氧代喹啉（或氮杂啉）- 3 羧酸结构，作用靶点是 DNA 促旋酶和拓扑异构酶Ⅳ，结构中的 A 环吡啶酮酸是产生药效关键的药效团；3 - 羧基、4 - 酮基是抗菌活性不可缺少的部分；B 环可以是苯环、吡啶环、嘧啶环等，8 位取代基对光毒性强度有影响。1，4 - 二氢 - 4 - 氧代喹啉环上其他的取代基的存在和性质都将对药效、药代、毒性有较大的影响。

3. 下列易发生水解降解反应的药物是

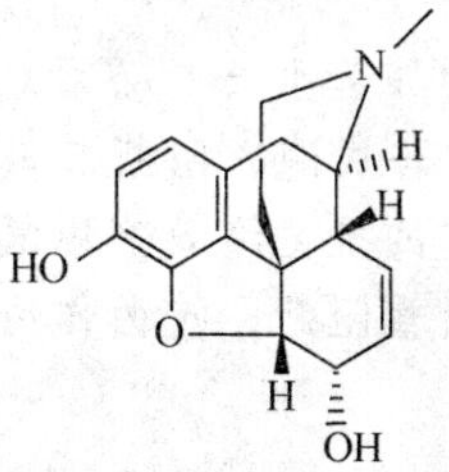

A. 吗啡

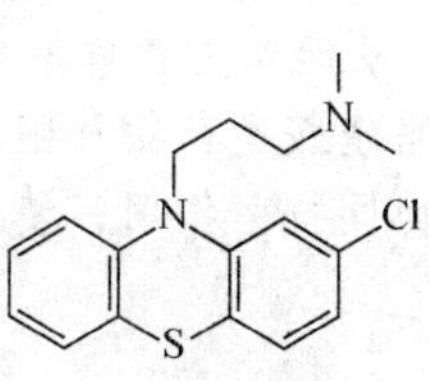

B. 氯丙嗪

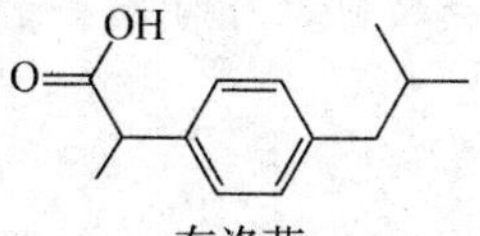

C. 布洛芬

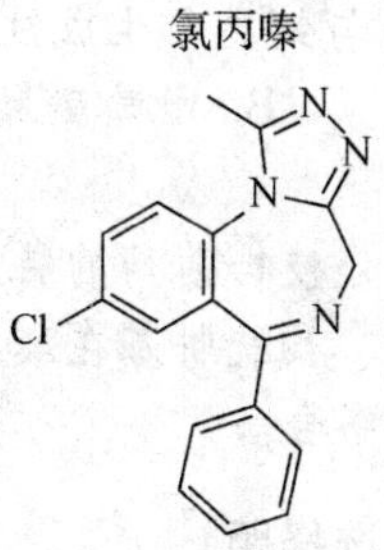

D. 阿普唑仑

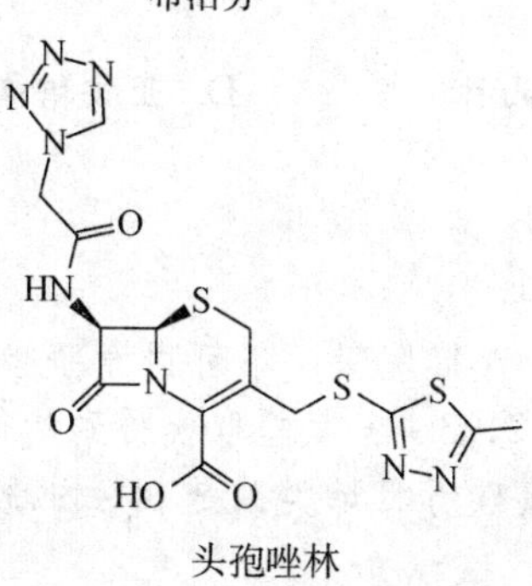

E. 头孢唑林

本题考点： 青霉素类抗菌药物的结构特点。头孢唑林属于β－内酰胺类抗菌药物，因为β－内酰胺是4个原子组成，环的张力较大，使其化学性质不稳定，易发生开环导致失活。

4. 是一种天然的抗菌药，对酸不稳定，不可口服的是

    A. 磺胺嘧啶   B. 青霉素钠   C. 异烟肼   D. 头孢氨苄

    E. 环丙沙星

本题考点： β－内酰胺抗菌药物的结构特点。头孢氨苄是第一代口服头孢菌素，C－3位乙酰氧甲基换成甲基，使得头孢氨苄在酸性条件下稳定，口服吸收较好，耐青霉素酶；是一种天然的抗菌药，对酸不稳定，不可口服，磺胺嘧啶、异烟肼、环丙沙星属于合成抗菌药。

5. 在组织液中浓度高，半衰期较长的抗生素是

    A. 阿奇霉素   B. 红霉素   C. 罗红霉素   D. 克拉霉素

    E. 多西环素

本题考点： 大环内酯类抗菌药物的结构特点。阿奇霉素由于其碱性增大，具有独特的药动学性质，吸收后可被转运到感染部位，达到很高的组织浓度，一般可比细胞外浓度高300倍。

6. 与磺胺甲恶唑合用能使后者作用增强的药物是

    A. 磺胺嘧啶   B. 红霉素   C. 甲氧苄啶   D. 克拉霉素

    E. 头孢氨苄

本题考点： 磺胺类抗菌药物的增强剂。磺胺类药的基本结构和细菌生长所必须对氨基苯甲酸（PABA）相似，从而产生竞争性拮抗，抑制细菌的二氢叶酸合成酶，阻断二氢叶酸的合成发挥抗菌作用。当磺胺类药物和阻断二氢叶酸还原成四氢叶酸的抗菌增效剂甲氧苄啶一起使用时，可以产生协同抗菌作用，使细菌体内的叶酸代谢受到双重阻断，抗菌作用增强数倍至数十倍。

7. 在酸性条件下，与铜离子生成红色螯合物的药物是

    A. 异烟肼   B. 吡嗪酰胺   C. 乙胺丁醇   D. 多西环素

    E. 阿米卡星

本题考点： 抗结核分枝杆菌药的特点。异烟肼是合成抗结核药物的代表药物，其性质不稳定，具肼基具还原性、具酰肼基在酸或碱条件下可水解性、缩合反应，可与铜离子、铁离子、锌离子等金属离子络合。

二、B型题（配伍选择题）

（8—9题共用备选答案）

    A. 氨曲南   B. 克拉维酸   C. 哌拉西林   D. 亚胺培南

    E. 他唑巴坦

8. 属于青霉烷砜类抗生素的药物是

9. 属于碳青霉烯类抗生素的是

本题考点： β－内酰胺抗菌药物的结构特点。舒巴坦是青霉烷砜类不可逆竞争性β－内酰胺酶抑制药，他唑巴坦是在舒巴坦结构中甲基上氢被1，2，3－三氮唑取代得到的衍生物，为青霉烷砜另一个不可逆β－内酰胺酶抑制药；亚胺培南属碳青霉烯类，是β－内酰胺环与另一个二氢吡咯环并在一起。

三、X 型题（多项选择题）

10. 下列药物属于抗真菌药物的是

A. 头孢唑林　　　　B. 伏立康唑　　　　C. 多西环素　　　　D. 伊曲康唑

E. 氟康唑

本题考点： 抗真菌药物的代表药物。咪唑类抗真菌药物的代表药物为噻康唑、益康唑、酮康唑等康唑类。头孢唑林属于青霉素类抗生素，多西环素属于四环素类抗生素。

参考答案： 1. E　2. C　3. E　4. B　5. A　6. C　7. A　8. E　9. D　10. BDE

第 8 节　抗病毒药

一、核苷类

【复习指导】本部分内容属于熟悉可考。需要熟悉掌握的内容包括：核苷类药物的作用机制和应用及开环核苷类药物之间的关系。

1. **核苷类抗病毒药物**　核苷是由碱基和糖两部分组成。由天然 5 种碱基（A，C，T，U，G）中的 1 种与核糖或脱氧核糖所形成的各种核糖核苷或脱氧核糖核苷称为天然核苷。若通过化学修饰改变天然碱基或糖基中的基团后形成核苷称为人工合成核苷。

核苷及其类似物类抗病毒药物依据其结构可以分为非开环类和开环类。

核苷类抗病毒药物作用靶点是 RNA 病毒的逆转录酶，DNA 病毒的 DNA 聚合酶，竞争性作用于酶活性中心，嵌入正在合成的病毒 DNA 链中，终止 DNA 链的延长，而抑制病毒复制的作用。设计而成的抗病毒药物主要有嘧啶核苷类化合物和嘌呤核苷类化合物。

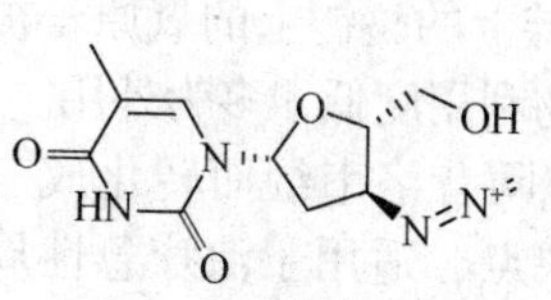

齐多夫定 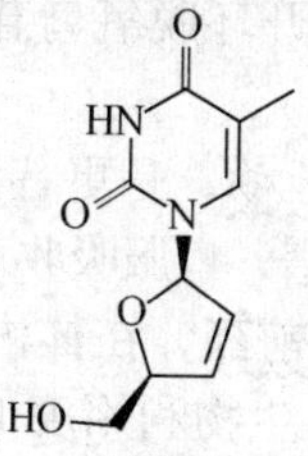　　　　司他夫定 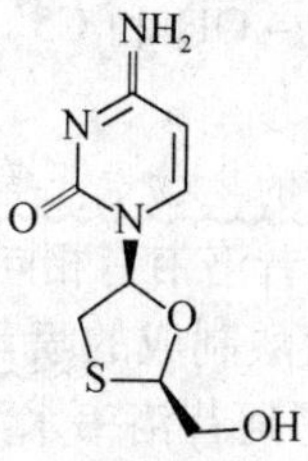　　　　拉米夫定 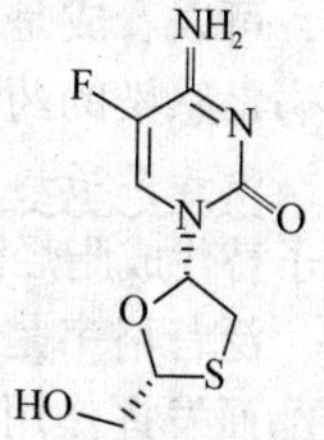　　　　恩曲他滨

齐多夫定是脱氧胸腺嘧啶核苷的类似物，其脱氧核糖部分的 3 位上的羟基被叠氮基取代，掺入 DNA 中后，阻止 3′，5′- 双磷酸酯键的形成，引起 DNA 键断裂。在细胞内转化为活性三磷酸齐多夫定才能够发挥作用。对能引起艾滋病病毒和 T 细胞白血病的 DNA 肿瘤病毒有抑制作用，作为美国第一个批准治疗抗艾滋病的药物，为抗逆转录酶病毒药物。

司他夫定为脱氧胸腺嘧啶核苷的脱水产物，引入 2′，3′- 双键，是不饱和的胸苷衍生物。在体内被细胞激酶磷酸化后形成有活性的代谢物三磷酸司他夫定发挥作用。其对酸稳定，口服后吸收迅速。适用于对齐多夫定、扎西他滨等不能耐受或治疗无效的艾滋病及其相关综合征的治疗。

拉米夫定是双脱氧硫代胞苷化合物，有 β-D-（+）和 β-L-（-）两种异构体，两种异构体对抗 HIV-1 的作用都较强。但其 β-L-（-）的异构体对胞苷 - 脱氧胞苷脱氨酶的脱氨基作用有拮抗作用。在细胞内经过磷酸化，生成为拉米夫定三磷酸盐，并以环腺苷磷酸形式通过乙型肝炎病毒多聚酶嵌入到病毒 DNA 中，从而中止 DNA 链合成，继而发挥作用。

2. 开环核苷类抗病毒药物　因为腺苷类药物在体内易被脱氨酶转化成脱氨化合物从而使其失去活性，在寻找腺苷脱氨酶抑制剂的过程中，通过对糖基进行修饰而发现了一些开环的核苷，抗病毒活性较强。开环核苷类抗病毒药物的基本结构为鸟嘌呤环。

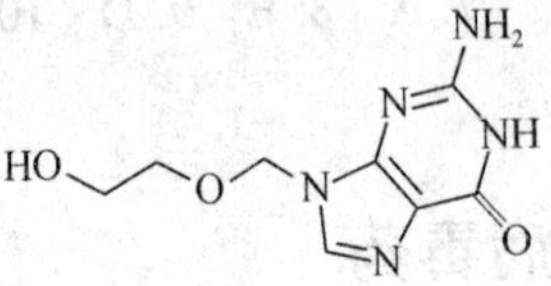

阿昔洛韦 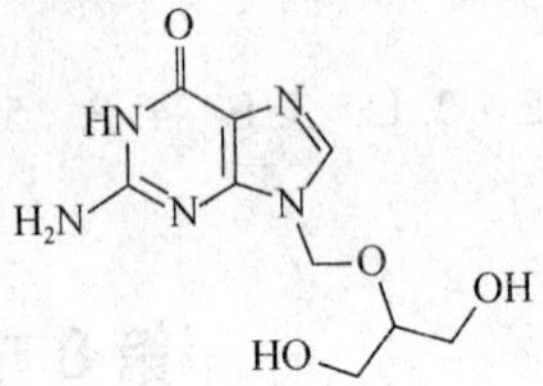　　　　　　　　　　　　　　　更昔洛韦

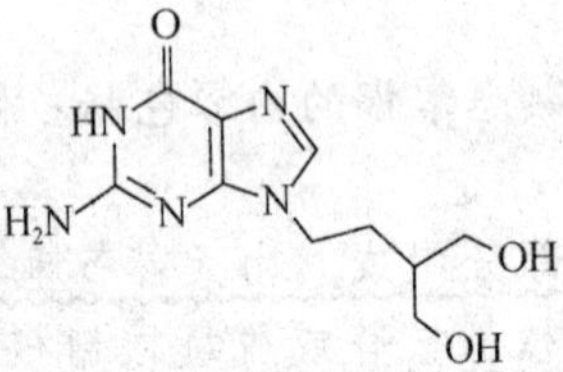

喷昔洛韦 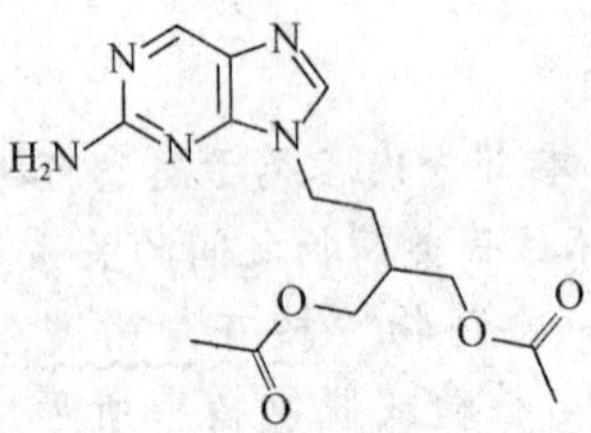　　　　　　　　　　　　　　　泛昔洛韦

阿昔洛韦是第一个非糖苷类核苷类药物，为去氧鸟苷的类似物，作用机制是：在被磷酸化时专一性的在相应于羟基的位置上磷酸化，并掺入到病毒的 DNA 中，由于该化合物不含有相当的羟基，是链中止剂，从而中断病毒的 DNA 合成。是抗疱疹病毒的首选药物。

更昔洛韦是用丙三醇替代阿昔洛韦中的乙二醇作为醚性侧链，比阿昔洛韦多了一个羟甲基，可以看成是具有 C3′ – OH 和 C5′ – OH 的开环脱氧鸟苷衍生物。是第一个治疗人体巨细胞病毒感染的药物。

喷昔洛韦是更昔洛韦的生物电子等排体衍生物，是更昔洛韦侧链上的醚键上的氧原子被碳原子替代成脂烃链，与阿昔洛韦有相同抗病毒谱，口服吸收难，生物利用度低，多为外用。

泛昔洛韦是 L – 缬氨酸制成的**喷昔洛韦的前药**，在体内代谢成阿昔洛韦继而转化成三磷酸酯而发挥作用，克服了阿昔洛韦水溶性差、生物利用度低等的缺点，适用于治疗急性局部带状疱疹。

二、非核苷类

【复习指导】本部分内容属于熟悉可考。需要熟悉掌握的内容包括：非核苷类药物各自的结构特点。

非核苷类抗病毒药物主要有利巴韦林、金刚烷胺、金刚乙胺、膦甲酸钠和奥司他韦。

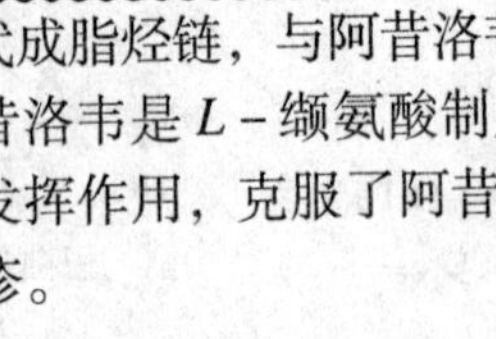

利巴韦林 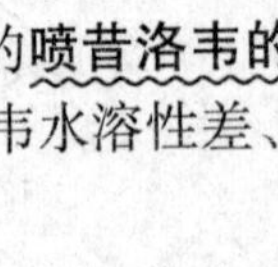　　　　　　　金刚烷胺 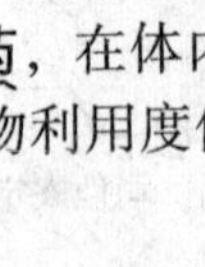　　　　　　膦甲酸钠 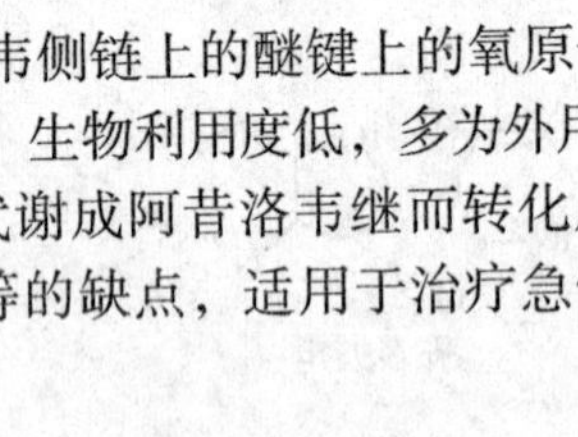　　　　　　奥司他韦

利巴韦林是广谱抗病毒药，利巴韦林可视作磷酸腺苷（AMP）和磷酸鸟苷（GMP）生物合成前体氨基咪唑酰氨核苷的类似物，利巴韦林三磷酸酯抑制 mRNA 的 5′末端鸟嘌呤化和末端鸟嘌呤残基的 N7 甲基化，并且与 GTP 和 ATP 竞争抑制 RNA 聚合酶。在肝内代谢成利巴韦林 - 5′ - 单磷酸、利巴韦林 - 5′ - 二磷酸、利巴韦林 - 5′ - 三磷酸和 1，2，4 - 三氮唑 - 3 - 羧酰胺，其代谢产物都有显著的抗病毒活性。

金刚烷胺是对称的三环状胺，它既可以抑制病毒颗粒穿入宿主细胞，也可以抑制病毒早期复制和阻断病毒基因的脱壳及核酸向宿主细胞的侵入。可以防治所有 A 形流感病毒感染。

膦甲酸钠是无机焦磷酸盐的有机类似物，在不影响细胞 DNA 聚合酶的浓度下，膦甲酸钠在病毒特异性 DNA 聚合酶的焦磷酸盐结合位点产生选择性抑制作用，从而表现出抗病毒活性，在体外试验中可抑制包括人疱疹病毒 HHV - 6、巨细胞病毒、单纯疱疹病毒 1 型和 2 型等疱疹病毒的复制。

奥司他韦是流感病毒的神经氨酸酶抑制药，是其活性代谢产物奥司他韦羧酸盐的前体药物，能有效地阻断流感病毒（甲型和乙型）的复制过程。

【同步练习】

一、A 型题（最佳选择题）

1. 作用于神经氨酸酶的抗流感病毒药物是

A. 金刚烷胺　　　　B. 阿昔洛韦　　　　C. 奥司他韦　　　　D. 利巴韦林

E. 膦甲酸钠

本题考点：抗流感病毒的作用机制。金刚烷胺、利巴韦林、膦甲酸钠属于非核苷类抗病毒药；阿昔洛韦属于开环核苷类抗病毒药；奥司他韦是流感病毒的神经氨酸酶抑制药。

2. 阿昔洛韦的母核结构是

A. 嘧啶环　　　　B. 咪唑环　　　　C. 鸟嘌呤环　　　　D. 吡咯环

E. 吡啶环

本题考点：抗病毒药的结构特点。阿昔洛韦属于开环核苷类抗病毒药物，其基本结构为鸟嘌呤环。

3. 在肠壁吸收后可代谢生成喷昔洛韦的前体药物是

A. 阿昔洛韦　　　　B. 更昔洛韦　　　　C. 盐酸伐昔洛韦　　　　D. 泛昔洛韦

E. 阿德福韦酯

本题考点：开环核苷类抗病毒药物的作用特点。泛昔洛韦是 L - 缬氨酸制成的喷昔洛韦的前药，在体内代谢成阿昔洛韦继而转化成三磷酸酯而发挥作用。

4. 第一个上市的开环核苷类抗病毒药物是

A. 阿昔洛韦　　　　B. 更昔洛韦　　　　C. 阿德福韦　　　　D. 泛昔洛韦

E. 齐多夫定

本题考点：β - 内酰胺抗菌药物的结构特点。阿昔洛韦是第一个非糖苷类核苷类药物，为去氧鸟苷的类似物。

二、X 型题（多项选择题）

5. 下列属于核苷类的抗病毒药物是

A. 阿昔洛韦　　　　B. 更昔洛韦　　　　C. 齐多夫定　　　　D. 拉米夫定
E. 利巴韦林

本题考点：核苷类药物的代表药物。阿昔洛韦和更昔洛韦属于开环核苷类抗病毒药物；齐多夫定和拉米夫定属于核苷类抗病毒药物；利巴韦林属于非核苷类抗病毒药物。

第9节　抗肿瘤药

一、直接影响 DNA 结构和功能的药物

【复习指导】本部分内容属于重点易考。需要掌握的内容包括：直接影响 DNA 结构和功能的药物的分类及对每类药物下的代表药物和特点。

烷化剂，也称生物烷化剂，能直接影响 DNA 结构和功能，其在体内形成的缺电子活泼中间体或者其他具有活泼亲电性基团的化合物可以与生物大分子（如 DNA）中含有丰富电子的基团（如氨基、羟基、巯基、羧基、磷酸基等）发生亲电反应共价结合，使它们丧失活性或破坏 DNA 分子发生断裂。烷化剂是细胞毒性类药物，它不仅有抑制和毒害增生活跃的肿瘤细胞的作用，而且对其他增生较快的正常细胞，如骨髓细胞、毛发细胞、肠上皮细胞和生殖细胞也同样会产生抑制作用，从而会引起恶心、呕吐、骨髓抑制、脱发等较多严重的副作用。

烷化剂药物根据化学结构可分为氮芥类、乙撑亚胺类、磺酸酯及多元醇类、亚硝基脲类等。

1. **氮芥类**　氮芥类药物是 β-氯乙胺类化合物的总称，烷基化的关键药效基团是 β-氯乙胺，通过转变成乙撑亚胺活性中间体，从而发挥烷基化作用。氮芥类药物的结构包括：烷基化部分和载体部分两部分。载体部分可改善该类药物在体内的吸收、分布等药物的动力学性质，从而增强其稳定性、选择性和抗肿瘤活性，并使其毒性降低。

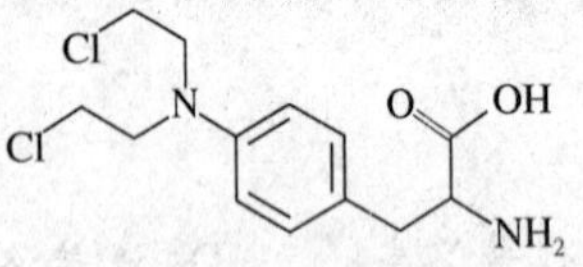

美法仑 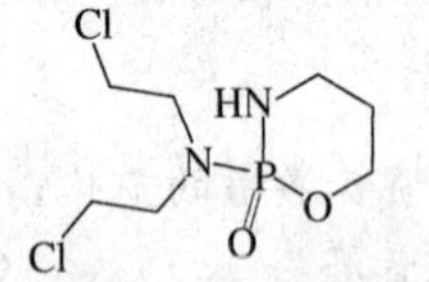　　　　　　环磷酰胺 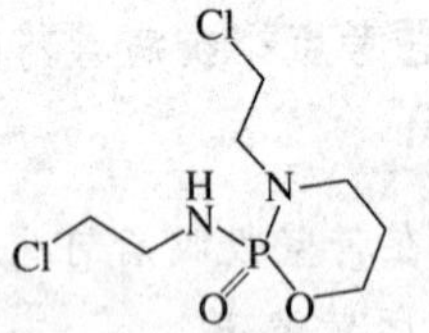　　　　　异环磷酰胺

美法仑是 β-氯乙胺，是一双功能的烷化剂，载体部分是人体必需氨基酸 L-苯丙氨酸部分，是一个良好的载体。美法仑较其对映体具有更高的活性。

环磷酰胺在氮芥的氮原子上连有一个吸电子的环状磷酰胺内酯，使烷化剂的能力降低，体外几乎没有抗肿瘤活性，为前体药物，含有一个结晶水是为固体，水溶液不稳定，溶解后应该在短期内使用。其在体内肿瘤组织中被磷酰胺酶催化裂解成有活性的去甲氮芥而发挥抗肿瘤作用，代谢后生成丙烯醛，可引起膀胱毒性，选择性高毒性低。

异环磷酰胺是在环磷酰胺结构的基础上将环外的氮原子上的一个氯乙基移至环上的氮原子，也属于前体药物，需在体内经酶代谢活化后才能发挥作用。其代谢途径与磷酰胺相类似，但异环磷酰胺经代谢能产生环磷酰胺没有的具有神经毒性的单氯乙基环磷酰胺。异环磷酰胺与环磷酰胺的抗瘤谱不完全相同。

2. 乙撑亚胺类　乙撑亚胺类药物是在氮芥的基础上，在氮原子上用吸电子基团从而降低其毒性的一类烷化剂药物。其典型药物为塞替派和替派。

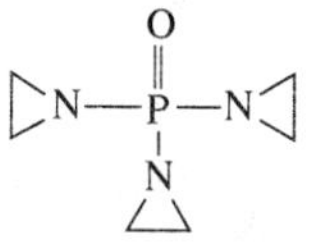

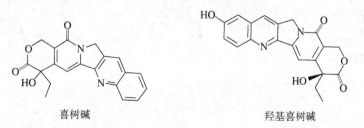

替派 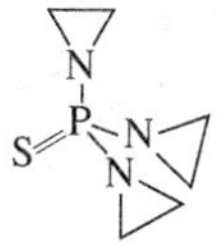　　　　　　　塞替派 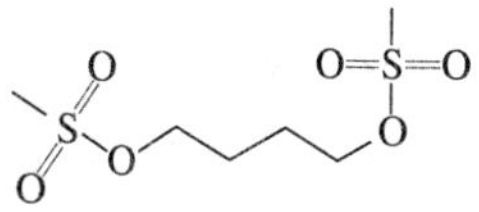　　　　　　　白消安

塞替派结构中的氮杂环丙环基团可分别与核苷酸中的腺嘌呤、鸟嘌呤 3−N 和 7−N 进行烷基化，生成塞替派−DNA 的烷基化产物，为细胞周期非特异性药物，对增殖细胞的各个时期均有影响。含有体积较大的硫代磷酰基，水溶性小且对酸不稳定，不能口服，进入体内后迅速分布到全身，在肝中很快被肝 CYP450 酶系代谢生成替派，而发挥作用，因此塞替派可认为是替派的前体药物。塞替派可直接注射入膀胱，在临床上是治疗膀胱癌的首选药物。

白消安是含有 4 个次甲基的双甲磺酸酯的烷化剂，甲磺酸酯是较好的离去基团，其能生成碳正离子与体内生物大分子发生亲核取代反应从而发挥烷基化作用。口服吸收后迅速分布到各组织中。

3. 金属配合物抗肿瘤药物

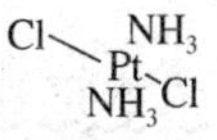

顺铂 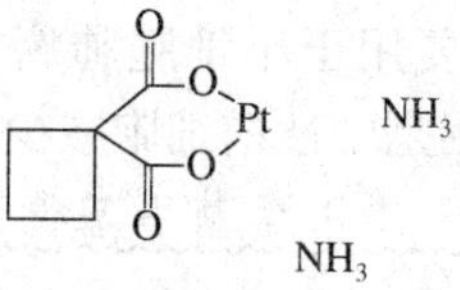　　　　　　　卡铂 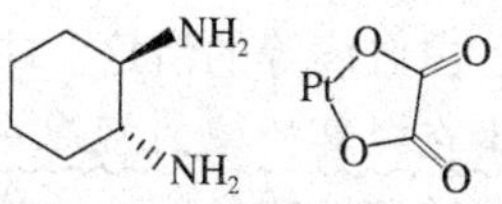　　　　　　　　奥沙利铂

顺铂是第一个用于临床的铂类的金属配合物抗肿瘤药物，作用机制是使肿瘤细胞 DNA 复制停止，阻碍细胞的分裂。反式铂配合物则无此作用。是治疗睾丸癌和卵巢癌的一线药物。顺铂的水溶性差，只能注射给药并伴有严重的肾、胃肠道毒性、耳毒性及神经毒性，长期用药会产生耐药性，在水溶液中逐渐水解和转化成无活性的反式异构体。为了克服顺铂的这些缺点，用不同的胺类（乙二胺、环己二胺等）及各种酸根（无机酸、有机酸）与铂（Ⅱ）络合，合成了一系列铂的配合物。

卡铂是第二代铂配合物，与顺铂的抗肿瘤活性和生化性质相似，也需静脉注射给药，但肾毒性、消化道反应及耳毒性都较低，适应证也不完全相同。

奥沙利铂为草酸根合铂，是第一个上市的抗肿瘤手性铂配合物，3 个异构体中只有（R，R）异构体用于临床，其对顺铂和卡铂耐药的肿瘤株也多有显著的抑制作用。奥沙利铂性质稳定，是第一个显现对结肠癌有效的铂类烷化剂。

4. 拓扑异构酶抑制药

（1）作用于拓扑异构酶Ⅰ的抑制药：**主要是喜树碱及其衍生物。**

喜树碱　　　　　　　　　　　　　　羟基喜树碱

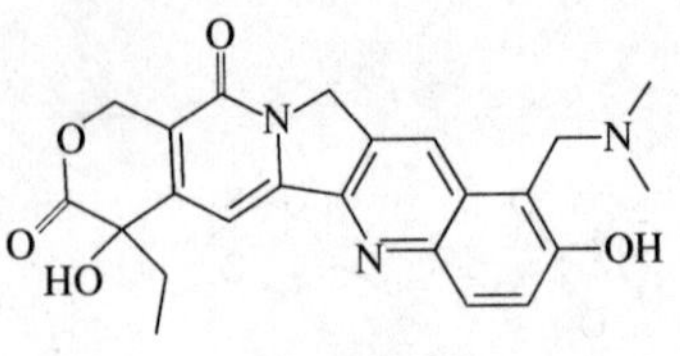

拓扑替康

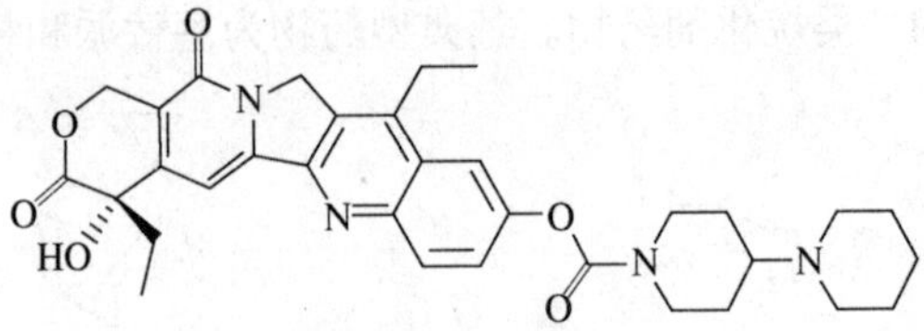

伊立替康SN-38

喜树碱是喜树中分离得到的抗肿瘤生物碱类，由5个环稠合而成，不溶于水，几乎也不溶于有机溶剂，具有较强的细胞毒性，对消化道肿瘤、膀胱癌、肝癌和白血病等恶性肿瘤有较好的疗效，但毒性比较大。

羟基喜树碱是喜树中分离得到的另一个抗肿瘤生物碱类，是细胞周期特异性药物，不溶于水，微溶于有机溶剂，结构中含酚性羟基使其溶于碱性水溶液，其天然含量虽然低于喜树碱，但其抗肿瘤活性更高，毒性较小。其临床主要用于肠癌、肝癌和白血病的治疗。

伊立替康是在7-乙基-10-羟喜树碱（SN-38）结构中引入羰酰基哌啶基哌啶侧链，可与盐酸成盐而溶于水。为前体药物，伊立替康在体内经P450依赖性酯酶代谢生成有活性的10-羟喜树碱SN-38从而起作用。主要用于小细胞肺癌、非小细胞肺癌、胸癌、结肠癌、子宫癌、白血病等的治疗。主要副作用是中性白细胞减少和腹泻。

拓扑替康在羟喜树碱的羟基邻位上引入二甲氨基甲基得到的半合成水溶性喜树碱衍生物。主要用于转移性卵巢癌的治疗。

（2）作用于拓扑异构酶Ⅱ的抑制药：主要有生物碱类和抗生素类。

鬼臼霉素是喜马拉雅鬼臼和美鬼臼根茎中分离得到的生物碱，虽然是一种有效的抗肿瘤成分，但因毒性反应大，不能用于临床。表鬼臼霉素是鬼臼毒素4位差向异构化产物，可明显地增强对细胞增殖的抑制作用，而且毒性比鬼臼毒素低。生物碱类药物代表为鬼臼霉素的结构改造半合成衍生物的依托泊苷和替尼泊苷。

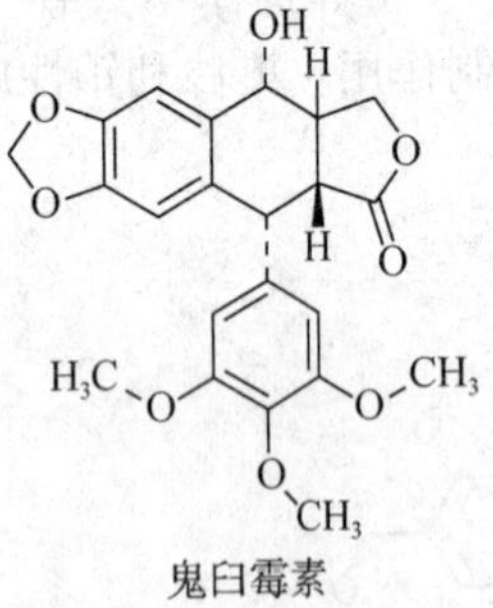

鬼臼霉素

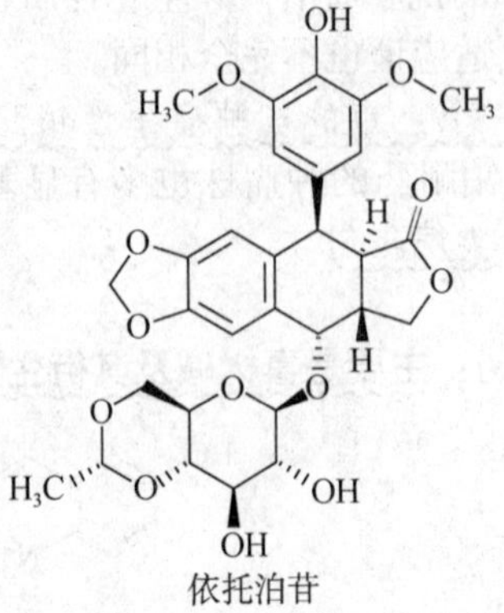

依托泊苷

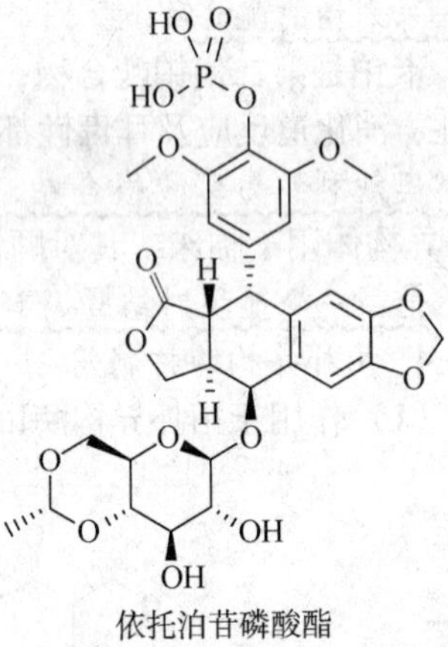

依托泊苷磷酸酯

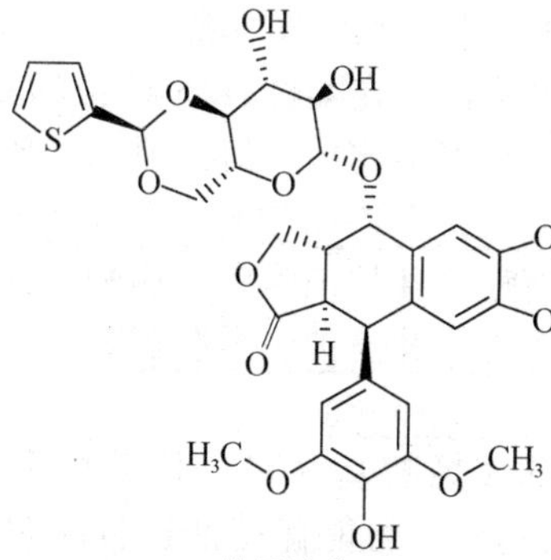

替尼泊苷

依托泊苷是细胞周期特异性抗肿瘤药物，**作用于拓扑异构酶Ⅱ**，形成药物－酶－DNA稳定的可逆性复合物，从而阻碍 DNA 修复，如果延长药物的给药时间，可能提高抗肿瘤活性。依托泊苷在同类药物中毒性较低，但水溶性差，是小细胞肺癌化疗的首选药。

依托泊苷磷酸酯是在依托泊苷的 4′位酚羟基上引入磷酸酯结构从而得到的衍生物，其水溶性增加。依托泊苷磷酸酯是前药药物，为小细胞肺癌化疗首选药物。

替尼泊苷为周期特异性细胞毒类药物，作用机制同依托泊苷。其为中性亲脂性药物，可透过血－脑屏障，为脑瘤首选药物。

蒽醌类抗肿瘤抗生素，主要代表药物有表柔比星、多柔比星、柔红霉素等，都为苷类抗生素。其作用机制大多是**抑制 Topo Ⅱ功能**，引起 DNA 断裂；直接作用于 DNA 或嵌入 DNA的双链中，形成稳定复合物，阻止 DNA 复制和 RNA 的转录，是细胞周期非特异性药物。

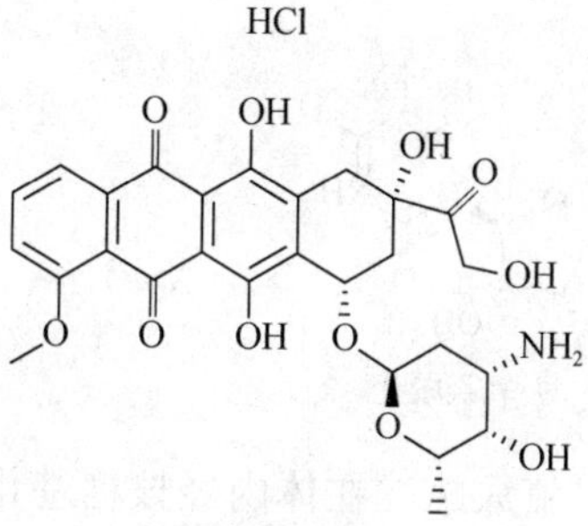

多柔比星

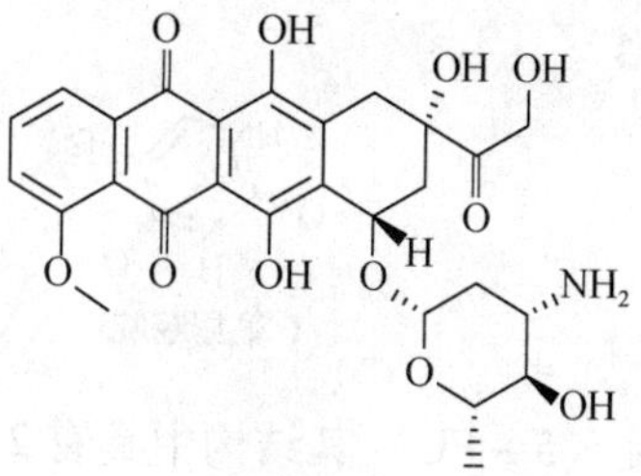

表柔比星

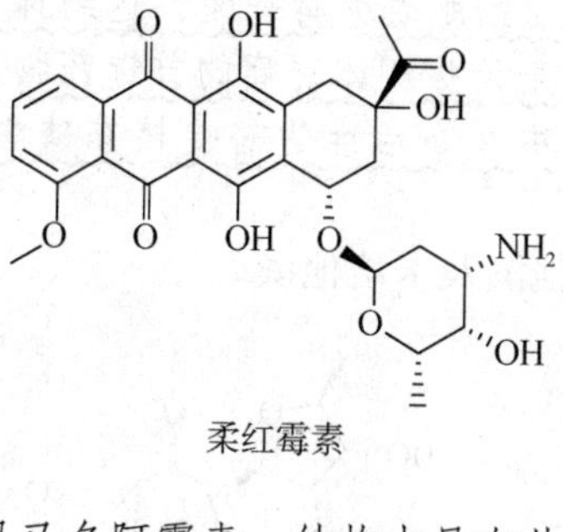

柔红霉素

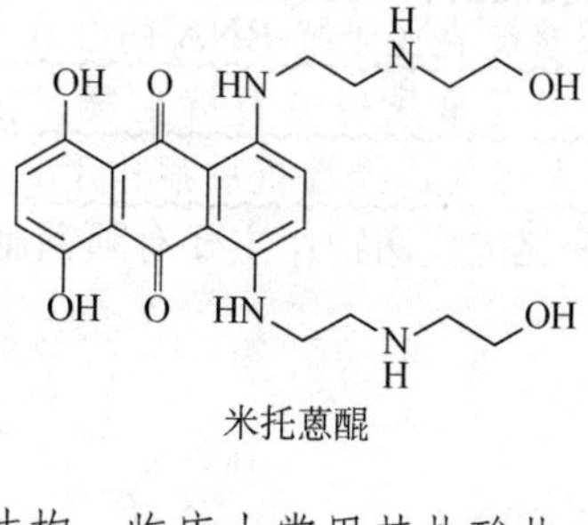

米托蒽醌

多柔比星又名阿霉素，结构中具有共轭的蒽醌结构，临床上常用其盐酸盐。其结构中既具有水溶性柔红糖胺和脂溶性蒽环配基，还含有酸性酚羟基和碱性氨基，易于通过细胞膜进入肿瘤细胞，因此具有很强的药理活性。多柔比星是一种广谱抗肿瘤药物。临床上常用于治疗乳腺癌、卵巢癌、肺癌、甲状腺癌、肉瘤等实体瘤。

表柔比星又名表阿霉素，是多柔比星在柔红霉糖 4′ 位的 OH 差向异构化的化合物。表柔比星对白血病和其他实体瘤的疗效与多柔比星相似，但毒性比后者低。

柔红霉素是放线菌产生的抗生素，多柔比星和柔红霉素的结构差异仅在 C-9 侧链上为羟乙酰基和乙酰基。临床上主要治疗急性粒细胞白血病和急性淋巴细胞白血病。

蒽醌类抗肿瘤抗生素的毒性主要为骨髓抑制和心脏毒性。可能是醌环被还原成半醌自由基，诱发了脂质过氧化反应，引起心肌损伤。

以蒽醌为母核，用其他有氨基或烃胺基（对母核其稳定作用，是化合物保持易于嵌入 DNA 的平面结构）的侧链代替氨基酸，可能保持活性且减少心脏毒性的人工合成蒽醌类衍生物，代表药物为米托蒽醌。米托蒽醌是细胞周期非特异性药物，能抑制 DNA 和 RNA 的合成。可以与多种抗肿瘤药物合用。

二、干扰核酸生物合成的药物（抗代谢药）

【复习指导】本部分内容属于熟悉可考。需要掌握的内容包括：干扰核酸生物合成的药物（抗代谢药）的不同分类的药物及其作用特点。

抗代谢药物通过干扰脱氧核糖核酸（DNA）合成中所需的叶酸、嘌呤、嘧啶及嘧啶核苷途径，从而抑制肿瘤细胞的生存和复制所必需的代谢途径，进而导致肿瘤细胞死亡并发挥抗肿瘤作用。嘧啶类抗代谢药、嘌呤类抗代谢药和叶酸类抗代谢药等是临床上通常用的抗代谢药物。

1. 嘧啶类抗代谢药　主要是尿嘧啶与胞嘧啶两类。
（1）尿嘧啶抗代谢药：主要有氟尿嘧啶、去氧氟尿苷。

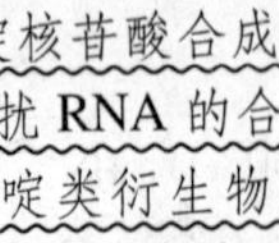

氟尿嘧啶 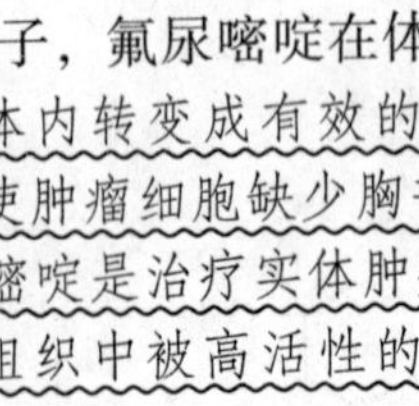　　　　　　　　　去氧氟尿苷

氟尿嘧啶（5-FU）其结构中具有 2 个氮原子，氟尿嘧啶在体内经核糖基化和磷酰化等生物转化作用后，才具细胞毒性。氟尿嘧啶在体内转变成有效的脱氧核糖尿苷酸后，因为 C-F 键稳定，致胸腺嘧啶核苷酸合成酶失活，使肿瘤细胞缺少胸苷酸，达到抑制 DNA 合成的作用。氟尿嘧啶也能干扰 RNA 的合成。氟尿嘧啶是治疗实体肿瘤的首选药物。

去氧氟尿苷是氟尿嘧啶类衍生物，在肿瘤组织中被高活性的嘧啶核苷磷酸化酶转化成 5-FU，从而发挥其选择性抗肿瘤作用。

（2）胞嘧啶抗代谢物：主要有阿糖胞苷、吉西他滨及卡培他滨。

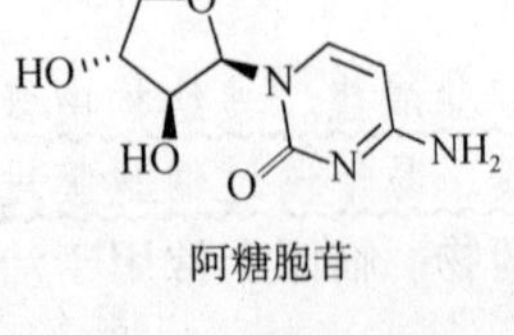

阿糖胞苷 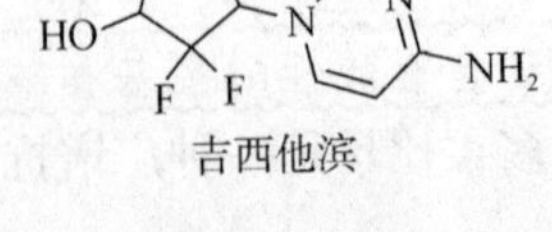　　　　　　　吉西他滨 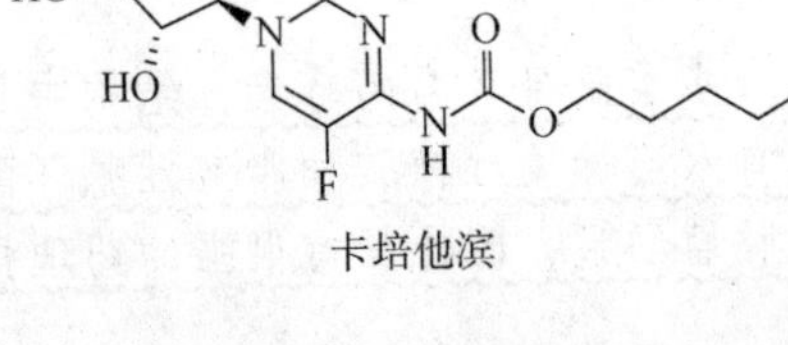　　　　　　　卡培他滨

阿糖胞苷为内源性的脱氧胞苷 2′－OH 衍生物。阿糖胞苷为前药，在体内转变成三磷酸阿糖胞苷而发挥抗肿瘤活性，三磷酸阿糖胞苷通过抑制 DNA 多聚酶和少量掺入 DNA，阻止 DNA 合成，从而抑制细胞的生长。

吉西他滨是**双氟取代的胞嘧啶核苷衍生物**，在体内通过在核苷激酶转化成有活性的二磷酸吉西他滨和三磷酸吉西他滨而发挥抗肿瘤的作用。

卡培他滨在为前药，在体内在酶的作用下转变成5－氟尿嘧啶而发挥作用。

2. 嘌呤拮抗药　腺嘌呤和鸟嘌呤是 DNA 和 RNA 的重要组分部分，次黄嘌呤是腺嘌呤和鸟嘌呤生物合成的重要中间体。嘌呤类抗代谢物主要有鸟嘌呤和次黄嘌呤的衍生物。

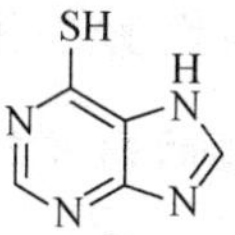

巯嘌呤 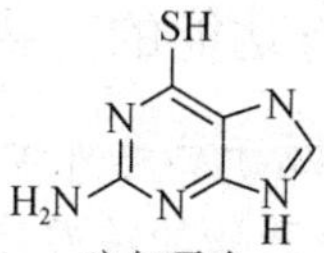　　　　　　　硫鸟嘌呤

巯嘌呤是通过用巯基取代黄嘌呤的 6 位羟基而获得的衍生物。在体内先经酶的催化变成有活性的 6－硫代次黄嘌呤核苷酸（硫代肌苷酸），阻止肌苷酸转变为腺苷酸或者氧化为黄嘌呤核苷酸，阻碍 DNA 和 RNA 的合成，对 S 期细胞作用最显著，对其他期细胞也有效。巯嘌呤适用于各种急性白血病、绒毛膜癌、恶性葡萄胎。

硫鸟嘌呤是通过鸟嘌呤的结构修饰获得的衍生物。它在体内转变为硫代鸟嘌呤核苷酸，阻止嘌呤核苷酸的相互转换，影响 DNA 和 RNA 的合成，硫代鸟嘌呤核苷酸可以掺入 DNA 和 RNA 中，使 DNA 不能被复制。

3. 叶酸拮抗药　叶酸是核酸生物合成的代谢产物，也是红细胞发育和生长的重要因子，当其缺乏时，白细胞减少，因此叶酸拮抗药能有效地缓解急性白血病。叶酸拮抗药主要有甲氨蝶呤、亚叶酸钙和培美曲塞。

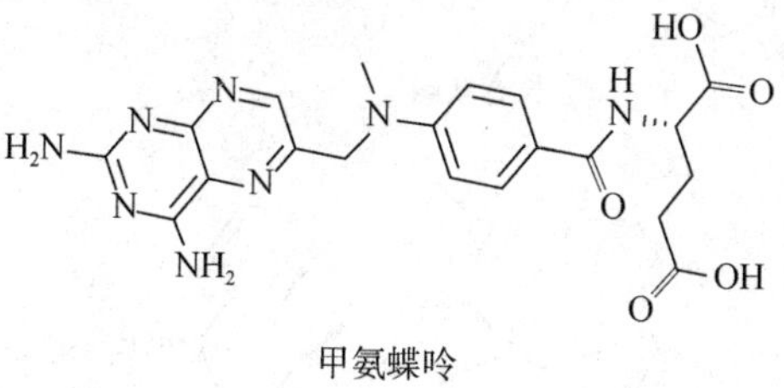

甲氨蝶呤 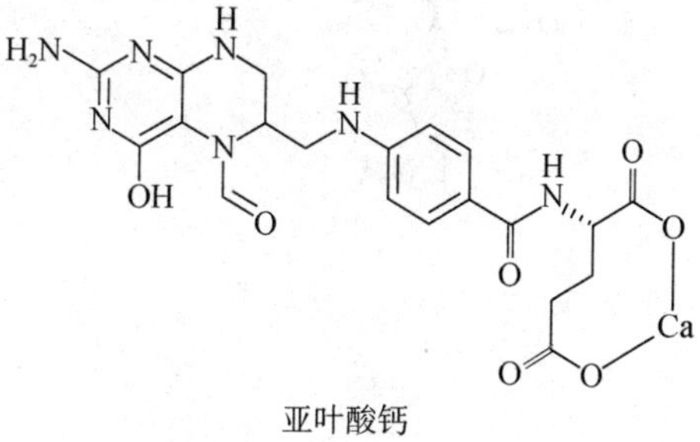　　　　　　　　　　　　亚叶酸钙

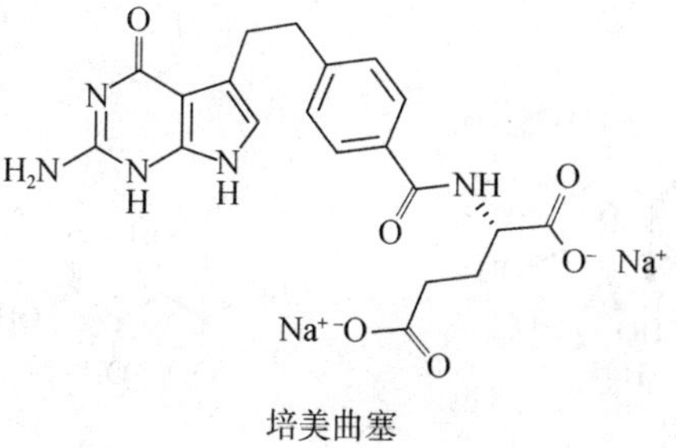

培美曲塞

甲氨蝶呤是二氢叶酸还原酶抑制药，可防止二氢叶酸转化为四氢叶酸，影响辅酶 F 的产生，阻止胸腺嘧啶脱氧核苷酸和嘌呤核苷酸的合成，从而干扰 DNA 和 RNA 的合成，并阻碍肿瘤细胞的生长。此外发现甲氨蝶呤对胸腺嘧啶合成酶也具有抑制作用，胸腺嘧啶合成酶对所有细胞的核酸代谢都具有致命作用。临床上主要用于急性白血病、恶性葡萄胎和绒毛膜上皮癌的治疗。

培美曲塞为具有多靶点抑制作用的**叶酸拮抗剂抗肿瘤药物**，其能影响叶酸代谢途径，致使嘧啶和嘌呤合成受阻。临床上主要用于非小细胞肺癌和恶性胸膜间皮瘤的治疗。

亚叶酸钙可以提供四氢叶酸，是使用甲氨蝶呤大剂量引起中毒时的解救，两者合用时可使毒性降低，但抗肿瘤活性并不降低。

三、抑制蛋白质合成与功能的药物（干扰有丝分裂的药物）

【复习指导】本部分内容属于熟悉可考。需要掌握的内容包括：长春碱类的保存、注意事项及其治疗作用，紫杉醇类药物的治疗方向。

1. 长春碱类　长春碱类抗肿瘤药是由夹竹桃科植物长春花分离出来的一类具有抗肿瘤活性的生物碱。主要有长春碱、长春新碱和半合成衍生物长春地辛，长春碱和长春新碱对淋巴白血病有较好的治疗作用。临床用其硫酸盐。

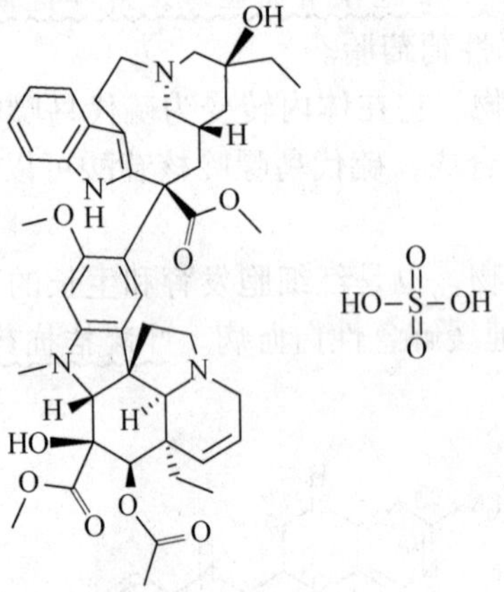

长春碱

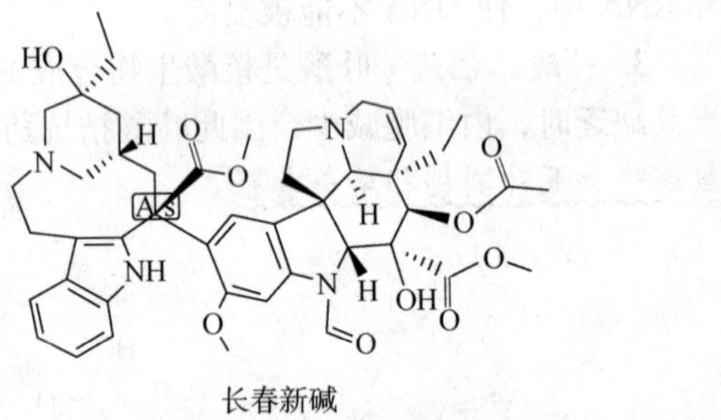

长春新碱

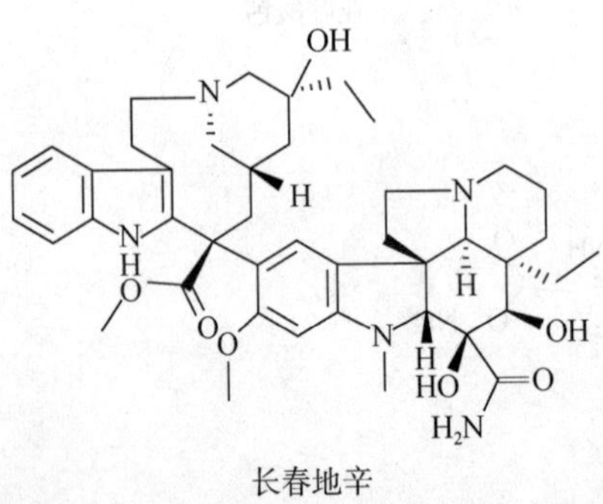

长春地辛

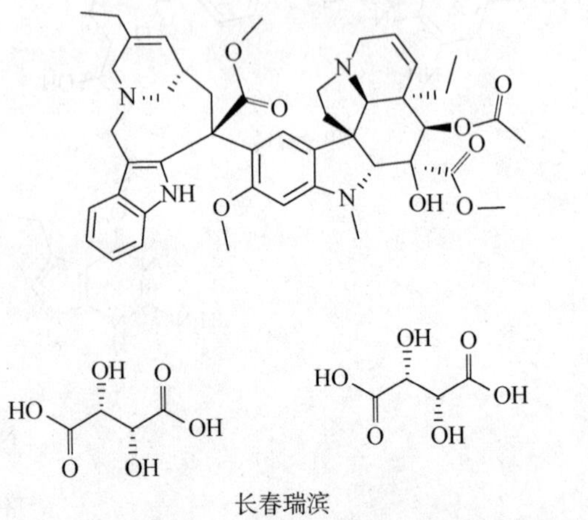

长春瑞滨

长春碱分子中含有吲哚环，极易被氧化，故其在光照或者加热情况下很容易变色。长春碱具有热不稳定性，在加热情况下，一分子中的 – COOCH$_3$ 迁移到另一分子的 N 原子上，随后发生类似 Hofmann 型的消除而分解。

长春碱的二氢吲哚核的 N – CH$_3$ 以 N – CHO 取代是长春新碱与长春碱在化学结构上的差别。长春新碱对动物肿瘤的疗效超过了长春碱，与长春碱之间无交叉耐药现象；两者毒性虽然相似，但长春新碱对神经系统毒性较突出，有的患者可能发生运动障碍，骨髓抑制和胃肠道反应较轻。长春碱与长春新碱都对光敏感，应该避光保存，并在静脉滴注时应避免日光直接照射。

长春地辛又名长春花碱酰胺，是在对长春碱结构改造的过程中合成的衍生物，是细胞周期特异性药物。与长春碱和长春新碱无完全的交叉耐药，其毒性介于长春碱和长春新碱之间。对非小细胞肺癌、小细胞肺癌、乳腺癌、恶性淋巴瘤、食管癌及恶性黑色素瘤等恶性肿瘤有效。

长春瑞滨是对长春碱结构改造的半合成长春碱衍生物，是细胞周期特异性药物。其神经毒性是春碱类药物中最低的。长春瑞滨对肺癌，尤其对非小细胞肺癌的疗效好。

2. 紫杉烷类　紫杉烷类的主要药物有紫杉醇和多西他赛。

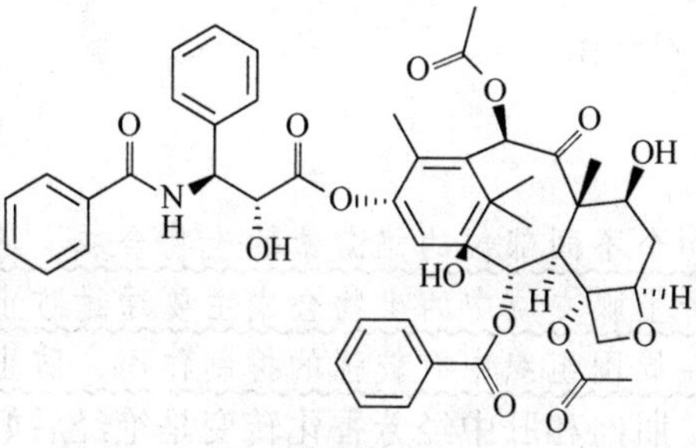

紫杉醇 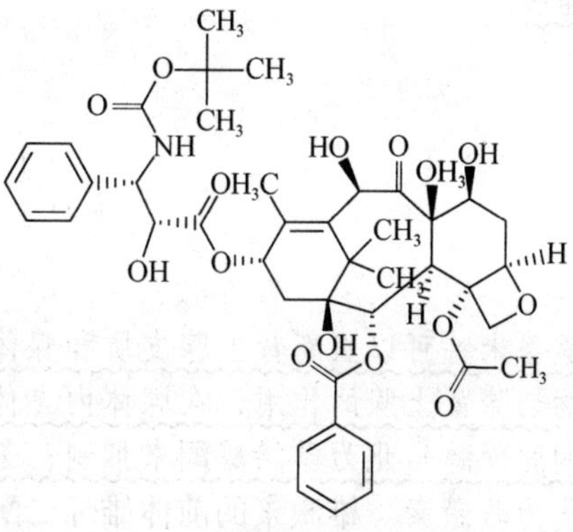　　　　　　　　　　　　多西他赛

紫杉醇是从美国西海岸的短叶红豆杉的树皮中分离提取的一种具有紫杉烯环的二萜类化合物，属于有丝分裂抑制药或纺锤体毒素。 紫杉醇的抗肿瘤作用广，临床上治疗乳腺癌、卵巢癌（难治性卵巢癌及乳腺癌也有效）及非小细胞肺癌。

多西他赛又称紫杉特尔，是紫杉醇的半合成衍生物。其 C – 10 的取代基与 3′ 位上的侧链与紫杉醇有不同。与紫杉醇比，多西他赛的水溶性好，毒性较小，抗肿瘤谱更广，临床上主要用于其他药物化疗失败的晚期或者转移性乳腺癌和非小细胞肺癌的治疗。

四、调节体内激素平衡的药物

【复习指导】本部分内容属于熟悉可考。需要掌握的内容包括：调节体内激素平衡药物的各类型的代表药物及其作用特点。

调节体内激素平衡的药物分为雌激素调节药（雌激素调剂药和芳构酶抑制药）、雄激素拮抗药。

1. 雌激素调节药

（1）雌激素调节药物。

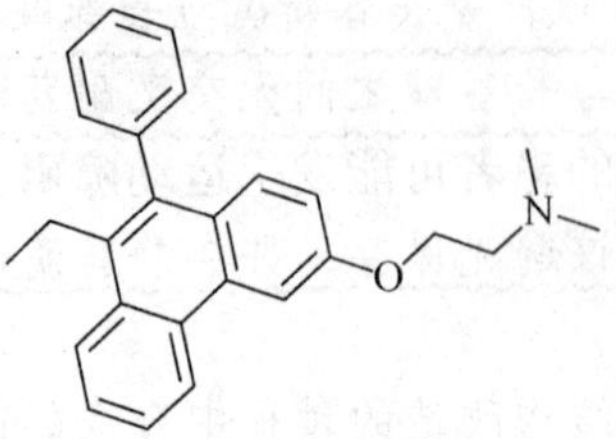

他莫昔芬

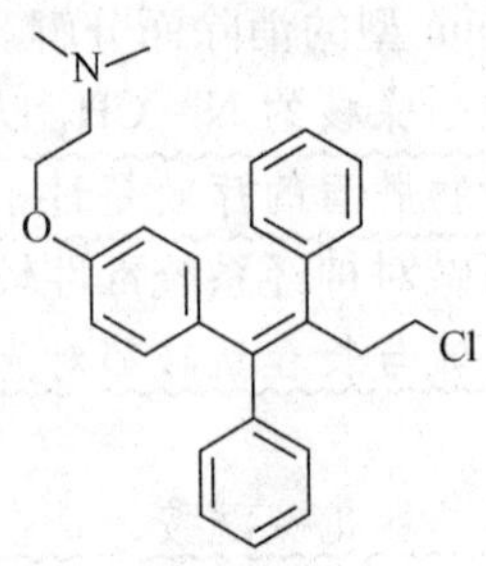

托瑞米芬

他莫昔芬是三苯乙烯类抗雌激素药物，结构中具有三苯乙烯的基本结构，存在顺、反式两个异构体，顺式异构体的活性大于反式，药用为顺式异构体。临床上主要用于复发转移乳腺癌。

托瑞米芬与他莫昔芬结构上的差别在乙基侧链的氯代，使它具有更强的抗雌激素活性。主要用于绝经后妇女雌激素受体阳性或不详的转移性乳腺癌。

（2）芳构酶抑制药：临床上常用的芳构酶抑制药主要有氨鲁米特、依西美坦、阿那曲唑和来曲唑。

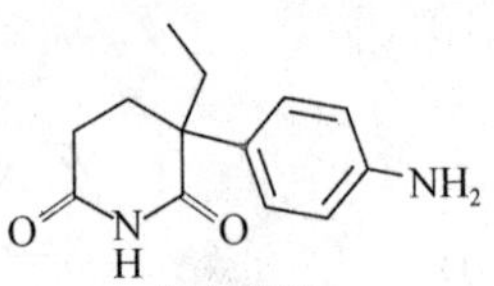

氨鲁米特

氨鲁米特可以阻断肾上腺皮质和腺体外组织两个不同部位的雄激素的生物合成，从而起到药物切除肾上腺的作用，在腺体内自体激素在肾上腺皮质中的生物合成主要通过防止肾上腺中的胆固醇转化为孕烯醇酮来抑制；芳香化酶在周围组织中有较强的抑制作用，防止雄激素转化为雌激素。雄激素的前体雄烯二酮在脂肪、肌肉和肝中经芳香化转变是绝经后妇女的雌激素主要来源。氨鲁米特抑制芳香化作用强于抑制肾上腺皮质激素的合成作用。氨鲁米特在临床上主要用于治疗绝经后晚期乳腺癌，雌激素受体阳性效果更好；对乳腺癌骨转移也有效果；同时它也可用于治疗皮质醇增多症（库欣综合征）。

2. 雄激素拮抗药

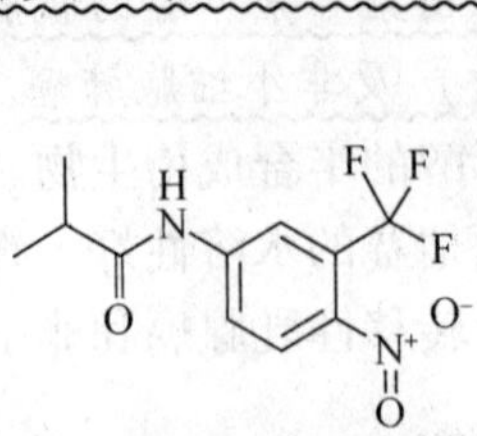

氟他胺

氟他胺为非甾体类抗雄激素药物，除抗雄激素作用外无其他任何的激素样的作用。氟他胺用于良性前列腺肥大或前列腺癌，与亮丙瑞林合用，疗效明显增加，治疗转移性前列腺癌。

五、靶向抗肿瘤药

【复习指导】本部分内容属于了解不常考。需要熟悉的内容包括：靶向抗肿瘤药的代表药物及作用机制和治疗范围。

靶向抗肿瘤药多是酪氨酸激酶抑制药，主要药物是**伊马替尼**，在体内外都可在细胞水平上抑制"费城染色体"的 Bcr – Ab_1 酪氨酸激酶，能选择性抑制 Bcr – Ab_1 阳性细胞系细胞、费城染色体阳性（Ph + ）的慢性粒细胞白血病（CML）和急性淋巴细胞白血病患者的新鲜细胞的增殖和诱导其凋亡。但在使用伊马替尼治疗的过程中，一些患者逐渐出现了对伊马替尼的耐药性。其主要原因是因为这些患者体内的表达 Ab_1 激酶的基因发生了点突变，致 Ab_1 激酶的氨基酸改变，从而使伊马替尼与 Ab_1 激酶相互作用时的构型发生变化，产生耐药性。因为耐药性，从而开发了如达沙替尼的第二代酪氨酸激酶抑制药。

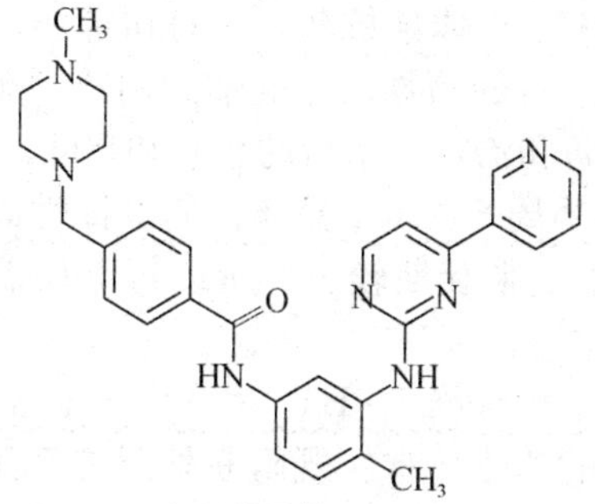

伊马替尼 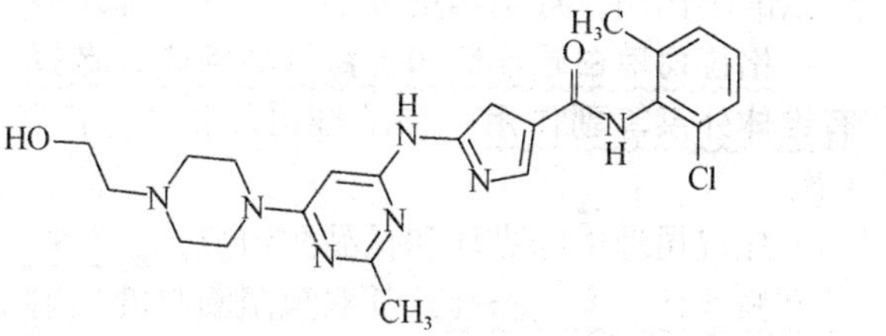　　　　　　　　　　　　　达沙替尼

六、放疗和化疗的止吐药

【复习指导】本部分内容属于熟悉可考。需要掌握的内容包括：止吐药的类型及其代表药物，代表药物的结构特点。

通过拮抗 5 – HT_3 受体的止吐药特别适用于抗肿瘤治疗中因为化学或放射治疗引起的呕吐。主要药物有昂丹司琼、格拉司琼、托烷司琼、阿扎司琼和帕洛诺司琼等。

5 – HT_3 受体拮抗药在结构上的共同点是结构上含有吲哚甲酰胺或其电子等排体吲哚甲酸酯，连接的脂杂环大都比较复杂，大多连接的为托品烷或类似的含氮双环。

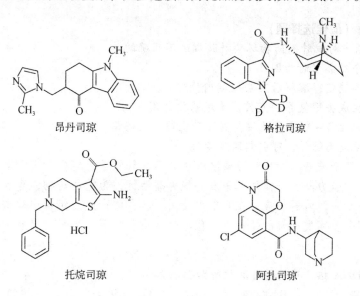

昂丹司琼　　　　　　　　　　　格拉司琼

托烷司琼　　　　　　　　　　阿扎司琼

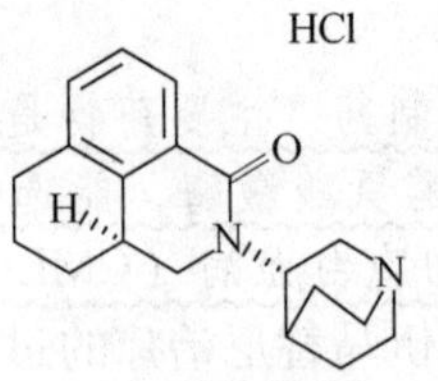

帕洛诺司琼

昂丹司琼由咔唑酮（吲哚并环己酮）和 2 – 甲基咪唑组成，咔唑环中的 3 位碳原子具有手性，其中（R）– 异构体具有较高的活性，临床上使用其外消旋体。昂丹司琼是首个用于治疗放疗和化疗引起的呕吐的、**强效、高选择性的 5 – HT$_3$ 受体拮抗药**。昂丹司琼能用于治疗癌症患者放疗、化疗引起的恶心和呕吐症状，是癌症患者的药物治疗的辅助用药，无锥体外系的副作用，毒副作用极小。昂丹司琼还能够用于预防和治疗手术后的恶心和呕吐。

格拉司琼由吲唑环和含氮双环组成，选择性中枢和外周 5 – HT$_3$ 受体，其选择性高，没有锥体外系等副作用。与昂丹司琼相比，因为其剂量小，半衰期较长，所以每天仅需注射 1 次。

托烷司琼由吲哚环和托品醇组成，是外周神经元和中枢系统 5 – HT$_3$ 受体的竞争拮抗药，具有强效性、高选择性，其双重阻断呕吐反射中的介质的化学传递：既阻断外周神经元突触前 5 – HT$_3$ 受体而抑制呕吐反射，又直接通过抑制中枢神经系统内 5 – HT$_3$ 受体转递的最后区的迷走神经的刺激作用。对预防癌症化疗的呕吐有高效。

阿扎司琼为 1，4 – 苯并噁嗪和氮杂双环组成的选择性 5 – HT$_3$ 受体拮抗药。当其与呋塞米、甲氨蝶呤、氟尿嘧啶、吡咯他尼注射液等碱性注射液或依托泊苷注射液配伍时，有时会出现白色浑浊或析出结晶，因此应避免配伍使用。临床上阿扎司琼主要用于细胞毒类药物化疗引起的呕吐的治疗。

帕洛诺司琼为苯并异喹啉和手性氮杂双环组成的亲和力较强的选择性 5 – HT$_3$ 拮抗药。具有止吐作用强、作用时间长、用量小、不良反应少等优点。

【同步练习】

一、A 型题（最佳选择题）

1. 以下选项中对抗肿瘤药物环磷酰胺描述不正确的是

A. 含有一个结晶水时为固体

B. 水溶液不稳定，溶解后应在短期内使用

C. 代谢后生成去甲氮芥，直接产生烷基化作用

D. 代谢后产生 4 – 羟基磷酰胺，直接产生烷基化作用

E. 代谢后生成丙烯醛，可引起膀胱毒性

本题考点：环磷酰胺的性质。环磷酰胺在氮芥的氮原子上连有 1 个吸电子的环状磷酰胺内酯，使烷化剂的能力降低，体外几乎没有抗肿瘤活性，为前体药物，含有 1 个结晶水是为固体，水溶液不稳定，溶解后应该在短期内使用。其在体内肿瘤组织中被磷酰胺酶催化裂解成有活性的去甲氮芥而发挥抗肿瘤作用，代谢后生成丙烯醛，可引起膀胱毒性，选择性高毒性低。

2. 作用于 DNA 拓扑异构酶 II 的抗肿瘤药物是

A. 依托泊苷　　　　B. 顺铂　　　　C. 喜树碱　　　　D. 甲氨蝶呤

E. 阿糖胞苷

本题考点：抗肿瘤药的作用机制。作用于拓扑异构酶Ⅱ的抑制药：主要有生物碱类和抗生素类。如依托泊苷；顺铂是第一个用于临床的铂类的金属配合物抗肿瘤药物；作用于拓扑异构酶Ⅰ的抑制药：主要是喜树碱及其衍生物；甲氨蝶呤是二氢叶酸还原酶抑制药，使二氢叶酸不能转化成四氢叶酸，影响辅酶 F 的生成，干扰胸腺嘧啶脱氧核苷酸和嘌呤核苷酸的合成，因而抑制 DNA 和 RNA 的合成，阻碍肿瘤细胞的生长；胞嘧啶抗代谢物：主要有阿糖胞苷、吉西他滨及卡培他滨。

3. 盐酸多柔比星主要的毒性作用是骨髓抑制和心脏毒性，以下选项对产生这一毒副作用的原因描述正确的是

A. 在体内发生脱甲基化反应，生成的羟基代谢物具有较大毒性

B. 在体内容易进一步氧化，生产的醛基代谢物具有较大的毒性

C. 在体内发生醌环易被还原成半醌自由基诱发脂质过氧反应

D. 在体内发生氨基糖开环反应，诱发脂质过氧反应

E. 在体内发生脱水反应，代谢具有较大毒性

本题考点：多柔比星的结构特点。蒽醌类抗肿瘤抗生素的毒性主要为骨髓抑制和心脏毒性。可能是醌环被还原成半醌自由基，诱发了脂质过氧化反应，引起心肌损伤。

4. 属于酪氨酸激酶抑制剂的靶向抗肿瘤药物是

A. 氨鲁米特　　　　B. 氟他胺　　　　C. 他莫昔芬　　　　D. 伊马替尼

E. 托瑞米芬

本题考点：靶向抗肿瘤药物的作用机制及代表药物。靶向抗肿瘤药多是酪氨酸激酶抑制剂，主要药物是伊马替尼，在体内外都可在细胞水平上抑制"费城染色体"的 $Bcr-Ab_1$ 酪氨酸激酶，能选择性抑制 $Bcr-Ab_1$ 阳性细胞系细胞、费城染色体阳性（Ph^+）的慢性粒细胞白血病（CML）和急性淋巴细胞白血病患者的新鲜细胞的增殖和诱导其凋亡；氨鲁米特属于芳构酶抑制药；氟他胺属于雄激素拮抗药；他莫昔芬和托瑞米芬属于雌激素拮抗药。

5. 以下是选择性中枢和外周 $5-HT_3$ 受体止吐药的是

A. 格拉司琼　　　　B. 阿扎司琼　　　　C. 莫沙必利　　　　D. 多潘立酮

E. 甲氧氯普胺

本题考点：放疗与化疗的止吐药的作用机制。通过拮抗 $5-HT_3$ 受体的止吐药特别适用于抗肿瘤治疗中因为化学或放射治疗引起的呕吐。主要药物有昂丹司琼、格拉司琼、托烷司琼、阿扎司琼和帕洛诺司琼等。

二、B 型题（配伍选择题）

（6—8 题共用备选答案）

A. 环磷酰胺　　　　B. 塞替派　　　　C. 柔红霉素　　　　D. 紫杉醇

E. 亚叶酸钙

6. 治疗膀胱癌的主要抗肿瘤药物是

7. 抗肿瘤药物中有心脏毒性的药物是

8. 抗肿瘤药物甲氨蝶呤剂量过大引起中毒时的解救的药物是

本题考点：抗肿瘤药物的适应证及主要不良反应。塞替派可直接注射入膀胱，在临床上

是治疗膀胱癌的首选药物。蒽醌类抗肿瘤抗生素的毒性主要为骨髓抑制和心脏毒性。可能是醌环被还原成半醌自由基，诱发了脂质过氧化反应，引起心肌损伤；亚叶酸钙可以提供四氢叶酸，是使用甲氨蝶呤大剂量引起中毒时的解救，两者合用时可使毒性降低，但抗肿瘤活性并不降低。

三、C型题（综合分析选择题）

（9—10题共用题干）

紫杉醇是从美国西海岸的短叶红豆杉的树枝中提取得到的具有紫杉烯环结构的二萜类化合物，属有丝分裂抑制剂或纺锤体毒素。多西他赛是由10－去乙酰基浆果赤霉素进行半合成得到的紫杉烷类抗肿瘤药物，结构上与紫杉醇有两点不同，一是第10位碳上的取代基，二是3′位上的侧链。多西他赛的水溶性比紫杉醇好，毒性较小，抗肿瘤范围更广。

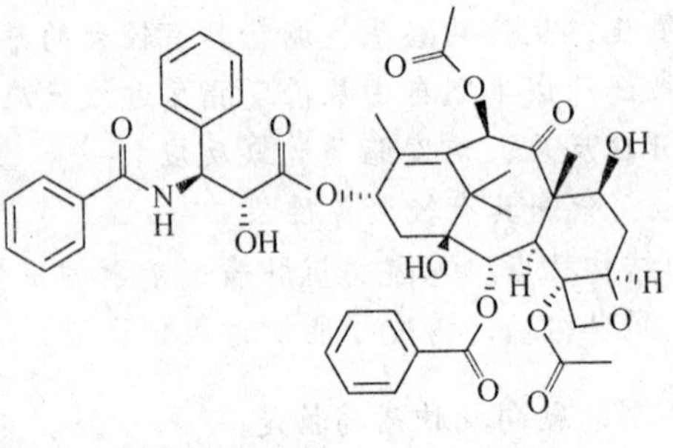

9. 按药物来源分类，多西他赛属于

A. 天然药物　　　　B. 半合成天然药物　　　C. 合成药物　　　　D. 生物药物

E. 半合成抗生素

10. 根据构效关系判断，以下属于多西他赛结构的是

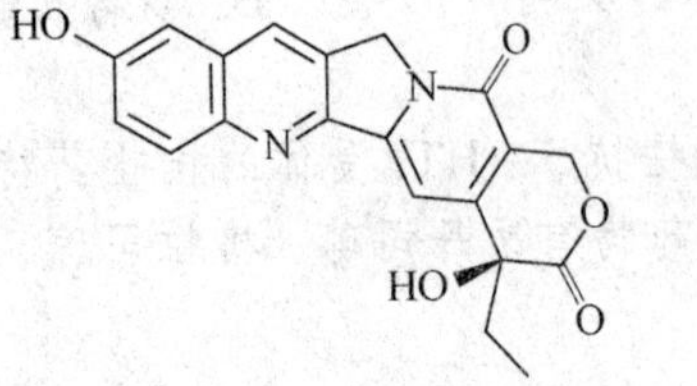

A.

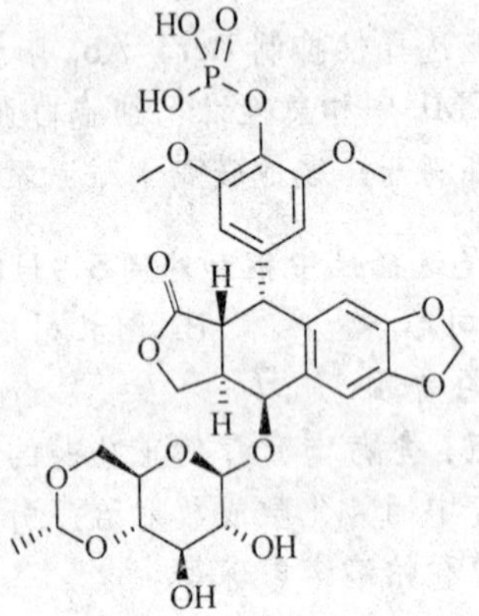

B.

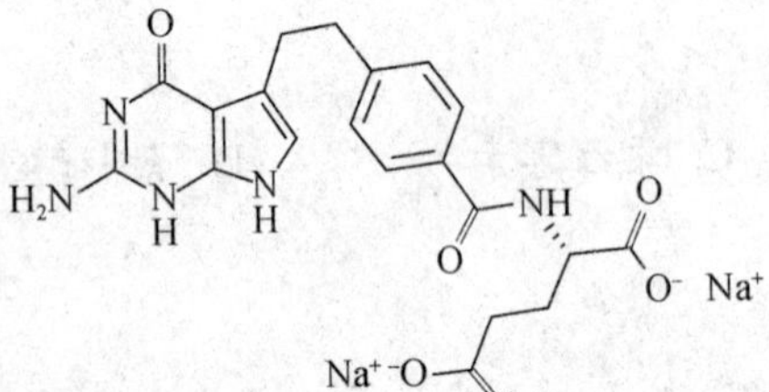

C.

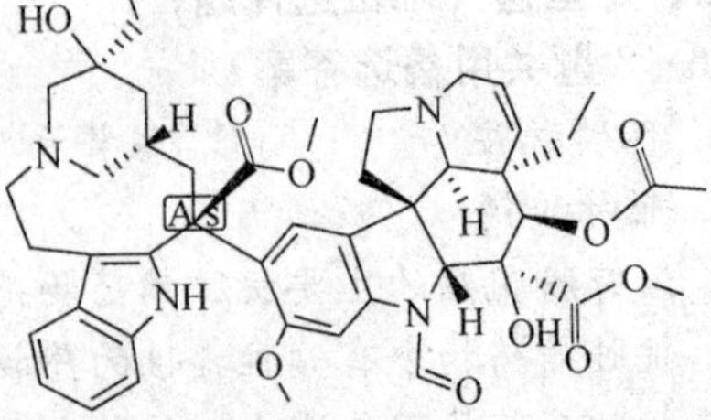

D.

E.

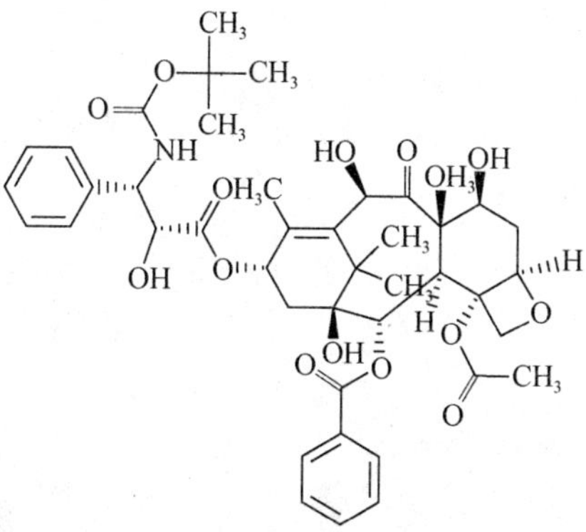

本题考点：紫杉烷类抗肿瘤药物的性质及特点。多西他赛又称紫杉特尔，是紫杉醇的半合成衍生物。其 C－10 的取代基与 3′位上的侧链与紫杉醇有不同。与紫杉醇比，多西他赛的水溶性好，毒性较小，抗肿瘤谱更广。

四、X 型题（多项选择题）

11. 下列药物属于烷化剂类抗肿瘤药的是

A. 美法仑　　　　　　　B. 柔红霉素　　　　　　C. 白消安　　　　　　D. 顺铂

E. 巯嘌呤

本题考点：烷化剂类抗肿瘤药物的代表药物。烷化剂药物按化学结构可分为氮芥类、乙撑亚胺类、磺酸酯及多元卤醇类、亚硝基脲类等，美法仑属于氮芥类，白消安属于乙撑亚胺类；柔红霉素属于蒽醌类抗生素；顺铂属于金属类配合物；巯嘌呤属于嘌呤拮抗剂类抗代谢抗肿瘤药。

参考答案：1. D　2. A　3. C　4. D　5. A　6. B　7. C　8. E　9. B　10. E　11. AC